医用物理学

主　编　胡爱荣　刘笑兰

副主编　洪文钦　陈　辉　何　弦

编　者　于天宝　王　洪　王震东　姜卫群
　　　　徐雪春　黄国庆　魏　昇

西安交通大学出版社
XI'AN JIAOTONG UNIVERSITY PRESS

图书在版编目(CIP)数据

医用物理学/胡爱荣,刘笑兰主编. —西安:西安交通大学出版社,2016.1(2016.12 重印)
ISBN 978-7-5605-8265-8

Ⅰ.①医… Ⅱ.①胡… ②刘… Ⅲ.①医用物理学-高等学校-教材
Ⅳ.①R312

中国版本图书馆 CIP 数据核字(2016)第 027940 号

书　　名 医用物理学
主　　编 胡爱荣　刘笑兰
责任编辑 宋伟丽　杜玄静

出版发行 西安交通大学出版社
(西安市兴庆南路 10 号　邮政编码 710049)
网　　址 http://www.xjtupress.com
电　　话 (029)82668357　82667874(发行中心)
(029)82668315(总编办)
传　　真 (029)82668280
印　　刷 陕西奇彩印务有限责任公司

开　　本 787mm×1092mm　1/16　**印张** 16.75　**字数** 405 千字
版次印次 2016 年 2 月第 1 版　2016 年 12 月第 2 次印刷
书　　号 ISBN 978-7-5605-8265-8/R·1116
定　　价 35.00 元

读者购书、书店添货、如发现印装质量问题,请与本社发行中心联系、调换。
订购热线:(029)82665248　(029)82665249
投稿热线:(029)82668803　(029)82668804
读者信箱:xjtumpress@163.com

前 言

医用物理学是将物理学的理论、方法和技术应用于医学而形成的一门交叉学科。随着物理学的不断发展，其理论、方法和技术不断为基础医学的研究提供现代化的实验手段，为临床医学的诊断、治疗提供先进的器械设备，推动着临床治疗手段和方法的进步。通过对医学问题的研究，也推动了物理学理论体系的完善、发展和创新。作为医学专业学生，学习医用物理学是非常必要的。

本书由具有多年教学经验的一线专业教师共同编写而成。在内容选择上，立足物理教学基本要求的核心，力求保持物理体系完整，但相对适当降低传统观念中的物理难度，强化物理学的基本理论；同时兼顾体现医药卫生教育特色，突出物理学方法和技术在生命科学及临床实践中的应用，以激发学生的学习兴趣，提高教学效果。在编写方法上，结合现代医学对物理学的基本需求及培养目标的特点，注重理论与实践的统一，实现教材的科学性与实用性的统一；同时适度增加医用物理学的最新成果和发展趋势。通过本课程的学习，学生可以系统地掌握医学科学所需要的物理基础理论、基本知识、基本技能，培养并提高分析问题、解决问题的能力，为后续课程以及将来从事医疗卫生、科学研究工作打下必要的科学基础。

本书内容共 13 章，基本覆盖了医学各专业所需的物理学基础理论及其在医学中的重要应用。我们力求使基本概念、基本定律突出，物理图像清晰，便于教学；同时对例题进行了精选，有一定的覆盖面，难易适中，使之能与教材内容配合。本书可作为临床、影像、检验、麻醉、预防、口腔、眼视光、护理等医药类专业医用物理学的教材使用。

本书在编写过程中得到了各兄弟院校及同仁的大力支持和帮助，在此对各位致以衷心的谢意！感谢南昌大学和西安交通大学出版社为本书出版给予的大力支持。

由于编者水平有限，书中难免有疏漏之处，敬请读者指正。

胡爱荣

2015 年 10 月

目　录

第一章　生物力学基础……………………………………………………(001)
第一节　质点动力学……………………………………………………(001)
第二节　刚体的定轴转动……………………………………………………(006)
第三节　人体的力学平衡……………………………………………………(012)
第二章　流体的运动……………………………………………………(018)
第一节　理想流体的稳定流动……………………………………………………(018)
第二节　黏性液体的流动……………………………………………………(023)
第三节　黏性流体的运动规律……………………………………………………(026)
第四节　血液在循环系统中的流动……………………………………………………(029)
第三章　振动和波……………………………………………………(035)
第一节　简谐振动……………………………………………………(035)
第二节　振动的合成与分解……………………………………………………(041)
第三节　简谐波……………………………………………………(046)
第四节　波的干涉……………………………………………………(051)
第四章　声与超声……………………………………………………(056)
第一节　声波……………………………………………………(056)
第二节　声学在医学中的应用……………………………………………………(060)
第三节　超声波……………………………………………………(063)
第四节　超声在医学上的应用……………………………………………………(065)
第五章　分子动理论……………………………………………………(071)
第一节　物质的微观结构……………………………………………………(071)
第二节　理想气体的分子动理论……………………………………………………(072)
第三节　热平衡的统计分布……………………………………………………(077)
第四节　液体的表面现象……………………………………………………(082)
第六章　静电场……………………………………………………(092)
第一节　电场强度和高斯定理……………………………………………………(092)
第二节　电势……………………………………………………(097)

第三节　静电场中的导体与电介质……………………………………………………（103）
第四节　细胞膜电位……………………………………………………………………（107）
第五节　心电图和心向量图的电学原理…………………………………………………（110）
第七章　电流与电路………………………………………………………………（116）
第一节　稳恒电流………………………………………………………………………（116）
第二节　电路的基本定律………………………………………………………………（119）
第三节　电容器的充放电过程…………………………………………………………（122）
第四节　电泳、电渗与电疗 ……………………………………………………………（124）
第八章　磁场………………………………………………………………………（128）
第一节　磁场和磁感应强度……………………………………………………………（128）
第二节　磁场对运动电荷和电流的作用…………………………………………………（133）
第三节　磁介质和超导体………………………………………………………………（138）
第四节　电磁感应………………………………………………………………………（141）
第五节　生物磁现象……………………………………………………………………（143）
第九章　波动光学……………………………………………………………………（147）
第一节　光的干涉………………………………………………………………………（147）
第二节　光的衍射………………………………………………………………………（156）
第三节　光的偏振………………………………………………………………………（162）
第四节　光的吸收………………………………………………………………………（169）
第五节　红外线和紫外线………………………………………………………………（169）
第十章　几何光学……………………………………………………………………（173）
第一节　球面折射………………………………………………………………………（173）
第二节　透镜成像………………………………………………………………………（176）
第三节　眼的光学系统…………………………………………………………………（183）
第四节　医用光学仪器…………………………………………………………………（188）
第十一章　量子物理基础……………………………………………………………（194）
第一节　光的量子性……………………………………………………………………（194）
第二节　原子结构与玻尔的氢原子理论…………………………………………………（198）
第三节　微粒的波粒二象性……………………………………………………………（201）
第四节　薛定谔方程……………………………………………………………………（203）
第十二章　X 射线与激光……………………………………………………………（210）
第一节　X 射线的产生及基本性质……………………………………………………（210）
第二节　X 射线的医学应用……………………………………………………………（218）
第三节　激光……………………………………………………………………………（224）
第四节　激光的医学应用………………………………………………………………（229）

第十三章 原子核与放射性……………………………………………………（235）
第一节 原子核的基本性质……………………………………………………（235）
第二节 原子核的衰变……………………………………………………（238）
第三节 射线与物质的相互作用……………………………………………………（244）
第四节 射线的剂量与防护……………………………………………………（246）
第五节 放射性核素在医学上的应用……………………………………………………（249）
第六节 磁共振成像……………………………………………………（251）

附录Ⅰ 矢量运算简介……………………………………………………（255）
附录Ⅱ 国际单位制……………………………………………………（258）
附录Ⅲ 基本物理常量……………………………………………………（259）

第一章　生物力学基础

用力学的观点、方法和理论来研究生物体的力学性质及其运动规律的科学，称为生物力学。有关人体生物力学的研究不仅推动了解剖学、组织学和生理学的发展，使人们对生命现象的认识得到逐渐深化，而且还澄清了一些疾病的病理机制，并为这些疾病的治疗提供了理论上的指导。本章首先介绍质点的牛顿运动定律和刚体的转动规律等基本定理，并在此基础上讨论人体的力学平衡问题。

第一节　质点动力学

力学的研究对象是机械运动。机械运动，是指物体在空间的位置随时间变化，是物质运动的最简单、最基本和最普遍的运动形式。描写一个物体的运动，首先选择参考的物体或物体系，被参考的物体或物体系称为参考系。物体的运动就是相对于参考系的运动，我们在讨论任何运动学问题时，都必须明确指出所选定的参考系。

物体最基本的运动是平动和转动，在运动过程中，如果物体上任意两点运行的轨迹在各个时刻都能保持相互平行，则这种运动称为平动（图 1-1）；物体的运动可以用物体上任意一点的运动来了解。如果物体上所有质点都绕同一直线做圆周运动，则这种运动称为转动。物体的一般运动虽然比较复杂，但可以看成是平动和转动两个基本运动的叠加。例如车轮的滚动，可以看成是绕轴的转动加上随轴一起的平动。

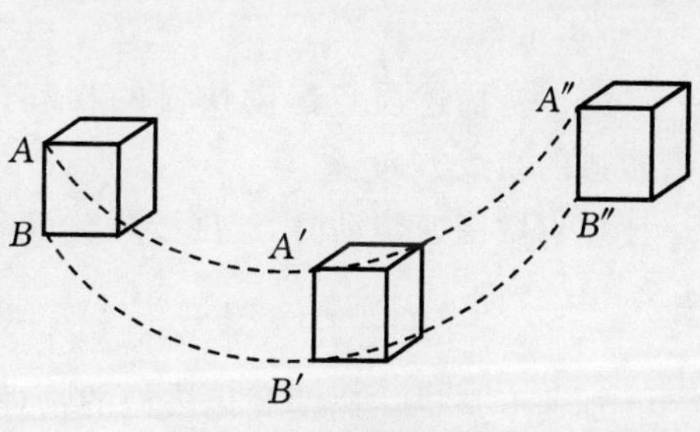

图 1-1　物体的平动

一、描述质点运动的物理量

研究物体的平动时，为了简化问题，我们假设所研究的对象是一个可以不计其形状和大小且具有一定质量的点，这样的理想模型称为质点。质点模型是在一定条件下实际物体的抽象。一个物体是否可以视为质点，是有条件的、相对的，应根据所研究的问题的性质来决定。

1. 直角坐标系中的运动描述

为了具体描写一个质点的运动，我们在参考系上选择适当的坐标系，通常引入位置矢量、位移、速度和加速度这四个物理量。应该强调的是，描述运动的物理量都具有瞬时性。

设某时刻质点运动到 $P(x,y,z)$ 点，在直角坐标系中由原点 O 向 P 点作一矢量称为位置矢量，简称位矢。如图 1-2，若用 $\boldsymbol{i}$、$\boldsymbol{j}$、$\boldsymbol{k}$ 分别表示沿这三个坐标轴正方向的单位矢量，位矢 $\boldsymbol{r}$ 可表示为

$$\boldsymbol{r}=\boldsymbol{r}(x,y,z)=x\boldsymbol{i}+y\boldsymbol{j}+z\boldsymbol{k} \tag{1-1}$$

上式也称为质点的运动学方程。矢量 r 的大小即质点 P 离原点 O 的距离，则有

$$|\boldsymbol{r}|=\sqrt{x^2+y^2+z^2}$$

质点 P 相对于原点 O 的方位，即位矢 r 的方向可由三个方向余弦来确定。

$$\cos\alpha=\frac{x}{|\boldsymbol{r}|},\quad \cos\beta=\frac{y}{|\boldsymbol{r}|},\quad \cos\gamma=\frac{z}{|\boldsymbol{r}|}$$

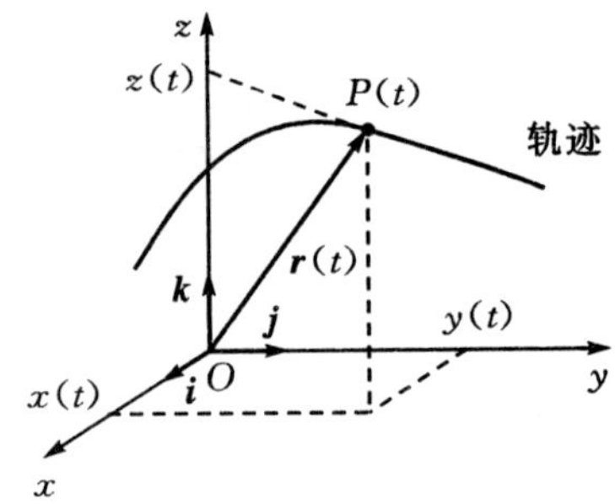

图 1-2　物体的位置矢量

当质点相对于参考系运动时，位置将随时间变化。设 t 时刻，质点位于 P_1 点，位矢为 $\boldsymbol{r}(t)$；经时间 Δt 后，质点到达 P_2 点，位矢为 $\boldsymbol{r}(t+\Delta t)$，如图 1-3。质点的位移可表示为

$$\Delta\boldsymbol{r}=\boldsymbol{r}(t+\Delta t)-\boldsymbol{r}(t) \tag{1-2}$$

位移 $\Delta\boldsymbol{r}$ 与对应时间 Δt 的比值，称为 Δt 时间内的平均速度，即

$$\bar{v}=\frac{\Delta\boldsymbol{r}}{\Delta t}$$

当 Δt 趋于零时，平均速度的极限值，称为 t 时刻的瞬时速度，简称速度，即

$$\vec{v}=\lim_{\Delta t\to 0}\frac{\Delta\boldsymbol{r}}{\Delta t}=\frac{\mathrm{d}\boldsymbol{r}}{\mathrm{d}t}=\frac{\mathrm{d}x}{\mathrm{d}t}\boldsymbol{i}+\frac{\mathrm{d}y}{\mathrm{d}t}\boldsymbol{j}+\frac{\mathrm{d}z}{\mathrm{d}t}\boldsymbol{k}=v_x\boldsymbol{i}+v_y\boldsymbol{j}+v_z\boldsymbol{k} \tag{1-3}$$

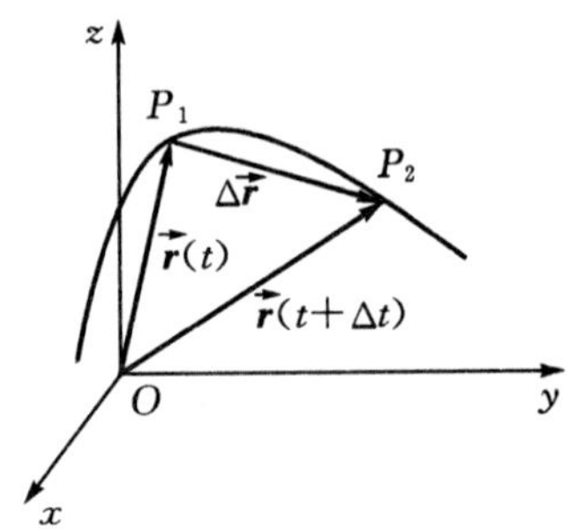

图 1-3　物体的位移

速度是描述质点运动快慢的物理量，单位是 $\mathrm{m\cdot s^{-1}}$。方向沿轨迹的切线方向。

质点做变速转动时，速度要发生变化。瞬时加速度可表示为

$$\boldsymbol{a}=\lim_{\Delta t\to 0}\frac{\Delta\vec{v}}{\Delta t}=\frac{\mathrm{d}\vec{v}}{\mathrm{d}t} \tag{1-4}$$

加速度是描述速度变化快慢的物理量，单位是 $\mathrm{m\cdot s^{-2}}$。

2. 自然坐标系中的运动描述

用坐标法确定质点的位置，当然不限于直角坐标系。已知质点运动的轨道，还可采用一种“自然坐标系”。质点做曲线运动时，取质点的运动轨迹为自然坐标轴，任取一点为原点，质点的位置由相对原点的实际曲线长度确定，如图 1-4。任一时刻，在质点所在处，取两个互相垂直的单位矢量 $\boldsymbol{\tau}$ 和 $\boldsymbol{n}$：切向单位矢量 $\boldsymbol{\tau}$ 沿轨道切线，与自然坐标 s 的正向一致；法向单位矢量 $\boldsymbol{n}$ 沿轨道法线，指向轨迹的凹侧。

在自然坐标系中，质点的运动学方程为 $s=s(t)$。

一般来说，路程和位移的大小是不同的。当 Δt 趋于零时，两者趋于重合，因此

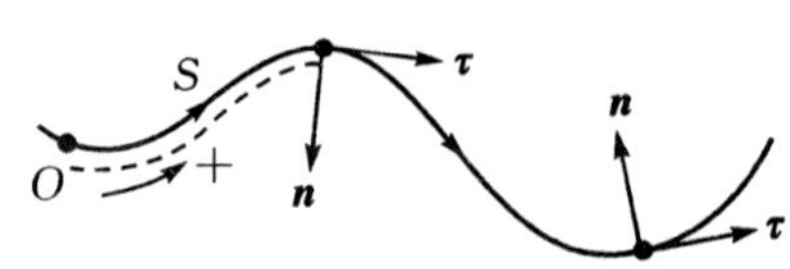

图 1-4　自然坐标系

$$\vec{v}=\lim_{\Delta t\to 0}\frac{\Delta\boldsymbol{r}}{\Delta t}=\lim_{\Delta t\to 0}\frac{\Delta s\cdot\boldsymbol{\tau}}{\Delta t}=\frac{\mathrm{d}s}{\mathrm{d}t}\boldsymbol{\tau}$$

对应的加速度为

$$\boldsymbol{a}=\frac{\mathrm{d}\vec{v}}{\mathrm{d}t}=\frac{\mathrm{d}v}{\mathrm{d}t}\boldsymbol{\tau}+v\frac{\mathrm{d}\boldsymbol{\tau}}{\mathrm{d}t}$$

上式中第一项为因质点速度的大小变化而具有的加速度质点，即切向加速度，记作 $a_\tau=\frac{dv}{dt}$；第二项是因质点速度方向改变而具有的加速度，理论推导从略，结果可表达为 $a_n=\frac{v^2}{R}$，这是我们非常熟悉的法向加速度，其中 R 为轨迹在该点的曲率半径。

质点的总加速度应为切向加速度与法向加速度的矢量和，记作

$$\boldsymbol{a}=\frac{dv}{dt}\boldsymbol{\tau}+\frac{v^2}{R}\boldsymbol{n}=a_\tau\boldsymbol{\tau}+a_n\boldsymbol{n} \tag{1-5}$$

其大小为 $a=\sqrt{a_\tau^2+a_n^2}$。

【例 1-1】 一小球在黏性的油液中由静止开始下落，已知其加速度 $a=A-Bv$，式中 A,B 为常量，试求小球的速度随时间变化关系。

解：选小球下落方向为 x 轴正方向，小球下落的起点为坐标原点和计时起点（图 1-5），因而小球运动的初始条件为 $t=0$ 时，$x_0=0$，$v_0=0$。根据加速度的定义

$$a=\frac{dv}{dt}=A-Bv$$

分离变量后得

$$\frac{dv}{A-Bv}=dt$$

对上式两边积分，并应用初始条件得

$$\int_0^v\frac{dv}{A-Bv}=\int_0^t dt$$

所以

$$v=\frac{A}{B}(1-e^{-Bt})$$

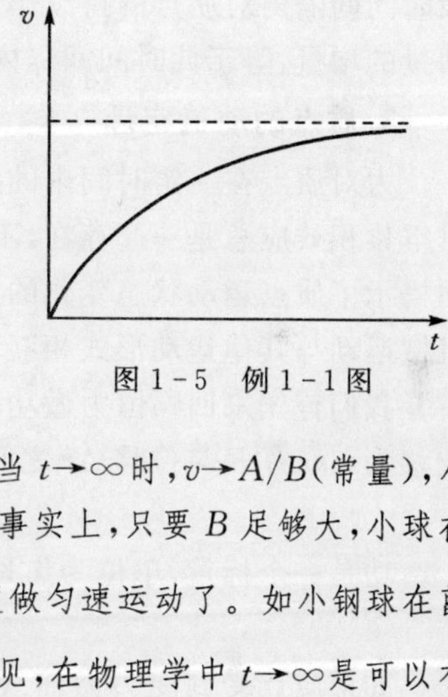

图 1-5　例 1-1 图

这就是小球下落速度随时间 t 的变化规律。由此式可知，当 $t\to\infty$ 时，$v\to A/B$（常量），小球将达到最大速度，如图 1-5 所示，我们常称之为终极速度。事实上，只要 B 足够大，小球在一个不太长的时间（大体为 $\frac{1}{B}$ 的 3～5 倍）之后，就接近以此速度做匀速运动了。如小钢球在蓖麻油中的下落或细砂粒在水中的沉降，就是两个实例。由此可见，在物理学中 $t\to\infty$ 是可以有其实际意义的。

二、动力学基本定律

物体为什么会运动？在人类探索自然界奥秘的漫长历史中，有关物体运动的原因一直困扰人们长达千年。经过许多科学家的努力，在伽利略科学推理的基础上，特别是牛顿的卓越贡献，人们逐渐认识到运动和力之间的关系，经典力学的理论体系被建立起来。

1. 牛顿运动定律

牛顿第一定律（惯性定律）：任何物体都保持静止或匀速直线运动状态，直到其他物体作用的力迫使它改变这种状态为止。

牛顿第二定律：某时刻质点动量对时间变化率等于该时刻作用在质点上的合外力。其数学表达式为

$$\boldsymbol{F}=\sum_i\boldsymbol{F}_i=\frac{d(m\vec{v})}{dt} \tag{1-6a}$$

在牛顿力学中，质点的质量通常为一常量，故有

$$\boldsymbol{F}=\frac{\mathrm{d}(m\vec{v})}{\mathrm{d}t}=m\frac{\mathrm{d}\vec{v}}{\mathrm{d}t}=m\boldsymbol{a} \tag{1-6b}$$

牛顿第三定律：两物体之间的作用力和反作用力大小相等，方向相反且在同一直线上。

应该注意的是，牛顿运动定律仅适用于惯性系，仅适用于物体速度 v 比光速 c 低得多的情况，不适用于接近光速的高速运动物体。

2. 质点的动量定理

将牛顿第二定律变形，即为我们熟悉的动量定理的微分形式

$$\boldsymbol{F}\mathrm{d}t=\mathrm{d}(m\vec{v})=\mathrm{d}\boldsymbol{p} \tag{1-7a}$$

写成积分形式即为

$$\int_{t_1}^{t_2}\boldsymbol{F}\mathrm{d}t=m\vec{v}_2-m\vec{v}_1=\boldsymbol{p}_2-\boldsymbol{p}_1 \tag{1-7b}$$

上式左端的矢量 $\boldsymbol{I}=\int_{t_1}^{t_2}\boldsymbol{F}\mathrm{d}t$，称为在该时间间隔内作用在质点上的冲量，它描述的是在一段时间间隔内对质点的持续作用的累积效果。质点动量定理的文字表述为：一段时间内质点动量的增量，等于此时间间隔内作用在该质点上的冲量。

3. 质点的动能定理

力对质点在一定时间内的持续作用，伴随着力对质点在一定空间距离上的持续作用，力的时空累积效应总是一起存在，不可分割。力的时间累积效果和质点动量变化的关系，从一个侧面揭示了质点运动状态变化的规律；力的空间累积效应，即力所做的功，则从另一侧面揭示了机械运动与其他运动形式相互转化的规律性。

我们首先来回顾恒力做功的定义。质点在一恒力 F 的作用下做直线运动，力的作用点的位移为 $\Delta\boldsymbol{r}$，力 F 与位移 $\Delta\boldsymbol{r}$ 之间的夹角为 θ，则力 F 在这段位移上对质点所做的功 A 为

$$A=\boldsymbol{F}\mid\Delta\boldsymbol{r}\mid\cos\theta \tag{1-8a}$$

功是一个标量，单位为焦耳(J)，运用矢量代数知识，上式也可写成

$$A=\boldsymbol{F}\cdot\Delta\boldsymbol{r} \tag{1-8b}$$

如果质点受到变力做曲线运动图 1-6，则不能直接用上式来计算功。这时，我们可以把整个路程分成许多小段，作用在任一小段位移 $d\boldsymbol{r}$ 上的力 $\boldsymbol{F}$ 可视为恒力，在这段位移上力对质点所做的元功为

$$\mathrm{d}A=\boldsymbol{F}\cdot\mathrm{d}\boldsymbol{r} \tag{1-9a}$$

然后把沿整个路径的所有元功加起来就得到沿整个路径力对质点所做的功。当 $\mathrm{d}\boldsymbol{r}$ 趋于零时，对元功的求和就变成了积分。因此，质点沿路径 L 从 a 到 b 力 F 对它所做的功为

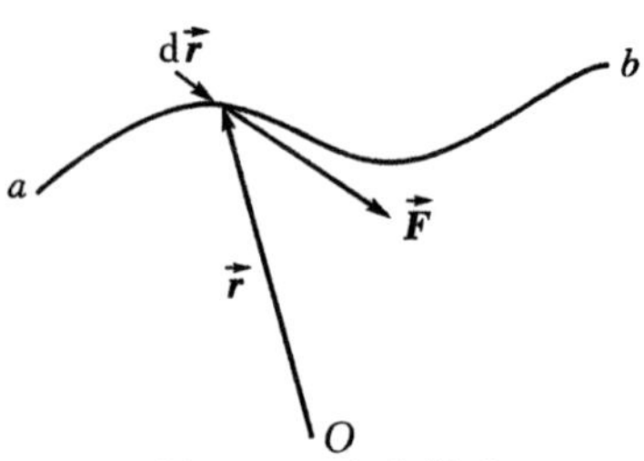

图 1-6　变力做功

$$A=\int_{a(L)}^{b}\mathrm{d}A=\int_{a(L)}^{b}\boldsymbol{F}\cdot\mathrm{d}\boldsymbol{r} \tag{1-9b}$$

式(1-9b)式是沿路径 L 的曲线积分，因为功是一个过程量，功的大小与做功的路径有关，所以一定要标示出做功的路径。

在直角坐标系中，力 F 对质点所做的功可以表示为

$$\begin{aligned} A &= \int_{a(L)}^{b} \boldsymbol{F} \cdot \mathrm{d}\boldsymbol{r} \\ &= \int_{a(L)}^{b} (F_x\boldsymbol{i} + F_y\boldsymbol{j} + F_z\boldsymbol{k}) \cdot (\mathrm{d}x\boldsymbol{i} + \mathrm{d}y\boldsymbol{j} + \mathrm{d}z\boldsymbol{k}) \\ &= \int_{a(L)}^{b} F_x\mathrm{d}x + \int_{a(L)}^{b} F_y\mathrm{d}y + \int_{a(L)}^{b} F_z\mathrm{d}z \end{aligned}$$

力在这一过程中所做的功，等于诸分力做功的代数和。按照这一思路，若质点同时受几个力作用，则合力的功等于各分力所做功的代数和。

下面我们来分析力对质点做功的效果。设力 F 作用在质点 m 上，质点的运动遵从牛顿第二定律

$$\boldsymbol{F} = m\frac{\mathrm{d}\vec{v}}{\mathrm{d}t}$$

所以，元功

$$\begin{aligned} \mathrm{d}A &= m\frac{\mathrm{d}\vec{v}}{\mathrm{d}t} \cdot \mathrm{d}\boldsymbol{r} \\ &= m\mathrm{d}\vec{v} \cdot \frac{\mathrm{d}\boldsymbol{r}}{\mathrm{d}t} \\ &= m\vec{v} \cdot \mathrm{d}\vec{v} \end{aligned}$$

由于

$$\vec{v} \cdot \vec{v} = v^2$$

对此式微分，便有

$$2\vec{v} \cdot \mathrm{d}\vec{v} = 2v\mathrm{d}v$$

因此，元功 $\mathrm{d}A$ 就写成

$$\mathrm{d}A = m\vec{v} \cdot \mathrm{d}\vec{v} = \mathrm{d}\left(\frac{1}{2}mv^2\right) \tag{1-10a}$$

$$A = \int_{a(L)}^{b} \mathrm{d}A = \int_{a(L)}^{b} \boldsymbol{F} \cdot \mathrm{d}\boldsymbol{r} = \frac{1}{2}mv_b^2 - \frac{1}{2}mv_a^2 \tag{1-10b}$$

上式表明，作用于质点的合力在某一路程中对质点所做的功，等于质点在该路程的始、末状态动能的增量。这一结论就称为质点的动能定理，式(1-10a)和式(1-10b)分别是动能定理的微分形式和积分形式。

【例 1-2】 用力 F 将质量为 m 的物体匀速率地拉上山坡，沿途各处 F 的方向均沿山坡切向。假定山高 h_0，从山脚到山顶的水平距离为 l_0，物体与地面间的摩擦系数为 μ，求将物体拉上山顶时，力 F 做的功，见图 1-7。

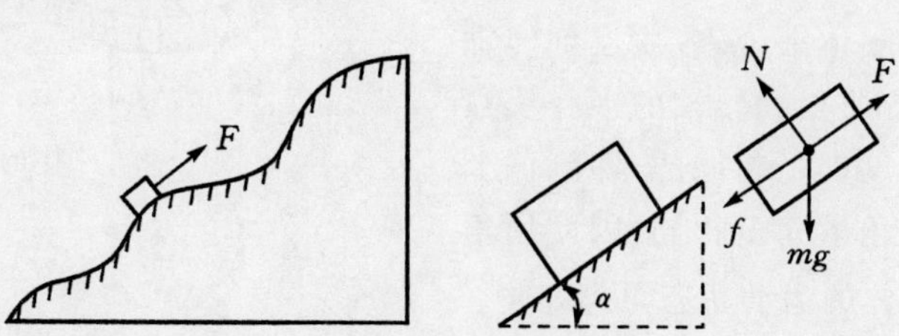

图 1-7　例 1-2 图

解:选物体 m 为研究对象,它沿山坡坡面运动,故取自然坐标较为方便,物体的速率不变,可知其沿切线方向所受的合外力为零,即

$$F - mg\sin\alpha - \mu mg\cos\alpha = 0$$

式中 α 是山坡在某处的倾角,由于 α 随地点而改变,所以 F 是一个随位置变化的力。F 在任一微小位移上做的元功应为

$$\begin{aligned} dA &= F ds \\ &= (mg\sin\alpha + \mu mg\cos\alpha) ds \\ &= mg\, dh + \mu mg\, dl \end{aligned}$$

将物体从山脚拉上山顶力 F 的总功为

$$\begin{aligned} A &= \int_0^{h_0} mg\, dh + \int_0^{l_0} \mu mg\, dl \\ &= mgh_0 + \mu mgl_0 \\ &= mg(h_0 + \mu l_0) \end{aligned}$$

动能和动量谁是机械运动的真正量度?曾经颇有争议。机械运动确实存在两种量度,但是每一种量度其适用范围十分明确,以上对于动能和动量的认识,也像人们对其他事物的认识一样,不会永远停止在一个水平上。

至于动量守恒定律、机械能守恒定律则是质点系在特定条件下遵循的规律,我们就不一一讨论了。

第二节　刚体的定轴转动

一、描述刚体定轴转动的物理量

在任何情况下大小和形状都不发生变化的物体称为刚体。平动和转动也是刚体的基本运动方式。如果刚体转动过程中其转轴固定不动,则这种转动称为刚体的定轴转动(图 1-8)。刚体可以看作由许多质点组成,彼此之间的相对位置保持不变,称为“不变质点系”。刚体做定轴转动时,物体上任一质点都在垂直于转轴的平面内做圆周运动,这一平面称为转动平面;不同质点的转动平面可能不同。对于定轴转动的刚体来说,各质点到转轴的距离不尽相同,但各质点到转轴的半径线在同一时间内转过的角度都是相同的,即刚体上各质点做圆周运动的角量完全相同,因此用角量来描述定轴转动刚体的运动状态尤为方便。

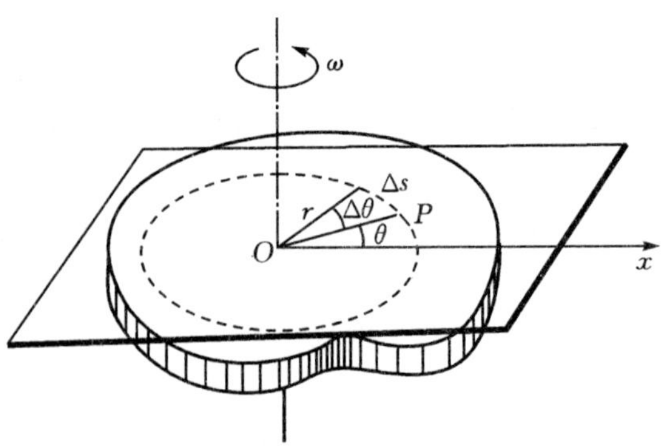

图 1-8　刚体的定轴转动

1. 刚体转动的角量描述

图 1-8 中,在转动平面内,以 O 为圆心,并以平面内某点 P 到 O 点的距离 r 为半径,半径线 OP 在 Δt 时间内转过的角度 $\Delta\theta$,称为刚体在 Δt 时间内的角位移。单位是弧度,符号为

rad。一般规定，刚体沿逆时针转动时，角位移取正值；沿顺时针转动时取负值。

为了描述刚体转动快慢，定义 t 时刻的瞬时角速度，简称角速度，即

$$\omega = \lim_{\Delta t \to 0} \frac{\Delta \theta}{\Delta t} = \frac{d\theta}{dt} \tag{1-11}$$

角速度单位是 $rad \cdot s^{-1}$。其方向由右手螺旋法则确定：伸出右手，拇指与四指垂直，当弯曲的四指与刚体转动的方向一致时，拇指所指的方向就是角速度矢量的方向。

刚体做变速转动时，角速度是随时间发生变化的。刚体在 t 时刻的瞬时角加速度，简称角加速度，即

$$\beta = \lim_{\Delta t \to 0} \frac{\Delta \omega}{\Delta t} = \frac{d\omega}{dt} \tag{1-12}$$

角加速度是描述角速度变化快慢的物理量，单位是 $rad \cdot s^{-2}$。

2. 角量与线量的关系

设刚体上的某点 P 作圆周运动的半径为 r，在 Δt 时间内的角位移为 $\Delta\theta$，相应的位移为 Δs。由于时间 Δt 极短，Δs 与 $\Delta\theta$ 对应的弧长近似相等。即

$$\Delta s = r\Delta\theta \tag{1-13}$$

上式两端除以 Δt，并取 Δt 趋于零的极限值，则得线速度与角速度之间的大小关系（图 1-9）。

$$v = r\omega \tag{1-14}$$

采用矢量表示时，则

$$\vec{v} = \boldsymbol{\omega} \times \boldsymbol{r} \tag{1-15}$$

定轴转动时，由于 $\boldsymbol{\omega}$ 与 $\boldsymbol{r}$ 相互垂直，$v=r\omega$。

角速度 $\boldsymbol{\omega}$ 与线速度 $\vec{v}$ 的方向遵守右手螺旋法则：即当右手四指由角速度 ω 的方向经过小于 180°的角度转到 $\boldsymbol{r}$ 的方向时，拇指所指的方向就是线速度 $\vec{v}$ 的方向。

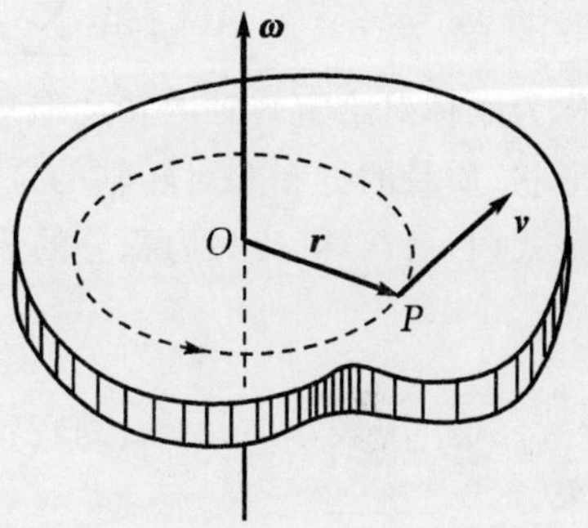

图 1-9　角速度与线速度的关系

定轴转动的刚体，所有的质点都在做圆周运动，其加速度的两个分量可分别表示为

$$a_\tau = \frac{dv}{dt} = r\frac{d\omega}{dt} = r\beta \tag{1-16a}$$

$$a_n = \frac{v^2}{r} = r\omega^2 \tag{1-16b}$$

【例 1-3】　一飞轮做匀变速转动，在 5s 内转速由 2800r/min（转/分）均匀地减小到 1000r/min。求飞轮的角加速度和 5s 内的总转数以及飞轮停止转动还需要的时间。

解：由式(1-12)，可得飞轮的角加速度

$$\beta = \frac{\omega - \omega_0}{t} = \frac{2\pi(n - n_0)}{t} = \frac{2\pi \times (1000 - 2800)}{5 \times 60} = -37.68 rad \cdot s^{-2}$$

设 5s 内总转数为 N，则角位移 $\theta = 2\pi N$。故

$$N = \frac{\theta}{2\pi} = \frac{1}{2\pi}\left(\omega_0 t + \frac{1}{2}\beta t^2\right) = \frac{2800 \times 5}{60} - \frac{37.68 \times 5^2}{2 \times 2\pi} = 158.3r$$

再设还需要 t_1 时间，飞轮停止转动，即 $\omega_1 = 0$。则

$$\omega_1 = \omega_0 + \beta(t + t_1) = 0$$

$$t_1 = -\frac{\omega_0}{\beta} - t = -\frac{2\pi \times 2800}{60 \times (-37.68)} - 5 = 2.78\text{s}$$

二、转动动能和转动惯量

当刚体定轴转动时，各质点线速度却各不相同，因而各质点的动能也各不相同。设各质点的质量分别为 Δm_1、Δm_2、…，各质点到转轴的距离分别为 r_1、r_2、…。刚体的角速度为 ω，则刚体上任意一个质点的线速度 $v_i = r_i\omega$，相应的动能

$$\frac{1}{2}\Delta m_i v_i^2 = \frac{1}{2}\Delta m_i r_i^2 \omega^2$$

整个刚体的动能应是所有各质点的动能之和，即

$$\begin{aligned} E_k &= \frac{1}{2}\Delta m_1 v_1^2 + \frac{1}{2}\Delta m_2 v_2^2 + \cdots + \frac{1}{2}\Delta m_n v_n^2 \\ &= \frac{1}{2}\Delta m_1 r_1^2 \omega^2 + \frac{1}{2}\Delta m_2 r_2^2 \omega^2 + \cdots + \frac{1}{2}\Delta m_n r_n^2 \omega^2 \\ &= \frac{1}{2}(\sum \Delta m_i r_i^2)\omega^2 \end{aligned}$$

令

$$I = \sum r_i^2 \Delta m_i = r_1^2 \Delta m_1 + r_2^2 \Delta m_2 + \cdots + r_n^2 \Delta m_n \tag{1-17a}$$

称为刚体对给定转轴的转动惯量。转动惯量是衡量刚体转动惯性的量，它决定于刚体的质量、形状、质量的分布和对转轴的位置，与刚体的转动情况无关。如果刚体的质量是连续分布的，则式(1-17a)可改写为积分的形式，即

$$I = \int r^2 \text{d}m \tag{1-17b}$$

式中，r 表示质元 dm 到转轴的距离。国际单位制中，转动惯量的单位是 kg·m^2（千克·米^2）。

整个刚体的动能

$$E_k = \frac{1}{2}I\omega^2 \tag{1-18}$$

【例 1-4】 求质量为 m、长为 l 的均匀细棒，对通过棒上离中心 C 为 h 的 O 点并与棒垂直的转轴的转动惯量。

解：如图 1-10 所示，沿细棒取坐标轴 Ox，使原点位于转轴处。在细棒上距离原点为 x 处任取一长为 dx 的质元，质量为 d$m=\lambda$dx，其中 $\lambda = m/l$ 为细棒的质量线密度。根据定义，细棒对 O 处垂直转轴的转动惯量为

$$I = \int_{\frac{l}{2}-h}^{\frac{l}{2}+h} x^2 \lambda \text{d}x = \frac{ml^2}{12} + mh^2$$

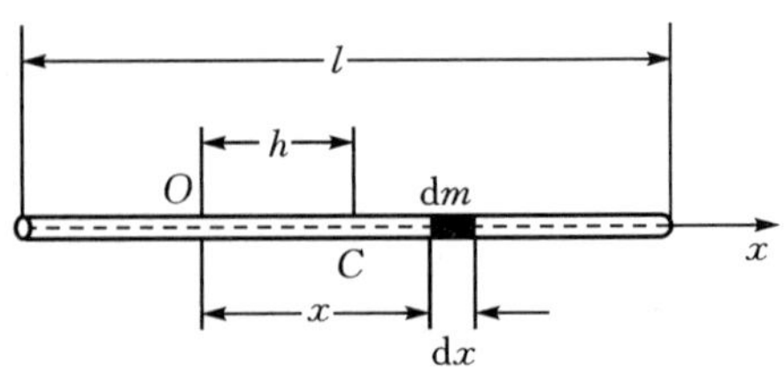

图 1-10　均匀细棒转动惯量的计算

当转轴通过细棒的中心且与棒垂直，由于 $h=0$，则 $I=\frac{ml^2}{12}$。若转轴通过细棒的一端且与棒垂直，则由于 $h=l/2$，$I=\frac{ml^2}{3}$。可见，同一细棒，如果转轴位置不同，转动惯量也是不相同的。

三、力矩和转动定律

1. 力矩

如用外力推门时，如果外力的作用线通过转轴，就不能把门推开；外力的作用线距离转轴越远，就越容易把门推开。可见，力对物体转动的作用效果，不仅与作用力的大小和方向有关，还与作用在刚体上的位置有关。为此，我们引入力矩矢量来描述力对刚体转动的作用。

如图 1-11 所示，设力 $\boldsymbol{F}$ 作用在刚体内的一点 P 上，其作用线位于刚体的转动平面内，可用径矢 $\boldsymbol{r}$ 和力 $\boldsymbol{F}$ 的矢积来表示力矩

$$\boldsymbol{M} = \boldsymbol{r} \times \boldsymbol{F} \tag{1-19}$$

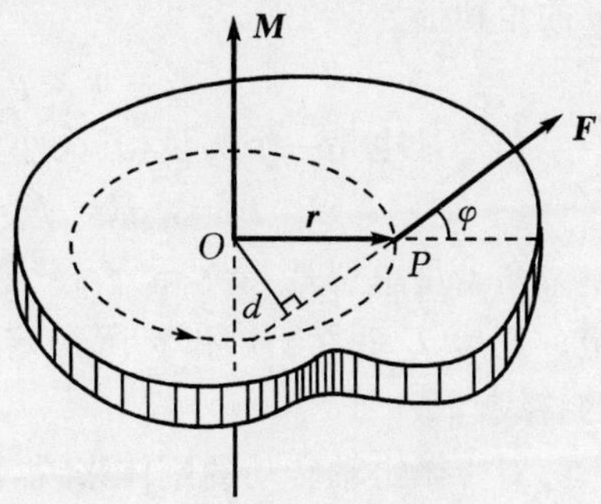

图 1-11　转动平面内的力的力矩

力矩沿转轴，垂直于径矢 $\boldsymbol{r}$ 和力 $\boldsymbol{F}$ 所确定的平面，方向符合右手螺旋法则。大小为

$$M = Fr\sin\varphi = Fd$$

其中 φ 为力 $\boldsymbol{F}$ 和径矢 $\boldsymbol{r}$ 之间的夹角。式中 $d = r\sin\varphi$，为转轴与转动平面的交点 O 到力的 $\boldsymbol{F}$ 作用线的垂直距离，称为力对转轴的力臂。力矩的单位为 N·m，但一般并不写成 J，以示与功或能的单位区别。

2. 转动定律

下面我们从功和能的角度，来分析刚体转动的基本规律。

如图 1-12 所示，刚体在力 $\boldsymbol{F}$ 的作用下绕垂直于纸面的 O 轴转动，当转过一小角度 $\mathrm{d}\theta$ 时，力所做的功 $\mathrm{d}A$ 应等于力的作用点的位移 $r\mathrm{d}\theta$ 乘以力在位移方向上的分量 $F\cos\varphi$，即

$$\mathrm{d}A = F\cos\varphi \cdot r\mathrm{d}\theta = Fr\cos\varphi\mathrm{d}\theta = Fl\mathrm{d}\theta$$

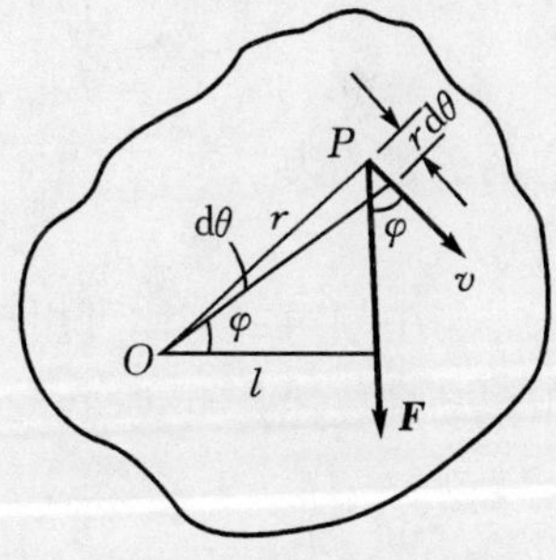

图 1-12　转动定律的推导

式中，l 为力 $\boldsymbol{F}$ 的作用线到转轴 O 的距离。显然，Fl 就是力 $\boldsymbol{F}$ 对刚体作用的力矩 $\boldsymbol{M}$，故上式可写为

$$\mathrm{d}A = M\mathrm{d}\theta$$

根据功能关系知，做功将引起刚体动能的增加，则

$$M\mathrm{d}\theta = \mathrm{d}\left(\frac{1}{2}I\omega^2\right)$$

而 $\omega = \dfrac{\mathrm{d}\theta}{\mathrm{d}t}$，所以

$$M = I\frac{\mathrm{d}\omega}{\mathrm{d}t} = I\beta \tag{1-20}$$

由于力矩和角加速度都是矢量，上式可写成矢量式

$$\boldsymbol{M} = I\boldsymbol{\beta} \tag{1-21}$$

式(1-20)和式(1-21)表明，刚体在外力矩作用下，获得的角加速度的大小与合外力矩的大小成正比，与刚体对给定转轴的转动惯量成反比，角加速度的方向与合外力矩的方向相同。这一结论，称为刚体的转动定律。将式(1-21)与牛顿第二定律 $\boldsymbol{F} = m\boldsymbol{a}$ 相比较，可见 $\boldsymbol{M}$ 与 $\boldsymbol{F}$ 相当，I 与 m 相当，$\boldsymbol{\beta}$ 与 $\boldsymbol{a}$ 相当，所以转动定律在转动中的地位与牛顿第二定律在平动中的地

位也是相当的。

四、刚体的角动量

1. 角动量

在研究刚体的转动问题时，也可以用角动量来描述转动的规律。如图 1－13 所示，设质点绕 O 运动，某时刻动量为 $\boldsymbol{p}$，径矢为 $\boldsymbol{r}$，定义该时刻质点对 O 的角动量为

$$\boldsymbol{L} = \boldsymbol{r} \times \boldsymbol{p} \tag{1-22}$$

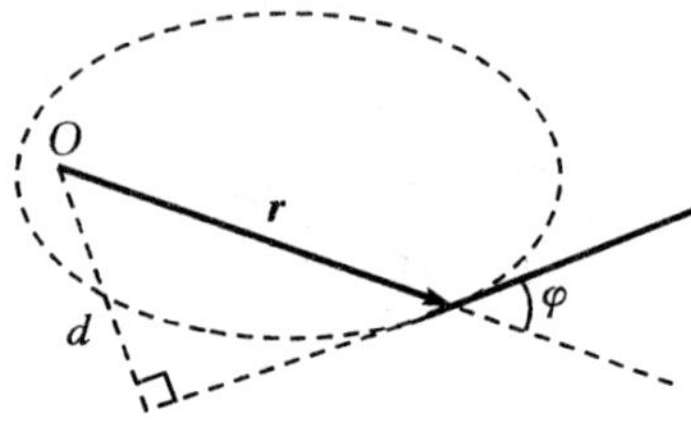

图 1－13　质点的角动量

角动量也是一个矢量，其大小为

$$L = pd = pr\sin\varphi$$

角动量单位是 $\mathrm{kg \cdot m^2 \cdot s^{-1}}$，方向由右手螺旋法则确定。显然，$\boldsymbol{L}$ 垂直于 $\boldsymbol{r}$ 和 $\boldsymbol{p}$ 所决定的平面，沿瞬时轴所在的直线。

对于做定轴转动的刚体来说，由于刚体上各质点都以相同的角速度转动，各质点的角动量方向相同，都沿转轴并垂直于相应的转动平面，如图 1－14 所示。因此，刚体的角动量应是各质点角动量的总和，方向沿转轴，即

$$\begin{aligned} L &= \lim_{\Delta m_i \to 0} \sum r_i (\Delta m_i v_i) \\ &= \int_m rv\mathrm{d}m = \omega \int_m r^2 \mathrm{d}m \\ &= I\omega \end{aligned}$$

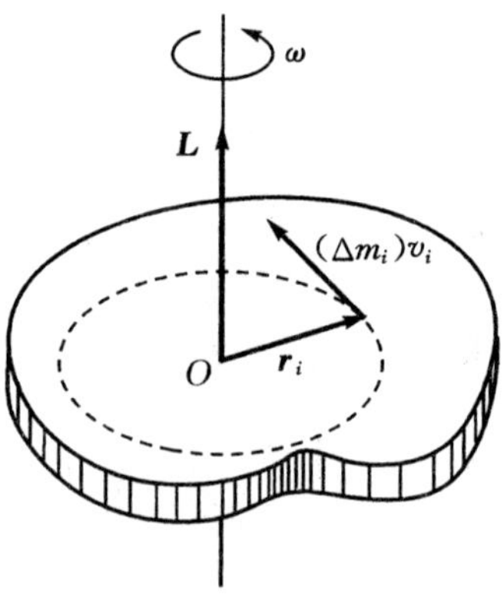

图 1－14　刚体的角动量

它的矢量式为

$$\boldsymbol{L} = I\boldsymbol{\omega} \tag{1-23}$$

与牛顿第二定律可用动量表述类似，转动定律也可以用角动量表述。由式(1－20)可得

$$\boldsymbol{M} = I\boldsymbol{\beta} = I\frac{\mathrm{d}\boldsymbol{\omega}}{\mathrm{d}t} = \frac{\mathrm{d}\boldsymbol{L}}{\mathrm{d}t} \tag{1-24}$$

该式表明，绕某一定轴转动的刚体所受的合外力矩等于刚体对该轴的角动量随时间的变化率。这是转动定律的另一表达式，但它有更广的适用范围。

2. 角动量定理

由式(1－24)可得

$$\boldsymbol{M}\mathrm{d}t = \mathrm{d}(I\boldsymbol{\omega}) = \mathrm{d}\boldsymbol{L}$$

将上式积分，有

$$\int_{t_1}^{t_2} \boldsymbol{M}\mathrm{d}t = \int_{L_1}^{L_2} \mathrm{d}\boldsymbol{L} = \boldsymbol{L}_2 - \boldsymbol{L}_1 \tag{1-25}$$

这一结论，称为角动量定理。其中，$\int_{t_1}^{t_2} \boldsymbol{M}\mathrm{d}t$ 称为合外力矩在 $t_2 - t_1$ 这段时间内的冲量矩，它是一个反映力矩的时间积累效应的物理量。转动物体所受合外力矩的冲量矩，等于这段时间内转动物体角动量的增量。

3. 角动量守恒定律

由式(1-25)可知,如果 $\boldsymbol{M}=0$,则

$$\boldsymbol{L} = I\boldsymbol{\omega} = \text{恒矢量} \tag{1-26}$$

即转动物体所受合外力矩为零时,物体的角动量保持不变,这就是角动量守恒定律。角动量守恒有两种情况:一是转动惯量和角速度都不变,如惯性飞轮所受摩擦力矩可以忽略时保持匀速转动;另一种是转动惯量和角速度都在改变,但二者乘积保持不变,如舞蹈演员在旋转时,往往收回手臂靠拢身体,以减小转动惯量加快旋转的速度,要减速则伸开两臂。

【例 1-5】 一质量为 m、长为 $2l$ 的均匀细棒,可以在竖直平面内绕通过中心 O 的水平轴转动(图 1-15)。当细棒在水平位置静止时,一个质量为 m' 的小球以速度 $\boldsymbol{u}$ 竖直落到棒的端点,与棒作弹性碰撞。求碰撞后小球的回跳速度 v 及棒的转动角速度 $\boldsymbol{\omega}$。

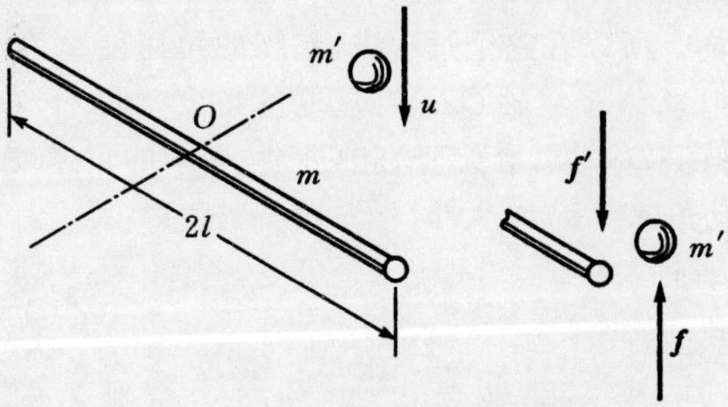

图 1-15　例 1-5 图

解:将小球和细棒看作一个系统,小球和细棒碰撞时它们之间的作用力为内力,小球作用在棒上的重力矩由于作用时间极短可以忽略,所以碰撞过程中系统的角动量可视为守恒,因而有

$$m'ul = m'vl + I\omega \tag{1}$$

又因为小球与棒作完全弹性碰撞,系统的机械能守恒,故有

$$\frac{1}{2}m'u^2 = \frac{1}{2}m'v^2 + \frac{1}{2}I\omega^2 \tag{2}$$

解(1)、(2)两式,得

$$\omega = \frac{6m'u}{(m+3m')l}$$

$$v = \frac{(m-3m')u}{m+3m'}$$

由此可以看出

当 $m>3m'$ 时,$v>0$。表明碰撞后小球仍沿原方向运动,并没有回跳;

当 $m<3m'$ 时,$v<0$。表明碰撞后小球与原运动方向相反,发生回跳;

当 $m=3m'$ 时,$v=0$。表明碰撞后小球速度为零。

五、刚体的进动

我们以玩具陀螺为例,来分析刚体的进动规律。

玩具陀螺是一种可绕其对称轴旋转的刚体,旋转时轴的下端支于地面。陀螺不旋转时,由

于受重力矩的作用，它将绕支点 O 倾倒下来。但当陀螺急速旋转时，尽管仍受重力矩作用却不倒下，此时陀螺在绕自身对称轴 OO' 转动的同时，其对称轴还绕竖直轴线 OZ 转动，如图 1－16所示。这种现象称为进动。

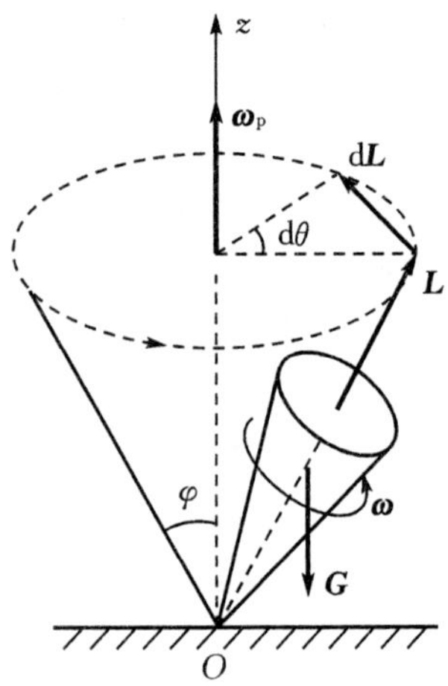

图 1－16　陀螺的进动原理

我们根据角动量定理分析进动产生的原因。如图 1－16 所示，设陀螺绕其对称轴转动的角速度为 $\boldsymbol{\omega}$，转动惯量为 I，$\boldsymbol{r}$ 为过其质心的径矢，则其角动量 $\boldsymbol{L}=I\boldsymbol{\omega}$，方向与 $\boldsymbol{r}$ 方向一致。重力 mg 对 O 点的力矩 $\boldsymbol{M}=\boldsymbol{r}\times\boldsymbol{G}$，大小为 $M=mgr\sin\varphi$，方向垂直于纸面向里。根据角动量定理 $\boldsymbol{M}\mathrm{d}t=\mathrm{d}\boldsymbol{L}$ 知，该力矩在极短时间 $\mathrm{d}t$ 内，在垂直于角动量 $\boldsymbol{L}$ 的方向产生一个角动量的增量 $\mathrm{d}\boldsymbol{L}$，其方向与重力矩 $\boldsymbol{M}$ 的方向一致。因此，增量 $\mathrm{d}\boldsymbol{L}$ 不改变 $\boldsymbol{L}$ 的大小，只改变 L 的方向。所以在这个过程中，陀螺的角速度大小不变，但其转轴 OO' 将绕竖直轴 OZ 转过 $\mathrm{d}\theta$ 的角度。此后，$\boldsymbol{M}$ 持续作用，则陀螺的对称轴就会绕竖直轴进动，进动的角速度 ω_p 的方向竖直向上。由图 1－16 可以看出，进动角速度 ω_p 的大小

$$\omega_p=\frac{\mathrm{d}\theta}{\mathrm{d}t}$$

而

$$\mathrm{d}\theta=\frac{\mathrm{d}L}{L\sin\varphi}=\frac{M\mathrm{d}t}{L\sin\varphi}$$

所以

$$\omega_p=\frac{M}{L\sin\varphi}=\frac{mgr}{L}=\frac{mgr}{I\omega} \tag{1-27}$$

式(1－27)说明，进动角速度的大小与外力矩 M 成正比，与角动量 L 成反比。因此，在陀螺的自转角速度很大时，进动角速度就比较小。也就说，角动量越大的陀螺，它的转动轴的方向就越不易改变。

在力学中，把绕对称轴快速旋转的刚体称为回转仪，陀螺是一种最简单的回转仪。以上对陀螺进动的分析，也适用于各类回转仪。回转仪在外力矩作用下所产生的进动，常称为回转效应。

回转仪在工程技术上有很广泛的应用，如飞机、飞船等飞行器的导航部件，航海、航空中的回转罗盘等，都是基于回转效应制成的。

在微观世界中，电子、原子核和其他微观粒子都具有角动量和磁矩，在外磁场的磁力矩作用下，将以外磁场方向为轴线产生进动。对微观粒子进动的研究，已经发展成顺磁共振及核磁共振技术，它们在探索物质的微观结构方面有重要应用。此外，核磁共振技术在医药学领域里的应用也日趋广泛。

第三节　人体的力学平衡

在力的作用下人体要做各种不同运动，为了使问题简单化，我们可以把做运动的人体看作刚体。人们在进行各种活动时，人体总是要在某一瞬时或某一段时间内，采取一定的姿势和动作，使之处于平衡状态，如身体的站立，四肢的屈伸，运动员在吊环上的十字支撑等。在临床医学上，也经常会涉及人体的平衡问题，如骨折的牵引、肌群麻痹或痉挛的外科矫正和治疗等。

本节主要研究物体平衡时的力学条件。

一、人体平衡的力学条件

如果有几个力，$\boldsymbol{F}_1$、$\boldsymbol{F}_2$、…、$\boldsymbol{F}_n$ 共同作用于同一质量为 m 的物体上。由牛顿第二定律可知，当物体平衡时，这些力的合力应等于零。

$$\boldsymbol{F} = \boldsymbol{F}_1 + \boldsymbol{F}_2 + \cdots + \boldsymbol{F}_n = 0 \tag{1-28}$$

即作用在处于平衡状态的物体上的所有外力的矢量和为零，我们称为物体平衡的第一个条件。将上式写为分量形式，则

$$F_x = F_{1x} + F_{2x} + \cdots + F_{nx} = 0$$
$$F_y = F_{1y} + F_{2y} + \cdots + F_{ny} = 0$$

对刚体而言，处于静力平衡条件时也不应变速转动。由转动定律可知，应满足

$$M_1 + M_2 + \cdots + M_n = 0 \tag{1-29}$$

即各外力绕同一转轴的力矩的代数和为零，这是物体平衡的第二个条件。或

$$F_1L_1 + F_2L_2 + \cdots + F_nL_n = 0$$

式(1-28)和式(1-29)是物体平衡时作用于物体上的外力所必须满足的充分必要条件，亦称为静力学基本方程。利用它可以解决许多力学问题，包括人体的平衡问题。

二、人体力学平衡的应用

1.作用在髋关节上的力

股骨是人体中最粗大的长骨，它从髋延伸到膝，上端有球形的股骨头，并与髋骨的髋臼构成髋关节，股骨头的下方是狭长的股骨颈，为骨折的易发部位，颈与体之间在其外上方有一个较大的隆起称为大转子。股骨的表面有许多隆起，是肌肉的附着处，其中最重要的隆起是大转子，有五块肌肉的腱连接到此牵引骨端上。和腿的外展有关的两块重要的肌肉是臀大肌和臀中肌。下面我们应用物体的平衡条件来分析作用在髋外展肌上的力和髋臼施加于股骨头上的力。

图1-17(a)是股骨和髋骨的解剖学示意图，为方便分析和计算，我们把原图简化为图1-17(b)所示的股骨受力图。其中，$\boldsymbol{F}_1$ 是臀部各外展肌加于大转子的力，它与水平方向约成70°角；$\boldsymbol{R}$ 是髋臼作用于股骨头的力，力的作用线几乎通过股骨头的中心，沿水平方向和竖直方向的分力用 R_x 和 R_y 表示；$\boldsymbol{N}$ 是地面对人体的支持力，等于人体的重量 W；W_L 是腿的重量，约为人体重量的七分之一，即 $W_L = \frac{1}{7}W$，作用于腿的重心，稍高于膝的地方。

以股骨头中心为旋转轴，对于支撑腿应用平衡条件，有

$$F_1\sin70^\circ - R_y - \frac{1}{7}W + W = 0$$

$$F_2\cos70^\circ - R_x = 0$$

$$F_1\sin70^\circ \times 7.0 + \frac{1}{7}W \times 3.0 - W \times 11.0 = 0$$

解此方程组，得

$$F_1 = 1.6W$$

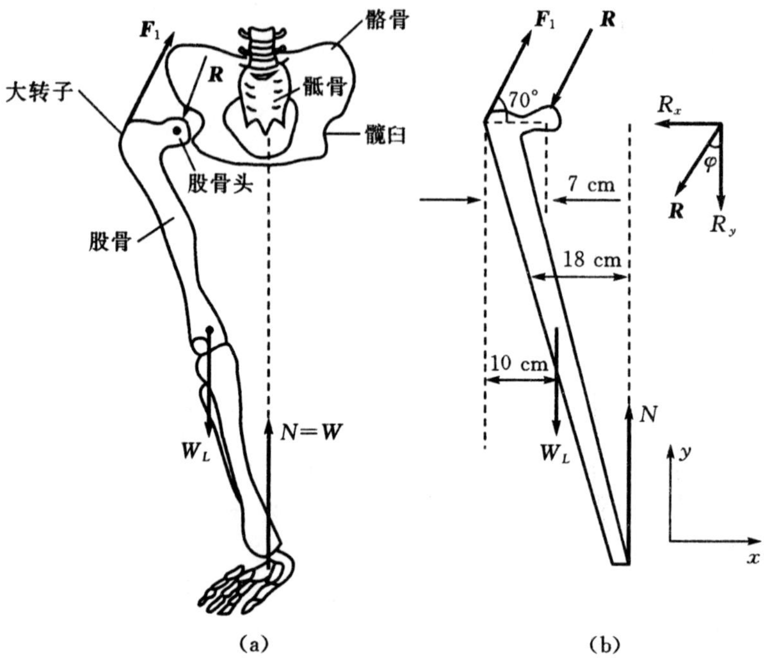

图 1-17　股骨和髋关节的基本结构及股骨受力图

$$R_x = 0.55W,\quad R_y = 2.36W$$

$$\mathrm{tg}\varphi = \frac{R_y}{R_x} = 0.233$$

$$\varphi \approx 13^\circ$$

即作用于股骨头上的力约向左偏离竖直方向 13°，大小为

$$R = \sqrt{R_x^2 + R_y^2} = 2.5W$$

2. 作用在脊柱上的力

当人们弯腰或从地上提起重物时，用以把背部拉起的主要肌肉是骶棘肌。这些肌肉的下端附着于髂骨和骶骨的下部，其上端则附着于腰椎和四个胸椎的棘突上，如图 1-18 所示。根据英曼（V. T. Inman）的 X 射线测定，弯腰时就骶棘肌的总力学效应来说，可以把它简化为一条绳索，它作用于脊柱（可视为刚体）上，作用点在骶骨与头、手臂的重心之间，离骶骨的距离为 $2L/3$（L 可视为脊柱的长度），等效绳索与脊柱轴线间的夹角大约为 12°，此时作用在脊柱上的力可简化为如图 1-19 所示。其中，W_1 是躯干的重量，重心位于躯干的中部，由解剖学测量得知，躯干的重量 W_1 约为人体重 W 的 40%，即 $W_1 = 0.4W$；W_2 是头和手臂的重量，重心位于颈部，$W_2 = 0.2W$；F 为骶棘肌所施加的作用力；R 为骶骨顶部对腰骶椎间盘基底部的反作用力，其沿水平和竖直

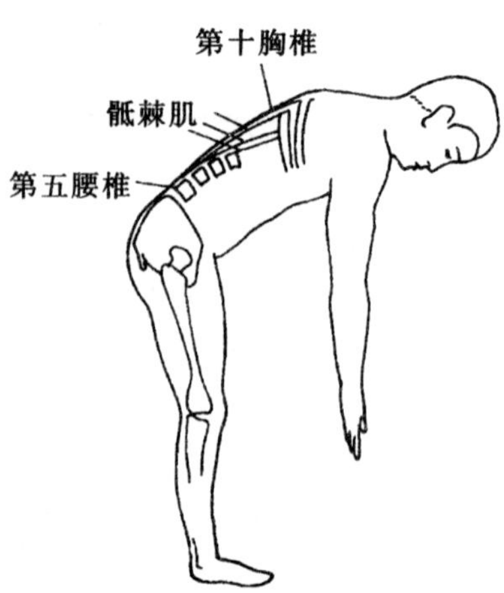

图 1-18　骶棘肌作用示意图

方向的分力用 R_x 和 R_y 表示，R 与水平线间的夹角为 φ。设背部的轴线与水平线的夹角为 $\theta=30°$，取腰-骶椎间盘作为支点，应用力学平衡条件，可列出如下方程组

$$F\sin 12° \times \frac{2}{3}L - 0.4W\cos 30° \times \frac{1}{2}L - 0.2W\cos 30° \times L = 0$$

$$R_x - F\cos 18° = 0$$

$$R_y - F\sin 18° - 0.4W - 0.2W = 0$$

解上述方程组，得

$$F = 2.5W$$

$$R_x = 2.38W$$

$$R_y = 1.37W$$

据此，可得

$$R = \sqrt{R_x^2 + R_y^2} = 2.74W$$

$$\mathrm{tg}\varphi = \frac{R_y}{R_x} = 0.576, \quad \varphi = 29.9°$$

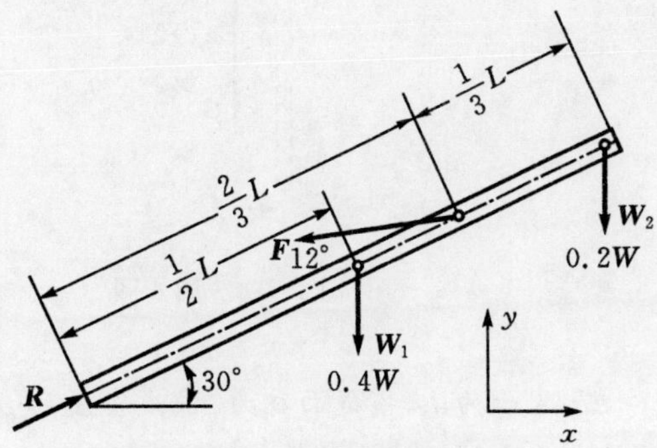

图 1-19　脊柱受力示意图

可见，在腰-骶椎间盘处的力 R 的方向与脊柱轴线成 0.1°角（30°～29.9°），大致可认为沿脊柱轴线；该力的大小是体重的 2.74 倍，若体重为 50kg，则 R=1323N。

在图 1-19 中，若手提重物为 $0.2W$，则 $W_2=0.4W$，由力学平衡条件可求得，$R=4.07W$，$\varphi=28.8°$。这说明，在负重 $0.2W$ 的情况下，腰-骶椎间盘处的力增加了 $1.33W$，对于体重 50kg 的人来说，R=1994N。这一巨大的压力造成的解剖学后果是明显的，即椎间盘被压缩。如果年老或损伤使椎间盘变得脆弱，它就容易脱出，压迫神经，导致疼痛或肌肉痉挛，这就是椎间盘脱出症。

目标检测

1. 一质点沿 x 轴运动，其加速度 $a=-cx$（c 为常量），设起始时刻 $t=0$ 时，质点静止不动，位于离原点 A 远处，求质点的运动学方程。

2. 一物体做直线运动，其运动学方程为 $x=ct^3$（c 为常量），设媒质对物体的阻力正比于速度的平方，试求物体由 $x_0=0$ 运动到 $x=l$ 时，阻力所做的功，已知阻力的比例系数为 k。

3. 求质量为 m、半径为 R 的细圆环和薄圆盘绕通过中心并与圆面垂直的转轴的转动惯量。

4. 质量为 m、长为 l 的均匀细棒 AB，可绕一水平光滑轴在竖直平面内转动，轴 O 离 A 端 $l/3$，如图 1-20 所示。今使棒由静止开始从水平位置绕 O 轴转动，求启动时的角加速度 β_0 及转到竖直位置时点 A 的速度和加速度。

5. 如图 1-21 所示，用细线绕在半径为 R、质量为 m_1 的圆盘上，线的一端挂有质量为 m_2 的物体。如果圆盘可绕过盘心的垂直轴在竖直平面内转动，摩擦力矩不计，求物体下落的加速度、圆盘转动的角加速度及线中的张力。

6. 在光滑的水平面上有一木杆，其质量 $m_1=1.0$kg，长 l=40cm，可绕通过其中点并与之垂直的轴转动。一质量为 m_2=10g 的子弹，以速度 v=200m/s 的速度射入杆端，其方向与杆及轴正交。若子弹陷入杆中，试求所得到的加速度。

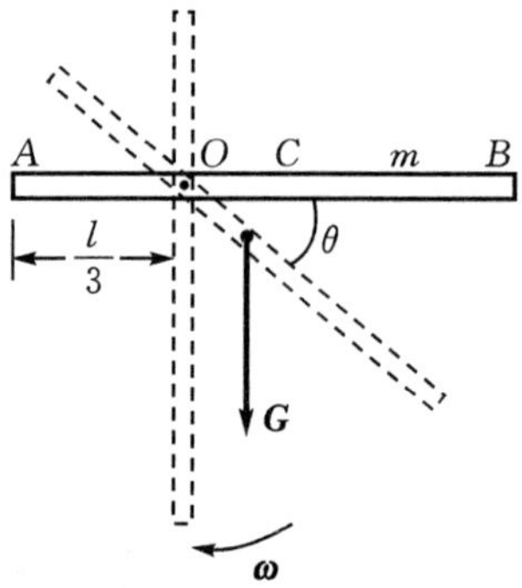

图 1-20　题 4 图

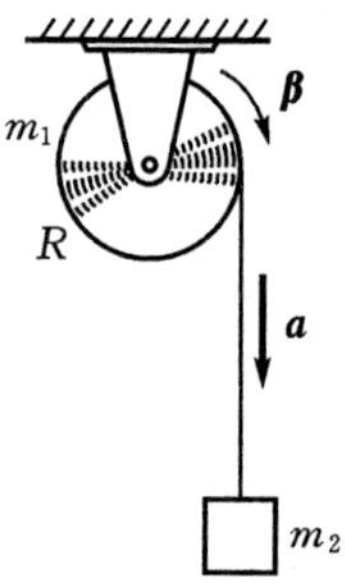

图 1-21　题 5 图

7. 求长为 L、横截面积为 A、线密度为 ρ 的弹性细圆棒在自身重力作用下，与圆棒轴线呈 θ 角的截面上的正应力及切应力。

8. 比较骨骼、刚体、钢材、肌肉的杨氏模量的大小。

9. 借助于三角肌的作用，人能把手臂伸出去，如图 1-22(a)所示，其受力状况如图 1-22(b)所示。已知 $\alpha=16°$，臂的重力 $W_1=68\text{N}$，手内物体重力 $W_2=45\text{N}$，求三角肌的等效张力 T 及肩胛骨作用于肱骨的水平分力 R_x 和竖直分力 R_y。

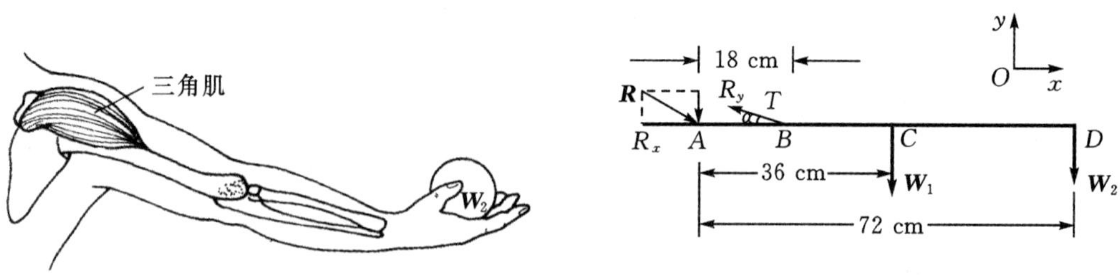

(a)　(b)

图 1-22　题 9 图

10. 当人下蹲时，其脚跟的几何形状如图 1-23 所示。试求 T、F 和 θ。

11. 假设患者的上臂和前臂成 90°角，前臂向下压以反抗吊索的力，如图 1-24 所示。设作

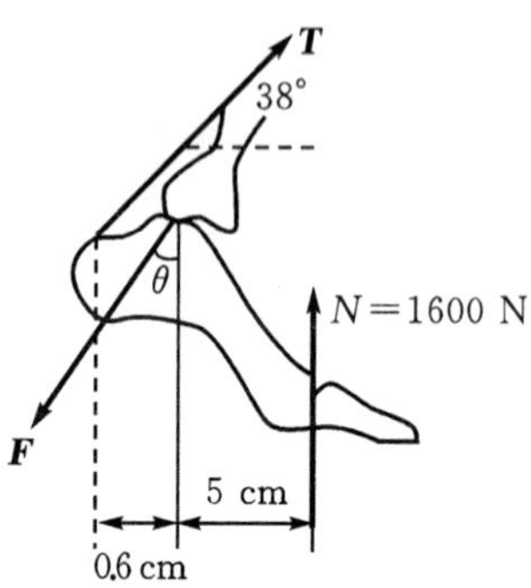

图 1-23　题 10 图

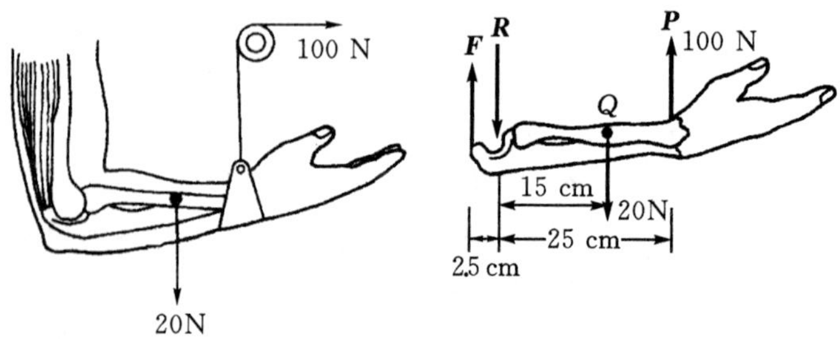

图 1-24　题 11 图

用在腕关节，向上的拉力 $P=1000\text{N}$，此力距肘关节中心（支点）$L=25\text{cm}$；前臂与手重 $Q=20\text{N}$，其重心距支点 $L_1=15\text{cm}$；肱三头肌与尺骨成 $90°$，其作用力 F 距支点 $L_2=2.5\text{cm}$。求肱三头肌收缩力 F 和肱骨末端关节的反作用力 R 大小。

第二章　流体的运动

常温下，物体有固体、液体和气体三种状态，固体有固定的形状，液体和气体没有固定的形状，很容易流动，故液体和气体统称为流体(fluid)。流体各部分之间很容易产生相对运动，这种性质称为流体的流动性。血液的循环流动，人体的呼吸过程是生命存在的必要条件。本章从共性的角度出发，分别研究理想流体与黏性流体的流动规律，探讨人体血液的流动规律，并分析在医学中的应用。

第一节　理想流体的稳定流动

一、理想流体的定常流动

1. 理想流体

实际流体的运动是很复杂的。在压力作用下，流体的体积会减小，从而导致其密度的变化，任何实际流体都具有可压缩性。但在通常的情况下，液体的可压缩性很小。常温下的水，每增加 1 个大气压，体积仅减少约两万分之一，因此，在一般情况下液体的压缩性可忽略不计。气体的可压缩性很大，但它的流动性强，只要其两端有很小的压强差，就会迅速流动起来，不致引起气体密度的显著变化。所以，在研究流动的气体时，只要压强差不大，气体的压缩性也可以忽略。另外，实际流体都具有黏性，即当流体各层之间发生相对流动时，流体中各部分之间存在内摩擦力的特性。水和酒精等液体的黏性很小，气体的黏性更小。因此，在很多实际问题中，可压缩性和黏性只是影响流体运动的次要因素，而流动性才是决定流体运动的主要因素。

为了使问题简化，突出流体的流动性，我们采用理想流体模型来代替实际流体进行分析。理想流体就是指绝对不可压缩，完全没有黏性的流体。

2. 稳定流动

流体可以看作是由许多流体粒子所组成。流体流动时，任一时刻，流经空间各点的流体粒子都有一定的流速。为了形象地描述流体的运动情况，我们在流体流动的空间画出一系列假想的曲线，曲线上每一点的切线方向都与液体流经该点的速度方向一致，这些曲线称为流线，如图 2-1 所示。

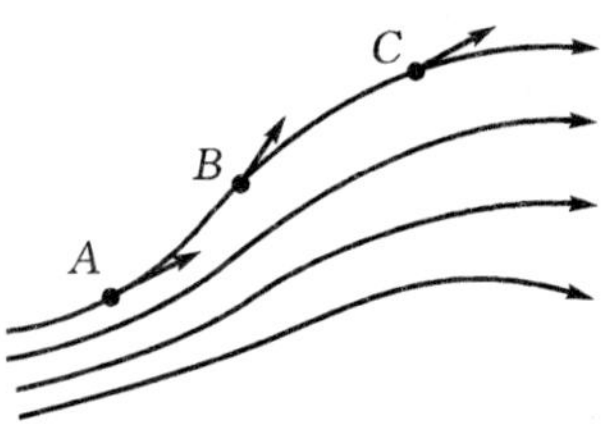

图 2-1　流线

流体流动时，任一时刻空间各处流体粒子都有各自的速度矢量 $\vec{v}$，不同时间流体质点流速有可能不同，同一时间不同空间流体粒子流速也有可能不同，所以流速是时间和空间的函数，即 $\vec{v}(t,x,y,z)$。对应流线的形状也随时间而变，这种流动称为非稳定流动。同一时刻流体各处的流速可能不同，但流体粒子流经空间任一给定点的速度不随时间变化，这种流动称为稳定流动。流体稳定流动时，流线的分布和流线形状均不随时间而变，可以认为流线就是液体粒子运动的轨迹。在图 2-1 中，虽然液体流经 A、B、C 三点的速度不同，但任何时刻流体粒子流经 A 点的速度总是 v_A，流经 B 点的速度总是 v_B，流经 C 点的速度总是 v_C。通常，水在管道或水渠中的缓慢流动，可近似认为是稳定流动，从大蓄水池中流出来的水流，输液时吊瓶和输液管中药液的流动等也可视为稳定流动。

由许多流线围成的管状空间称为流管，如图 2-2 所示。由于每一时刻的空间一点上只能有一个速度，故流线不能相交；所以，流管内的流体不会流出管外，流管外的流体也不会流入管内，流管内的流体质量守恒。整个流动的流体可视为由许多流管组成，只要掌握每一流管中流体的运动规律，就可以了解整个流体的运动情况。

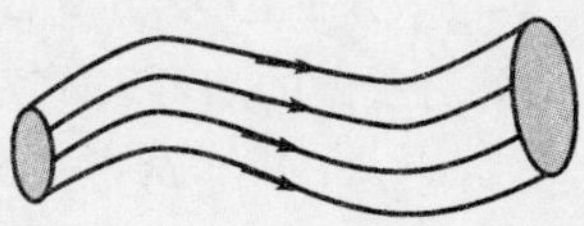

图 2-2 流管

在许多实际问题中，当液体在固体管道中稳定流动时，往往把管道作为一个流管来研究，并忽略流速在同一横截面积上的差异，用截面上的平均流速来描述管内液体的流动情况。

二、连续性方程

设稳定流动时，管道某处截面积为 S，流体的平均流速为 v，单位时间通过流管内任一截面流体的体积，称为该截面 S 的体积流量，简称流量。流量用 Q 表示，单位为 $m^3 \cdot s^{-1}$。即

$$Q = Sv$$

如图 2-3 所示，在稳定流动的流体中，任取一段截面积很小的细流管 AB，由于流管很细，故流管任一截面上各点的物理量可认为是均匀的。设 A、B 两截面处流体流速分别为 v_1 和 v_2，流管截面积分别为 S_1 和 S_2。对于不可压缩且做稳定流动的流体，在相同的时间 Δt 内，流过同一流管任一截面的流体体积相等。

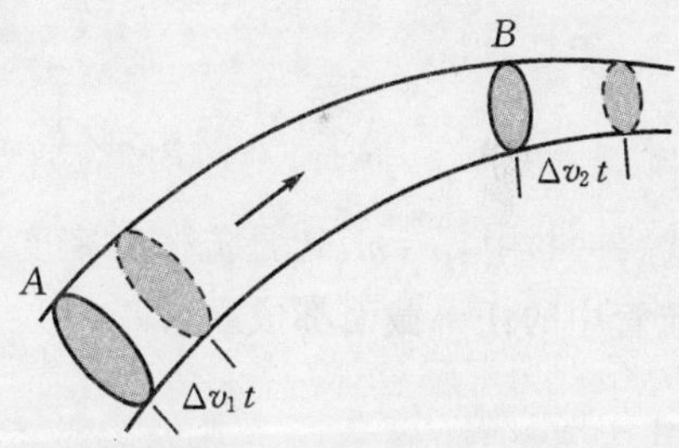

图 2-3 连续性方程的推导图

$$S_1 v_1 \Delta t = S_2 v_2 \Delta t$$

即

$$S_1 v_1 = S_2 v_2 \qquad (2-1)$$

这一关系对同一流管中任意与流管垂直的截面 S 都成立，故有

$$Q = Sv = 恒量 \qquad (2-2)$$

式(2-1)、式(2-2)即为流体的连续性方程。连续性方程反映了流量、流速和截面积三者之间的关系。它表明不可压缩流体在流管中做稳定流动时，流速与截面积成反比。截面积大，流速小；截面积小，流速大。

三、伯努利方程

1738 年，瑞士物理学家、数学家伯努利首先导出了反映理想流体做稳定流动时的能量关系式，称之为伯努利方程，它是流体力学的基本方程。

设理想流体在重力场中做稳定流动，在流体内部任取一段很细的流管 AB 为研究对象，如图 2-4 所示。设流体在 A 处的压强、流速、高度、截面积分别为 p_1、v_1、h_1、S_1，在 A' 处的压强、流速、高度、截面积为 p_2、v_2、h_2、S_2。经过极短的时间 Δt 后，此段液体由 AB 流动到 $A'B'$，在

此过程中，外力对流管中的液体所做的功为

$$A = A_1 + A_2 = F_1 v_1 \Delta t - F_2 v_2 \Delta t$$
$$= p_1 S_1 v_1 \Delta t - p_2 S_2 v_2 \Delta t$$

式中 $S_1 v_1 \Delta t$ 和 $S_2 v_2 \Delta t$ 分别为 AA' 段和 BB' 段流体的体积，根据连续性方程

$$S_1 v_1 \Delta t = S_2 v_2 \Delta t = V$$

外力所做的功可表示为

$$A = p_1 V - p_2 V$$

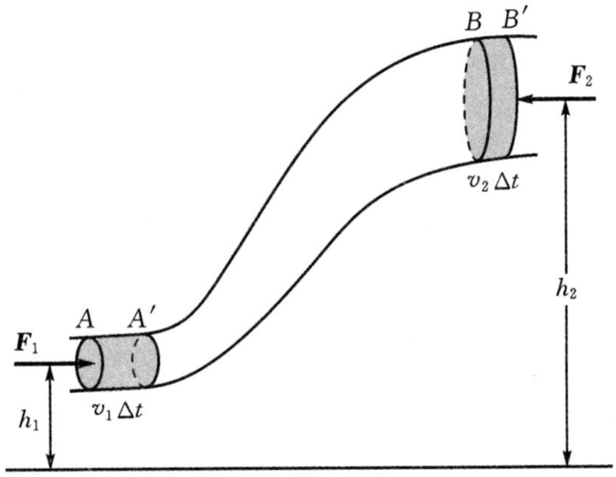

图 2-4 伯努利方程的推导

由于稳定流动，BA' 段的流体粒子除了微观的差异外，宏观上没有变化。因此，在这一过程中，流体从 AB 流动到 $A'B'$ 机械能的增量相当于将流体 AA' 直接移动到 BB' 过程的增量。设 AA' 段或 BB' 段流体的质量为 m，则

$$\Delta E = E_2 - E_1 = \frac{1}{2}mv_2^2 + mgh_2 - \frac{1}{2}mv_1^2 - mgh_1$$

根据功能原理，合外力对系统所做的功等于系统机械能的增量，即 $\Delta E = A$，所以

$$\frac{1}{2}mv_2^2 + mgh_2 - \frac{1}{2}mv_1^2 - mgh_1 = p_1 V - p_2 V \qquad (2-3)$$

于是，得

$$p_1 + \frac{1}{2}\rho v_1^2 + \rho g h_1 = p_2 + \frac{1}{2}\rho v_2^2 + \rho g h_2 \qquad (2-4)$$

式(2-4)中，$\rho = m/V$ 是流体的密度。由于 A、B 是在流管中任意选取的两个截面，所以上式对流管中的任一截面都成立，即

$$p + \frac{1}{2}\rho v^2 + \rho g h = 恒量 \qquad (2-5)$$

式(2-4)和式(2-5)称为理想流体稳定流动的伯努利方程，简称伯努利方程。它表明理想流体做稳定流动时，同一流管的任意截面处，单位体积中流体的动能、重力势能与该处压强之和为一恒量。

可以证明，式中的 p、$\frac{1}{2}\rho v^2$ 和 $\rho g h$ 具有相同的量纲。其中 $\frac{1}{2}\rho v^2$ 项与流速有关，称为动压强；而 $p + \rho g h$ 与流速无关，称为静压强。若从能量的角度分析，可将 p 称为压强能。由此我们又可将伯努利方程表述为：理想流体做稳定流动时，同一流管的任意截面处，单位体积中流体的压强能、动能、势能之和保持不变，具有能量守恒的性质。

严格地说，伯努利方程只适用于理想流体做稳定流动的情况。对于黏性较小的水、酒精等液体或流动中密度变化很小的气体，当它们做稳定流动时，伯努利方程仍近似成立。

【例 2-1】 已知供水管道的直径为 2.0×10^{-2} m，管内水流速度为 $4.0 \text{m} \cdot \text{s}^{-1}$，在 4.0×10^5 Pa 的压强作用下将水引入 5m 高的二楼浴室内，已知浴室内水管的直径为 1.0×10^{-2} m，问浴室内水的压强有多大？

解：设供水管道截面积为 S_1，流速为 v_1，浴室小水管截面积为 S_2，流速为 v_2，将管道中的

水近似视为理想流体稳定流动，由连续性方程得

$$v_2=\frac{S_1v_1}{S_2}=\frac{d_1^2v_1}{d_2^2}=\frac{(2.0\times10^{-2})\times4.0}{(1.0\times10^{-2})}=16(\mathrm{m\cdot s^{-1}})$$

根据伯努利方程　$p_1+\frac{1}{2}\rho v_1^2+\rho gh_1=p_2+\frac{1}{2}\rho v_2^2+\rho gh_2$

得浴室内水的压强　$p_2=p_1+\frac{1}{2}\rho(v_1^2-v_2^2)+\rho g(h_1-h_2)=2.3\times10^5(\mathrm{Pa})$

四、伯努利方程的应用

1. 压强与流速的关系

在粗细不同的管道中流动的液体，各处的流速不同，那么各处的压强又怎样呢？取一粗细不均匀的水平管，在粗细不同处分别接一上端开口的竖直细管，如图 2-5 所示。当有理想液体稳定流过时，可见两细管中液体上升的高度不同，这一现象可用伯努利方程加以解释。

当流体在不均匀水平管道中($h_1=h_2$)流动时，伯努利方程可简化为

$$p+\frac{1}{2}\rho v^2=\text{恒量} \tag{2-6}$$

式(2-6)表明理想液体在不均匀水平管道中做稳定流动时，截面积大处、流速小、压强大；截面积小处、流速大、压强小。水平管道上若没有接竖直小管，液体的压强由管壁承担。当在管壁接上竖直小管时，如果液体的压强大于大气压强，则除去大气压强以外，还须有一部分液体沿小管上升以替代原来管壁承担的压强，管道截面积越大，流速越小，压强越大，液柱越高，因此粗管处液体上升的高度大于细管处。这一原理在航空、航海、水利、医学等方面都有广泛的应用。

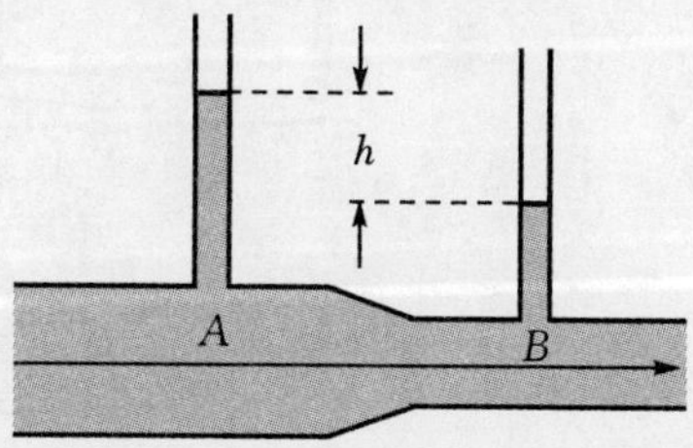

图 2-5　流速与压强的关系

图 2-6 表示一粗细不均匀的水平管，管中有气体做稳定流动，在细处竖直接一细管 C，与盛有液体的容器 D 相连，由式(2-6)可知，B 处流速大，压强小，若 B 处流速足够大，则此处压强会很小，当 p_B 小于大气压强 p_0 时，容器 D 中的液体将沿 C 管上升而被水平管中的气体带走，这种作用称为空吸作用。

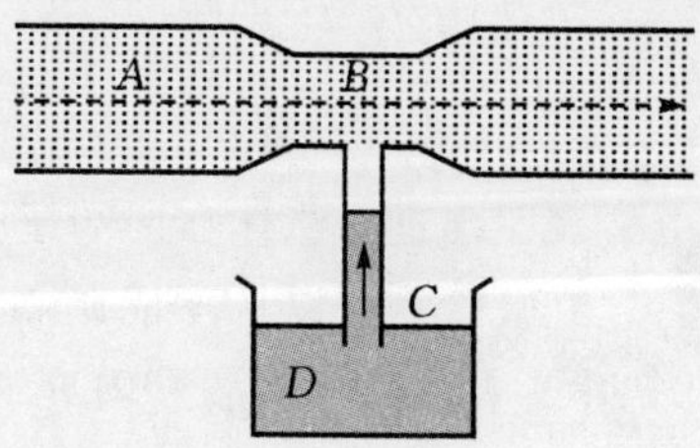

图 2-6　空吸作用

常用的喷雾器、临床上的雾化吸入器等都是利用空吸作用这一原理设计的。如图 2-7 所示是雾化吸入器原理图。水平管道中高速流动的氧气自管口 1 喷出，由于流速大，管口附近压强突然减低，药液通过管 2 被吸出，当药液通过管口 2 时，来自管口 1 的急速氧气流将药液吹成雾状，经过管口 5 而进入患者的支气管及肺部。

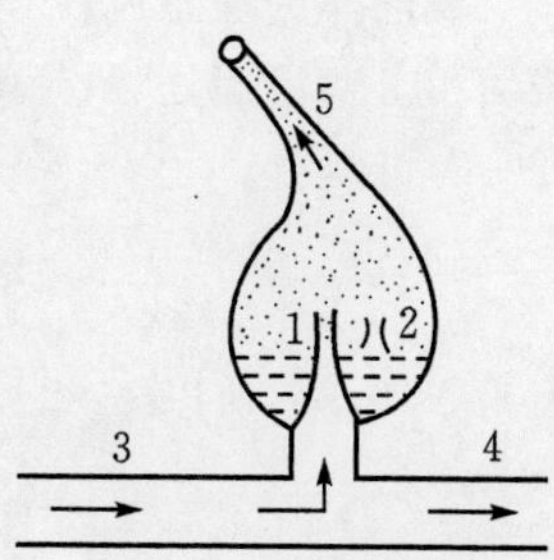

图 2-7　雾化吸入器

2. 压强与高度的关系

在均匀管中稳定流动的液体，流速不变，由伯努利方程可得

$$p+\rho gh=\text{恒量} \tag{2-7}$$

上式表明，在均匀管道中流动的液体，当流速不变时，高处压强小，低处压强大。

利用上式可解释体位变化对血压的影响。如图 2－8 所示，人体取平卧位时头部动脉压为 12.67kPa，静脉压为 0.67kPa；当人体处于直立状态时头部动脉压变为 6.80kPa，静脉压变为 －5.20kPa，可见，由于体位不同，高度发生了变化，使头部的动脉血压和静脉血压均减少了 5.87kPa。同理，对于足部而言，由平卧位变为直立位时，动脉压由 12.67kPa 变为 24.40kPa；静脉压由 0.67kPa 变为 12.40kPa，增加 11.73kPa 也是由于高度变化所致。因此，测量血压时一定要注意体位。值得注意的是，心脏的血压不随高度的变化而改变，所以测量血压时，通常选择与心脏同高的上臂处作为测量部位。

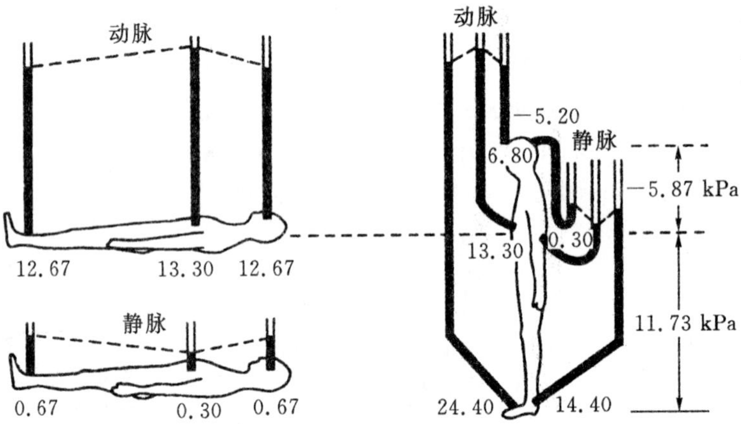

图 2－8　体位对血压的影响

3. 流速和高度的关系

当流管两端压强相同（$p_1=p_2$）时，伯努利方程可简化为：

$$\frac{1}{2}\rho v^2+\rho gh=\text{恒量} \tag{2-8}$$

上式表明当理想流体在两端压强相同的流管中流动时，高处流速慢，低处流速快。

虹吸管是可以从不能倾斜的容器中连续排除液体的装置，如图 2－9 所示。将取液管内充满液体，一端置于容器中，若另一端的位置低于容器液面，液体将从管内流出，这一现象称为虹吸现象。

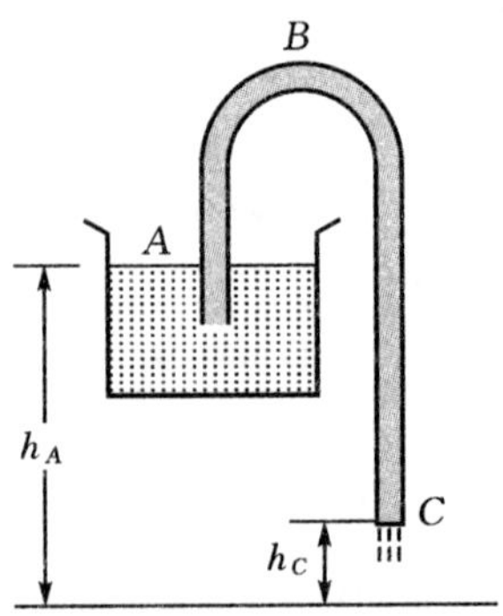

图 2－9　虹吸现象

设液体为理想流体，取液管粗细均匀，其截面积远远小于容器截面积。对液面处 A 点和管口处 C 点而言，有 $p_A=p_C=p_0$，由式(2－8)可得：

$$\frac{1}{2}\rho v_A^2+\rho gh_A=\frac{1}{2}\rho v_C^2+\rho gh_C$$

因为 $S_A\gg S_C$，所以 $v_A\ll v_C$，可认为 $v_A\approx 0$，由上式可得 C 处流速为

$$v_C=\sqrt{2g(h_A-h_C)}$$

可见，要产生虹吸现象，取液管的出口 C 必须低于容器的液面高度，C 点位置越低，出口处流速越大。

同理，对管中最高点 B 和管口处 C 点有 $v_B=v_c$，则：

$$p_B+\rho g h_B=p_C+\rho g h_C$$

由上式可得

$$h_{BC}=h_B-h_C=\frac{p_C-p_B}{\rho g}$$

若液体为水，则

$$h_{BC}=\frac{p_C-p_B}{\rho g}\leqslant\frac{p_0}{\rho g}=10\mathrm{m}$$

医学中常用的洗胃器就是利用虹吸现象设计的。将带漏斗的橡皮软管引入胃部，当漏斗的位置高于胃部时，水流入胃部，若漏斗低于胃部，由于虹吸作用，水将从胃部流出，如此反复进行，即可达到洗胃的作用。

4. **流量计**

图 2-10 为汾丘里流量计的原理图。设粗细两处的截面积、压强、流速分别为 S_1、P_1、v_1 和 S_2、P_2、v_2，两处竖直管内液面高度差为 h，应用伯努利方程和连续性方程可得

$$P_1+\frac{1}{2}\rho {v_1}^2=P_2+\frac{1}{2}\rho {v_2}^2,\quad S_1v_1=S_2v_2$$

由流体静力学可知：$p_1-p_2=\rho g h$，得

$$v_2=S_1\sqrt{\frac{2gh}{S_1^2-S_2^2}}$$

$$Q=S_2v_2=S_1S_2\sqrt{\frac{2gh}{S_1^2-S_2^2}}$$

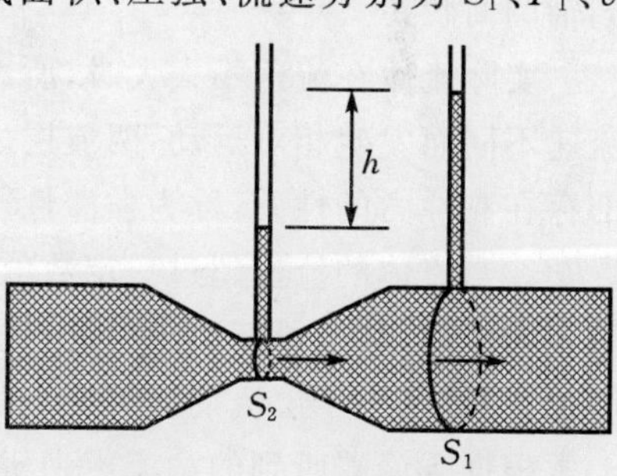

图 2-10 汾丘里流量计

式中 S_1、S_2 为已知，只要测出两竖直管中液面的高度差 h，就可算出管中液体的流量 Q。根据上述原理，也可设计测量气体流量的装置。

【例 2-2】 如图 2-11 所示一装满水的大容器，侧面有一半径为 r 的小孔，位于容器水面下 h 处，求水从小孔流出时的流速与流量。

解：选取液面上点 A 和出口处点 B 为两参考点，两处压强 $p_A=p_B=p_0$，由伯努利方程有

$$p_A+\frac{1}{2}\rho v_A^2+\rho g h=p_B+\frac{1}{2}\rho v_B^2$$

由题意知 $S_A\gg S_B$ 所以 $v_A\ll v_B$，取 $v_A\approx 0$，

则上式整理后得 $\quad v_B=\sqrt{2gh}$

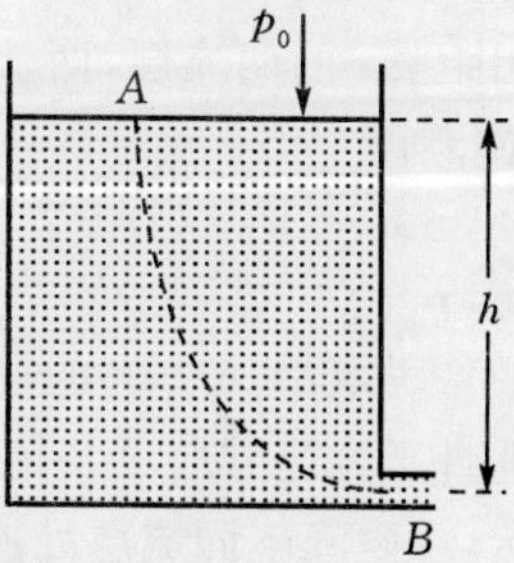

图 2-11 例 2-2 图

上式称为托里拆利公式，它表明液体在距液面为 h 处的小孔中流出的速度等于它从同一高度自由下落的速度。

第二节 黏性液体的流动

绝对的理想流体在自然界是不存在的。实际流体在流动时总有内摩擦力存在，表现出黏滞性，简称黏性。所以，在研究实际流体流动时，其黏性必须考虑，由于黏性所引起的能量损耗

不能忽略。

一、层流和湍流

层流和湍流是实际流体的两种主要流动形态。由于黏性的存在，实际流体的流动并不是任一截面各点的流速都是均匀相等的。

如图 2-12 所示，在一支垂直的滴定管中，先注入无色甘油，再注入一些着色甘油，打开下端的活塞让甘油流出，观察上部着色甘油的形状变化，可见由原来的矩形逐渐变为弹头形，表明管内甘油的流速并不相同，由管轴到管壁流速逐渐减小，管轴处速度最大，与管壁接触的液层附着在管壁上，速度为零，流体做分层流动。流体在圆形管道中做层流时，流层呈同轴圆筒状。

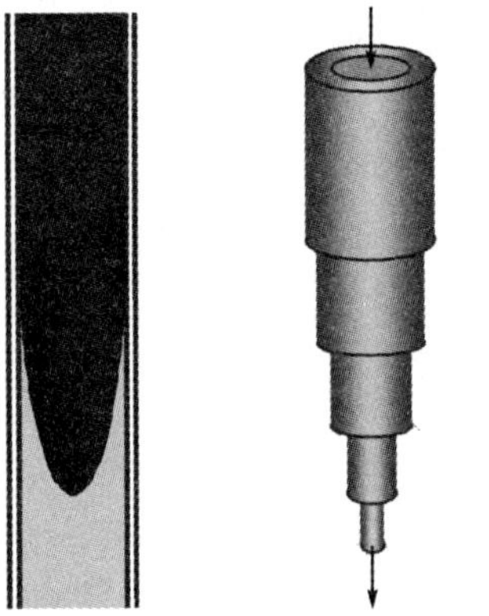

图 2-12　黏性流体分层流动

实际流体在流速不太大时，所表现的分层流动，称为层流。流体在做层流时，相邻流层因流速不同而发生相对运动，两流层之间产生切向的相互作用力，称内摩擦力或黏滞力。流体内部存在黏性力的性质，称为黏滞性。流体做分层流动时，流层间相对滑动而没有流层间的横向混杂。当流体的流速超过一定数值时，层流状态将被破坏，各流层发生混淆，流体做紊乱而不稳定的流动，甚至可能出现涡流，这种流动称为湍流。流体做湍流时能量损耗和阻力都将急剧增加，湍流区别于层流的显著特点之一是能发出声音，这在医学上具有实用价值。例如，临床上常根据听诊器听到的湍流声来辨别血流和呼吸是否正常，测量血压时在听诊器中听到的声音，也是血液通过被压扁的血管时产生湍流所发生的。

二、牛顿黏滞定律

图 2-13 表示黏性流体在均匀圆管中做分层稳定流动的速度分布情况。设在 x 方向选取相距 Δx 的两流层，两流层的速度分别为 v 和 $v+\Delta v$，其速度差为 Δv，则

$$\lim_{\Delta x \to 0} \frac{\Delta v}{\Delta x} = \frac{\mathrm{d}v}{\mathrm{d}x}$$

表示沿 x 方向的速度变化率，称为速度梯度，其物理意义是沿垂直于流速方向上各流层速度变化的快慢程度，单位为(s^{-1})。显然，在空间不同流层处速度梯度大小不同。

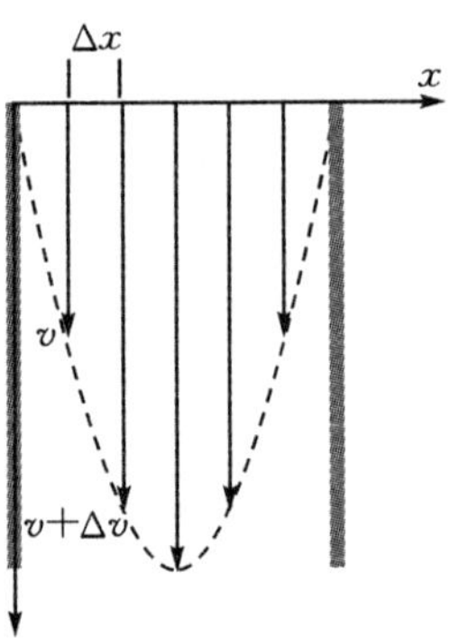

图 2-13　速度梯度

实验表明，做层流的流体，两相邻流层间黏性力 $\boldsymbol{F}$ 的大小与两流层的接触面积 S 以及该处的速度梯度 $\frac{\mathrm{d}v}{\mathrm{d}x}$ 成正比，即

$$F = \eta S \frac{\mathrm{d}v}{\mathrm{d}x} \tag{2-9}$$

上式称为牛顿黏滞定律。式中比例系数 η 称为流体的黏滞系数，简称黏度，表示流体的黏性大小，图标单位为帕·秒(Pa·s)。η 的大小取决于流体的性质，并和温度有关。通常液体的黏度随温度的升高而减小，气体的黏度随温度的升高而增加。

我们把遵循牛顿黏滞定律的流体，称为牛顿流体，其黏度在一定温度下为一常量，如水、酒

精、血浆、血清等均质流体都是牛顿流体。不遵循牛顿黏滞定律的流体称为非牛顿流体，其黏度在一定温度下不是常量，含有悬浮物或弥散物的液体多为非牛顿液体，如血液等。表 2-1 给出了几种常见流体的黏度值。

表 2-1　常见液体和气体的黏度值

流体	温度 T/℃	η/(mPa·s)	流体	温度 T/℃	η/(mPa·s)
水	0	1.794	酒精	20	1.20
水	37	0.69	甘油	20	830
水	100	0.284	蓖麻油	17.5	1225
血浆	37	1.0～1.4	空气	0	171×10^{-4}
血清	37	0.9～1.2	空气	20	181×10^{-4}
血液	37	2.0～4.0	空气	100	218×10^{-4}

三、雷诺数

实际流体的流动状态究竟是层流还是湍流，不仅与速度 v 有关，还与流体的黏度 η，密度 ρ 和管道的半径 r 有关。雷诺通过大量实验，综合考虑了以上各种因素后，提出了一个无量纲的纯数作为圆形管道中流体从层流转变为湍流的判据，即

$$Re=\frac{\rho vr}{\eta} \tag{2-10}$$

Re 称为雷诺数。实验表明，$Re<1000$ 时，流体做层流；$Re>1500$ 时，液体做湍流；而 $1000<Re<1500$ 时，流动不稳定，液体可做层流也可做湍流。式(2-10)表明，流体的密度越高、黏度越小、流速越大、越容易出现湍流。一般来说，管道的半径越小，越不容易出现湍流。表2-2列出了人体各级血管的直径、流速、雷诺数。

表 2-2　人体各级血管的血液流动参数

血管名称	直径/cm	流速/cm·s^{-1}	雷诺数
升主动脉	2.0～3.2	63	3600～5800
降主动脉	1.6～2.0	27	1200～1500
主要分支动脉	0.2～0.6	20～50	110～850
毛细血管	0.0005～0.001	0.05～0.1	0.0007～0.003
主要分支静脉	0.5～1.0	5～20	210～570
大静脉	2.0	11～16	630～900

其中流速是按血管截面积平均得到的，血液的黏度取 3.5×10^{-3} Pa·s

从血液流动的各类血管的管径和流速来看，绝大多数雷诺数的值均已低到不能产生湍流的程度。但是，由于血管有很多分支、急转弯的地方，在这些部位，瞬时湍流时有发生。在心脏、主动脉及支气管中的某些部位都已观察到湍流，湍流引起的杂音尤为明显。另外，管壁的光滑程度、管道的形状、入口处的情况等因素对这一判据的临界值也会有一定的影响。

为简化问题，假设管截面为圆形。理论上，由于某些原因引起管径变化，如气管有痰或血

管变窄时，若保持流量不变，对应的雷诺数 $Re=\frac{\rho vr}{\eta}=\frac{\rho\cdot Q/(\pi r^2)\cdot r}{\eta}=\frac{\rho Q}{\pi\eta r}$，将因为管径的减小而增大，可能观察到湍流，临床上可借助听诊器听见湍流引起的杂音。

【例 2-3】 一条半径为 3.0×10^{-3}m 的小动脉被一硬斑部分阻塞造成局部狭窄，此狭窄段的有效半径为 2.0×10^{-3}m，血流平均速度为 $5.0\times10^{-3}\text{m}\cdot\text{s}^{-1}$，血液黏度为 $3.0\times10^{-3}\text{Pa}\cdot\text{s}$，密度为 $1.05\times10^{3}\text{kg}\cdot\text{m}^{-3}$。求未变窄处血流平均速度并判断狭窄处是否会发生湍流。

解：根据连续性方程 $\pi r_1^2 v_1=\pi r_2^2 v_2$，未变窄处血流平均速度

$$v_1=\frac{r_2^2}{r_1^2}v_2=\frac{(2.0\times10^{-3})^2}{(3.0\times10^{-3})^2}\times5.0\times10^{-3}=2.2\times10^{-3}(\text{m}\cdot\text{s})$$

由式(2-10)得

$$Re=\frac{\rho vr}{\eta}=\frac{1.05\times10^3\times5.0\times10^{-3}\times2.0\times10^{-3}}{3.0\times10^3}=350<1000$$

可见，血管变狭窄后血流速度明显增加，但此处不会发生湍流。

第三节 黏性流体的运动规律

一、实际液体的伯努利方程

伯努利方程是在忽略了实际流体的可压缩性和黏滞性的情况下推导出的，因而只适用于理想流体。对于实际流体，它的可压缩性可以不计，但流动时的内摩擦力存在，机械能损耗不可忽略。因此，在对实际流体的流动规律进行讨论时，须对伯努利方程进行修正。

设实际流体在图 2-4 所示流管中做稳定流动，若单位体积流体由截面 A 运动到截面 B 的过程中克服内摩擦力所做的功为 W，则对 A、B 两处有

$$p_1+\frac{1}{2}\rho v_1^2+\rho gh_1=p_2+\frac{1}{2}\rho v_2^2+\rho gh_2+W \tag{2-11}$$

上式即为不可压缩的黏性流体做稳定流动时的伯努利方程。

利用图 2-14 的实验装置，可以观察黏性液体在均匀水平圆管中的流动情况。在粗细均匀的水平管道上，等距离安装竖直细管作为压强计，管中流体上升的高度可表示各处的压强。若装置中为理想液体，各处压强相等，则各竖直细管内液柱上升的高度应相同。当用实际液体做实验时，可见各竖直细管中液柱高度逐渐降低，说明沿流动方向各处压强依次减小。这是流体流动时克服内摩擦力而导致流体单位体积内的能量逐渐降低的结果。

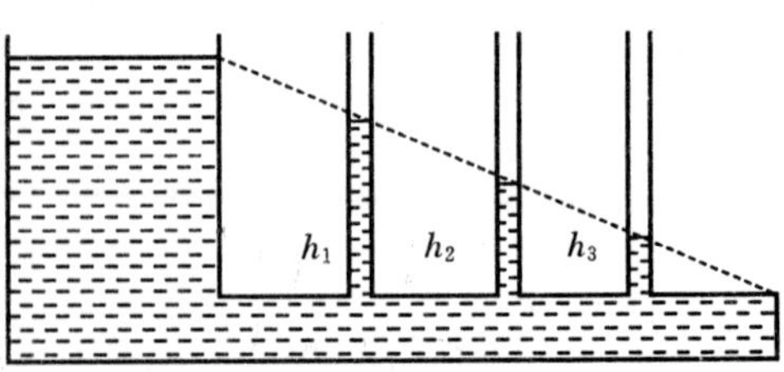

图 2-14 实际液体的流动

如果黏性液体在粗细均匀的水平管道中稳定流动，此时 $h_1=h_2$，$v_1=v_2$，由式(2-11)可得

$$p_1-p_2=W \tag{2-12}$$

可见，在粗细均匀的水平管道两端，只有存在一定的压强差，才能克服摩擦力，使黏性液体在管中做等速稳定流动。

如果在非均匀管中，例如管子弯曲、管截面或截面形状突变、或在阀门处，流体流经时还有

额外的能量损失，这种发生在局部流段的损失称为局部能量损失。这种能量损失称为沿途能量损失，路程越长，损失越多。对人体而言，心脏的活动就是维持血压及补充流动能量的主要方式。

二、泊肃叶定律与外周阻力

实验表明，不可压缩的牛顿流体在均匀的水平圆管中做层流时，其流量 Q 与管道两端的压强差 Δp、管道长度 L、管径 r 及流体的黏度 η 有以下关系：

$$Q=\frac{\pi r^4 \Delta p}{8\eta L} \tag{2-13a}$$

上式即为著名的泊肃叶定律，由法国医生泊肃叶于 1846 年首先在实验的基础上得出，理论推导从略。式(2-13a)表明，流体通过水平管的流量与流体的黏度和管道的长度成反比，与管道两端的压强差及管道半径的四次方成正比。显然，在影响流量的诸因素中，管径的影响最大。在血液循环中，血管的收缩与舒张，管壁厚度的微小变化，都会对血流量产生显著影响，因此，医学上常通过扩张血管来改善患者的血液循环状态，提高血流灌注量和降低血压。当然，在保持一定血液灌注量的情况下，降低血液的黏度也可以减小血流阻力和血压。另外，支架手术是近 20 年临床开展的医学新技术，严格地说不是治疗方法，狭义上可以看作是一种保持管径的应急措施。实际上在人体血液循环系统中放置支架，会对血液的流动带来不可控的影响，需要一定的风险提示。

在式(2-13a)中，令 $R=\frac{8\eta L}{\pi r^4}$，则泊肃叶定律可简化为

$$Q=\frac{\Delta p}{R} \tag{2-13b}$$

上式与欧姆定律形式相似，式中 R 对流体流动起阻碍作用，称为流阻，在人体的体循环系统中，常称之为外周阻力。当流管的长度、半径及液体的黏度一定时，R 为一定值。可以看出，黏性流体在水平均匀细管中稳定流动时，流量 Q 与管两端的压强差 Δp 成正比，与流阻 R 成反比。生理学中，常用上式分析心血管系统的血流量、血压、外周阻力三者间的关系。如失血过多或心力衰竭的患者，因血流量减少，将导致血压下降。由于血液黏度的大小直接影响血液循环中流阻的大小，势必影响组织的血流灌注量，因此，血液黏度具有重要的生理和病理意义，临床上把血液黏度作为重要的血液流变学指标。

若管道为非水平均匀圆管，管道两端的高度差为 Δh，式(2-13a)可改写为

$$Q=\frac{\pi r^4}{8\eta L}(\Delta p+\rho g\Delta h) \tag{2-14}$$

若 Δp 为零或可以忽略不计，则有

$$Q=\frac{\pi r^4}{8\eta L}\rho g\Delta h \tag{2-15}$$

此即毛细管黏度计测量液体黏度的理论依据。

值得注意的是，液体通过 n 个串联或并联的管道时，总流阻与各管流阻的关系与电阻的串并联情形非常相似。流阻和电阻一样，并非阻力，仅是影响流量的一个因素。

【例 2-4】 成年人主动脉的半径 1.3×10^{-3}m，已知血流量为 $1.0\times10^{4}\mathrm{m^3\cdot s^{-1}}$，血液黏度为 $3.\times10^{-3}$Pa·s，则在 0.2m 距离内的流阻是多少和血压下降多少？

解：由流阻定义式，该段血管的流阻

$$R=\frac{8\eta L}{\pi r^4}=\frac{8\times 3.0\times 10^{-3}\times 0.2}{3.14\times(1.3\times 10^{-3})^4}=5.97\times 10^4(\mathrm{Pa\cdot s\cdot m^{-3}})$$

由泊肃叶式公式，可得

$$\Delta p=RQ=5.97\times 10^4\times 1.0\times 10^{-4}=5.97\mathrm{Pa}$$

可见，在主动脉中，血压的下降是微不足道的。

三、斯托克斯定律与血沉

当物体在黏性流体中运动时，由于物体表面附着一层黏性流体，它与周围流层间存在黏性力，因而物体在运动中会受到这种黏性阻力的作用。如果物体是球形的，且流体对于球体做层流，则球体受到的黏性阻力的大小为

$$f=6\pi\eta vr \tag{2-16}$$

式中，r 是球体半径，v 是球体相对于流体的速度，η 是流体的黏度。式(2－16)即称为斯托克斯定律。

设在黏性流体中有一半径为 r 的小球，由于受重力作用而下沉。则小球受到的合外力大小为

$$F=\frac{4}{3}\pi r^3\rho g-\frac{4}{3}\pi r^3\sigma g-6\pi\eta vr$$

其中，ρ 和 σ 分别为球体和流体的密度。若在此合外力作用下小球加速下沉，则随着速度的增加，阻力会越来越大；当 $F=0$ 时，小球将最终匀速下沉。此时有

$$\frac{4}{3}\pi r^3(\rho-\sigma)g=6\pi\eta vr$$

所以

$$v=\frac{2}{9\eta}r^2(\rho-\sigma)g \tag{2-17}$$

该速度 v 称为收尾速度或沉降速度。高空下落雨滴，落地的速度有限，类似这个道理。

式(2－17)表明，小球(或空气中的尘粒、黏性液体中的细胞、大分子、胶粒等)在黏性流体中下沉时，沉降速度与颗粒大小、密度差以及重力加速度 g 成正比，和流体的黏度成反比。对于颗粒很小的微粒，可用高速离心机代替重力作用来增加有效 g 值，以加快其沉降速度。生物化学中用到的沉降系数，即是沉降速度与离心机向心加速度之比。式(2－17)也常用来测定液体的黏度。

在血液中，红细胞的密度比血浆的密度稍大一些，因此将抗凝血静置时，在重力的作用下红细胞会沉淀下来，这种现象称为红细胞沉降。血沉管中的抗凝血，因红细胞下沉而形成上下两层，上层为血浆柱，下层为红细胞悬浮液柱。两层之间有一分界面，这个分界面经过 1h 下沉的高度称为血沉率，简称血沉，用 ESR 表示，它实际上是红细胞沉降的平均速度，单位是$\mathrm{mm\cdot h^{-1}}$。

需要指出的是，由于血沉不仅取决于红细胞和血浆的密度、血浆的黏度、红细胞的大小，而且还与红细胞的形状、变形、聚集状态等因素有关，因此式(2－17)不能直接应用于红细胞的沉降，需要结合血液的具体情况加以修正。

第四节　血液在循环系统中的流动

前面关于理想流体流动的基本规律和液体的黏滞性对流动的影响，是我们研究血液循环的基本规律的基础，但在利用物理原理说明血液的流动时，必须考虑机体心血管系统的复杂性。比如血液是黏性液体，但它又有别于一般的均匀黏性液体。例如血液里悬浮着比分子大得多的各种血细胞，是非牛顿液体；血管的管壁是有弹性的，管径的大小和弹性除受血流量的影响之外，还受神经系统的支配等等。这一节我们将运用流体动力学的一些基本规律讨论血液循环系统中的相关问题。

一、循环系统的物理模型

为讨论方便，我们将心血管系统简化为如图 2－15 所示的物理模型。血液循环系统可看作是一个由心脏和血管组成的且充满了血液的闭合系统，其中心脏是推动血液流动的动力器官，血管是血液流动的通道。心脏分为左心房、右心房、左心室、右心室四大部分，心房与静脉相连，心室与动脉相连，在心房与心室及心室与动脉之间都有只允许血液单向通过的瓣膜，心室与心室，心房与心房之间则完全不相通。整个血液循环系统由肺循环和体循环两部分组成。心脏收缩时，血液从左心室射出，经主动脉、动脉、小动脉，到毛细血管，与组织进行 CO_2 和 O_2 以及各种物质交换后，经小静脉、静脉、腔静脉回流到右心房的过程称为体循环；同时，血液从右心室射出后，进入肺动脉，经肺毛细血管、肺静脉回流到左心房的过程称为肺循环。从物理学的角度看，心脏好像两个单向唧筒，一个提供体循环的动力，一个提供肺循环的动力。两个循环系统在心房和心室之间串联起来，形成一个闭合回路，血液就在这一闭合回路中做周而复始的循环运动。

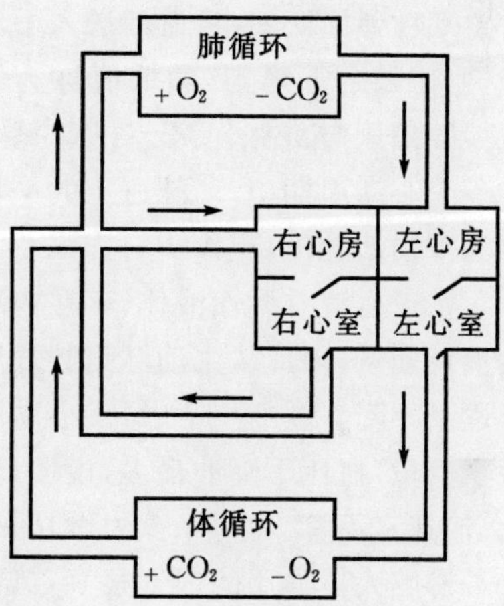

图 2－15　人体血液循环示意图

二、血流速度分布

血液虽然由心室断续搏出，但由于主动脉管壁具有弹性、血液流动具有惯性以及外周阻力的作用，血液在血管中的流动基本上是连续的，单位时间内流回心脏的血量近似等于从心脏射出的血量，循环过程中血液的流速可用连续性方程来解释。人体主动脉的横截面积一般为 3～5cm^2，从主动脉到小动脉再到毛细血管，虽然各段血管的管径尽管越来越小，但由于血管的数量众多，总截面积迅速增大。如毛细血管的直径仅为 8×10^{-4} cm，其总截面积却可达 900cm^2。由毛细血管到小静脉再到腔静脉，各段血管的总截面积又逐渐减小，到腔静脉仅约 18cm^2。根据连续性原理，截面积大处流速小，截面积小处流速大。因此，主动脉管段的流速最大，其平均血流可达 30$cm\cdot s^{-1}$，各级动脉到毛细血管流速逐渐减小，毛细血管段流速最小，仅为 0.1$cm\cdot s^{-1}$。而从毛细血管到腔静脉流速逐渐增加，在腔静脉管段，其血流速度大约为 10$cm\cdot s^{-1}$。各段血管内血液的平均流速与血管总截面积的关系如图 2－16 所示。

三、循环系统中的血压分布

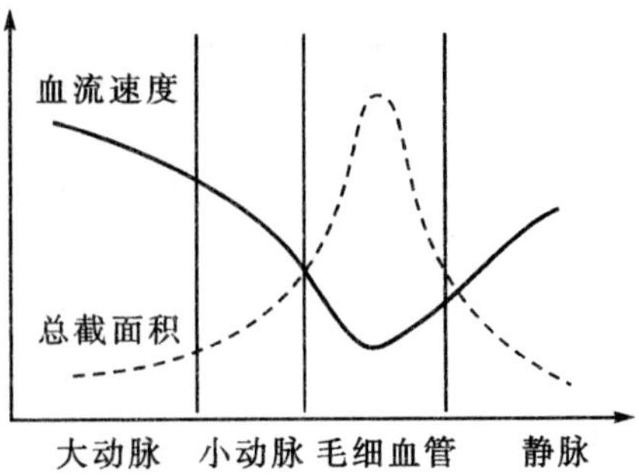

图 2-16 血流速度和血管总截面积的关系

血压是指血管内的血液对血管壁的侧压强，即血液作用在血管壁单位面积上的压力，是反映血流动力学状态的最主要的指标之一。血压的高低与血液的流量、流阻及血管的柔软度有关，即与心输出量、外周阻力及血管的顺应性有关。

由于主动脉中的血容量随着心脏的收缩和舒张周期性的变化，所以动脉中的血压也是周期性的变化的，如图2-17所示。当心脏收缩向主动脉射血时，主动脉中的血量增加，血压上升，其最高值称为收缩压；当心脏舒张时主动脉弹性回缩，将血液送入下游血管，血压随之下降，其最低值称为舒张压。收缩压与舒张压之差，称为脉压。在一个心动周期中，动脉血压的平均值称为平均动脉压，记作 P_A。

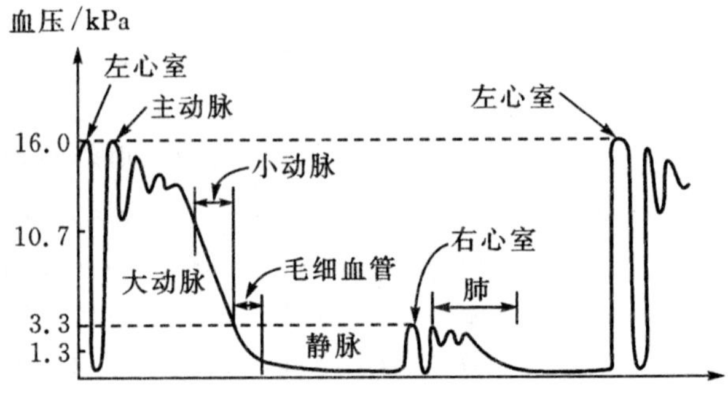

图 2-17 循环系统的血压变化曲线

由于血液是黏性液体，存在内摩擦力消耗能量，因此从主动脉到腔静脉血压逐渐下降。图 2-17 中，在小动脉和微血管段，血压下降的最多，说明该管段的流阻最大，其原因是这段血管的数目多，摩擦面积较大，流速又不算太小，摩擦力做功损耗能量较多，因而血压下降幅度较大。

影响人体血压的因素很多，诸如心率、外周阻力、每搏输出量、循环血量以及动脉血管壁的弹性等。一般通过机体的正常调节，可使血压维持在相对稳定状态。若血压过高，则心室射血必然要对抗较大的血管阻力，使心脏负荷增大，心脏易于疲劳；若血压过低，则心室射出的血流量不能满足组织的正常代谢需要。通过测量心脏的不同房室和外围血管系统的血压值，有助于医生判断心血管系统的整体功能。血压的测量，在临床诊断、手术、患者的监护过程及生理研究中，都有极其重要的作用。

1. 血压测量方法

临床上血压测量技术分为直接测量和间接测量两种。

直接测量方法是通过一个充满液体的导管将血管压力耦合到体外的传感元件进行测量。另一类是不需要液体耦合，而是将传感器放在导管的顶端，然后放到血管系统中进行测量，即血管内传感器。这种方法的优点是测量值准确，并能提供血压波形的连续读数和记录，但它必须刺破血管，然后把导管放入血管或心脏内，须在 X 光监视下进行，一般限于危重患者或开胸手术患者。所以这是一种创伤性的测量方法。

间接测量方法是利用脉管内压力与血液阻断、开通时刻所出现的血流变化间的关系，从体表测出相应的压力值。即检测脉管内血液阻断、开通时刻闭塞性气袖远侧的脉搏波变化情况，在体外采用各种转换方法及信号处理技术测量血压的方法，简称无创测压法。优点为测量简便。缺点为精度较低，只限于对动脉血压的测量，一般只能测量收缩压和舒张压，不能记录血压连续波形。

目前，临床上测量血压多使用间接测量法。

2. **血压测量原理**

血液在血管内的流动，通常是没有声音的，但当血液通过狭窄的管道形成涡流时，则可发出声音，测量人体血压的血压计就是根据这个原理设计的。如图 2－18 所示，常用的水银血压计主要由开管水银压强计、袖袋、充气球三部分组成，整个血压计实际上是一个两端开口，内装水银的压强计。测量血压时，将袖袋缠绕在患者上臂肱动脉处，并与心脏保持同一高度。将听诊器放于肱动脉体表处。用充气球向袖袋充气，随着袖袋中压强增加，水银柱逐渐上升，当袖袋中压强大于动脉血压时，袖袋通过肌肉组织将血管压闭，血流被阻断。然后通过泄气阀缓慢放气，使袖袋中的压强缓慢下降，水银柱高度随之下降。当血流冲开压闭的血管而流动时，血管壁将振动发声，因而可以利用听诊器听到一系列规律的声音，即所谓的柯氏声。当气袋中的压强等于动脉最高压时，血液刚好能冲过被压闭的血管，从听诊器开始听到声音，此时水银柱高度反映的压强值即为动脉收缩压；继续缓慢放气，在袖袋中的压强仍高于舒张压时，血流随血压的周期性变化而断续的通过被压闭的血管，从听诊器可听到清晰的搏动声。当气袋中的压强等于动脉最低压时，血液恢复连续流动，从听诊器听到的搏动声突然降低或消失，此时所对应的水银柱高度即为舒张压。测量血压时各项指标的对应关系见表 2－3。

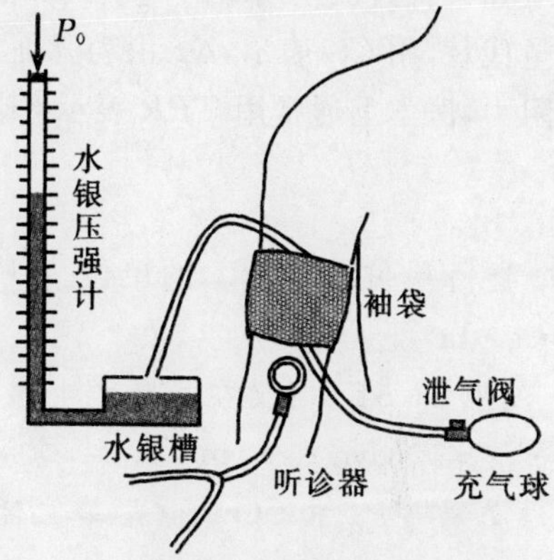

图 2－18　水银血压计

表 2－3　测量血压时各项指标的关系

袖袋状态	袖袋内压强(p)	柯氏声	血液流动状态	计示压强
充气到最大	$p > p_{收缩}$	无声	阻断	
放气 a	$p = p_{收缩} > p_{舒张}$	第一声	断续流动	$p_{收缩}$
放气 b	$p = p_{舒张}$	最后一声强音	连续流动	$p_{舒张}$

值得注意的是，水银血压计不是直接测量动脉血压，而是测量与动脉血压平衡的气袋中的压强；测量值是血液的绝对压强与大气压强之差，称为计示压强。其真实压强应为

$$p = p_0 + \rho g h$$

因为读数直观，医学上常用计示压强来表示血压，并且采用 1/3 的收缩压 p_s 加上 2/3 的舒张压 p_d 来近似计算人体动脉的平均血压，记作

$$P_A = \frac{1}{3}p_s + \frac{2}{3}p_d \tag{2-18}$$

近年根据国际法制计量组织提出的国际建议《血压计修订草案规定》，血压计刻度改毫米汞柱(mmHg)为千帕(kPa)。1kPa＝7.5mmHg。目前血压表上一般有两种刻度，应用时请注意。

3. **血压计**

测量血压的仪器称为血压计。比较完整的血压测量仪器的发展已经有一百多年的历史，随着近代科学的不断发展，近年来又出现了许多新颖的血压测量仪器，包括直接式(示波法)或间接式(听诊法)血压测量仪。常用的血压计有水银血压计、压力血压计和电子血压计。

四、体循环总外周阻力

如果将式(2－13b)应用于人体的体循环血流系统，式中的 Q 应由心脏单位时间内输出的血量代替，用 CO 表示，Δp 由动脉血压的平均值近似代替，用 P_A 表示，则 R 就是体循环总外周阻力，医学上通常用 TPR 表示，则式(2－13b)可改写成

$$TPR = \frac{P_A}{CO} \tag{2-19}$$

国际单位制中，P_A 的单位为 $\mathrm{P_a(N \cdot m^{-2})}$，$CO$ 的单位为 $\mathrm{m^3 \cdot s^{-1}}$，则 TPR 的单位为 $\mathrm{N \cdot s \cdot m^{-5}}$。

【例 2－5】 目前在临床和生理学中 TPR 广泛使用的单位是厘米·克·秒制的达因·秒·厘米$^{-5}$($\mathrm{dyn \cdot s \cdot cm^{-5}}$)，而平均动脉血压 P_A 的常用单位是 mmHg，CO 的单位为 $\mathrm{L \cdot min^{-1}}$，所以必须将 P_A 和 CO 的常用单位转换成厘米·克·秒制单位，则

$$1\mathrm{mmHg} = \frac{1\mathrm{cm}}{10} \times 13.6\mathrm{g \cdot cm^{-3}} \times 980\mathrm{cm \cdot s^{-2}} = 1332.8(\mathrm{dyn \cdot cm^{-2}})$$

$$1\mathrm{L \cdot min^{-1}} = \frac{1 \times 1000\mathrm{cm^3}}{60\mathrm{s}} = \frac{100}{6}\mathrm{cm^3 \cdot s^{-1}}$$

将上面的换算关系代入式(2－19)得

$$TPR = 80\,\frac{P_A}{CO}(\mathrm{dyn \cdot s \cdot cm^{-5}}) \tag{2-20}$$

其中系数 80 是单位换算中引入的，计算时，P_A 的单位用 mmHg，CO 的单位用 $\mathrm{L \cdot min^{-1}}$。式(2－20)就是生理学、病理生理学、心血管内科学用来计算体循环总外周阻力的实用公式。

五、心脏做功

血液是黏性流体，在流动过程中需克服阻力，要消耗部分能量。为保持体循环和肺循环的持续性，所消耗的能量无疑是靠心脏做功来得到补充，即心脏做功提供了血液在循环系统中所失去的能量。体循环是左心室做功，肺循环是右心室做功，整个心脏做的功等于两者做功之和。

根据伯努利方程式，假设 $P_i + \frac{1}{2}\rho v_i^2 + \rho g h_i$ 为血液刚进入左心房时的势能密度、动能密度及压强能密度之和，$P_A + \frac{1}{2}\rho v_A^2 + \rho g h_A$ 为血液离开左心室时(即在主动脉时)的势能密度、动能密度及压强能密度之和，显然，两者之差就是左心每输出单位体积血液所做的功 A_L，即

$$A_L = \left(P_A + \frac{1}{2}\rho v_A^2 + \rho g h_A\right) - \left(P_i + \frac{1}{2}\rho v_i^2 + \rho g h_i\right) \tag{2-21}$$

因为血压相减，采用计示压强就可以了。由于血液进入心脏时的血流速度 v_i 和计示血压 P_i 都很小，可视为 $v_i \approx 0$，$P_i \approx 0$，又因血液在心脏内的高度变化很小，故 $h_A \approx h_i$，则式(2－21)可近似简化为：

$$A_L \approx P_A + \frac{1}{2}\rho v_A^2 \tag{2-22}$$

式中的 P_A 为主动脉的平均计示血压，v_A 为主动脉的平均血流速度。

同样，肺循环中右心在收缩时也要做功。测量表明，肺动脉的平均血压约为主动脉的 $\frac{1}{6}$，血液离开左、右心时的速度近似相等，这样右心对单位体积血液所做的功 A_R 为

$$A_R \approx \frac{1}{6}P_A + \frac{1}{2}\rho v_A^2 \tag{2-23}$$

由式(2－22)和式(2－23)可得，整个心脏对单位体积血液所做的功 A 为

$$A = A_L + A_R = \frac{7}{6}P_A + \rho v_A^2 \tag{2-24}$$

例如，某人的平均血压为 13.3kPa，主动脉平均血流速度为 $0.4\text{m}\cdot\text{s}^{-1}$，血液的密度为 $1.059\times 10^3\text{kg}\cdot\text{m}^{-3}$，则心脏对 1m^3 的血液所做的功为

$$\begin{aligned}A &= \left(\frac{7}{6}\times 13.3\times 10^3 + 1.059\times 10^3\times 0.4^2\right)\text{J}\cdot\text{m}^{-3}\\ &= (1.552\times 10^4 + 0.016\times 10^4)\text{J}\cdot\text{m}^{-3}\\ &= 1.568\times 10^4\text{J}\cdot\text{m}^{-3}\end{aligned}$$

若该人每分钟输出血量 5000mL，则心脏每分钟做的功为 $1.568\times 10^4\times 5000\times 10^{-6}\text{J}=78.4\text{J}$。

从上面的计算过程可以看出，心脏做功时，1m^3 血液所获得的动能为 $0.016\times 10^4\text{J}$，仅占心脏做功总量 $1.568\times 10^4\text{J}$ 的 1.0%左右。这虽是一个例子的结果，但实际上是人体心脏做功的一般情况。因此，在进行近似估算时，常将式(2－24)中的速度项 ρv_A^2 忽略不计，则式(2－24)可以近似简化为

$$A = \frac{7}{6}P_A \tag{2-25}$$

但是，如果单独计算右心对单位体积血液所做的功，则速度项不能忽略，应按式(2－23)计算。

目标检测

1. 什么叫理想流体？理想流体做稳定流动时，流线的形状会不会随时间改变？为什么？

2. “穿堂风”可以改善室内空气质量，维护人体健康。试分析为什么“穿堂风”的流速比较大？

3. 水在粗细不均匀的水平管中做稳定流动，已知截面积 S_1 处压强为 110Pa，流速为 $0.2\text{m}\cdot\text{s}^{-1}$，在截面积 S_2 处的压强为 5Pa，求 S_2 处的流速(内摩擦不计)。

4. 在一水管的某一点，水的流速为 $2.0\text{m}\cdot\text{s}^{-1}$，计示压强为 10^4Pa。设水管的另一点高度比第一点降低了 1.0m，如果第二点处的横截面积是第一点的 1/2，求第二点的计示压强。

5. 在国际单位制中黏度 η 的单位为帕斯卡·秒($Pa\cdot S$，或 $N\cdot S\cdot m^{-2}$)，在厘米·克·秒制中，黏度的单位是 $dyn\cdot s\cdot cm^{-2}$，符号 P(泊)，$1P=10^{-1}Pa\cdot S$ 设橄榄油的黏滞系数为 1.8P，流过长度为 50cm，半径为 1.0cm 的管子，管两端的压强差为 100mmHg，求其流量。

6. 皮下注射时，若针头内径减少一半，为保持注射流量相同，手指的推力要增大到原来的几倍？

7. 水在不均匀的水平管道中稳定流动，出口处截面积为管道最细处截面积的 3 倍，流出的

速度为 $2m \cdot s^{-1}$，求管道最细处的压强。若在最细处开一小孔，水会不会由小孔流出？为什么？

8. 黏度为 $1.005\times10^{-3}Pa \cdot s$ 的水，在半径为 1.0cm，长度为 2m 的管中流动，如果管轴中心处的流速为 $10cm \cdot s^{-1}$，求该管两端的压强差及管的流阻。

9. 已知 37℃时血液的黏度为 $3.45\times10^{-3}Pa \cdot s$，密度为 $1.05\times10^{3}kg \cdot m^{-3}$。若血液以 $0.72m \cdot s^{-1}$ 的平均流速流经主动脉时产生湍流，设此时的雷诺数为 1000，试计算该处动脉的横截面积。

10. 已知狗的一根大动脉半径为 $4\times10^{-3}m$，长为 0.1m，若该段血管的血压降落为 2.07Pa，血液黏度为 $2.084\times10^{-3}Pa \cdot s$，问血流量 Q 等于多少？

11. 假设排尿时，尿从压强为 40mmHg 的膀胱经过尿道后，由尿道口排出，已知尿道长为 4cm，体积流量为 $21cm^{3} \cdot s^{-1}$，尿的黏滞系数为 $6.9\times10^{-4}Pa \cdot s$，求尿道的有效半径。

12. 设某高血压患者的收缩压为 180mmHg，舒张压为 105mmHg，心脏每分输出的血量为 $5.1L \cdot min^{-1}$。求：①平均血压和脉压；②体循环总外周阻力(单位为 $dyn \cdot s \cdot cm^{-5}$)。

13. 某人的收缩压为 115mmHg，舒张压为 80mnHg，主动脉平均血流速度为 $40cm \cdot s^{-1}$，心脏每分输出的血量为 $5.5L \cdot min^{-1}$，求：①心脏在 24 小时内所做的功；②体循环总外周阻力为多少？(血液密度 $\rho=1.059g \cdot m^{-3}$)

14. 液体中一空气泡，直径为 1mm，液体的黏度为 $0.15Pa \cdot s$，密度为 $900kg \cdot m^{-3}$，问此空气泡在液体中匀速上升的速度为多少？(设空气的密度为 $1.3kg \cdot m^{-3}$)

第三章　振动和波

物体在某一中心位置附近做来回往复的运动称为机械振动。机械振动现象在自然界中普遍存在，如钟摆的运动，鼓面的振动，脉搏的振动等。广义上讲，任何一个物理量随时间做周期性变化，都可以称为振动。如电磁波的产生中电场和磁场的周期性交替变化等。

尽管各类振动和波动的物理本质可能不同，但它们在很多方面有共同的物理特征，描述的数学方法也相同，都遵循着一些共同的规律。

第一节　简谐振动

一、简谐振动方程

一般说来，具体的振动较为复杂，形式也是多种多样的。但是，如何复杂的振动都可以看成是由一些最基本、最简单的简谐振动合成的，下面先讨论它的基本规律。

对于质量为 m 的物体与轻弹簧组成的弹簧振子（图 3－1），物体相对于平衡位置的位移 x 与物体所受到的弹性力 F 成正比。

$$F = -kx \tag{3-1}$$

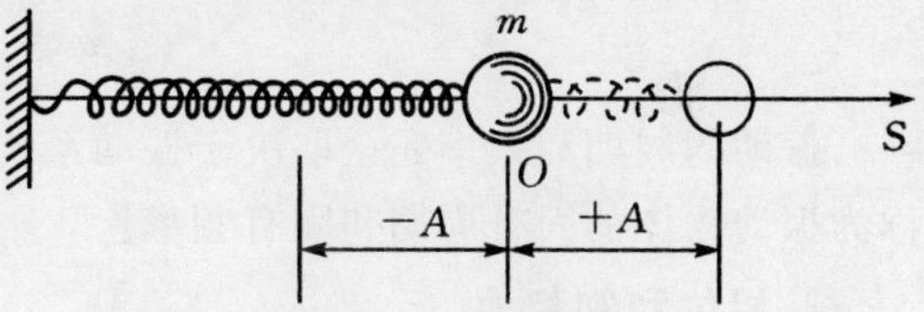

图 3－1　弹簧振子

式中 k 表示弹簧的劲度，负号表示弹性力 F 与物体的位移 x 方向相反。根据牛顿第二定律，物体的运动方程可以表示为

$$m\frac{\mathrm{d}^2x}{\mathrm{d}t^2} = -kx \tag{3-2}$$

式中 k 和 m 均为正值，令 $\frac{k}{m}=\omega^2$，则上式可以写为

$$\frac{\mathrm{d}^2x}{\mathrm{d}t^2} = -\omega^2x \tag{3-3}$$

式（3－3）是简谐振动的动力学方程，其解可以表示为

$$x = A\cos(\omega t + \varphi) \tag{3-4}$$

式（3－4）中 A 和 φ 是方程积分运算的常数。将式（3－4）对时间求一阶、二阶导数，得简谐振动物体的速度和加速度分别为

$$v = \frac{\mathrm{d}x}{\mathrm{d}t} = -\omega A\sin(\omega t + \varphi) \tag{3-5}$$

$$a = \frac{\mathrm{d}^2x}{\mathrm{d}t^2} = -\omega^2A\cos(\omega t + \varphi) = -\omega^2x \tag{3-6}$$

可见，物体做简谐振动时，其位移、速度和加速度都随时间做周期性变化。

由于 $\cos(\omega t+\varphi)=\sin\left(\omega t+\frac{\pi}{2}+\varphi\right)$，令 $\varphi'=\frac{\pi}{2}+\varphi$，故简谐振动方程也可写成正弦形式

$$x = A\sin(\omega t + \varphi')$$

我们就不一一讨论了，本书不加特殊说明，振动方程一般采用余弦形式。

二、简谐振动的特征量

描述简谐振动的物理量有振幅、周期（或频率）和相位。

1. 振幅

振动质点离开平衡位置的最大位移，称为振幅，常用 A 表示。国际单位制中的单位为米，符号（m）。振幅是描述物体振动强弱的物理量，振幅越大，表示质点振动越强。

2. 周期和频率

振动物体完成一次完整振动所需要的时间，称为振动的周期，常用 T 表示，国际单位制中的单位为秒，符号（s）。周期是描述物体振动快慢的物理量。振动物体在单位时间内完成全振动的次数，称为频率，常用 f 表示，单位为赫兹，符号 Hz。

$$f = \frac{1}{T} \tag{3-7}$$

频率 f 的 2π 倍叫角频率，常用 ω 表示，在国际单位制中，角频率的单位是弧度每秒，符号 $\mathrm{rad\cdot s^{-1}}$。

$$\omega = 2\pi f = \frac{2\pi}{T} \tag{3-8}$$

振动的周期和频率完全取决于振动系统本身，与其他因素无关。我们把这个周期和频率称为振动物体的固有周期和固有频率。

3. 相位和初相位

相位和初相位是描述简谐振动状态非常重要的物理量。在某一时刻 t 时的相位为$(\omega t+\varphi)$，由它可以确定物体在时刻 t 的位移和运动方向。而 $t=0$ 时所对应的相位 φ 称为初相位；它决定了振动的初始条件，即 $t=0$ 时的位移 x_0 和速度 v_0 的值。

$$x_0 = A\cos\varphi$$
$$v_0 = -\omega A\sin\varphi$$

由上两式可得

$$A = \sqrt{x_0^2 + \frac{v_0^2}{\omega^2}} \tag{3-9}$$

$$\varphi = \arctan\frac{-v_0}{\omega x_0} \tag{3-10}$$

相位的概念在对两个同频率的简谐振动进行分析比较时特别有用，如在磁共振成像中，磁共振图像重建中就用到了相位编码。另外，在交流电路的分析中，电压、电流信号的分析比较主要通过相位进行比较。

对两个同频率做简谐运动的质点，两个质点的振动可用以下方程来描述：

$$x_1 = A_1\cos(\omega t + \varphi_1)$$

$$x_2 = A_2\cos(\omega t + \varphi_2)$$

在 t 时刻的相位分别为 $(\omega t+\varphi_1)$ 和 $(\omega t+\varphi_2)$，相位之差为

$$\Delta\varphi = (\omega t + \varphi_2) - (\omega t + \varphi_1) = \varphi_2 - \varphi_1 \tag{3-11}$$

上式说明这两个同频率简谐振动在任意时刻的相位差始终等于初相位之差。当 $\Delta\varphi=0$（或 2π 的整数倍）时，两个振动的步调完全相同，这种情况称为同相；当 $\Delta\varphi=\pi$（或 π 的奇数倍）时，两个振动的步调完全相反，这种情况称为反相。

三、简谐振动的旋转矢量图示法

为了直观地表示简谐振动方程中 A、ω 和 φ 三个物理量的意义，下面介绍简谐振动的旋转矢量图示法。

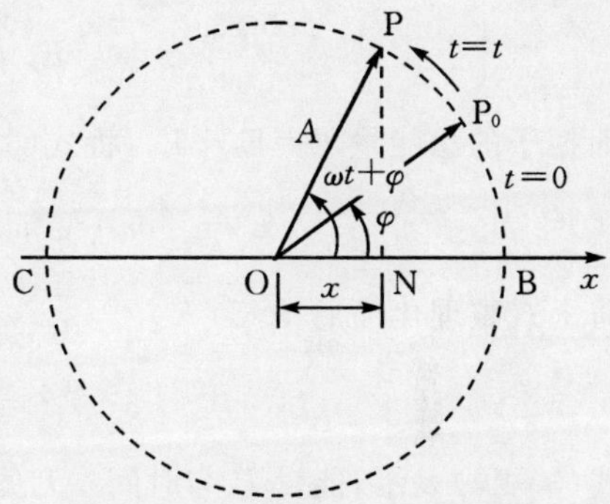

图 3-2a　简谐振动的矢量表示法

如图 3-2a 所示，取一水平 x 轴，由原点 O 引出一长度等于 $|A|$ 的矢量 A，设想矢量 A 以匀角速度 ω 绕原点 O 反时针旋转，那么，矢量端点 P 在 x 轴上的投影点 N 便在 BC 范围内来回运动。当 A 旋转一周时，N 点完成一次全振动。当 $t=0$ 时，A 与 x 轴的夹角为 φ，经过时间 t 后，A 与 x 轴的夹角变为 $(\omega t+\varphi)$。显然，这时 A 的端点 P 在 x 轴上的投影点 N 对原点 O 的位移是 $x=A\cos(\omega t+\varphi)$。因此，我们可借助旋转矢量端点在 x 轴上的投影来表示简谐振动。简谐振动的旋转矢量图示法可以将描写简谐振动的三个重要的物理量非常直观地表示出来：矢量的长即振动的振幅，矢量旋转的角速度 ω 即振动的角频率，矢量与 x 轴的夹角为振动的相位 $(\omega t+\varphi)$，φ 为初相位。简谐振动的旋转矢量图及其振动曲线关系如图 3-2b 所示。

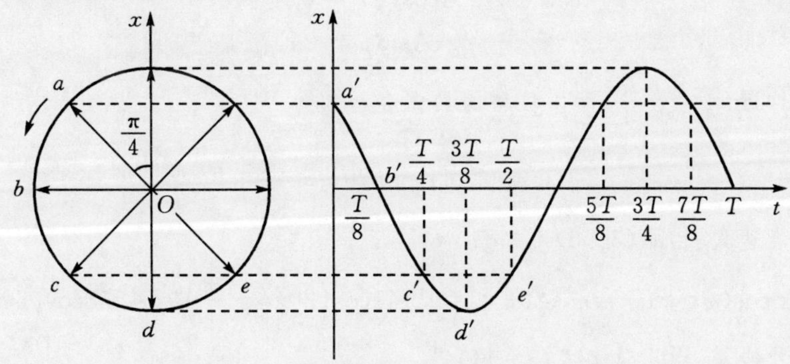

图 3-2b　旋转矢量图及简谐运动的 x-t 图

四、简谐振动的能量

振动系统必须先从外部获得能量才能开始振动，例如图 3-1 的弹簧振子，外力先对它做功，将弹簧拉长或压缩，使它获得弹性势能。开始振动后，如果系统不再受到外界（如摩擦力）的影响，它的能量将保持不变，振动将一直进行下去。在振动的过程中，系统的能量有两种形式：动能 E_k 和势能 E_p。当弹簧振子经过平衡位置时，它的速度最大，势能为零，全部能量为动能；在位移达到最大值 A 时，速度为零，动能为零，全部能量为势能。在其他位置时，两种形式的能量同时存在，但能量的总和是守恒的。

理论上可以证明，弹簧的弹性势能 $E_p=\frac{1}{2}kx^2$，将前面的式(3－4)和 $k=m\omega^2$ 代入，可得振子在 t 时刻的势能为

$$E_p = \frac{1}{2}m\omega^2 A^2\cos^2(\omega t+\varphi) \tag{3-12}$$

将式(3－5)代入质点运动的动能公式 $E_k=\frac{1}{2}mv^2$，可得振子在 t 时刻的动能

$$E_k = \frac{1}{2}mA^2\omega^2\sin^2(\omega t+\varphi) \tag{3-13}$$

而振子的总能量 $E=E_k+E_p$，将式(3－12)和式(3－13)代入之得

$$E = \frac{1}{2}mA^2\omega^2\sin^2(\omega t+\varphi)+\frac{1}{2}mA^2\omega^2\cos^2(\omega t+\varphi)$$

将上式整理化简后得

$$E = \frac{1}{2}m\omega^2 A^2 \tag{3-14}$$

式(3－14)表示，能量 E 与时间 t 无关，也就是说，不管在什么时候，简谐振动的总能量是不变的。对于一定的振动系统，它的能量与振幅的平方、频率的平方成正比。

【例 3－1】 质量为 0.1kg 的质点做简谐振动，频率为 10Hz，在 $t=0$ 时，位移 $x_0=0.1\text{m}$，速度 $v_0=2\pi\text{m}\cdot\text{s}^{-1}$。求：①位移表达式；②加速度表达式；③振动的总能量。

解：①位移表达式：由式(3－4)和式(3－5)知，振动的位移和速度表达式分别为

$$x = A\cos(\omega t+\varphi) \quad v=-A\omega\sin(\omega t+\varphi)$$

已知 $\omega=2\pi f=2\pi\times10=20\pi$，当 $t=0$ 时，$x_0=0.1\text{m}$，$v_0=2\pi\text{m}\cdot\text{s}^{-1}$，代入上面两式得

$$x = A\cos(\varphi) = 0.1$$

$$-20\pi A\sin\varphi = 2\pi$$

联解得 $A=0.141\text{m}$，$\varphi=-\frac{\pi}{4}$，所以位移的具体表达式为

$$x = 0.141\cos\left(20\pi t-\frac{\pi}{4}\right)$$

②加速度表达式：由式(3－6)可知

$$a=-A\omega^2\cos(\omega t+\varphi)=-(20\pi)^2\times0.141\cos\left(20\pi t-\frac{\pi}{4}\right)=-558\cos\left(20\pi t-\frac{\pi}{4}\right)$$

③振动的总能量：由能量公式(3－14)得

$$E=\frac{1}{2}m\omega^2A^2=\frac{1}{2}\times0.1\times(20\pi)^2\times(0.141)^2\approx3.94(\text{J})$$

五、阻尼振动、受迫振动、共振

1. 阻尼振动

(1)阻尼振动的形成　无阻尼自由振动只是一种理想的状况。任何实际的振动都必然要受到阻力的作用而损失能量，因而振幅也要减小。如果没有能量的不断补充，在外界阻力的作用下，振动质点的振幅随着时间的增大而减小，最后总是要停下来，我们把这种在外界阻力作用下质点振幅随着时间逐渐减小的振动叫做阻尼振动。

(2)阻尼振动的动力学方程　在物体运动速度甚小的情况下，阻力 f_r 的大小与物体运动速度 v 的大小成正比，阻力方向与速度方向相反，即

$$f_r = -\gamma v = -\gamma \frac{\mathrm{d}x}{\mathrm{d}t} \tag{3-15}$$

式中 γ 称为阻力系数，其大小与物体的形状、大小、表面状况及介质的性质有关。

在考虑介质阻力的时，物体做阻尼运动的动力学方程为

$$m\frac{\mathrm{d}^2 x}{\mathrm{d}t^2} = -kx - \gamma \frac{\mathrm{d}x}{\mathrm{d}t} \tag{3-16}$$

式(3-16)中令 $\omega_0^2 = \frac{k}{m}$，$2\beta = \frac{\gamma}{m}$，上式可以化为

$$\frac{\mathrm{d}^2 x}{\mathrm{d}t^2} + 2\beta \frac{\mathrm{d}x}{\mathrm{d}t} + \omega_0^2 x = 0 \tag{3-17}$$

这是阻尼振动的动力学方程，它是一个常系数线性齐次微分方程。其中 β 为阻尼因子，表征阻尼的强弱；它与系统本身的质量和介质的阻力系数有关。ω_0 是振动系统的固有角频率，由系统本身的性质决定。

在小阻尼情况下，即在 $\beta^2 \ll \omega_0^2$ 情况下，由式(3-17)得

$$x = A_0 \mathrm{e}^{-\beta} \cos(\omega t + \alpha) \tag{3-18}$$

式中 $\omega = \sqrt{\omega_0^2 - \beta^2}$ 称阻尼振动的“圆频率”，而“周期”$T = \frac{2\pi}{\omega} = \frac{2\pi}{\sqrt{\omega_0^2 - \beta^2}}$，与简谐振动做比较，在有阻尼的情况下物体振动“频率”降低，“周期”变长。严格来说，阻尼振动并不是周期运动，只能说是一种准周期性运动。式中 A_0 和 φ 是由初始条件决定的积分常数，同时由振幅 $A_0 \mathrm{e}^{-\beta}$ 看出，阻尼振动随着时间的增大，振幅逐渐减小，阻尼作用越大，振幅衰减的越快。这种阻尼作用较小的情况称为欠阻尼，如图 3-3 曲线 a 所示。

当 $\beta^2 = \omega_0^2$ 时，式(3-17)的解为

$$x = (C_1 + C_2)\mathrm{e}^{-\beta} \tag{3-19}$$

式中 C_1 和 C_2 也是两个由初始条件决定的积分常数。显然式(3-18)表示质点不再做周期性振动。这种情况又称临界阻尼。在临界阻尼情况下振动体接近平衡位置最快，如图 3-3(c)所示。临界阻尼常用于阻尼天平及电流计中，以避免振动并尽快逼近平衡位置。

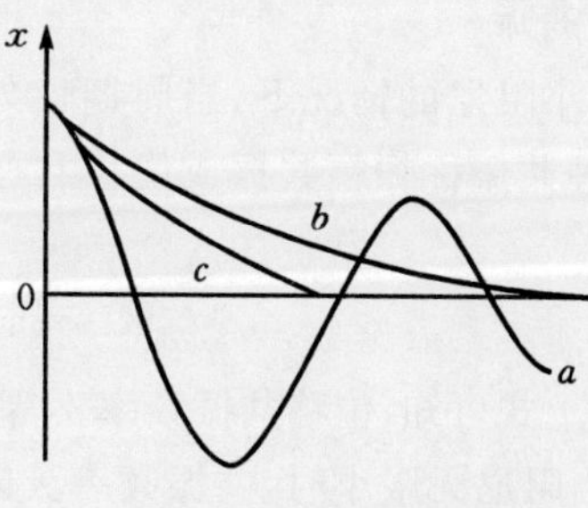

图 3-3　阻尼振动曲线

对于 $\beta^2 > \omega_0^2$ 的情况称为过阻尼，此时振动已不是周期性的，振动体偏离平衡位置的位移随时间按指数规律衰减，接近平衡位置时间较长，如图 3-3(b)所示。

2. 受迫振动

(1)受迫振动的形成　在实际中，为了克服外界阻力的作用，而对振动系统作用一个周期性的外力，从而获得稳定的振动。我们把物体在周期性外力持续作用下的振动，称为受迫振动。如扬声器纸盆的振动、耳机膜片的振动等，这些都是由于受到外界作用力作用下的振动，我们把这个周期性的外力称为驱动力。物体作受迫振动的振幅不仅和驱动力的大小有关，还与驱动力的频率以及做振动的物体自身的固有频率有关。

(2)受迫振动的动力学方程　物体做受迫振动时,受到弹性力、阻尼力 $\gamma\frac{dx}{dt}$、外界驱动力 $f_0\cos\omega' t$,则其振动方程为

$$m\frac{d^2x}{dt^2}=-kx-\gamma\frac{dx}{dt}+f_0\cos\omega' t \tag{3-20}$$

令 $\omega_0^2=\frac{k}{m}$,$2\beta=\frac{\gamma}{m}$,$h=\frac{f_0}{m}$,上式可以写为

$$\frac{d^2x}{dt^2}+2\beta\frac{dx}{dt}+\omega_0^2x=h\cos\omega' t \tag{3-21}$$

上式就是受迫振动的动力学方程形式,是一个二阶常系数线性非齐次微分方程,在阻尼小的情况下这个方程的解为

$$x=A_0e^{-\beta t}\cos(\sqrt{\omega_0^2-\beta^2}t+\varphi_0)+A\cos(\omega' t+\varphi) \tag{3-22}$$

上式中第一项表示阻尼振动,且随着时间的增加而趋于零,第二项是简谐振动,振幅为 A,频率为 ω'。随着时间的增加,第一项的阻尼振动可忽略不计,质点进行由第二项所决定的与驱动力同频率的振动,不是简谐振动(因为 ω' 不是系统固有的频率,而是驱动力的频率)。当第一项为零时,受迫振动达到平稳状态,其稳定方程为

$$x=A\cos(\omega' t+\varphi) \tag{3-23}$$

$$A=\frac{h}{\sqrt{(\omega_0^2-\omega'^2)^2+4\beta\omega'^2}} \tag{3-24}$$

$$\varphi=\arctan\frac{-2\beta\omega'}{\omega_0^2-\omega'^2} \tag{3-25}$$

上式进一步说明了受迫振动的初相位和振幅仅决定于振动系统的自身的性质以及驱动力的频率和振幅,与系统的初始条件无关。

3. **共振**

在小阻尼的情况下,当周期性外力的频率接近系统固有频率时,受迫振动振幅达到极大值,这种共振称振幅共振或位移共振,系统的共振频率为

$$\omega=\sqrt{\omega_0^2-2\beta^2} \tag{3-26}$$

由上式可知,位移共振频率不等于系统的固有频率 ω_0,仅当阻尼无限小时,共振频率无限接近于固有频率。当 $\beta\to0$ 时,$A\to\infty$,振动系统产生非常强的位移共振如图 3-4 所示。共振时,位移与驱动力的相位差为

$$tan\varphi=-\frac{\sqrt{\omega_0^2-2\beta^2}}{\beta} \tag{3-27}$$

即

$$\beta\to0, tg\varphi\to\infty, \varphi\to\frac{\pi}{2} \tag{3-28}$$

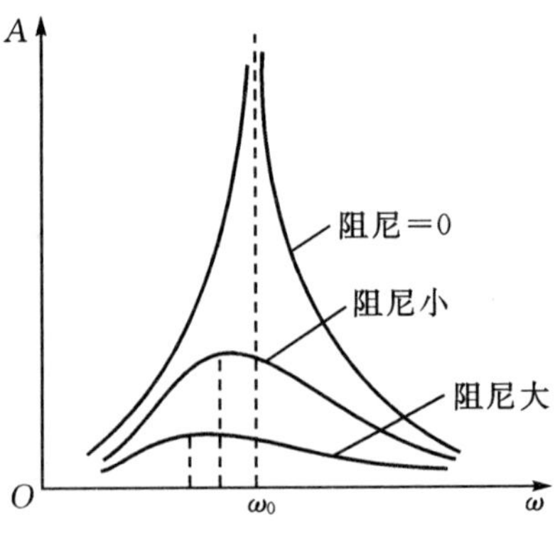

图 3-4　共振曲线

共振现象有很重要的用处,比如当收音机、电视机与电磁波发生共振,可以接收到相应的电磁信息。人及其他生物的生命活动中也普遍存在着共振现象。人体的各个器官都有固有频率,如耳膜的结构决定了其自身的共振频率,构造不一样,共振频率就不一样,接收到的声波频率范围自然就不一样,人和动物的耳膜构造不一样,所以人和动物能接收到的声音不同。许多

乐器以及测量仪表都是根据共振原理设计的，如车辆的测速仪等。

共振现象也会造成一定的损害。火车通过桥梁时，车轮在铁轨接头处的撞击力是周期性的，如果这种周期性的作用力的频率接近于桥梁的固有频率，桥梁发生共振就可能坍塌。如果某些振动的频率接近于某人的内脏器官的固有频率，就可能发生体器官的共振，引起人体不舒服，严重时可能会危及生命。

第二节　振动的合成与分解

在实际问题中，常常遇到一个质点同时参与几个振动的情况。例如有两列声波同时传入人耳内，这时引起鼓膜的振动将是两个声振动的合振动。一般来说，振动的合成问题十分复杂，下面只讨论几种简单的简谐振动的合成。

一、同方向简谐振动的合成

1. 同方向、同频率简谐振动的合成

设一质点在同一直线上同时参与两个简谐振动，它们的频率相同，而振幅和初位相不同，则这两个振动的位移分别表示为

$$x_1 = A_1\cos(\omega t + \varphi_1),\quad x_2 = A_2\cos(\omega t + \varphi_2)$$

因为振动是同方向的，所以在任一时刻合振动的位移应是该时刻两个分振动位移的代数和。设合振动的位移为 x，则

$$x = x_1 + x_2 = A_1\cos(\omega t + \varphi_1) + A_2\cos(\omega t + \varphi_2)$$

利用三角学知识或矢量图示法都可以证明，同方向同频率的两个简谐振动合成后，仍然是一个简谐振动，且频率不变，其振动方程可表示为

$$x = A\cos(\omega t + \varphi)$$

式中

$$A = \sqrt{A_1^2 + A_2^2 + 2A_1A_2\cos(\varphi_2 - \varphi_1)} \tag{3-29}$$

$$\varphi = \arctan\frac{A_1\sin\varphi_1 + A_2\sin\varphi_2}{A_1\cos\varphi_1 + A_2\cos\varphi_2} \tag{3-30}$$

从合振动的振幅公式(3-29)可以看出，合振动的振幅与两分振动的相位差 $\varphi_2-\varphi_1$ 有关。下面讨论两种特殊情况：

(1)若两分振动的相位差 $\varphi_2-\varphi_1=\pm 2k\pi\quad(k=0,1,2,\cdots)$，则

$$A = \sqrt{A_1^2 + A_2^2 + 2A_1A_2} = A_1 + A_2 \tag{3-31}$$

这表明，当两个分振动同相位时，合振幅为两分振幅之和，如图 3-5(a)所示。

(2)若两分振动的相位差 $\varphi_2-\varphi_1=\pm(2k+1)\pi\quad(k=0,1,2,\cdots)$，则

$$A = \sqrt{A_1^2 + A_2^2 - 2A_1A_2} = |A_1 - A_2| \tag{3-32}$$

可见，当两个分振动相位相反时，合振幅为两分振幅之差，如图 3-5(b)所示。当相位差为其他值时，合振幅介于(A_1+A_2)和$|A_1-A_2|$之间。

2. 同方向不同频率简谐振动的合成

当两个同方向但频率不同的简谐振动合成时，合振动的性质比较复杂，并且不再是简谐振

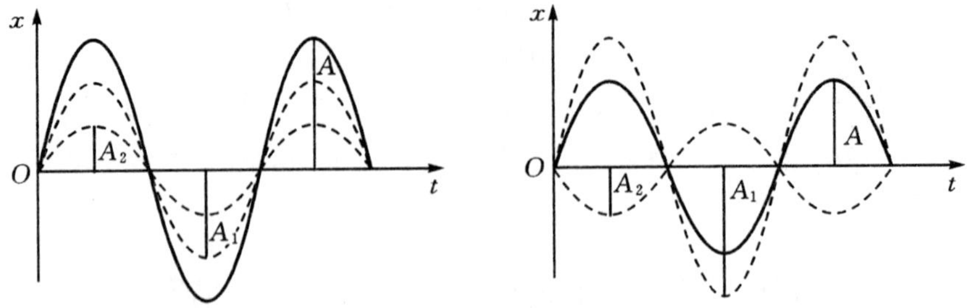

(a)$\Delta\varphi=\pm 2k\pi$　　(b)$\Delta\varphi=\pm(2k+1)\pi$

图 3-5　两个同方向、同频率的简谐振动的合成

动。在这种情况下，求合振动的最简单、最直观的方法是用振动曲线图解法，即由两分振动曲线求出它们叠加后的曲线，如图 3-6 所示，图中虚线表示分振动，实线表示合振动。从图 3-6 可知，振动方向相同，频率有一定整数比的两个或两个以上的简谐振动的合振动，不再是简谐振动，但仍然是周期性的振动，其频率与各分振动中最低频率相同，其振动的形式由分振动的频率、振幅和初相位而定。

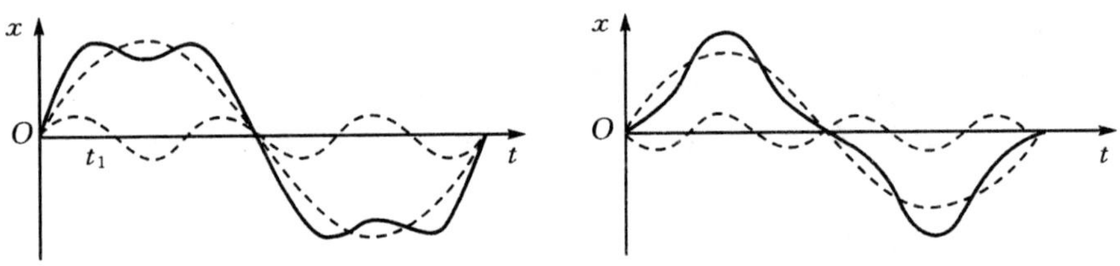

(a)　　(b)

图 3-6　同方向、不同频率的简谐振动的合成

作为一个特例，我们考虑振幅、初相位相同，频率非常接近的两个振动的合成，两者的合振动的位移为

$$x=x_1+x_2=A\cos(\omega_1 t+\varphi)+A\cos(\omega_2 t+\varphi)$$

利用三角学中的和差化积公式，可得

$$x=2A\cos\frac{\omega_2-\omega_1}{2}t\cdot\cos\left(\frac{\omega_1+\omega_2}{2}t+\varphi\right) \tag{3-33}$$

从上式可以看出，合振动的角频率为$\frac{\omega_1+\omega_2}{2}$，振幅为$\left|2A\cos\frac{\omega_2-\omega_1}{2}t\right|$。由于两分振动的频率都比较大，而两频率之差又很小，故有$\left|\frac{\omega_2-\omega_1}{2}\right|\ll\frac{\omega_1+\omega_2}{2}$，合振动的振幅随时间做缓慢的周期性变化，从而使振幅时大、时小，如图 3-7 所示。这种现象叫做拍，其频率 $f=|f_2-f_1|$，称为拍频。

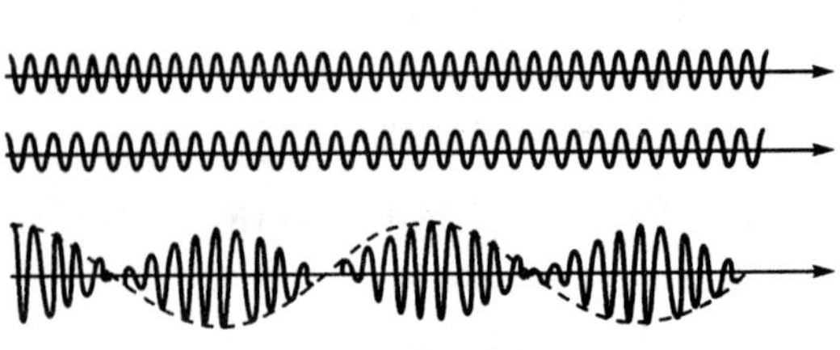

图 3-7　拍的产生

二、复杂振动的分解

与振动合成相反，任一个周期性的复杂振动均能被分解为若干个频率不同、振幅不同的简谐振动。理论上，一个复杂振动可用无限多个正弦函数和余弦函数之和来表示

$$\begin{aligned} x = F(t) &= A_0 + A_1\cos\omega t + A_2\cos2\omega t + A_3\cos3\omega t + \cdots \\ &\quad + B_1\sin\omega t + B_2\sin2\omega t + B_3\sin3\omega t + \cdots \\ &= A_0 + \sum_{n=1}^{\infty}(A_n\cos n\omega t + B_n\sin n\omega t) \end{aligned} \tag{3-34}$$

这种数学表示式叫傅里叶级数，其中 $n=1,2,3,\cdots,\infty$，系数 $A_0, A_1, A_2, \cdots$ 及 $B_1, B_1, \cdots$ 对于给定的函数 $F(t)$，可按公式求出，各分振动的频率都是原振动频率 ω 的整数倍，其中与原振动频率一致的分振动称为基频振动，其他分振动的频率是基频(ω)的二倍、三倍……，相应地称为二次、三次……谐频振动。这种把一个周期性复杂振动分解为若干简谐振动之和的过程，称为频谱分析。频谱分析在理论研究和实际应用中都有着十分重要的意义，在医学生物信号的处理方面，如心电、脑电、超声多普勒血流、核磁共振等信号的分析都有着广泛的应用。

三、垂直方向简谐振动的合成

1. 垂直方向、同频率简谐振动的合成

设一质点同时参与了两个振动方向互相垂直的同频率的简谐振动，即

$$x = A_1\cos(\omega t + \varphi_1)$$
$$y = A_2\cos(\omega t + \varphi_2)$$

将式中 t 消去，可得合振动的轨迹方程为

$$\frac{x^2}{A_1^2} + \frac{y^2}{A_2^2} - \frac{2xy}{A_1A_2}\cos(\Delta\varphi) = \sin^2(\Delta\varphi) \tag{3-35}$$

一般而言，这是个椭圆方程，具体形状由相位差 $\Delta\varphi=\varphi_2-\varphi_1$ 决定，如图 3-8 所示。应当注意到，当 $\Delta\varphi=0$ 或 π 的整数倍时，合成运动才是谐振动；在其他的情况下，一般为椭圆；当 $\Delta\varphi=\frac{\pi}{2}$ 或 $\frac{3\pi}{2}$ 时为正椭圆，且 $A_1=A_2$ 时正椭圆退化为圆。当 $0<\Delta\varphi<\pi$ 时，质点沿顺时针方向运动；当 $-\pi<\Delta\varphi<0$ 时，质点沿逆时针方向运动。当然，某个任意方向的谐振动或某些椭圆或某些圆运动也可以分解为两个频率相同、振动方向互相垂直的谐振动。两个方向互相垂直、同频率简谐振动的合成理论在研究电磁波和光的偏振及偏振实验技术中有重要应用。

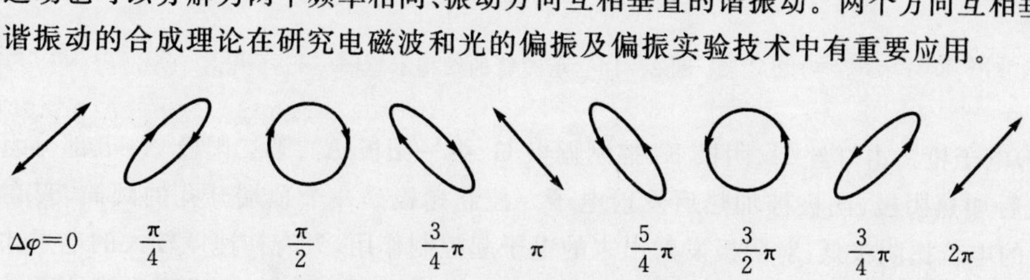

图 3-8　垂直方向、同频率简谐振动的合成

2. 垂直方向、不同频率简谐振动的合成

当两个互相垂直的简谐振动频率不同时，合成的轨迹与频率之比和两者的相位差都有关系，图形一般较为复杂。但当原来两互相垂直的简谐振动频率比为整数比时，合成运动的轨迹

将为稳定的闭合曲线,运动是周期性的,这种图形叫做李萨如图形,如图 3－9 所示。

由于在闭合的李萨如图形中两个振动频率严格地成整数比,所以可以在示波器上用李萨如图形来精确地比较频率。在数字频率计未被广泛采用之前,这是测量电信号频率的一种简便方法。

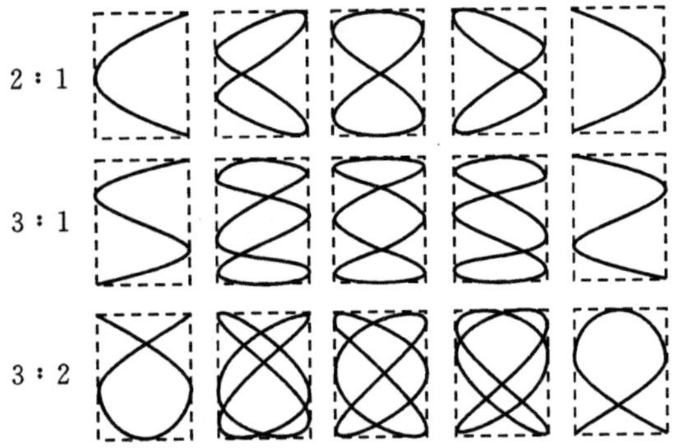

图 3－9　李萨如图

四、示波器

示波器是一种用途极为广泛的电子仪器,它能把本来非常抽象的肉眼看不到的电信号变成具体的看得见的图像,可以用于观察和分析电压、电流的波形,并测量相关参数。其他信号可以通过特定方式,如机械振动可以利用电磁感应先转化为电信号,再输入示波器中予以显示。在医学上,可以用来观察心电、脑电、心音、脉搏等生理信号。另外,示波器显示图案的原理也是超声成像技术的基础。

1. 示波管的结构和作用

示波管是示波器的主要组成部分。其结构如图 3－10 所示,示波管主要包括电子枪、偏转系统和荧光屏三部分,全都密封在高真空的玻璃外壳内。

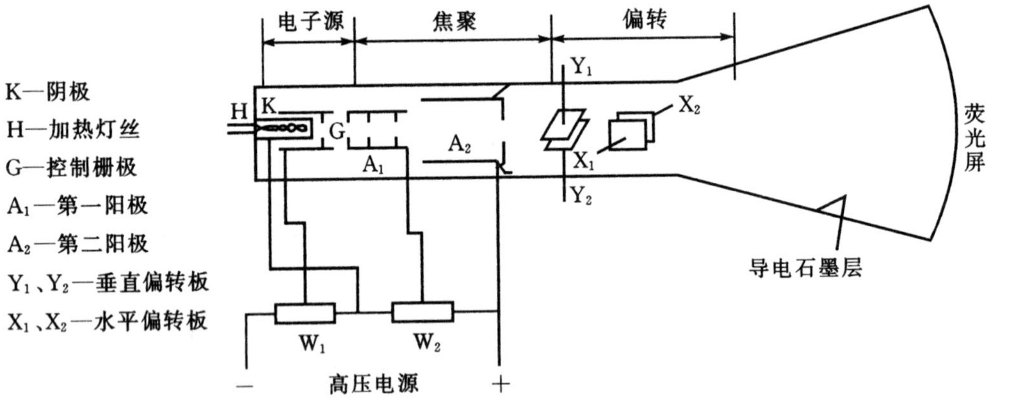

图 3－10　示波管的结构示意图

(1)电子枪　由灯丝 H、阴极 K、控制栅极 G、第一阳极 A_1、第二阳极 A_2 五部分组成。灯丝通电后加热阴极,阴极被加热后发射电子。控制栅极是一个顶端开孔的圆筒,套在阴极外面。它的电位比阴极低,对阴极发射出来的电子起控制作用,只有初速度较大的电子才能穿过栅极顶端的小孔然后在阳极加速下奔向荧光屏;示波器面板上的“亮度”调整就是通过调节栅极电位以控制射向荧光屏的电子流密度,从而改变屏上的光斑亮度。阳极电位比阴极电位高很多,电子被它们之间的电场加速形成射线。当控制栅极、第一阳极、第二阳极之间的电位调节合适时,电子枪内的电场对电子射线有聚焦作用,所以第一阳极也称聚焦阳极;“聚焦”调节,就是调节第一阳极电位,使荧光屏上的光斑成为明亮、清晰的小圆点。第二阳极电位更高,又称加速阳极。

(2)偏转系统　它由两对相互垂直的偏转板组成，一对竖直偏转板 Y_1Y_2，一对水平偏转板 X_1X_2。在偏转板上加以适当电压，电子束通过时，其运动方向发生偏转，从而使电子束在荧光屏上的光斑位置发生改变。

(3)荧光屏　它是示波器的显示部分，当加速聚焦后的电子打到荧光上时，屏上所涂的荧光物质就会发光，从而显示出电子束的位置。电子轰击荧光屏后，荧光物质发光还需要一定的时间后才熄灭，这个时间称为余辉时间。一般来说，观察频率高的信号时，用短余辉示波管；观察频率低的信号时，如心电、脑电、心音、脉搏波等生理信号，则采用长余辉示波管。

2. 示波原理

理论上可以证明，光点在光屏上漂移的距离 y(或 x)与偏转板所加电压 U_y(或 U_x)成正比，因而可将电压的测量转化为屏上光点偏移距离的测量，这就是示波器工作原理。即

$$y = k_y U_y, \quad x = k_x U_x$$

对于固定的示波管，阳极电压一定时，式中的 k_y、k_x 均为常数，其大小反映了示波器偏转板的灵敏度。k_y、k_x 值越大，灵敏度越高，即电子在荧光屏上偏转单位长度所需的偏转电压越小；反之亦然。

如果只在竖直偏转板 Y_1Y_2 上加一正弦波电压，水平偏转板 X_1X_2 不加电压，则电子束将随电压的变化只在竖直方向上往复运动，在荧光屏上看到的是一条竖直亮线，如图 3-11(a)所示。可见只在 Y_1Y_2 方向接入待测信号，波形无法展开。

要能显示波形，必须同时在水平偏转板加一扫描电压，使电子束的亮点沿水平方向拉开。这种扫描电压的特点是：电压随时间成线性关系增加到最大值，此后再重复变化。这种扫描电压随时间变化的关系曲线形同"锯齿"，故称为"锯齿波电压"。如果只在水平偏转板 X_1X_2 加上这样的锯齿波电压，垂直偏转板 Y_1Y_2 不加电压，则电子束偏转电压随时间的变化只在水平方向上往复运动，在荧光屏上看到的是一条水平亮线。在一个周期内，由于

$$x = k_x U_x = k_x kt$$

也就是说，水平扫描线为待测信号提供了一个"时间轴"，如图 3-11(b)所示。

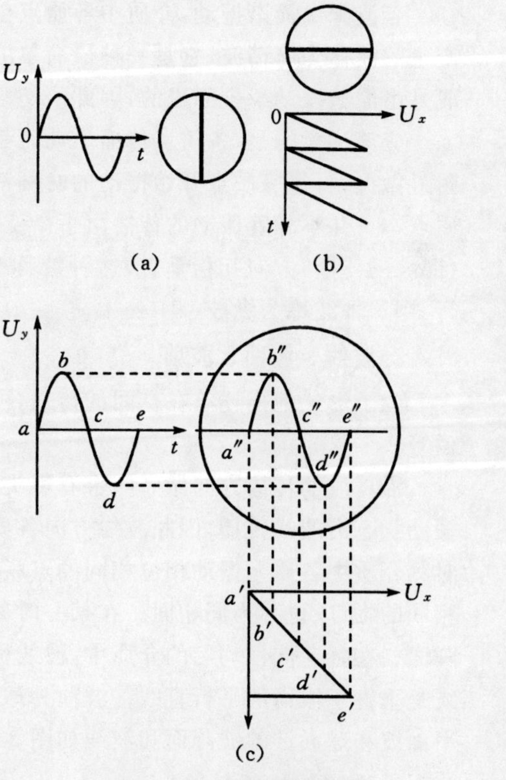

图 3-11　示波原理图

在 Y_1Y_2 上加待测电压信号，X_1X_2 上加锯齿波扫描信号，此时，电子(光点)同时参与两个方向的偏转，这样在荧光屏上就显示了由 x 轴与 y 轴合成的完整的波形，从而显示待测信号随时间的变化关系，如图 3-11(c)所示。

需要指出的是，扫描系统输出的锯齿波扫描电压，只有它的周期与 y 轴的信号电压的周期完全相等或成严格的整数倍关系时，电子束才能在荧光屏上合成一个或几个完整的波形，而这个过程必须依靠同步电路来达到要求。同步电路的工作方式为：从垂直放大系统中取出部

分待测信号作为触发信号送入到触发器中，驱动触发器产生触发脉冲，从而迫使 x 轴的水平扫描信号的周期与 y 轴的待测信号周期同步。

第三节　简谐波

一、波的产生与传播

1. 波的产生

振动和波动是密切关联而又互相区别的两种运动形式。在弹性介质中，某一质点因外界扰动而引起振动时，由于质点与质点之间存在着弹性联系，周围的质点也会跟着振动起来，振动就是这样由近及远地传播出去。这种振动在介质中的传播现象叫做波动。机械振动在弹性介质中传播，就形成了机械波，如声波、水波、地震波等都是机械波。由此可见，机械波的产生，首先要有做机械振动的物体，即波源；其次要有能够传播这种机械振动的弹性介质，只有通过介质间的相互作用力，才能使机械振动沿着介质向外传播。

若波源做简谐振动，介质中各质点也将做简谐振动，且与波源的频率相同。由简谐振动所产生的波称为简谐波，它是一种最简单的、最基本的波动形式。由于一切复杂的振动都可以看成是由简谐振动组合而成的，因此一切复杂波也可以看成是由不同的简谐波组成的。

应该注意的是，各质点传播振动时都是靠与邻近质点间的弹性力作用而在各自平衡位置附近做振动，每一质点开始振动的时刻都比前一质点晚一些，但却重复前一质点的振动状态，质点本身并不随着振动的传播由平衡位置而"随波逐流"。如果质点的振动方向与振动的传播（即波的传播）方向互相垂直，这种波称为横波；如果质点的振动方向与波的传播方向互相平行，则这种波称为纵波。

2. 波线、波面、波前

为了形象地描述波在空间的传播，可用几何图形来表示波的传播方向及各质点振动的相位等。

沿着波的传播方向做一些带有箭头的线（箭头指向波的传播方向），称为波线（或波射线）。振动状态沿波线传播，因此波线方向各质元的振动相位是逐一落后的。波在传播过程中，任一时刻介质中各质元振动相位相同的点联成的面叫做波面，因为同一波面上各点的振动相位是相同的，所以也称为同相面。在某一时刻，波传播到达的最前面的波面称为该时刻的波前或波阵面。在各向同性均匀的介质中，波线恒与波面垂直。波前是平面的波叫平面波，平面波的波线是垂直于波面的平行直线。波前为球面的波叫球面波，球面波的波线是沿半径方向的直线。平面波和球面波的波阵面和波线如图 3－12 所示。

3. 描述波的特征量

波长、波的周期（或频率）和波速是描述波动的重要物理量，也称为波的特征量。

（1）波长　沿着波线的方向，各质元振动的相位是依次落后的。波传播时，同一条波线上两个相邻的、相位差为 2π 的质点间的距离，称为波长，记为 λ。波长反映了波的空间周期性，且波源做一次完全的振动，波前进的距离（即振动状态传播的距离）等于一个波长。

（2）周期、频率　波前进一个波长的距离所需的时间叫做波的周期，用 T 表示，在数值上等

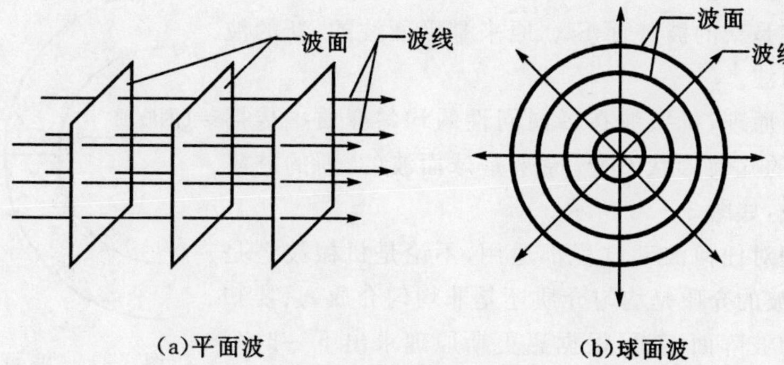

图 3-12 波面和波线

于波源(或各质元)振动的周期,它反映了波的时间周期性。单位时间内,波前进距离中完整波的数目,也是单位时间内波源完成全振动的次数,叫做波的频率,用 f 表示,单位是赫兹(Hz)。

$$f = \frac{1}{T} \tag{3-36}$$

(3)波速 振动状态在介质中传播的速度叫做波速,用 u 表示,它在数值上等于任一振动状态或振动相位在单位时间内传播的距离,故也称为相速度(简称相速)。

在一个周期内,波前进一个波长的距离。故有

$$u = \frac{\lambda}{T} = f\lambda \tag{3-37}$$

式(3-37)是表示波的空间周期性与时间周期性两者之间关系的重要公式,对各类波都适用,因此具有普遍的意义。

但必须指出,波的周期(或频率)决定于振源的振动周期(或频率),与介质无关;而波速只决定于介质的性质,与波源无关。例如男女声二重唱,因男女声带(波源)频率不同,决定男女声波频率不同,但在同一介质(空气)中传播速度相同,故能同时传到听众的耳朵里。当波从一种介质进入到另一种介质中时,波速改变,频率不变,所以波长也改变。

二、惠更斯原理

荷兰科学家惠更斯在 1690 年提出,波源振动的传播引起介质各质点的振动,介质中的每一个质点都可以看作是一个新的波源,称为子波源,在其后的任意时刻,这些子波源的包络就是新的波振面。这就是著名的惠更斯原理。

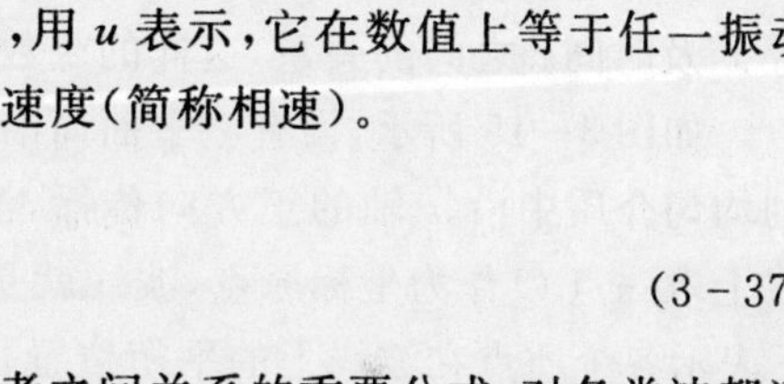

图 3-13 惠更斯原理示意图

波是由波源的振动引起的,波动的传播是由于介质之间的相互作用力。如果介质是连续分布的,介质中任何一点的振动将引起邻近质点的振动,因而在波动中任何一点都可以看作一个新的波源。如图 3-13 所示,设有一列波,波源是 O 点,以速度 u 向周围传播。已知在 t 时刻的波阵面是以半径为 ut 的球面 S_1,用惠更斯原理求出 $t+\Delta t$ 时刻的新的波阵面 S_2。新的波阵面 S_2 如图所示。做法是先以 S_1 面上各点为中心,以 $r=u\Delta t$ 为半径,画出

一系列半球面形的子波，再画出公切于这些子波的包络面，这个新的包络面就是新的波阵面 S_2。原来是平面波的，新的波阵面仍然是平面波。

根据惠更斯原理，机械波在各向同性的均匀介质中传播时，新的波阵面的几何形状不变，原来是球面波的，新的波阵面仍然是球面波，如图 3-14 所示。

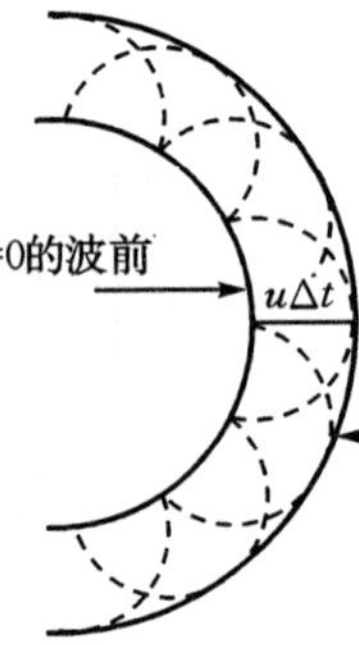

图 3-14　惠更斯原理应用

惠更斯原理对任何波动过程都适用，不论是机械波还是电磁，不论传播波的介质是均匀介质还是非均匀介质，只要知道了某一时刻的波阵面，就可根据惠更斯原理求出下一时刻的波阵面。当波动在均匀的各向同性的介质中传播时，新的波阵面的几何形状和原来的波阵面的形状一致，当波在不均匀的或各向异性的介质中传播时，新的波阵面的几何形状和传播方向都可能发生变化。

三、波动方程

在描述波动过程时，我们用数学函数式来描述介质中各质点的位移 y 与各质点的平衡位置 x 及时间 t 之间的关系，这样的函数式称为波动方程。

如图 3-15 所示，设有一平面简谐波在各向同性的均匀介质中沿 x 轴的正方向传播，波速为 u，在波线上取一点 O 作为坐标原点，波线就是 x 轴，我们用 x 表示各个质点在波线上的平衡位置，用 y 表示各个质点离开平衡位置的位移。

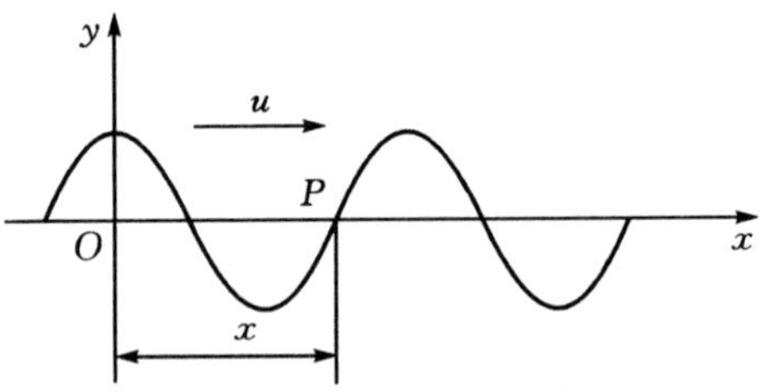

图 3-15　波动方程的推导

假定 O 点处的质点的振动方程为

$$y_0 = A\cos(\omega t + \varphi) \tag{3-38}$$

上式中 A 是振幅，ω 是角频率，φ 是初相位，y_0 是 O 点处质点在 t 时刻离开平衡位置的位移，离 O 点距离为 x 处有一点 P，现在分析 t 时刻 P 点处的位移。因为振动是从 O 点传到 P 点，所以 P 点的振动将落后于 O 点的质点，这段落后的时间就是振动从 O 点传到 P 点所需要的时间 x/u，所以 P 点质点在时刻 t 的位移等于 O 点质点在时刻 $(t-x/u)$ 的位移，则 P 点处质点的振动方程为

$$y = A\cos[\omega(t - x/u) + \varphi] \tag{3-39}$$

因为 P 点是任意的，所以上式表示了波线上任意一点在任意时刻的位移，式(3-39)就是平面简谐波的波函数。由 ω、f、λ、T、u 之间的关系，式(3-39)可以写成如下形式

$$\left.\begin{aligned} y &= A\cos\left[2\pi\left(\frac{t}{T} - \frac{x}{\lambda}\right) + \varphi\right] \\ y &= A\cos\left[2\pi\left(ft - \frac{x}{\lambda}\right) + \varphi\right] \\ y &= A\cos\left[\left(\omega t - \frac{2\pi}{\lambda}x\right) + \varphi\right] \end{aligned}\right\} \tag{3-40}$$

式(3-39)两边对时间求导数，可以得出 x 处质点的振动速度为

$$v = \frac{\partial y}{\partial t} = -A\omega\sin\left[\omega\left(t - \frac{x}{u}\right) + \varphi\right] \tag{3-41}$$

式(3－39)求 t 的二阶偏导数，则得 x 处质点振动的加速度表达式为

$$a=\frac{\partial^2 y}{\partial t^2}=-A\omega^2\cos\left[\omega\left(t-\frac{x}{u}\right)+\varphi\right] \tag{3-42}$$

需要说明的是，u 指的是波在介质中的传播速度，其大小取决于介质的性质；v 表示质点的振动速度，其大小随着时间的变化而变化。

在波函数中，有 x 和 t 两个变量，可以从下述三点来说明：①时刻 t 确定时，质点偏离平衡位置的位移 y 仅是位置 x 的函数，这时波函数表示某一时刻在波线上各个 x 处质点的位移。②位置 x 确定时，质点离开平衡位置的位移 y 仅仅是时间 t 的函数，这时波动方程表示距离原点 O 为 x 处的质点在各个不同时刻的位移。③t 和 x 都在变化时，波函数表示沿波的传播方向上各个不同质点在不同时刻的位移。

由上所述，对平面波波函数式(3－39)分别求 t 和 x 求二阶导数，得

$$\frac{\partial^2 y}{\partial t^2}=-A\omega^2\cos\left[\omega\left(t-\frac{x}{u}\right)+\varphi\right]$$

$$\frac{\partial^2 y}{\partial x^2}=-A\frac{\omega^2}{u^2}\cos\left[\omega\left(t-\frac{x}{u}\right)+\varphi\right]$$

从上面两个函数式可以得出

$$\frac{\partial^2 y}{\partial t^2}=\frac{1}{u^2}\frac{\partial^2 y}{\partial x^2} \tag{3-43}$$

式(3－43)称为平面波动方程。任何复杂的波，都可以看作是许多不同频率的平面简谐波合成的，则上述关系仍然成立。任何物理量，无论是力学量、电学量还是其他物理量只要满足上述关系，则这一物理量就按波的形式传播。

【例 3－2】 一波源做简谐振动，其振动方程为 $y=0.04\cos 2.5\pi t(\mathrm{m})$，在介质中以 $100\mathrm{m}\cdot\mathrm{s}^{-1}$ 的速度在介质中传播。试求：①波函数；②在波源起振 1 秒后，距波 20 米处质点的位移及速度。

解：①根据题意，波函数可以表示为

$$y=0.04\cos 2.5\pi(t-x/100)$$

②当 $x=20m$ 时，质点的振动方程为

$$y=0.04\cos 2.5\pi(t-0.2)$$

在波源起振后 1 秒后，该处质点振动的位移为

$$y=0.04\cos 2.5\pi(t-x/100)$$

$$y=0.04\cos 2\pi=4\times 10^2(m)$$

该处质点的速度为

$$v=\frac{\partial y}{\partial t}=-A\omega\sin 2.5\pi(t-0.2)$$

$$=-2.5\pi\times 0.04\sin 2.0\pi$$

$$=0$$

四、波的能量和强度

1. 波的能量

波传播时，介质中各个质点振动，同时介质发生形变，因此介质质点既有动能，又有势能。

所以波向外传播的波源的振动形式，实质上是能量向外传播的一个过程。

设有一列平面简谐波（没有能量衰减），以速度 u 在各向同性的密度为 ρ 的均匀介质中向外传播，其波函数用式（3－39）表示，在任意坐标 x 处取体积元 ΔV，在时刻 t 的动能 E_k 和势能 E_p 分别为

$$E_k = E_p = \frac{1}{2}\rho\Delta VA^2\omega^2\sin^2\left[\omega\left(t-\frac{x}{u}\right)+\varphi\right] \tag{3-44}$$

即该体积元的动能和势能完全相同，都是时间的周期函数，并且大小相等，相位相同。

体积元的总机械能为

$$E = \rho\Delta VA^2\omega^2\sin^2\left[\omega\left(t-\frac{x}{u}\right)+\varphi\right] \tag{3-45}$$

上式表明，体积元 ΔV 的总机械能在零和最大值 $\rho(\Delta V)A^2\omega^2$ 之间做周期性的变化。能量从零增大到最大值的过程中，该体积元吸收能量；在能量由最大值减小到零的过程中，该体积元放出能量。

介质中单位体积的波动能量，称为波的能量密度，用 w 来表示，则

$$w = \frac{E}{\Delta V} = \rho A^2\omega^2\sin^2\left[\omega\left(t-\frac{x}{u}\right)+\varphi\right] \tag{3-46}$$

能量密度在一个周期内的平均值，称为平均能量密度，通过对上式的积分得出平均能量密度为

$$\overline{w} = \frac{\int_0^T \omega dt}{T} = \frac{1}{2}\rho A^2\omega^2 \tag{3-47}$$

上式对纵波和横波都适用。

2. 波的强度

波的能量是随着波动在介质中传播的，因而可以引入能流的概念。一列机械波在单位时间内通过介质中某一面积的能量称为通过该面积的能流。在介质中取面积为 S 并垂直于波线的平面，则在单位时间内通过该面的能量等于体积 uS 内的能量。通过 S 面的能流是随着时间做周期性的变化的，通常取在一个周期内的平均值，这个平均值称为通过 S 面的平均能流。在介质中取面积为 S 并垂直于波线的平面，则在 Δt 时间内通过该面的能量等于体积 $Su\Delta t$ 内的能量 ΔE，则通过该面积的能流为

$$\overline{P} = \frac{\Delta E}{\Delta t} = \frac{\overline{w}\cdot Su\Delta t}{\Delta t} = \overline{w}us = \frac{1}{2}\rho A^2\omega^2 uS \tag{3-48}$$

通过与波线垂直的单位面积的平均能流，称为平均能流密度或波的强度。波的强度用符号 I 表示，单位是 $\mathrm{W\cdot m^2}$。

$$I = \frac{\overline{P}}{S} = \overline{w}u = \frac{1}{2}\rho uA^2\omega^2 \tag{3-49}$$

上式表明，波的强度与质点振幅的平方成正比，与波的频率的平方成正比。

3. 波的衰减

机械波在介质中传播时，它的强度会随着传播距离的增加而减弱，这种现象称为波的衰减。对两种常见的机械波，其强度衰减主导原因不同。平面波主要是由于被介质吸收或散射，使沿原方向传播的波的强度减弱；如果是球面波，则主要是因为声波波面的扩大造成通过单位

截面积的能量减少。

实验指出，平面波在均匀介质中传播，通过厚度为 dx 的一层媒质后，所减少的强度 $-dI$ 与入射波的强度 I 以及和所通过的薄层厚度 dx 成正比，即

$$-dI = \mu I dx \tag{3-50a}$$

比例系数 μ 称为介质的吸收系数。设在 $x=0$ 处的强度为 I_0，x 处的强度为 I，则

$$\int_{I_0}^{I} \frac{dI}{I} = -\mu \int_{I_0}^{x} dx \tag{3-50b}$$

结果得

$$I = I_0 e^{-\mu x} \tag{3-50c}$$

式(3-50c)表明波的强度按指数规律衰减。吸收系数 μ 与介质的密度、黏滞系数、波速、波的频率等有关。例如声波在空气中的吸收系数比在水中的约大千倍，所以在空气中衰减比在水中快得多。在空气和液体中，μ 强烈地依从于频率，频率提高，μ 也随之增大。例如声波在空气中的吸收系数与频率的平方成正比，所以高频超声波在空气中衰减极快。

即使不考虑介质的吸收、散射等原因，球面波还因其波阵面随传播的距离增大而扩大，使得通过单位面积的能量与面积反比例减少，从而引起波的强度减弱。设球面波是从一半径为 r_0 的球形波源发出，此时强度为 I_0；当传到 r 处，其强度为 I，则在单位时间内通过各个波阵面的能量是相等的，即

$$S_0 I_0 = SI$$

$$I_0 \cdot 4\pi r_0^2 = I \cdot 4\pi r^2$$

得

$$I = I_0 \frac{r_0^2}{r^2} \tag{3-51}$$

可见球面波的强度和离开波源的距离平方成反比。

第四节　波的干涉

一、波的叠加原理

大量的事实表明，当几列波在同一介质中传播时，无论它们是否相遇，都各自保持自己原有的特性(如频率、波长、振动方向等)，按自己原来的传播方向继续前进，而不受其他波的影响。在相遇处任一质点的位移是各波在该点所引起的位移的矢量和，这种波动传播的独立性，称为波的叠加原理。例如，水中以两石块落下处为中心而发出圆形波，彼此穿过而又离开之后，它们是圆形的，仍以石块落下处为圆心；乐队演奏时，各种乐器的声音保持自己原有的音色，因而人们能够从中辨别出来。

可见，几列波在同一种介质中传播时，各波在重叠处都按自己原来的方式引起振动，而质点的振动则是这些振动的合振动。

二、波的干涉

一般来说，振动频率不同、振动方向不同、相位不同的几列波在某一点叠加时，所引起的合振动是很复杂的。这里我们只讨论一种最简单、最重要的情况。如果两列波的频率相同、振动

方向相同、相位相同或相位差恒定，则它们相遇时，使得某些点的振动始终加强，而另一些点的振动始终减弱或完全抵消，如图 3-16 所示，这种现象叫做波的干涉。能产生干涉现象的两列波叫做相干波，相应的波源叫做相干波源。

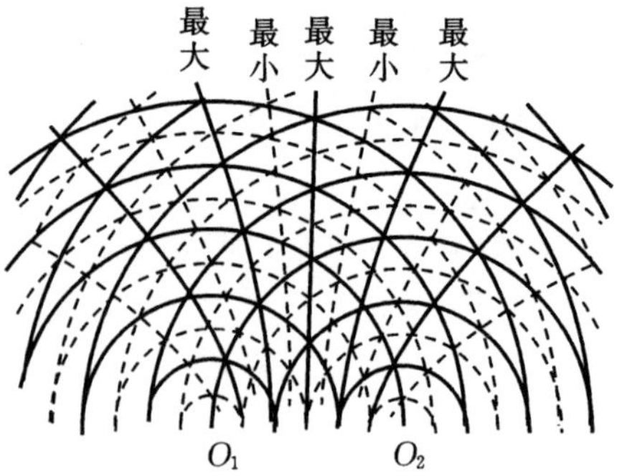

图 3-16　波的干涉

下面讨论波的干涉中产生振动最强和最弱的条件。设在介质中有两列相干波，其波源 O_1 和 O_2 的振动方程分别为

$$y_{o1}=A_1\cos(\omega t+\varphi_1)$$
$$y_{o2}=A_2\cos(\omega t+\varphi_2)$$

它们发出的波在 P 点相遇，设 $O_1P=r_1$，$O_2P=r_2$，那么波在 P 点产生的分振动分别为

$$y_1=A_1\cos\left(\omega t+\varphi_1-\frac{2\pi r_1}{\lambda}\right)$$
$$y_2=A_2\cos\left(\omega t+\varphi_2-\frac{2\pi r_2}{\lambda}\right)$$

由上面两式可得，在 P 点两分振动的相位差 $\Delta\varphi$ 为

$$\Delta\varphi=\left(\omega t+\varphi_2-\frac{2\pi r_2}{\lambda}\right)-\left(\omega t+\varphi_1-\frac{2\pi r_1}{\lambda}\right)$$
$$=\varphi_2-\varphi_1+2\pi\frac{r_1-r_2}{\lambda} \tag{3-52}$$

式中 r_1-r_2 表示两列波的波程差。

当相位差 $\Delta\varphi$ 为

$$\Delta\varphi=\varphi_2-\varphi_1+2\pi\frac{r_1-r_2}{\lambda}=\pm 2k\pi\quad(k=0,1,2,\cdots) \tag{3-53}$$

合振动有最大振幅，$A=A_1+A_2$。

当相位差 $\Delta\varphi$ 为

$$\Delta\varphi=\varphi_2-\varphi_1+2\pi\frac{r_1-r_2}{\lambda}=\pm(2k+1)\pi\quad(k=0,1,2,\cdots) \tag{3-54}$$

合振动有最小振幅，$A=|A_1-A_2|$。

如果两列波的初相位相同，即 $\varphi_1=\varphi_2$，则上述振动最强的条件式(3-53)可简化为

$$|r_1-r_2|=2k\cdot\frac{\lambda}{2}\quad(k=0,1,2,\cdots) \tag{3-55}$$

振动最弱的条件式(3-54)可简化为

$$|r_1-r_2|=(2k+1)\frac{\lambda}{2}\quad(k=0,1,2,\cdots) \tag{3-56}$$

上两式表明，当初相位相同的两列相干波相遇时，如果两列波的波程差等于半波长的偶数倍(或波长的整数倍)，则合振动的振幅最大，称为相干加强；如果波程差等于半波长的奇数倍，则合振动的振幅最小，称为干涉减弱；如果这时 $A_1=A_2$，则 $A=0$，称为干涉相消。

值得强调的是，干涉现象是波动这一运动形式或者波动性的重要特征现象，对于声波、光波，干涉现象都有重要意义，而且波干涉的概念对于近代物理概念的发展也起了重要作用。

三、驻波

有两列相干波，它们不仅频率相同、位相差恒定、振动方向相同，而且振幅也相同。当它们沿相反的方向传播时，在它们叠加的区域内形成一种特殊的状态，如图 3－17 所示。从图中可以看出，绳上有些点始终静止不动，这些点叫做波节。相邻两波节之间各点有不同的振幅，中间的振幅最大，叫做波腹。越靠近波节，振幅越小；同一波节两边，振动方向相反，相邻两波节间各点具有相同的位相。这里只有位相的突变，而没有位相的逐点传播，也就是没有"运动"的波形，因此也没有能量的输送。我们把这种运动称为"驻波"。

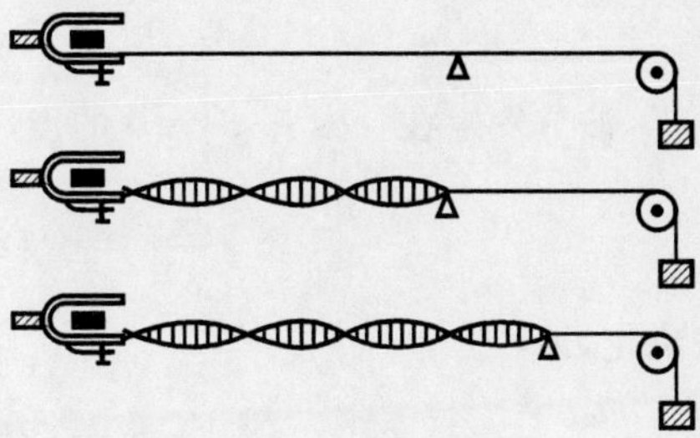

图 3－17　驻波

现在利用图 3－18 说明驻波的产生原理。在图中，用短划虚线表示向左传播的波，而用细实线表示向右传播的波。取两波的振动相位始终相同的点作为坐标原点，且在 $x=0$ 处振动质点向上达最大位移时开始计时。图中画出了这两列波在 $t=0$、$\frac{T}{8}$、$\frac{T}{4}$、$\frac{3T}{8}$、$\frac{T}{2}$各时刻的波形，粗实线表示相应时刻各质点的位移。由图可见，不论什么时刻，用"·"表示的质点总是不动的，为波节。用"＋"表示的质点具有最大振幅，为波腹。

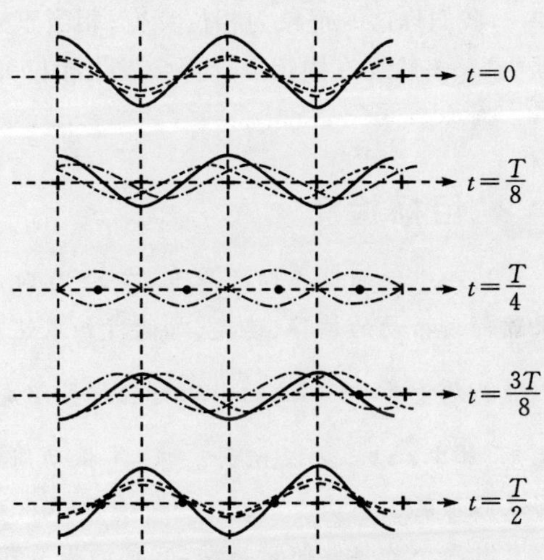

图 3－18　驻波的合成

我们把两列波的波形重合的时刻取为计时零点，并取合位移最大点之中的一个为坐标原点，则两列波的波动表达式可写成

$$y_1 = A\cos 2\pi\left(\frac{t}{T} - \frac{x}{\lambda}\right)$$

$$y_2 = A\cos 2\pi\left(\frac{t}{T} + \frac{x}{\lambda}\right)$$

各点的合振动为

$$\begin{aligned} y = y_1 + y_2 &= A\left[\cos 2\pi\left(\frac{t}{T} - \frac{x}{\lambda}\right) + \cos 2\pi\left(\frac{t}{T} + \frac{x}{\lambda}\right)\right] \\ &= \left[2A\cos\left(\frac{2\pi}{\lambda}x\right)\right]\cos\frac{2\pi}{T}t \end{aligned} \tag{3-57}$$

由上式可以看出，叠加的结果，使各点都做简谐振动，频率等于波的频率，振幅为$\left|2A\cos\frac{2\pi}{\lambda}x\right|$，即振幅与各质点的位置 x 有关，而与时间无关。振幅最大发生在$\left|\cos\frac{2\pi}{\lambda}x\right|=1$的点，应此波腹的位置可由

$$\frac{2\pi}{\lambda}x = \pm k\pi \quad (k = 0,1,2,\cdots)$$

来决定，即

$$x = \pm k\frac{\lambda}{2} \quad (k = 0,1,2,\cdots) \tag{3-58}$$

这就是波腹的位置。由此可见，相邻两个波腹的距离为

$$x_{k+1} - x_k = \frac{\lambda}{2}$$

同样，波节发生在 $\left|\cos\frac{2\pi}{\lambda}x\right| = 0$ 的点，应此波节的位置由

$$\frac{2\pi}{\lambda}x = \pm(2k+1)\frac{\pi}{2} \quad (k = 0,1,2,\cdots)$$

来决定，即

$$x = \pm(2k+1)\frac{\lambda}{4} \quad (k = 0,1,2,\cdots) \tag{3-59}$$

这就是波节的位置。可见波节与波腹相互间隔，相邻两波节之间的距离也是$\frac{\lambda}{2}$。实验表明，当波从 ρu 乘积较小的波疏介质射到 ρu 乘积较大的波密介质时，反射波的位相与入射波相差 π，我们称这一现象为相位突变；相当于光传播半个波长带来的相位差，这种现象称为“半波损失”。一般绳在固定点处都会发生相位突变，在此处出现波节。

目标检测

1. 一个做简谐振动的质点，在 $t=0$ 时，离开平衡位置 6cm 处，速度为零，振动周期为 2s，求该简谐振动的位移、速度、加速度的表达式。

2. 质量为 10^{-1}kg 的小球与轻弹簧组成的弹簧振子，按 $x=0.1\cos\left(8\pi t+\frac{2}{3}\pi\right)$ 的规律做谐振动，其中 t 以 s，x 以 m 计。求：①振动周期、振幅、初相及速度、加速度的最大值；②最大弹性力及振动能量。

3. 两个物体做简谐振动，它们的振幅相同、周期相同，分别是 0.1m 和 2s，当 $t=0$ 时，一物体的位移为 0.1m，另一物体的位移为 −0.1m，问两者的相位差是多少？当 $t=1$s 时，它们的位移各是多少？

4. 弹簧振子做简谐振动时，若其振幅增为原来的两倍，而频率降为原来的一半，它们的能量怎样改变？

5. 已知两谐振动的振动方程为 $x_1 = \sqrt{3}\times 10^{-2}\cos\left(\frac{\pi}{2}t+\frac{5}{7}\pi\right)$，$x_2 = 1\times 10^{-2}\cos\left(\frac{\pi}{2}t+\frac{3}{14}\pi\right)$，求其合成后的振动方程。

6. 两同频率同振动方向的谐振动的合成振幅为 0.20m，合成振动的相位与第一振动的相位差为$\frac{\pi}{6}$，已知第一振动振幅为 0.173m，求第二振动的振幅及第一、第二振动间的相位差。

7. 示波管主要由哪三部分组成？它们各起什么作用？示波管中栅极与阴极之间的电压极性是怎么设置的？为什么调节这一电压可以控制荧光屏上光点的亮度？

8. 已知锯齿波扫描电压的频率为 100Hz，观察的待测信号在荧光屏上出现两个完整波形，

问待测信号频率是多少？欲使该待测信号在屏上出现四个完整稳定的波形，扫描电压的频率应变为多少赫兹？

9. 已知波的表达式为 $y=0.05\sin(10\pi t-0.6x)$（SI），①求波长、频率、波速和周期；②说明 $x=0$ 时波的表达式的意义。

10. 已知某一维平面简谐波的周期 $T=2.5\times10^{-3}\text{s}$，振幅 $A=1.0\times10^{-2}\text{m}$，波长 $\lambda=1.0\text{m}$，沿 x 轴正向传播时，写出此一维平面简谐波的波函数。（设 $t=0$ 时，$x=0$ 处质点在正的最大位移处）

11. 有一沿 x 轴正方向传播的简谐波，在原点处质点的振动方程为 $y=A\cos\dfrac{2\pi}{T}t$，已知 $A=0.02\text{m}$，$T=3\text{s}$，波速 $u=2\text{m}\cdot\text{s}^{-1}$。求：①波动方程；②在 x 轴正方向离原点 5m 处质点的振动方程；③当 $t=2.5\text{s}$ 时，原点处质点的位移；④当 $t=2.5\text{s}$ 时，在 x 轴正方向离原点 5m 处质点的位移。

12. 一沿 x 轴方向传播的入射波的表达式为 $y_1=A\cos2\pi\left(\dfrac{t}{T}-\dfrac{x}{\lambda}\right)$，在 $x=0$ 处发生反射，反射点为一节点。求：①反射波的表达式；②驻波的表达式；③波节、波腹的位置坐标。

第四章　声与超声

振动频率约在 20～20000Hz 范围内的机械振动称为声振动，在弹性介质中由声振动而激起的纵波，能引起人耳的听觉，称为声波。频率高于 20000Hz 的声波称为超声波；而低于 20Hz 的声波称为次声波。次声波和超声波都不能引起人的听觉。次声波、声波、超声波仅频率不同，而无本质上的区别，因此广义的声波包含次声波和超声波。本章将在振动和波动的基础上，介绍声音与听觉的物理学基础以及超声的特性和它在医学上的应用。

第一节　声波

一、声波的基本性质

声波是一种机械纵波，是由于声源做机械振动引起。我们把能够发声的物体叫做声源。声源的振动在介质中的传播形成声波。

声波可以在气体、液体、固体中传播；固体中传播速度最大，液体次之，气体最小。声波的传播速度与介质的性质有关，并受温度影响；一般情况下温度增高时，声速增大。0℃时，空气中的声速为 $331\text{m}\cdot\text{s}^{-1}$，通常情况下，温度每升高 1℃，声速约增大 $0.6\text{m}\cdot\text{s}^{-1}$。气体中声速 u 与摄氏温度 t 有如下的关系

$$u = 331 + 0.6t \tag{4-1}$$

表 4-1 列出了一些与超声诊断有关的介质中的声速和密度。

表 4-1　各种介质中的声速和密度

介质	声速($\text{m}\cdot\text{s}^{-1}$)	密度($\times 10^3\text{kg}\cdot\text{m}^{-3}$)	介质	声速($\text{m}\cdot\text{s}^{-1}$)	密度($\times 10^3\text{kg}\cdot\text{s}^{-1}$)
空气(0℃)	332	0.00129	肾脏	1560	—
空气(15℃)	340	—	羊水	1474	1.013
水(20℃)	1480	0.988	角膜	1550	—
石蜡油	1420	0.833	晶状体	1641	1.136
生理盐水(37℃)	1534	1.002	玻璃体	1532	—
人体软组织	1540	1.016	巩膜	1640	—
血液	1570	1.055	头颅骨	3360	1.658
脑组织	1540	1.020	密质骨	3360	1.70
脂肪	1476	0.955	有机玻璃	2720	—
肌肉	1568	1.074	钢铁	5800	7.8
肝脏	1570	1.050	铝	6400	2.7

从表 4－1 中可以看出，人体组织的声速与水相近，骨骼中的声速约为软组织的 2～3 倍。在医用超声测量中，常把人体软组织中的声速近似当作一个恒量 $1540\mathrm{m}\cdot\mathrm{s}^{-1}$，所以超声束穿过组织的距离与时间成正比。例如，按 $1540\mathrm{m}\cdot\mathrm{s}^{-1}$ 的速度计算，超声束穿过 1cm 的组织需要 6.49μs，往返 1cm 需要 13μs，也就是说，13μs 的时间表示超声回波法测量中的 1cm。在超声成像时，探测深度一般不小于 15cm，这样要获取一条超声信息线所需的时间应不少于 194.7μs。超声在人体中传播速度的恒定，是医用超声诊断仪设计的重要依据。

二、声压和声强

1. 声压

声波在介质中传播时，介质中各部分的密度发生周期性的变化，时而密集，时而稀疏，密集时压强增大，稀疏时压强减小。没有声波传过来时介质中某一点的压强叫静压强，用 p_0 表示；某一时刻，波传播到某一点时的压强与静压强之差，称为瞬时声压，用 p 表示，单位是 Pa（帕），声压的表达式如下

$$p = \rho u\omega A\cos\left[\omega\left(t-\frac{x}{u}\right)+\frac{\pi}{2}\right] = p_m\cos\left[\omega\left(t-\frac{x}{u}\right)+\frac{\pi}{2}\right] \tag{4-2}$$

其中，$p_m=\rho u\omega A$ 称为声压幅值，简称声幅。其中 A 是声振动幅值，ρ 是介质密度，u 是声速，ω 为声波的圆频率。声压在声波测量中可以直接测量，但读出的数值是有效声压 P_e，声压幅值与有效声压的关系是

$$p_e = \frac{p_m}{\sqrt{2}} \tag{4-3}$$

2. 声强

声波是机械波，在声波向外传播时，实质上向外传播的是能量。在单位时间内通过垂直于声波传播方向上的单位面积的声波能量称为声强，以 I 表示，则

$$I = \frac{1}{2}\rho u A^2\omega^2$$

或

$$I = \frac{p_m^2}{2\rho u} \tag{4-4}$$

3. 声阻抗

质点振动的幅值 $v_m=\omega A$。一定的温度下，对于确定的介质，ρ 与 u 是常量，而且都与介质特性有关，令 $Z=\rho u$，则

$$p_m = \rho u v_m = Z v_m \tag{4-5}$$

Z 称为声阻抗，简称声阻，单位是 $\mathrm{kg}\cdot\mathrm{m}^{-2}$。声阻是描述介质传播声波特性的一个重要物理量，由介质决定。表 4－2 列出了几种介质的声速、密度和声阻抗。

表 4-2 声速和声阻

物质	ρ/(kg·m^{-3})	u/(m·s^{-1})	Z/(kg·m^{-2}·s^{-1})
空气(20℃)	1.21	343	416
空气(0℃)	1.29	331	428
水	988.2	1484	1480000
钢	7800	5050	39400000
脂肪	970	1400	1360000
脑	1020	1530	1560000
肌肉	1040	1568	1630000
密质骨	1700	3600	6120000

三、声强反射系数和透射系数

声波在同一种均匀的介质中沿直线传播。当声波从一种介质进入到另一种介质时，当界面的尺寸足够大(即界面尺寸远大于声束直径及声束的波长)时，在两介质的分界面上会发生反射与折射现象；如果界面的尺寸远小于超声波波长时，则不会发生反射。声波的反射与折射遵循光的反射定律与折射定律；反射波声强与入射波声强的比值称为声强反射系数；透射波声强与入射波声强的比值称为声强透射系数。

不考虑吸收的情况下，入射波、反射波和透射波之间遵循能量守恒定律，可知反射声强系数与透射声强系数之和等于 1，所以只要分析声强反射系数就够了。当声波垂直入射到声阻抗不同的两种介质界面时，声强反射系数为

$$\gamma_i = \frac{I_r}{I_i} = \left(\frac{Z_2 - Z_1}{Z_2 + Z_1}\right)^2 \tag{4-6}$$

可见：(1)界面两侧声阻抗值相差悬殊时，即 Z_1 远远大于 Z_2 或 Z_2 远远大于 Z_1，这时声波几乎全部反射，透射波很小。如声波由空气垂直进入人体，空气声阻 415kg·m^{-2}·s^{-1}，而肌肉的声阻 1.63×10^6kg·m^{-2}·s^{-1}，通过计算声强反射系数近似为 99.9%，声强透射系数近似为 0.1%。这个数据说明，声波很难直接从空气进入人体，同样也很难从人体进入空气。

(2)两种介质的声阻抗相等时，即 $Z_1 = Z_2$ 时，声波在这两种介质的分界面上无反射。如在超声检查时，超声波穿过人体中不同的两种组织，只要声阻抗相等，则没有反射波存在，因而图像上没有两种组织的分界面显示。

(3)当界面两侧的声阻接近时，Z_1 近似等于 Z_2，反射声强近似于 0，则透射声强近似于 1；即反射波非常弱，透射波非常强。如蓖麻油的声阻 1.36×10^6kg·m^{-2}·s^{-1}，声强反射系数只有 0.033%，也就是说绝大多数超声波可成功进入人体。因此在超声诊断检查中，发射超声波的探头与人体体表之间要涂耦合剂(油式液体)，排除人体体表与探头之间的空气，便于超声从探头入射到人体内部和从体内反射的超声进入探头。

四、多普勒效应

1842 年奥地利数学家、天文学家多普勒在铁路附近散步时，恰逢一列火车从他身旁驰过，他发现火车由远而近时汽笛声变响，音调升高，而火车由近而远时汽笛声变弱，音调变低。他对这个物理现象非常感兴趣，并进行了研究。发现这是由于振源与观察者之间存在着相对运

动，使观察者听到的声音频率不同于振源频率。

当声源、接收器、介质之间存在相对运动时，接收器收到的频率与声源发出声波的频率不相同，这种现象称为多普勒效应。接收器接收到的频率与波源频率的差值称为频移。

若波源和接收器的运动方向与传播方向在一条直线上，下面通过三种情况对多普勒效应进行分析。

若波在介质中的传播速度为 u，波源相对于介质移动的速度为 v_s，接收器相对于介质的运动速度为 v_R，波源的频率为 f，接收器接收到的波的频率为 f'。

(1)波源静止，接收器以速度 v_R 运动。当接收器不动时，则接收器每秒收到的振动就是 f 个。若接收器向着波源运动，接收器每秒收到的振动除了 f 个外，还由于接收器向前移动了 v_R 的距离，每秒要多接收$\frac{v_R}{\lambda}$个振动。因此接收器接收到的频率 f' 为

$$f' = f + \frac{v_R}{\lambda} = \frac{u + v_R}{u} f$$

如果接收器远离声源运动，则接收器接收到的频率 f' 为

$$f' = \frac{u - v_R}{u} f$$

上式表明，当声源静止时，接收器靠近波源时接收器接收到的频率高于波源的频率，接收器远离声源时接收器接收到的频率低于波源的频率。对应频移为 $\Delta f = f' - f = \pm \frac{v_R}{u} f$，其中靠近取＋，远离取－。

(2)接收器静止，波源以速度 v_s 运动。当波源以速度 v_s 向接收器运动时，每过时间 t 时，波源与接收器之间的距离缩短 $v_s t$，而波数增加 ft 个，如图 4-1 所示。因此在接收器与波源之间 $(ut - v_s t)$ 的距离上分布着 ft 个波，所以接收器接收到的波长变小。

$$\lambda' = \frac{ut - v_s t}{ft}$$

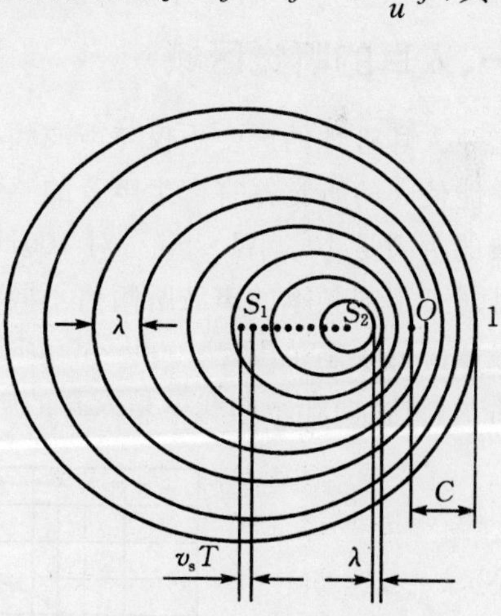

图 4-1 多普勒效应

声波的波速为 u，由波速、波长、频率间的关系得出接收器接收到的声波的频率为

$$f' = \frac{u}{\lambda'} = \frac{u}{u - v_s} f$$

对应频移为 $\Delta f = f' - f = \frac{v_s}{u - v_S} f$，接收到的频率增加。

若波源远离接收器运动时，波源在 t 时间内发出 ft 个波分布在 $(ut + v_s t)$ 的距离上，波源与接收器之间波面分布变稀，波长增大，频率变低。

$$f' = \frac{u}{\lambda'} = \frac{u}{u + v_s} f$$

对应频移 $\Delta f = f' - f = -\frac{v_s}{u + v_S} f$，负号代表接收到的频率减小。

(3)声源和接收器同时相对于介质运动时，v_s 和 v_R 都不等于零，将上述两种情况综合起来分析，可以推出

$$f' = \frac{u + v_R}{u - v_s} f \tag{4-7}$$

该式称为多普勒效应的频率公式。式中，接收器向着波源运动时，v_R 取正值，远离时取负值；波源向接收器运动时 v_s 取正值，远离时取负值。

(4)如果波源速度与接收器速度不在一条直线上时，应将 v_s 和 v_R 在波源与接收器连线上的分量代入以上各式中进行计算。设波源的运动方向与连线成 α 角，接收器的运动方向与连线成 β 角，则接收器接收到的频率为

$$f' = \frac{u + v_R \cos\beta}{u - v_s \cos\alpha} f \tag{4-8}$$

该式可作为多普勒效应频率的普遍公式。

多普勒效应是波动过程共有的现象，这一现象在医疗诊断、工程技术、交通管理和科学研究方面有着广泛的应用。在交通管理中，用来对车辆、船只等运动目标的速度及距离进行测量。在医学上可以对心脏、血管、血流状态及胎儿胎心进行超声诊断。分子、离子、原子等微观粒子由于热运动产生的多普勒效应使其发射和吸收的谱线频谱增宽，在天体物理和受控热核聚变试验装置中，谱线的多普勒增宽已成为一种分析大气，等离子体物理状态的重要手段。

第二节　声学在医学中的应用

一、人耳的听觉区域

人耳听觉的产生不仅与声波频率有关，还与声波的强度有关。声强必须达到某一数值时，才能使人的听觉器官产生声音的感觉。引起听觉的最小声强称为听阈。正常人对 1000Hz 声波的听阈是 10^{-12} W·m^{-2}，对 100Hz 的声波的听阈却是 10^{-9} W·m^{-2}，是前者的 1000 倍。人耳对于不同频率的声波听阈值不同，主要是因为人耳对不同频率声波的敏感程度不同。人耳最敏感的频率范围是 1000～5000Hz。表示听阈与频率关系的曲线称为听阈曲线，如图 4-2 所示，最下面那条曲线就是人耳的听阈曲线。

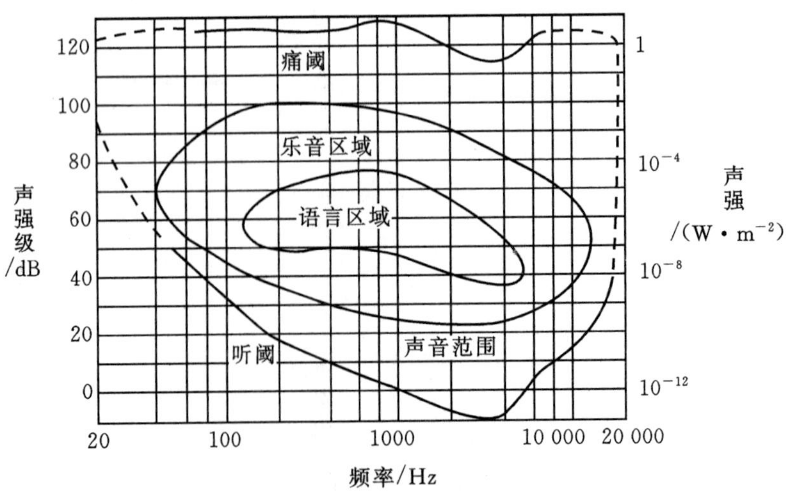

图 4-2　人耳的听觉区域

随着声波强度的增大，人耳感觉到声音的响度增加，当声强增大到一定程度时，声波会给人痛觉。引起人耳痛觉的最小声强，即人耳能够承受的最大声强称为痛阈。对于不同频率的声波痛阈值也不相同。但是声波频率对人耳痛阈的影响没有声波频率对人耳听阈影响大。表示痛阈与频率关系的曲线称为痛阈曲线。图 4-2 中最上面的一条曲线即痛阈曲线。

研究表明，只有在一定频率范围内和一定强度的声波才能使人耳产生听觉。我们把频率在 20～20000Hz 内的声波，声强在听阈与痛阈之间的范围称为听觉区域。由图 4-2 可以看出，频率为 1000Hz 的声波痛阈值为 $1W \cdot m^{-2}$，听阈值为 $10^{-12} W \cdot m^{-2}$，两者相差 12 个数量级，可见人耳能够感受到的声强范围很大。而在敏感的频率范围内，声波频率变化只要大于 0.3%，人耳就可以将两种声音分辨开，由此进一步说明人耳的听觉器官非常敏感。

二、声强级和响度级

1. 声强级

研究表明，声强增大 10 倍时，人耳感觉到的声强大约增加 1 倍。在声学中，用对数标度来表示声强的等级，称为声强级。通常以 1000Hz 声音的听阈值 $I_0 = 10^{-12} W \cdot m^{-2}$ 作为参考，某一声波的声强 I 与参考声强 I_0 的比值的对数，就是该声波的声强级，用 L 来表示。声强级的国际单位是贝尔(B)，则

$$L = \lg \frac{I}{I_0} (B) \tag{4-9}$$

在实际中，通常用分贝(dB)来表示声强级。1B=10dB，上式可写为

$$L = 10\lg \frac{I}{I_0} (dB) \tag{4-10}$$

【例 4-1】 距点声源 10m 的地方，声音的声强级是 20dB，若不计声音的吸收及散射。求距点声源 5m 处的声强级。

解：由 $I_1 S_1 = I_2 S_2$

得： $\frac{I_1}{I_2} = \left(\frac{r_2}{r_1}\right)^2$

上式两边取对数得：$L_1 - L_2 = 10\lg\left(\frac{r_2}{r_1}\right)^2 = 20\lg\frac{10}{5} = 6dB$

则： $L_1 = L_2 + 6 = 26(dB)$

2. 响度级

人耳对声音强弱的主观感觉称为声音的响度。声波的客观强度用声强和声强级来表示。当声波的声强或声强级增加时，给人的主观感觉即响度并不一定增加。声强或声强级相同的声音，如果频率不同，其响度不同，有时相差很大。这是因为人耳对不同频率的声音的敏感程度不同。因此响度不仅与声强有关，还与声波频率有关。把响度的大小分成一定的等级，称为响度级。响度级以 1000Hz 的声音为标准，1000Hz 声音的声强级是多少分贝，其响度级就是多少。响度级的单位是昉，如 1000Hz 声音的听阈值 $I_0 = 10^{-12} W \cdot m^{-2}$，则该声音声强级就是 0 分贝，响度级为 0 昉；痛阈值是 $1W \cdot m^{-2}$，声强级为 120 分贝，对应响度就是 120 昉。其他频率的声音，不管声强或声强级是多少，只要与某个响度级的 1000Hz 声音引起的响度相同，就是同一个响度级。

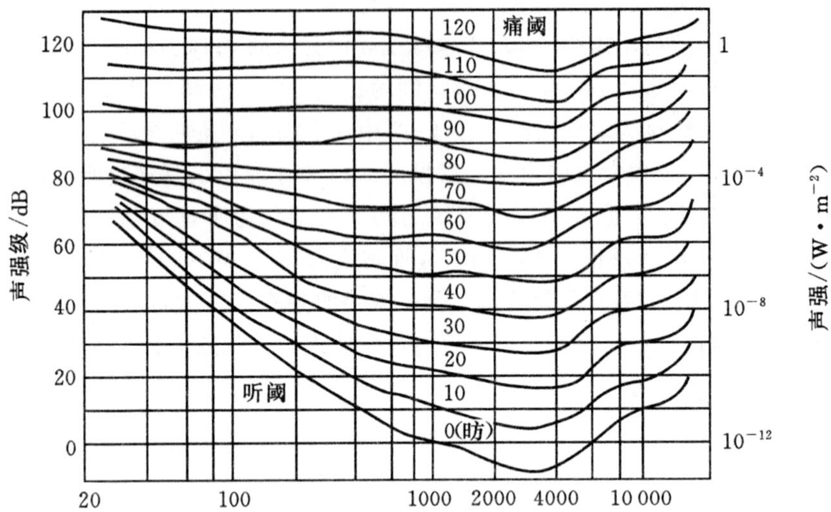

图 4-3 等响曲线

在听觉范围内，响度相同，但声音频率和声强不同的各点的连线称为等响曲线。如图4-3所示，为听觉阈的等响曲线。听阈曲线就是 0 昉的等响曲线，痛阈曲线就是响度为 120 昉的等响曲线。在 0 昉与 120 昉两条曲线之间，可以画出其他等响曲线。

三、体外冲击波碎石

1. 冲击波

波源在 S_1 位置发出的波在其后 t 时刻的波阵面为半径等于 ut 的圆面，但此时波源已前进了 $v_s t$ 的距离到达 S 位置。在整个 t 时间内，波源发出的波的各波前的切面形成一个圆锥面，如图 4-4 所示。这个圆锥面称为马赫锥，其半顶角满足

$$\sin\alpha = \frac{ut}{v_s t} = \frac{u}{v_s} = \frac{1}{M} \tag{4-11}$$

式中，M 为马赫数。

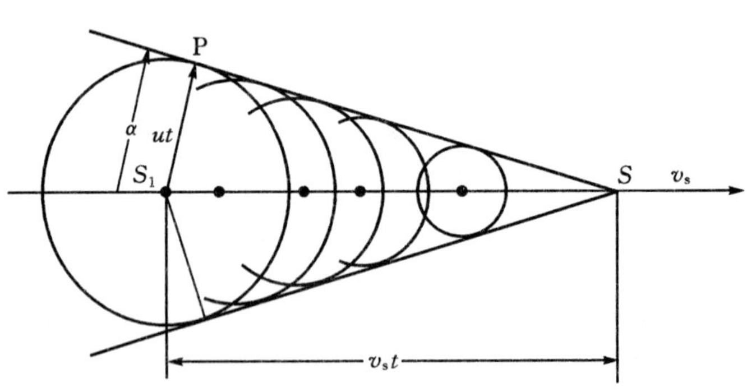

图 4-4 冲击波

各波前随时间不断扩展，锥面也不断扩展，这种以点波源为顶点的圆锥形的波称为冲击波。锥面是受扰动的介质与未受扰动的介质的分界面，在界面的两侧存在压强、密度和温度的突变。飞机、炮弹等以超音速飞行，都会在空气中激起冲击波。冲击波的能量集中在锥面上，可产生非常大的压力作用。医学上，常用来进行碎石。

2. 冲击波碎石机

医学上的体外冲击波碎石机主要有四大部分构成：冲击波的发生系统、冲击波传导系统、结石定位系统和操作监视系统。

冲击波的产生是通过高压(10～20kV)、大电流(10～20A),在电极之间瞬间放电,形成高能量、高温高压等离子区,产生高能冲击波。从放电中心区域向外传播,同时释放出热能、光能、声能等。当冲击波遇到半椭球形反射光亮表面后,被发生聚集,能量放大,产生10～100kPa的压力。

冲击波的传导方式有水槽式和水囊式,目前应用比较普遍的是水囊式碎石机。由于人体软组织的声阻抗与水的声阻抗接近,因此利用人体作为冲击波的传导介质。结石和人体组织的声阻抗相差较大,前者约是后者的5～10倍,当冲击波遇到结石时能量急剧释放,在结石内产生很强的拉伸内应力,这种力一旦超过结石的拉伸强度极限,结石便破碎。这个过程是:在结石的表面,冲击波对结石产生压力;冲击波进入结石内引起极高压力梯度,产生拉伸内应力;冲击波离开结石时,再次由于介质声阻抗的突变引起结石内张力。在上述力的综合作用下,结石逐步破碎。

但体外冲击波碎石对于顽固性结石、巨大结石的效果不太明显。

第三节　超声波

频率高于20000Hz的声波叫做超声波,我们一般把超过5.0×10^9Hz的称为特超声。超声技术产生于20世纪初,现在已广泛应用于工业、农业、科技、军事及医学等领域。

在医学上的应用从20世纪40年代开始,发展到现在,已成为临床医学中不可缺少的手段之一。临床常用的超声频率在1～10MHz之间。目前腹部及心脏检查所用的频率范围在5～10MHz之间,皮肤及血管内检查所用的频率范围在10～30MHz之间,生物显微镜成像所用的频率范围在40～100MHz之间。

一、超声波的产生与接收

人工产生超声波的方法很多,如机械法、电声转换法、激光法等。目前,医学超声诊断仪器中产生超声波常用电声转换法中的压电式换能法,即利用非对称压电式晶片(如石英、酒石酸钾钠、锆钛酸铅等)的压电效应来获得。

压电效应是1820年法国科学家居里兄弟发现的。当对某些材料两端施加压力时,在材料的两个电极表面会出现电荷,产生电场分布,这种效应称为正压电效应。一般说来,材料的压电效应是可逆的,即当材料的两端施加一个电压时,材料将出现形变,称为逆压电效应。在超声医学中,超声波的发射是利用晶体的逆压电效应,即用一定频率的交变电压作用于压电晶体材料上,压电晶体材料产生同频率的机械振动,振动在弹性介质中的传播形成声波,交变电压的频率高于20000Hz,则形成的声波就是超声波。超声波的接收则利用了正压电效应,当从人体内反射回来的超声波作用于压电晶体表面时,使压电晶体表面受到压力或拉力作用,产生同频率的交变电压,电压的强弱也随着超声波声压的大小而变化,通过电子技术可以显示电压变化的波形并进行测量。这种主要由压电晶体组成的装置称为换能器,又称为探头。

二、超声波的特性及对物质的作用

1. 超声波的特性

超声波与声波的物理机制相同,都是机械波,遵守机械波的运动规律。超声波的频率高、波长短，在医学上有相当重要的应用，是目前临床诊断中仅次于 X 射线的一种重要手段。超声波具有如下特性。

(1)方向性好　超声波频率高、波长短，衍射现象不显著，即超声波的方向性好，便于定向集中发射。它可以像光一样沿直线传播，也可以像光一样会聚或发散，频率越高的超声波直线传播特性越好。利用这一特性可以进行超声探测与定位。

(2)声强大　声波的声强与声波频率的平方成正比。频率越高，声强越大，故在同样振幅的条件下，超声波的强度比声波的强度大的多，如在同样振幅的条件下，在同一介质中，1000kHz 的超声波与 1kHz 的声波相比，前者比后者强度大 100 万倍。此外，声强与声压幅值的平方成正比，因此，1000kHz 的超声波产生的声压也远大于 1kHz 的声波产生的声压。超声波所具有的巨大能量，正是其治疗和其他方面应用的物理基础。

(3)穿透性强　超声波在传播过程中，机械能被介质吸收，声强不断减小，实验证明，同样频率的超声波在不同的介质中衰减的快慢是不同的。超声波在气体中衰减很快，而在固体和液体中衰减较慢。如 1MHz 的超声波在空气中传播 0.5m 时强度就减为一半，而在水中要传播数百米强度才减半，所经距离约为空气中的 1000 倍。超声波可以穿透几十米的金属，所以超声波在固体和液体中具有很强的穿透性。因此超声技术主要用于液体和固体。另外，介质对波的吸收随波的频率增大而增大，因而随超声波频率的增大，穿透本领会减弱。

2. 超声波对物质的作用

超声波在介质中传播时，与介质的作用主要有以下几种。

(1)热作用　超声波作用于介质，使介质分子产生剧烈振动，通过分子间的相互作用，超声波的机械能转化为介质的内能，介质温度升高。这就是超声波的热作用。这种热作用可用于超声理疗中，超声波的强度越大，产生的热作用越强。

超声波的热作用可增加血液循环，加速代谢，改善局部营养，增强酶活力。一般情况下，超声波的热作用以骨和结缔组织较为显著，脂肪与血液为最少。

(2)机械作用　超声波在介质中传播时，介质质点高频振动，虽然振幅小，由于频率很高，因此质点的速度幅值与加速幅值很大，加速度幅值可达重力加速度的几千万倍。声压也很大，声压幅值为大气压的许多倍，在介质中形成巨大的压强变化，超声波对介质产生的这些力学效果称为机械作用。利用超声波的机械作用，可以对材料进行钻孔、切割、研磨、粉碎、搅拌、清洗等超声处理。

在医学上，超声振动可引起机体组织细胞内物质的运动，如使细胞浆流动、细胞震荡、旋转、摩擦从而产生细胞的"按摩作用"。超声波的机械作用可软化组织，增强渗透，提高代谢，促进血液循环，刺激神经系统和细胞功能等。

(3)空化作用　超声波在液体中是以纵波形式传播。当超声波在液体中传播时，液体形成剧烈的疏密变化，伴随大幅值的声压周期性变化，当分子间距离增大时分子间的拉力承受不住，液体分子就会拉伸断裂，产生近真空的空穴；当分子间距离减小时，产生高压强，液体被压缩，液体在高频超声波的作用下，极快地被交替压缩与拉伸，内部产生大量的瞬间湮灭的微细空腔称为空化作用。液体中含有气体或杂质的地方是承受拉力的薄弱区，更容易被撕裂而产生空腔，因此液体中溶解的气体与含有的杂质越多，空化作用也越强。在小空腔迅速形成与湮灭的过程中，由于摩擦而产生电荷，在猛烈冲击使空腔闭合的瞬间，会发生放电与发光现象。同时液体局部出现高温和高压，会导致通常不能进行的化学反应进行。空化作用可用于促进化学反应、灭菌、制造乳剂等方面。

三、超声波的安全剂量问题

超声作用于生物体时会产生一定的生物效应，那么在临床医学中进行超声诊断时，对人体是否有伤害呢？本着既要考虑人体的安全，又要满足诊断要求，人们从许多实验中总结出了超声诊断的安全剂量图(图 4－5)。从图中粗略地看出，人体超声强度的安全剂量，随着超声照射时间而变。一般临床超声超声诊断所用的剂量，对人体是无害的。

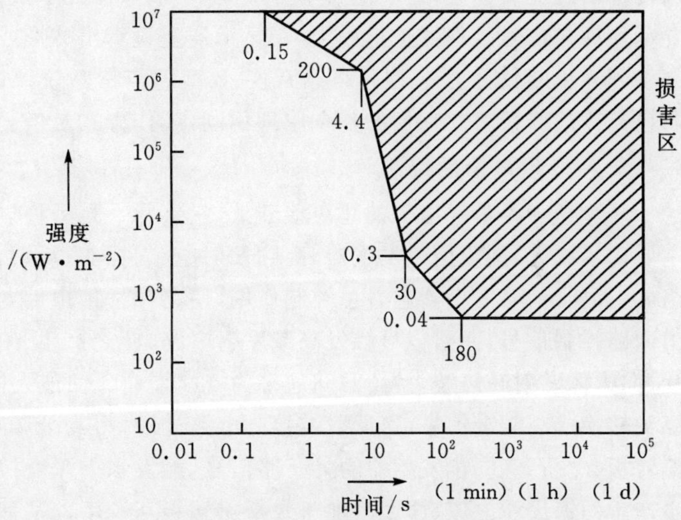

图 4－5　超声诊断的安全剂量

在某一段区域内，安全剂量的强度和时间的乘积基本是一个常数。时间很长时，只能在较小的剂量下使用；在时间很短时，人体可以暂时承受较大的超声强度。超声波形的形态对生物效应也有一定的影响。所以合理的超声诊断的安全剂量，应该是包括时间、波形在内的剂量值。

另外，对于不同的检查对象，其安全剂量也应有些不同。如对检查胎儿的安全剂量就应尽可能的小，一般控制在 20mW·cm^{-2}，30min 以内，而检查成人心脏、脑时，可以稍微大一些；对于其他脏器，可以控制在 40mW·cm^{-2}，60min 以内。

关于超声诊断的安全剂量，虽然绝大部分人的看法基本一致，但也不尽相同，有的国家把超声诊断的安全剂量定为 10mW·cm^{-2}，也有的国家把超声诊断的安全剂量定为 40～100mW·cm^{-2}之间。总之，超声诊断的安全剂量，还有待于进一步的研究和统一。

第四节　超声在医学上的应用

早在 1942 年，奥地利医生杜西克就利用超声技术扫描人的脑部结构。20 世纪 60 年代人们开始将超声波应用于腹部器官的探测。经过短短的几十年的发展，在临床诊断、治疗及基础医学的研究等方面的应用越来越广泛。这里主要介绍在临床诊断和治疗方面的应用。

一、超声诊断

超声诊断是利用超声波探测人体内部的情况，与较早普及的 X 射线诊断相比较，具有无损伤、灵敏度高的优点，而且适用于人体器官的动态研究。近几年来彩超、立体超声显像、超声 CT、超声内窥镜等超声技术的不断涌现，使疾病的诊断准确率大大提高。

1. 超声诊断仪的组成

超声诊断仪有五个基本单元组成：高频信号发生器、探头、回声信号处理器、回声信号显示器和电源。探头即换能器，主要材料是压电晶体，既能发射超声波又能接收超声波。探头向人体发射超声波是不连续的，而是以脉冲的形式断续发射。在发射的间歇期可以接收人体内部各部分反射回来的超声波。反射波也称为回波。超声诊断就是利用反射回波携带的信息，获得人体内部的信息；高频信号发生器是一个电振荡器，供给探头发射超声波所需要的高频交变电压，这个电压也是脉冲式的，探头接收回波，回波给压电晶体以机械振动，压电晶体表面产生交变电压，交变电压的频率和回波频率相同；由于两次电能和声能的相互转化及超声波在人体内传播时的能量损失，这个电压十分微弱，一般只有几十微伏到几百微伏。这个微弱的信号需要利用回声信号处理器进行放大，在显示器上显示出波形或图像。

超声诊断仪分为A型超声诊断仪、B型超声诊断仪、M型超声诊断仪、D型超声诊断仪、彩色超声诊断仪等。它们的基本原理相同，工作方式及信号显示有所差别。

2. A **型超声诊断仪**

A型超声是最早出现的超声诊断仪，它实际上是一种显示界面反射波脉冲的专用示波器。主要由示波管、同步信号发生器、高频发射电路、探头、反射波接收电路、水平深度扫描电路等组成。同步信号发生器起着总控制作用，使高频发射电路与锯齿波扫描电路同步工作。它输出两路控制信号，一路信号触发高频发射电路，使之产生一高频振荡电压，加于探头的压电晶片，向人体发射超声波，持续时间通常为5μs左右。而从人体各组织界面反射的超声回波又经探头转换成高频电信号，送反射波接收电路处理，得到低频反射波电脉冲，加于示波管的垂直偏转板Y_1、Y_2。同步发生器的另一路信号，触发水平深度扫描电路，使之输出与超声波发射同步产生的锯齿波电压，放大后加于水平偏转板X_1、X_2。从而在示波屏上显示出人体内不同界面的反射波脉冲，其垂直方向的幅度表示反射超声的强度，而水平方向则表示超声束进入人体的深度，也就是说，在A型超声中采用的是水平深度扫描。所获得的是沿声束行进方向上的体内信息，即一维信息，显示的是一维图像，它主要依据回声的幅值大小、波形的密度、波的活跃程度、形态等作为诊断的基础。目前已逐渐被B超等更先进的设备所替代。

3. B **型超声诊断仪**

B型超声诊断仪在医学超声领域占有重要的地位，它是在A超基础上利用声束扫描发展起来的，其基本原理相同(图4-6)。B型超声诊断仪和A型超声诊断仪相比主要有以下几点不同。

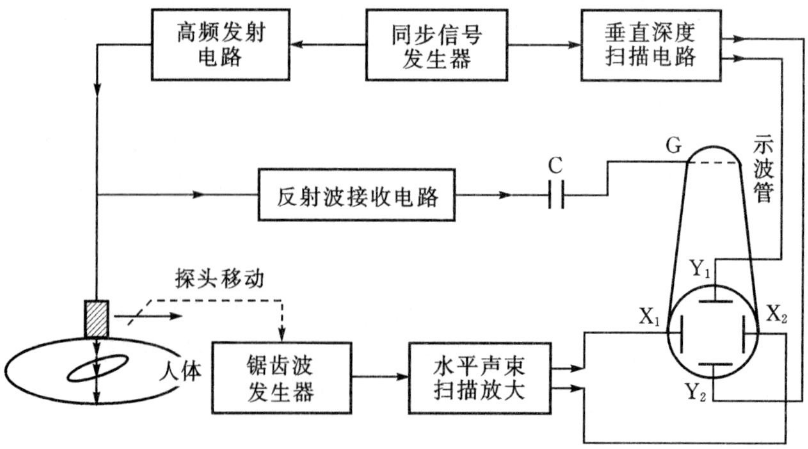

图4-6 B型超声诊断仪的结构方框图

(1)采用辉度调制 在A型超声中,反射波脉冲加在示波管的垂直偏转板上。而在B型超声中,反射波脉冲不是加在垂直偏转板上,而是加在示波管的控制栅极上(正脉冲)或阴极上(负脉冲),通过改变阴-栅之间的电压来控制示波屏上光点的亮度。反射波强,光点亮,反射波弱,光点暗,从而实现了辉度调制。

(2)采用垂直深度扫描 在A型超声中,与超声波发射同步产生的锯齿波电压加在示波管的水平偏转板上,用水平扫描线表示超声束进入人体的深度。而在B型超声中,该锯齿波电压不是加在水平偏转板上,而是加在垂直偏转板 Y_1、Y_2 上,用垂直扫描线表示超声束进入人体的深度,这种扫描方式叫做垂直深度扫描。因为对应于体内各组织界面位置的反射波脉冲加在示波管的栅极上,所以反射波脉冲变成了自上而下的光点群。这些光点的上下位置与反射界面的深度一一对应,不同的光点对应不同的反射界面。

(3)采用探头移动声束扫描 在上述辉度调制和垂直深度扫描的同时,探头沿着被测对象表面匀速移动,且与探头移动同步产生一锯齿波电压,经水平声束扫描电路放大后加于示波管的水平偏转板 X_1、X_2 上,这样被反射波脉冲调制的光点垂直深度扫描线与探头同步地水平向右移动,如图 4-7 所示,这个过程叫做声束扫描。扫描可以是手动的,机械或电子控制的。探头边移动边发射超声和接收超声,探头在每个位置都接收若干超声检查方向上的回波,在显示器上显示一列回波,随着探头的移动显示器上出现许多光点,组成二维图像,即被检部位的断面影像。该断面是由超声行进方向与探头移动方向决定的平面,称为纵断面。改变探头位置及移动方向,就可以得到不同位置、不同方向上的断面图像,相当于将体内的器官或组织一层层纵向切开进行观察,这种显像方式又称为超声断面显像技术。

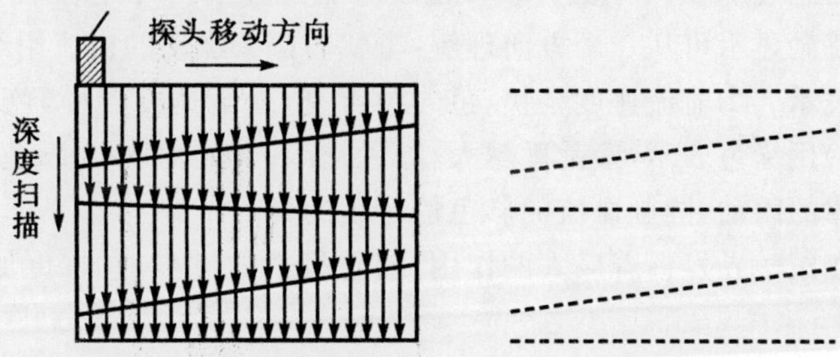

(a)单探头移动　(b)切面图像

图 4-7 B超显像示意图

4. M型超声诊断仪

M型超声诊断仪也是利用辉度调制方式来成像的,显示原理类似于B型,即以不同的灰阶点来反映灰阶的强弱。与B超不同的是,单探头以固定位置和方向对人体探测,并在B型扫描中加入慢扫描锯齿波,使回声的光点从左向右移动扫描。x 轴代表时间,y 轴代表扫描深度。从光点的移动可观察界面的深度及其随时间运动情况,所显示的扫描线为时间-深度运动曲线,是反射界面的活动曲线图,如图 4-8 所示。它主要用于心脏及大血管的检查,也称超声心动图。为了获得更多的诊断信息,常将M型超声心动图与心脏的其他参数,如心电图、心音图和超声多普勒频谱图等同步显示。

5. D型超声诊断仪

D型超声诊断仪是利用多普勒效应的原理,通过对多普勒频移的分析来检测血液流动和

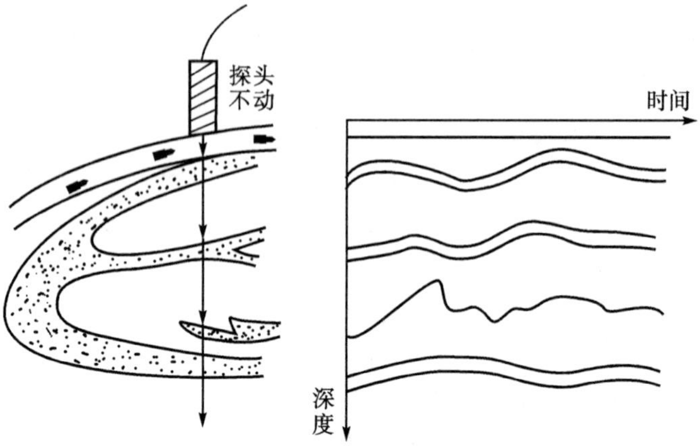

图 4-8　M 型超声诊断原理示意图

器官活动的一种超声诊断方法，又称为多普勒超声诊断法。

临床上常用的彩色血流多普勒基本工作流程是：①发射固定频率的脉冲式或连续式超声；②提取频率已经变化的回声；③将回声频率与发射频率相比，取得两者间的差别量值及正负值。将所获得的数据进行不同的显示，就成为不同的超声多普勒技术。

频谱多普勒是将血流随时间变化的信息用频谱显示出来的方法。彩色血流多普勒是用自相关的技术获取血流的方向、速度和湍流等信息，然后将血流信息按约定转换成伪彩色信号，将彩色血流的影像信息叠加在同时显示的 B 超图像上，就构成了彩色多普勒血流成像。

血流的彩色多普勒显示可从三个方向理解：①朝向探头运动的血流用红色表示，远离探头运动的血流以蓝色表示。②血流速度越快，色彩愈鲜亮，血流速度越慢，色彩越淡。③血流的紊乱程度(即离散度)用绿色表示，紊乱度越大，绿色越深；紊乱度越小，绿色越浅。④动脉血流的彩色信号呈有规律的闪动，静脉血流的彩色信持续的显示。

超声波技术正在医学界发挥着巨大的作用，随着科学的进步，它将更加完善，将更好地造福于人类。

二、超声治疗

超声治疗于 19 世纪 40 年代在欧美兴起，于 19 世纪 50 年代中期进入实用成熟阶段。我国在超声治疗领域起步较晚，20 世纪 50 年代初开始在少数医院开展超声治疗工作，20 世纪 80 年代开展体外超声碎石和超声外科，21 世纪研制出世界首台高强度聚焦超声刀，用于切除肿瘤治疗癌症。目前，超声治疗在包括内科、外科、妇科、儿科、神经科、皮肤科、眼科、五官口腔科等临床学科都得到了越来越广泛的应用。

1. 超声外科

超声外科出现于 20 世纪，80 年代在国际上取得了长足的发展。在骨、胸、脑、眼、肿瘤、动脉粥样硬化、息肉摘除等外科手术中都得到成功的应用，形成了超声普外、骨外、矫形、脑外、动脉内膜手术、血管溶栓成形术、骨焊接和再生术、减肥美容等超声治疗技术。

2. 超声刀

利用超声波极强的穿透力，通过特别的超声发射器，在计算机控制下把数百束低能超声波聚集起来，经水介质耦合，深入人体肿瘤内部，形成一个高能量区，可瞬间使肿瘤局部升温，瞬间焦点处肿瘤组织的温度可达 70～100 ℃。超声产生的高温效应、机械效应和空化效应，使肿瘤组织产生凝固性坏死，失去增殖、浸润和转移能力，而对靶区外的正常组织影响甚小。超声刀拥有一套肿瘤识别系统，能准确探测肿瘤的部位和大小，并通过计算机自动锁定。超声刀治疗主要适应腹部、盆腔和体表的各种肿瘤，其优点是：不开刀、不穿刺、不出血、无创伤，与手术、化疗、放疗联合使用能获得最佳治疗效果。

3. **超声碎石**

超声碎石是利用聚焦的高强度（数十或数百 $W \cdot cm^{-2}$）声波的空化作用及机械效应，使体内结石碎裂，从而自行排出体外。超声碎石主要用于肾结石和膀胱结石，由于对患者冲击比较大，目前正逐步被其他体外碎石技术替代。

4. **超声乳化**

超声乳化是使用频率为 20～40kHz 的细束超声辐照眼内病变组织，粉碎白内障，其碎屑随即被清除，手术快、创伤小，易恢复。

5. **超声理疗**

超声理疗是利用较低强度的超声波（约几 $W \cdot cm^{-2}$）的热效应，机械效应等，用聚焦或非聚焦声束对病变部位进行加热和机械刺激。超声理疗主要包括超声按摩、超声针灸和超声热疗等。

目标检测

1. 两个音叉的振动频率分别为 256Hz 和 512Hz，若振幅相同，发出声波的强度是否相同？为什么？

2. 某个声音的声强为 $7 \times 10^3 W/m^2$，另一声音比它的声强级高 10dB，求另一个声音的声强？若两个声音的声级的差为 20dB，则这两个声音的声强比是多少？

3. 声强级为 120dB 的声波（在 20 ℃ 的空气中）的声压幅值是多少？它施于面积为 $0.55 \times 10^{-4} m^2$ 的耳鼓膜口的最大作用力是多少？

4. 一个人说话的声强级为 30dB，那么 10 个人同时说话时的声强和声强级各是多少？

5. 一列火车以 20m/s 的速度驶向车站，鸣笛的频率为 20kHz，当时的气温是 15℃，站内旅客听到的鸣笛频率为多大？

6. 应用多普勒探测心脏壁的运动时，以 5MHz 的超声波垂直射入心脏壁，测得入射波频率与反射波频率差为 500Hz，求心脏壁的运动速度？（已知超声波在软组织中的速度为 1500m/s）

7. 设超声在组织中的速度为 $1500 m \cdot s^{-1}$，声波方向与血流方向的夹角是 30°，探头发射的超声频率为 2.8MHz，而接收到的频率为 2.7995MHz，求血流速度，血流是迎着探头方向流动，还是背着探头方向流动？

8. 设某超声波的频率为 5MHz，进入人体的软组织，求：①它的波长；②在 20cm 的软组织中往返一次所需要的时间。

9. 什么叫压电效应和逆压电效应？发射超声和接收超声分别利用的何种效应？

10. 超声诊断仪使用的探头由哪四部分组成？它们各起什么作用？

11. 为什么多普勒超声信号是不同频率成分合成的复杂信号？在多普勒血流仪中，FFT起了什么作用？

12. 连续多普勒与脉冲多普勒的探头工作过程有什么不同？为什么说连续多普勒不能做定位检测，而脉冲多普勒可以做定位检测？

第五章　分子动理论

宏观物体是由大量分子组成的，并且这些分子永不停息地无规则运动着。每个分子或原子都有它的大小、质量、速度、能量等，这些描述单个分子的物理量称为微观量。用实验直接测定这些量是困难的，也是不必要的。一般在实验室中测得的量，是表征大量分子原子集体特性的量，称为宏观量，如气体的温度、压强等。单个分子的运动是无规则的，但大量分子的运动却存在着一定的统计规律。分子动理论就是从分子运动的观点出发，采用统计的方法，求出大量分子微观量的统计平均值，确立宏观量和微观量之间的关系以解释和揭示物体的宏观现象的微观本质。分子动理论研究的范围极其广泛，它的理论和研究方法对于生命科学也具有重要的意义。

第一节　物质的微观结构

本节从物质微观结构出发，阐明分子运动的一些基本概念。

一、宏观物体是由大量分子(或原子)组成的

自然界中常见的气体、液体、固体等宏观物体都是由大量分子(或原子)组成的。实验证明，1mol 任何物质的分子数均为 $N_A=6.02\times10^{23}\,mol^{-1}$，称为阿伏伽德罗常数。

实验表明，组成物体的分子之间存在一定的间隙。气体很容易被压缩，说明气体分子间存在间隙；同体积的水和酒精混合后总体积减小，说明液体分子间存在间隙；钢表面可以渗入碳，半导体可以掺入杂质等，说明固体分子间也有间隙。目前用高分辨率的电子显微镜已能观察到某些晶体横截面内原子结构的图像，为宏观物体由分子、原子组成和分子之间有间隙的概念提供了最有力的证据。

二、物体内的分子在永不停息地做无规则运动

在房间里打开一瓶香水的瓶盖，香味便会传到整个房间，这是气体的扩散现象。气体分子的扩散不是靠外力(例如重力)，而是分子运动的结果。在一杯清水中滴进几滴红墨水，很快它就会均匀地分布于整杯水中；将两种不同的金属如铜块和金块挤压接触，经过较长时间，在接触表面上会有微量的金属渗入对方。这是存在于液体、固体间的扩散。

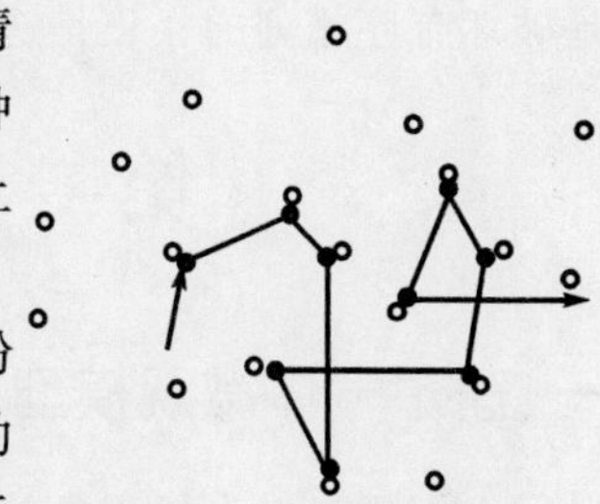

图 5-1　布朗运动示意图

1827 年英国植物学家布朗在显微镜下观察悬浮于水中的花粉时，发现这些花粉不停地做无规则运动；颗粒越小，温度越高，运动越剧烈。液体中花粉小微粒的这种杂乱无章的运动，称为布朗运动(图 5-1)。布朗运动是由花粉小微粒在液体中受到液体分子碰

撞的不平衡力而引起的运动。布朗运动间接证明了液体分子在做永不停息的无规则运动，这种运动与温度有关，所以把分子无规则运动称为分子的热运动。

当分子只能围绕各自的平衡位置做微小振动时，表现为固态；当分子的运动加剧，以至没有固定的平衡位置，但尚不至于相互离散时，表现为有流动性的液态；当分子的运动相当剧烈，以致于相互离散、不能维持彼此之间一定的距离时，便表现为气态。

三、分子间存在相互作用力

拉断一根钢丝要用很大的力，说明物体分子间存在着相互吸引力。液体和固体是很难压缩的，说明分子之间存在斥力。实际上，分子间引力和斥力同时存在，分子之间的相互作用力(称为分子力)，是两者共同作用的合力。

据实验和近代理论分析，物体分子间作用力 F 与分子中心间距离 r 的关系可用下式表示

$$F=\frac{C_1}{r^p}-\frac{C_2}{r^q} \tag{5-1}$$

其中 C_1、C_2、p、q($p>q$)都是正数，它们的数值由实验确定。式(5-1)中第一项是正值，表示斥力；第二项是负值，表示引力。由于 p、q 数值都较大，分子引力与斥力都随着分子间距的增加而减小，两者都是短程力；且 $p>q$，说明斥力变化更快。分子间作用力 F 与分子间距离 r 的关系如图 5-2(a)所示。当 $r=r_0$ 时，斥力与引力恰好平衡，$F=0$，这个位置称为平衡位置；r_0 的数量级约为 10^{-10} m。当 $r<r_0$ 时，$F-r$ 曲线很陡，相当于分子紧挨在一起，彼此间的斥力很大。当 $r>r_0$ 时(r 的数量级约为 $10^{-10}\sim10^{-8}$ m)，分子间表现为引力作用。随着分子间距离增大，当分子间距大于 10^{-8} m 时，分子间作用力实际上可以完全忽略，因此气体分子表现出更为自由的性质。

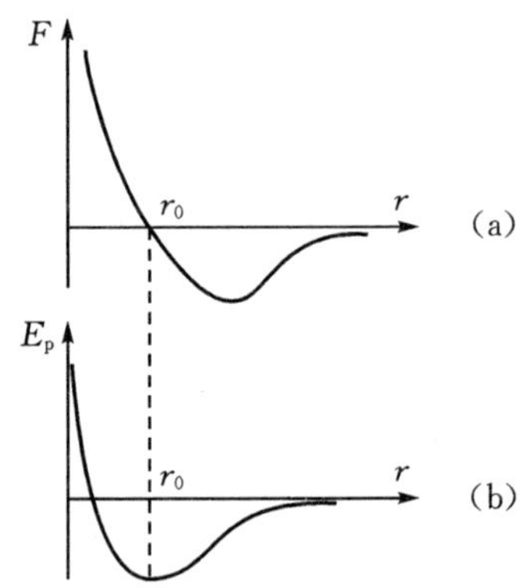

图 5-2 分子间作用力与分子间作用势能图

(a)分子间作用力 F 与分子间距 r 的关系

(b)分子间作用势能 E_p 与分子间距 r 的关系

分子作用力对应的分子间的势能 E_p 与分子间距离 r 的关系曲线如图 5-2(b)所示。当 $r=r_0$ 时势能最低，分子处于稳定状态。当分子的位置偏离 r_0 时，都需克服分子力做功，分子势能增加，这时分子处于不稳定状态，有回到平衡位置的趋势。

分子间的相互作用使这些微观粒子聚集在一起，并趋于在空间有序排列，但分子热运动却是破坏有序排列的。正是这两种对立的作用同时存在，造就了现实世界的千姿百态。

第二节 理想气体的分子动理论

一、理想气体微观模型

人们通过对自然现象的长期观察，在大量实验的基础上，对实际情况做了一些简化，提出了理想气体(ideal gas)的微观模型，对理想气体分子作出如下假设：

(1)同种气体分子的大小和质量完全相同。

(2)分子本身的大小与它们之间的平均距离相比，可以忽略不计，分子可以近似看做质点，并遵从牛顿力学规律。

(3)气体分子之间的相互碰撞和气体分子与容器壁的碰撞都是完全弹性的。

(4)分子间的相互作用力是短程力，除了气体分子相互碰撞和气体分子与容器壁碰撞的瞬间之外，气体分子之间以及气体分子与容器壁之间的作用力可以忽略不计。

(5)在容器内气体分子的运动是完全紊乱的，气体各部分的密度均相同，且任一时刻沿任一方向运动的分子数相等。

(6)气体分子在容器内的动能，平均说来远比它们在重力场中的势能大，所以分子所受的重力可以忽略不计。

以上六个假设中，后面两个是平衡态下分子运动的统计性假设，只适用于大量分子的集体运动。单分子的运动是无规则的，详细知道各个分子的运动情况并不重要，也不必要。理论上认为，所有的热力学变量都能以原子性质的某种平均值来表示，我们只需要运用统计方法，结合力学定律，研究气体的宏观行为，解释并揭示气体宏观现象和规律的微观本质。

二、理想气体的物态方程

1. 平衡态

通常，我们把热学中所研究的物体或物体系(它们都是由大量分子或原子组成)，称为热力学系统，简称系统；处于系统以外的物质，称为外界。如果系统与外界之间既无能量交换，也无物质交换，这样的系统又称为孤立系统。

经验表明，一个孤立系统在足够长时间内，必定会趋向一个最终的宏观状态，因孤立系统不受外界影响，宏观性质不再随时间变化，这时我们就说系统达到了平衡态(equilibrium state)，否则就是非平衡态(nonequilibrium state)。

平衡态是一个理想化的概念，它是在一定条件下对实际情况的概括和抽象。应当指出的是，平衡态是指系统的宏观性质不随时间变化。从微观看，平衡态下，组成系统的分子仍在永不停息地做无规则热运动，只不过分子运动的平均效果不随时间变化，因此热学中的平衡是动态平衡。今后若不做特殊说明，系统的状态均指平衡态。

2. 状态参量

系统的平衡态可以用一些表示系统特性的物理量来描述，这些量称为状态参量。对于一定量的气体，可以用压强、体积和温度三个状态参量来描述它的状态。

气体的压强是气体作用在容器壁单位面积上的正压力，是大量气体分子频繁碰撞容器壁的结果。在国际单位制中，压强的单位是帕斯卡，用符号 Pa 表示。

气体的体积是指气体占据的空间体积，它与气体分子本身体积的总和是不同的。由于分子的热运动，容器中的气体总是分散在容器中的各个空间部分，因此气体的体积即为气体容器的容积。在国际单位制中，体积的单位是 m^3。

气体的温度，宏观上表现为气体的冷热程度，而从微观上表示的是分子热运动的剧烈程度，这个概念将在后面阐述。温度的数值表示法称为温标，常用的有热力学温标(absolute temperature)T，摄氏温标 t 等。国际单位制中采用热力学温标，温度的单位是开尔文，用符号 K 表示。摄氏温标与热力学温标的关系是：

$$t = T - 273.15$$

3. 理想气体物态方程

实验表明，在平衡态下，理想气体的三个参量满足

$$pV = \frac{m}{M}RT \tag{5-2}$$

式中，M 是气体摩尔质量，摩尔气体常量 $R=8.31\text{J}\cdot\text{mol}^{-1}\cdot\text{K}^{-1}$。这个关系式称为理想气体物态方程，遵守理想气体物态方程的真实气体可以看作理想气体。

理想气体状态方程还可以表示成另一种形式。设质量为 m 的气体，其总分子数为 N，代入上式，并作变换，可得

$$p = \frac{N}{V}\frac{R}{N_A}T$$

其中，令 $k=\frac{R}{N_A}=\frac{8.31}{6.022\times10^{23}}=1.38\times10^{-23}\text{J}\cdot\text{K}^{-1}$，称为玻尔兹曼常数（Boltzman constant）；分子数密度 $n=\frac{N}{V}$ 等于单位体积内气体的分子数。于是有

$$p = nkT \tag{5-3}$$

它表示温度、压强相同的气体，单位体积内分子数相同，即体积相同分子数也相同，与气体种类无关，这就是阿伏伽德罗定律。

三、理想气体的压强公式

从气体分子动理论来看，容器内气体分子热运动的无规则性，因而会不断地与容器壁碰撞。就某一个分子而言，它碰在器壁什么位置，带给器壁多大的冲量，都是随机的，碰撞也是断续的。但对整体来说，由于分子数量众多，每一时刻都有大量的分子与器壁碰撞，这样就可表现出恒定而持续的压强。也就是说，容器中气体施于器壁的宏观压强是大量分子对器壁无数次碰撞的统计效果。下面我们将利用理想气体微观模型，推导气体的压强公式。

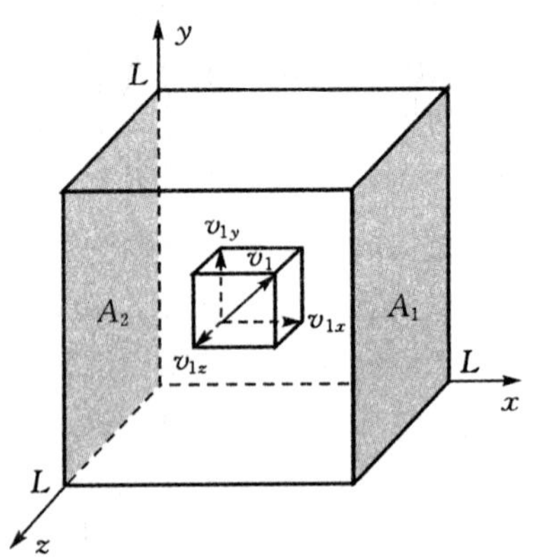

图 5-3 压强公式的推导示意图

图 5-3 是一个边长为 L 的正方体容器（一个顶点位于直角坐标系的原点），内有 N（N 很大）个质量为 m_0 的同种分子，忽略重力作用，且不受其他外力的作用，系统处于热平衡状态。各个分子速率不等，分别为 v_1、v_2、v_3、…、v_N。先考虑第 1 个分子碰撞时对垂直于 x 轴的容器壁 A_1 面和 A_2 面的作用。这个分子的速度在 x、y、z 轴上的分量分别是 v_{1x}、v_{1y}、v_{1z}，当它与 A_1 面发生弹性碰撞时，它的 x 轴分速度 v_{1x} 改变为 $-v_{1x}$，而与 A_2 面碰撞时，再由 $-v_{1x}$ 改变为 v_{1x}。在 y 和 z 轴的分速度 v_{1y} 和 v_{1z} 则不受影响。每当这个分子与 A_1 面碰撞一次，其动量的改变量为 $-2m_0v_x$，方向垂直于 A_1 面。根据动量定理，分子动量的改变量等于 A_1 面给分子的冲量。根据牛顿第三定律，分子反作用给 A_1 面的冲量是 $2m_0v_x$。该分子与 A_1 面连续两次碰撞之间，在 x 方向上经过的距离是 $2L$，需要时间为 $\frac{2L}{v_{1x}}$。单位时间内该分子与 A_1 面碰撞的次数为 $\frac{v_{1x}}{2L}$。单位时间内该分子

施加于 A_1 面的总冲量为

$$2m_0 v_{1x} \cdot \frac{v_{1x}}{2L} = \frac{m_0 v_{1x}^2}{L}$$

单位时间内 N 个分子施加于 A_1 面的总冲量，也就是施加于 A_1 面的冲力为

$$F = \frac{m_0}{L}(v_{1x}^2 + v_{2x}^2 + v_{3x}^2 + \cdots + v_{Nx}^2)$$

故 N 个分子施加于 A_1 面的压强为

$$p = \frac{F}{L^2} = \frac{m_0}{L^3}(v_{1x}^2 + v_{2x}^2 + v_{3x}^2 + \cdots + v_{Nx}^2)$$

又由于单位体积分子数(也称为分子数密度)$n=\frac{N}{L^3}$，则上式又可写成

$$p = m_0 n\left(\frac{v_{1x}^2 + v_{2x}^2 + v_{3x}^2 + \cdots + v_{Nx}^2}{N}\right)$$

上式中括号内是容器中所有分子在 x 轴方向速度分量平方的平均值，用$\overline{v_x^2}$表示。

对于任意一个分子来说，$v^2 = v_x^2 + v_y^2 + v_z^2$。在平衡态下气体的性质与方向无关，所有三个速度分量平方的平均值彼此相等，即$\overline{v_x^2} = \overline{v_y^2} = \overline{v_z^2} = \frac{1}{3}\overline{v^2}$，所以压强公式可以写成

$$p = m_0 n \cdot \frac{1}{3}\overline{v^2} = \frac{2}{3}n \cdot \left(\frac{1}{2}m_0\overline{v^2}\right) = \frac{2}{3}n\bar{\varepsilon} \tag{5-4}$$

式中 $\bar{\varepsilon} = \frac{1}{2}m_0\overline{v^2}$表示气体分子的平均平动动能。式(5-4)称为理想气体的压强公式，该式表明，气体的压强与单位体积内的分子数 n、分子的平均平动动能 $\bar{\varepsilon}$ 成正比。它把宏观压强与微观分子的平均平动动能 $\bar{\varepsilon}$ 联系起来，是一个统计平均值。离开了"大量分子"和"统计平均"，压强就失去了意义。压强 p 可以由实验测定，而 $\bar{\varepsilon}$ 不能直接测定。尽管理想气体压强公式不能直接验证，但是从这个公式出发能够满意地解释或推证许多实验定律。

四、理想气体能量公式

由理想气体压强公式 $p=\frac{2}{3}n\bar{\varepsilon}$，及理想气体物态方程 $pV=nkT$，可得分子平均平动动能为

$$\bar{\varepsilon} = \frac{1}{2}m_0\overline{v^2} = \frac{3}{2}kT \tag{5-5}$$

称为理想气体能量公式。该式表明，理想气体分子的平均平动动能只与热力学温度成正比，而与气体的性质无关，即相同温度下各种理想气体分子平均平动动能都相等。公式揭示了宏观量温度 T 与微观量分子平动动能的统计平均值$\bar{\varepsilon}$ 之间的联系。温度是大量分子热运动的集体表现，是一个统计平均值；对于单个分子或少数分子，温度是没有意义的。

实际上，对于单原子分子以外的结构比较复杂的分子，除了有平动动能，还有转动动能等其他形式的能量。为了确定分子各种形式的运动能量的统计规律，我们引入自由度的概念。完整描述一个力学系统运动所需要独立参量的数目称为这个系统的自由度。单原子分子可视为质点，空间位置可用三个独立的坐标 x、y、z 来确定，故有 3 个平动自由度。多原子分子，若忽略分子内原子之间的振动，可视作刚性分子。刚性双原子分子可视为一个二体系统，原子处于中心连线两端，确定质心位置需 3 个独立坐标，另外还要 2 个坐标来确定连线的方位。所以

刚性双原子分子有 3 个平动自由度，2 个转动自由度，共 5 个自由度。刚性三原子或三原子以上的气体分子，需 3 个平动自由度和 3 个转动自由度，共 6 个自由度。

因为在平衡态时，$\overline{v_x^2}=\overline{v_y^2}=\overline{v_z^2}=\frac{1}{3}\overline{v^2}$，代入(5－5)式可得

$$\frac{1}{2}m_0\,\overline{v_x^2}=\frac{1}{2}m_0\,\overline{v_y^2}=\frac{1}{2}m_0\,\overline{v_z^2}=\frac{1}{6}m_0\,\overline{v^2}=\frac{1}{2}kT \tag{5-6}$$

可见分子在每一个自由度上的平均平动动能都是$\frac{1}{2}kT$。

这一结论虽然是针对分子平动而言，但在平衡态下，由于分子无规则热运动的结果，使得任何一种可能的运动都不会比另一种可能的运动更占据优势，机会是完全均等的。因此，平均来说，不论气体分子的何种运动，相应在每一种可能的自由度的平均动能都应该相等，这一结论称为能量均分定理。

如果气体分子有 i 个自由度，则分子的平均总动能为

$$\bar{\varepsilon}=\frac{i}{2}kT \tag{5-7}$$

所以 1mol 这种理想气体总动能为

$$E_{\mathrm{mol}}=N_A\cdot\bar{\varepsilon}=N_A\cdot\frac{i}{2}kT=\frac{i}{2}RT \tag{5-8}$$

例如氧气分子是双原子分子，有 5 个自由度，分子平均总动能为 $\bar{\varepsilon}=\frac{5}{2}kT$，1mol 氧气分子总动能为 $E_{\mathrm{mol}}=\frac{5}{2}RT$。

【例 5－1】 一容器内，压强为 1.33Pa，温度为 300K，问在 $1\mathrm{m}^3$ 中有多少气体分子？这些分子总的平动动能是多少？

解：根据阿伏伽德罗定律 $p=nkT$，分子数密度为

$$n=\frac{p}{kT}=\frac{1.33}{1.38\times10^{-23}\times300}=3.21\times10^{20}\mathrm{m}^{-3}$$

即容器内气体每立方米中有 3.21×10^{20} 个分子。

因为分子的平均平动动能 $\bar{\varepsilon}=\frac{1}{2}mv^2=\frac{3}{2}kT$，所以单位体积气体分子的总平动动能为

$$E=\bar{\varepsilon}\cdot n=\frac{3}{2}kT\times n=\frac{3}{2}kT\times\frac{p}{kT}=\frac{3}{2}p$$

代入 $p=1.33\mathrm{Pa}$，则

$$E=\frac{3}{2}\times1.33=2\mathrm{J}$$

五、混合气体的分压强

设有几种彼此不发生化学作用的气体混合在同一个容器中，它们的温度相同，它们的分子数密度分别为 $n_1,n_2,n_3,\cdots$，总分子数密度为 $n=n_1+n_2+n_3+\cdots$，因为各种气体温度相同，由阿伏伽德罗定律可得

$$p=nkT=(n_1+n_2+n_3+\cdots)kT=n_1kT+n_2kT+n_3kT+\cdots \tag{5-9a}$$

其中 n_1kT 是第一种组元气体单独存在容器时的压强，称为第一种气体的分压强 p_1。同理，

$p_2=n_2kT$表示第二种气体的分压强…则式(5-9a)可写成

$$p=p_1+p_2+p_3+\cdots \tag{5-9b}$$

这就是道尔顿分压定律。它说明,混合气体的总压强等于各组元气体单独存在容器时的分压强之和。实验表明,混合气体中某气体的扩散只决定于该气体分压的大小,且由分压大的地方向分压小的地方扩散,与总压强及其他气体的分压强无关。

表5-1是海平面空气和肺泡内空气的各种气体的分压。由于呼吸道的调节,肺泡内气体湿度比较大,水蒸气分压增大。N_2 不参与呼吸作用,其分压下降是因为肺泡内水蒸气增加,O_2 和 CO_2 体积的变化,使气体总体积改变后的结果。

表5-1　海平面空气、肺泡气中各种气体的分压(kPa)

分压	$P(O_2)$	$P(CO_2)$	$P(N_2)$	$P(H_2O)$	合计
空气	21.2	0.04	79.6	0.5	101.3
肺泡气	13.9	5.3	75.8	6.3	101.3

第三节　热平衡的统计分布

处于热平衡的气体,由于分子的相互碰撞,每个分子的运动速度大小和方向都是偶然的,但从宏观、整体角度看,由大量分子组成的气体都具有一定的压强和温度。这表明这些大量偶然事件存在一定的分布规律。这种微观上完全随机,而宏观上具有一定规律的现象称为统计规律。

一、麦克斯韦速率分布定律

1859年麦克斯韦应用统计方法首先从理论上导出了气体分子按速率分布的统计规律,称为麦克斯韦速率分布定律(Maxwell speed distribution law)。1920年,斯特恩从实验上予以了证实;我国物理学家葛正权也曾在1934年测定了分子速率。

设容器中的理想气体处于平衡态,分子数为 N,热力学温度为 T,单个分子质量为 m_0。速率在 $v\sim v+\mathrm{d}v$ 的气体分子数为 $\mathrm{d}N$,$\mathrm{d}N$ 占总分子数的百分比$\dfrac{\mathrm{d}N}{N}$服从麦克斯韦速率分布定律,

即
$$\frac{\mathrm{d}N}{N}=4\pi\left(\frac{m_0}{2\pi kT}\right)^{3/2}\cdot \mathrm{e}^{-\frac{m_0v^2}{2kT}}\cdot v^2\mathrm{d}v \tag{5-10}$$

则
$$f(v)=\frac{\mathrm{d}N}{N\mathrm{d}v}=4\pi\left(\frac{m_0}{2\pi kT}\right)^{3/2}\cdot \mathrm{e}^{-\frac{m_0v^2}{2kT}}\cdot v^2 \tag{5-11}$$

其中 $f(v)$称为速率分布函数。其物理含义是:从气体中任意取一个分子,该分子的速率在 v 附近的单位速率间隔内的可能性(概率)是 $f(v)$;或者说速率在 v 附近的单位速率间隔内的分子大约占总数的百分比是 $f(v)$。

如图5-4所示,以速率 v 为横轴,速率分布函数 $f(v)$为纵轴,画出 $f(v)$与 v 的关系曲线,称为麦克斯韦速率分布曲线。

麦克斯韦速率分布曲线可形象地描绘出分子按速率的分布规律。

(1)每条曲线都是从原点出发,随速率增大而上升,经过一个最高点然后下降,逐渐趋于零。这表明气体分子速率可取大于零的一切可能有限值。曲线最高点的速率称为最概然速

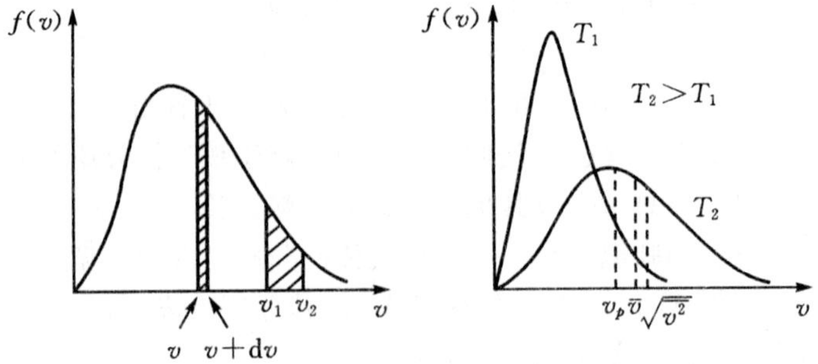

(a)某一温度下的速率分布　　(b)不同温度下的速率分布

图 5-4　麦克斯韦速率分布

率，用 v_p 表示，其物理意义是：如果把整个速率范围分成许多等间隔的区间，分布在 v_p 所在区间的分子数占总分子数的百分比最大，或分子速率分布在 v_p 所在区间的概率最高。

令

$$\left.\frac{\mathrm{d}f(v)}{\mathrm{d}v}\right|_{v=v_p}=0$$

对式(5-11)进行求导，得最概然速率为

$$v_p=\sqrt{\frac{2kT}{m_0}}=\sqrt{\frac{2RT}{M}}\approx 1.41\sqrt{\frac{RT}{M}} \tag{5-12}$$

可见，v_p 随分子质量增加而减小。

(2)根据速率分布函数 $f(v)$ 的定义，可以得到分子速率分布在速率间隔 $v_1\sim v_2$ 内的分子数占总分子数的百分比为

$$\frac{\Delta N}{N}=\int_{v_1}^{v_2}f(v)\mathrm{d}v$$

此即图 5-4a 中所示的右侧阴影部分的面积所代表的物理意义。由于全部分子肯定分布在 0 到∞的范围内，所以有

$$\int_0^\infty f(v)\mathrm{d}v=1 \tag{5-13}$$

这是分布函数 $f(v)$ 必须满足的条件，称为归一化条件。

(3)当温度升高时，根据归一化条件，曲线将变得较平坦，并向高速区扩展，如图 5-4(b)所示。即 v_p 的值增大，$f(v_p)$ 减小，整个气体中速率快的分子数增加，速率慢的分子数减少。这就是通常说的温度越高，分子热运动越剧烈的真正含义。

除了最概然速率外，还有平均速率和方均根速率。

平均速率 $\bar{v}$ 为

$$\bar{v}=\frac{N_1v_1+N_2v_2+\cdots+N_iv_i+}{N}=\frac{\int v\mathrm{d}N}{N}=\frac{\int_0^\infty vf(v)\mathrm{d}v}{N}$$

根据速率分布函数 $f(v)$，可以求得

$$\bar{v}=\sqrt{\frac{8kT}{\pi m_0}}=\sqrt{\frac{8RT}{\pi M}}\approx 1.60\sqrt{\frac{RT}{M}} \tag{5-14}$$

方均根速率 v_{rms} 或者 $\sqrt{\overline{v^2}}$，是指分子速率平方平均值的平方根。首先求得分子速率平方

的平均值

$$\overline{v^2}=\frac{v_1^2\Delta N_1+v_2^2\Delta N_2+\cdots+v_N^2\Delta N_i+\cdots}{N}=\frac{\int v^2\,\mathrm{d}N}{N}=\int_0^\infty v^2 f(v)\,\mathrm{d}v=\frac{3kT}{m_0}$$

即可得

$$v_{\mathrm{rms}}=\sqrt{\overline{v^2}}=\sqrt{\frac{3kT}{m_0}}=\sqrt{\frac{3RT}{M}}\approx 1.73\sqrt{\frac{RT}{M}}\tag{5-15}$$

室温下，以上三种速率数量级一般几百米每秒，其中方均根速率最大，平均速率次之，最概然速率最小，它们的大小关系不因温度及气体种类而变化。

应该注意，不论对哪一种气体来说，气体分子以各自不同的速率在运动。三种速率不过是速率的一种统计平均值而已。一般来说，v_{rms} 用来计算分子的平均平动动能，$\bar{v}$ 用来讨论分子的碰撞次数，v_{p} 在讨论速率分组时常被使用。

【例 5-2】　计算氧气分子和氢气分子在 0℃时的方均根速率。

解：已知氧气和氢气的摩尔质量

$$M_{O_2}=32.0\times10^{-3}\,\mathrm{kg/mol},M_{H_2}=2.0\times10^{-3}\,\mathrm{kg/mol},T=273\mathrm{K}$$

代入式(5-15)可分别计算出氧气和氢气的方均根速率为

$$v_{\mathrm{rms},O_2}=\sqrt{\frac{3RT}{M_{O_2}}}=\sqrt{\frac{3\times8.31\times273}{32.0\times10^{-3}}}=461\mathrm{m/s}$$

$$v_{\mathrm{rms},H_2}=\sqrt{\frac{3RT}{M_{H_2}}}=\sqrt{\frac{3\times8.31\times273}{2.0\times10^{-3}}}=1845\mathrm{m/s}$$

计算表明，在 0℃时，氢气和氧气分子的方均根速率比同温度下空气中声音传播速度(331m/s)还要大。

二、气体分子的碰撞

室温下，气体分子运动的平均速率达几百米每秒，打开香水瓶，香味却要经过几秒或几十秒的时间才能传过几米的距离。为什么分子平均速率很大但扩散过程却比较缓慢呢？克劳修斯指出，气体分子的速率虽然很大，但大量分子运动是无规则的，并且单位体积内分子数非常巨大，一个分子在前进中要与其他分子做很多次的碰撞，所走的路程非常曲折，如图 5-5 所示。气体的扩散、热传导等过程的快慢都取决于分子之间碰撞的频繁程度。

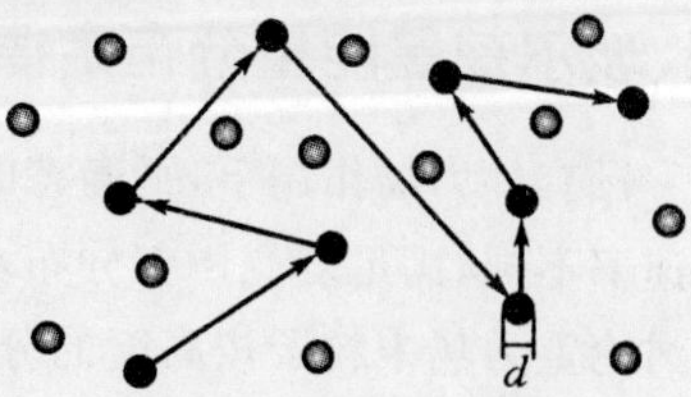

图 5-5　分子的碰撞

气体分子间的无规则碰撞对气体的平衡态的性质起着十分重要的作用，气体分子的能量均分就是靠碰撞来实现的，正是由于分子间的无规则碰撞引起了分子速度的不断改变，使气体由非平衡态到达平衡态。

每个分子在任意两次碰撞之间所经过的自由路程的长短及所需时间的多少，具有偶然性，但是在平衡态下，这些路程的平均值以及每个分子单位时间内与其他分子碰撞的平均次数都是一定的。前者称为分子的平均自由程，以 $\bar{\lambda}$ 表示，后者称为平均碰撞频率，以 $\bar{Z}$ 表示。两者关系为

$$\bar{Z}=\frac{\bar{v}}{\bar{\lambda}}\tag{5-16}$$

平均自由程和平均碰撞频率的大小反映了分子之间碰撞的频繁程度。

碰撞时分子等效于一个直径为 d 的小球。理论分析表明，分子平均碰撞频率 $\bar{Z}$ 及平均自由程 $\bar{\lambda}$ 与分子有效直径 d 以及分子数密度 n 之间有如下关系

$$\bar{Z}=\sqrt{2}\pi d^2\bar{v}n \tag{5-17}$$

则：

$$\bar{\lambda}=\frac{1}{\sqrt{2}\pi nd^2} \tag{5-18}$$

该式表明：分子平均自由程只与分子有效直径、分子数密度有关，而与分子热运动的平均速率无关。这个结论是可以理解的，气体单位体积分子数越多，引起的碰撞频率越频繁，使平均自由程缩短；分子有效直径越大，分子之间碰撞的可能性越大，因而平均自由程就越小。平均速率大，分子到达下一个碰撞位置所花的时间减少，但是经过的路程并没有变化。

如果已知温度 T 和压强 p，根据阿伏伽德罗定律 $p=nkT$，则上式可写成

$$\bar{\lambda}=\frac{1}{\sqrt{2}\pi nd^2}=\frac{kT}{\sqrt{2}\pi d^2 p}$$

表 5-2 列出了几种气体在标准状态下的分子有效直径、平均碰撞频率和平均自由程，可见在标准状态下各种气体分子的平均碰撞频率约 $10^{10}\,\mathrm{s}^{-1}$，平均自由程约 $10^{-7}\,\mathrm{m}$。分子的平均自由程是分子有效直径的数百倍，气体分子是相当自由的。另外，一个气体分子行进千万分之一米左右距离就要与其他分子碰撞一次，一秒钟内就要与其他分子发生数十亿次碰撞而改变运动速率和方向，可见气体分子总是在无规则热运动之中。

表 5-2　几种气体在标准状态下的分子有效直径、平均碰撞频率和平均自由程

气体	d/m	$\bar{Z}/\mathrm{s}^{-1}$	$\bar{\lambda}$/m	气体	d/m	$\bar{Z}/\mathrm{s}^{-1}$	$\bar{\lambda}$/m
H_2	2.7×10^{-10}	14.6×10^{9}	11.60×10^{-8}	N_2	3.7×10^{-10}	7.45×10^{9}	6.12×10^{-8}
O_2	3.6×10^{-10}	6.55×10^{9}	6.50×10^{-8}	空气	3.5×10^{-10}	6.53×10^{9}	6.88×10^{-8}

三、玻尔兹曼能量分布定律

没有外力场作用下，平衡态时气体分子在空间分布是均匀的，各处分子数密度一致；各分子速率不同，满足麦克斯韦分布。如果气体分子处在外力场中，气体分子会如何分布呢？下面先讨论重力场中粒子按高度的分布。

在重力场中的大气分子受到两种作用：分子热运动使得它们在空间趋于均匀分布，而重力的作用则使它们趋于向地面降落。大气分子在重力作用和热运动两个因素同时影响下，在空间将形成一种非均匀的稳定分布，各处气体分子数密度与分子所具有的势能有关。

对于热力学温度为 T 的气体，若以 n_0 表示势能 $E_p=0$ 处的分子数密度，则势能为 E_p 处的分子数密度 n 满足

$$n=n_0 e^{-\frac{E_p}{kT}} \tag{5-19}$$

这个规律称为玻尔兹曼能量分布定律。

在重力场中，高度为 h 处气体分子势能为重力势能 $E_p=m_0gh$，代入(5-19)，得

$$n=n_0 e^{-\frac{m_0gh}{kT}}$$

式中，分子质量 $m_0=\dfrac{M}{N_A}$，代入上式，得

$$n = n_0 e^{-\frac{Mgh}{N_A kT}} = n_0 e^{-\frac{Mgh}{RT}} \tag{5-20}$$

式(5-20)表明，在重力场中，气体分子数密度随高度增加而减小。

根据阿伏伽德罗定律 $p=nkT$，可得气压-高度关系为

$$p = p_0 e^{-\frac{Mgh}{RT}} \tag{5-21}$$

其中，p_0 是 $h=0$ 处压强。它表明在温度改变可以忽略时，大气压强随高度按指数规律减小。

飞行器中气压式高度表的工作原理也是基于此公式。由于大气的温度是随高度变化的，所以只有在高度变化不大的范围内，计算结果才与实际情况相符。未经适应训练的人迅速进入 3000 米以上高原地区，由于大气压比平原低，吸入肺泡内空气的氧分压也相应降低，机体难以适应而造成缺氧，会引发一系列的高原反应症。避免过快进入高海拔地区，为身体预留低气压适应时间，通常可以减轻高原反应的症状。如果出现了比较严重的缺氧症状，吸氧及降低海拔高度是最有效的急救措施。

有必要指出的是，玻尔兹曼能量分布定律不仅对气体分子成立，对于所有微粒（气体、液体、固体的原子以及分子、离子、电子等做热运动的微粒），在任何力场（重力场、电场）都成立，这是一个运用广泛，具有普遍意义的统计规律。研究膜电位时也遵循这个规律。

四、气体溶解与高压氧疗

1. 气体的溶解

如图 5-6 所示，容器下部为某种液体，上部为某种气体并保持其压强一定（气体与液体不发生化学反应）。上部的气体分子会溶解进入液体中，溶解在液体中的气体分子也可以从液体中逸出。当溶解的气体分子数与从液体中逸出的分子数达到动态平衡时，溶解在液体内气体的体积不再变化。若改变气体的压强，或改变容器中液体的体积，动态平衡将被打破。例如，增大气体的压强，这时溶于液体中的气体分子数增多，而随着液体中气体分子密度的增加，离开液体的分子数也增多，直至达到新的动态平衡。

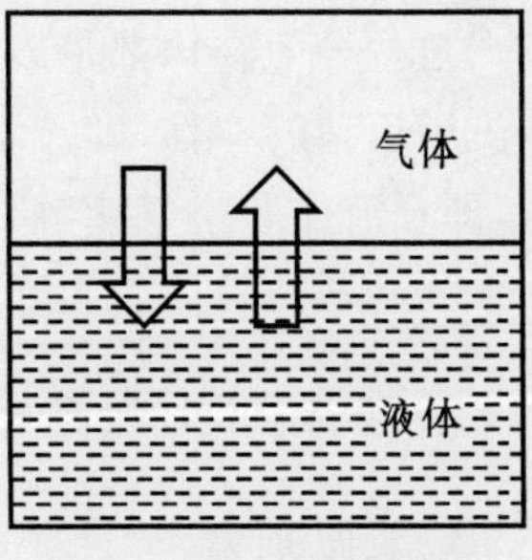

图 5-6　气体的溶解

实验表明，气体溶解平衡时，溶解在液体内气体的体积 $V_{气}$ 与液面上该气体压强 p 以及液体体积 $V_{液}$ 成正比

$$V_{气} = \alpha p V_{液} \tag{5-22}$$

这就是亨利定律。式中比例系数 α 是气体溶解度，它与气体、液体种类和温度有关。如果 p 的单位是 atm（标准大气压），则 α 的单位是 atm^{-1}。α 值越大，相同压强 p 下，液体体积一定时，溶解的气体就越多。表 5-3 列出了几种气体的溶解度。

表 5-3　几种气体的溶解度（37 ℃）　　单位：atm^{-1}

液体	水	血浆	全血
O_2	0.024	0.021	0.023
CO_2	0.57	0.52	0.48
N_2	0.012	0.012	0.013

气体的溶解度与温度有关，温度越高，溶解度越低。所以升高水温可以减少水中溶解的气体。气体溶解度随温度升高而降低也是造成热污染的一个重要原因。如热电厂锅炉用水的随意排放，使得周围池塘水温升高，水中溶解氧减少，有机物就易被厌氧微生物分解，从而发生腐败现象。

2. **高压氧疗**

高压氧舱是一个密闭耐压容器，通过向舱内输入高压氧气或高压空气，使舱内形成高于一个标准大气压的环境。患者直接呼吸氧舱内高压氧气或使用密闭式呼吸面罩呼吸高压氧气，肺泡内氧分压增加，氧在血液中的溶解量也增大，缺氧机体能获得有效、充足的氧，促进新陈代谢过程。高压氧疗对于因缺氧所导致的一系列疾病具有不可替代的作用，如一氧化碳中毒、急性减压病、急性脑缺氧等。

但是，氧压太高，或者氧压不高但使用时间过长，都可能引起氧中毒，出现面色苍白，出冷汗、头晕、恶心、咳嗽、呼吸急促、甚至抽搐等症状。这是由于高压氧条件下，机体内氧代谢量增多，产生的氧自由基过多，并且超出机体的防御能力而造成的损害。另外，氧压过高抑制了机体内多种酶的活性，引起葡萄糖有氧代谢障碍，造成组织和器官能量供给不足，功能受损。所以在进行高压氧治疗时，一定要掌握好吸氧的压强和吸氧时间之间的阈限。临床实践表明，采用间歇性的 1.5～3.0atm 的氧气进行高压氧治疗，既可以避免氧中毒，又能达到较好的治疗目的。

第四节　液体的表面现象

自然界中物体都是以固态、液态、气体三种基本形态存在。我们在流体力学中已研究过液体机械运动的特性，即流动性。这一节要研究的是由分子力作用而导致液体显示另外一个特性，即在液体和空气接触处有一个表面层，和固体接触处则有一个附着层，它们所表现出来的一系列所谓的液体表面现象，以及讨论与这一现象相关的生命过程、原因和规律。

一、表面张力和表面能

1. **表面张力**

液体表面积具有收缩到最小的趋势。比如下落的雨滴、早上的露水珠、荷叶上的水珠和玻璃板上的水银珠都是呈近似圆球形状；因为球面是包围给定体积的最小表面积。我们把这个促使液体表面收缩的力，就叫做表面张力。

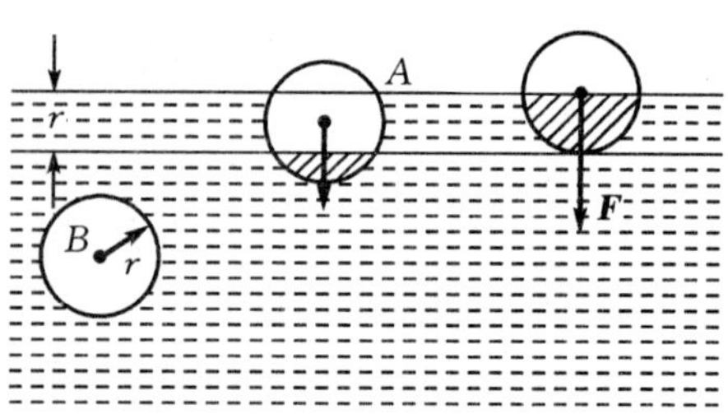

图 5-7　表面张力的形成

表面张力存在于极薄的液体表面层内，它产生的原因是其间分子作用力引起的。如图 5-7 所示。我们把气体与液体接触处厚度等于分子有效作用距离 $r=10^{-9}$ m 的液体薄层，称为液体表面层。表面层内的液体分子 A 和液体内部的分子 B 受力情况是不同的。如果以某分子为球心，以分子力有效作用距离 r 为半径作一球面，显然，只有分布在球内类的分子才对球心的分子有吸引力，此球称为分子作用球

(molecular sphere of action)。在液体内部分子密度相同，分子作用球内球心分子(如 B)受周围其他所有液体分子作用力的合力为零，处于平衡状态。而液体表面层的分子(如 A)与液体内部分子相比，处于一个特殊状态，分子作用球内上边是气体分子，下边是液体分子。由于气体分子密度较小，分子距较大，作用力非常微弱，与液体内部分子相比，可忽略不计。因此液体表面层的分子向外运动时，只受到下方液体分子的引力，而少了上方分子的斥力，这样液体表面层的分子比液体内部分子密度小些，分子距离大于平衡距离，故表面层的液体分子受到的分子作用力的合力为引力，方向垂直于液面并指向液面内侧。而且分子离液面越近，合力越大，因此表面层的分子有被拉入液体内部的趋势，在宏观上就是液体表面层的表面张力。

表面张力的大小与哪些因素有关呢？实验结果表明，液体表面张力 F 的大小跟液面分界线的长度 L 成正比，即：

$$F = \alpha L \tag{5-23}$$

式中，α 叫做液体的表面张力系数，与液体的性质有关。在国际单位制中，其单位 $N \cdot m^{-1}$，数值上等于作用在液体表面单位长度分界线上的表面张力。表面张力的方向跟液面相切并垂直于分界线。表 5-4 列出一些液体的表面张力系数。

表 5-4 几种液体的液-气交界面的表面张力系数

液体	温度/(℃)	$\alpha/(N \cdot m^{-1})$	液体	温度/(℃)	$\alpha/(N \cdot m^{-1})$
水	0	0.0756	苯	20	0.0288
水	20	0.0728	氯仿	20	0.0271
水	100	0.0589	甘油	20	0.0634
肥皂液	20	0.025	胆汁	20	0.048
甲醇	20	0.0266	全血	37	0.058
乙醚	20	0.017	尿(正常人)	20	0.066
汞	20	0.476	尿(黄疸患者)	20	0.055

可见：(1)在温度不变的情况下，液体的表面张力系数 α 的大小与液体的性质有关(种类和浓度)。越易蒸发的液体，表面张力系数越小。同种液体表面张力系数随着温度的升高而减小，随着温度的降低而增大。

(2)两种不同液体交界面处的表面张力系数 α 与两相邻物质的化学性质有关，已不再是原来的表面张力系数，而发生了明显的改变。如在水 20°时，与乙醚相邻时，水的表面张力系数 $\alpha=12.2\times10^{-3}N \cdot m^{-1}$，与苯相邻时，水的表面张力系数 $\alpha=33.6\times10^{-3}N \cdot m^{-1}$。

(3)液体的表面张力系数 α 还与其纯度有关。在纯净的某种液体中，只要掺入其他少量的杂质，就能使该液体的表面张力系数发生明显的改变。当然，有的杂质能使液体的表面张力系数 α 增大，有的杂质能使液体的表面张力系数 α 减小。

凡是能使液体表面张力系数变小的物质，称为表面活性物质(也称表面活性剂)。水的表面活性物质除有肥皂外，还有蛋黄素、胆盐、卵磷脂、樟脑和某些有机物。表面活性物质在制药生产中能起到增溶、乳化、润湿、起泡和消泡作用。凡是能使液体的表面张力系数变大的物质，称为表面非活性物质(也称为表面非活性剂)。水的表面非活性物质常见的有食盐、糖类、淀粉、无机物等。

需要注意的是：同一物质对某一液体是表面活性物质，对另一种液体可能是表面非活性物质。一种物质是否是表面活性物质不是绝对的，它由该物质和液体的性质共同决定。

2. 表面能

根据前述内容我们知道，液体内部的分子受周围其他液体分子的作用力的合力为零，而处于平衡状态，故液体内部分子间的势能可看做零。而液体表面层的分子间表现为引力，所以液体表面层分子间存在着引力势能。我们把液体表面层分子势能的总和称为表面能。可见表面能的大小与表面层的大小即表面层液体分子数目成正比。当液体表面层面积变化时，必然对应着表面能的变化，能的变化一定对应着外力做功。若将液体内部的分子移到表面层中来，液体表面积增大，表面能也增大，外力必然克服表面张力做功。表面能的增量就等于外力克服表面张力所做的功。据势能最低原理，一个系统总以势能最小的状态为最稳定，即系统处于稳定状态时，其势能总是取最小值。液体要达到最稳定状态，势能就要尽量减小。所以液体处于稳定状态时在表面张力的作用下，尽可能将其表面积收缩到最小，才能使其表面能为最小。

液体的表面张力系数还可以用表面能来定义。如图 5－8 所示。$ABCD$ 为一金属丝框，BC、CD、AD 三边固定，AB 边可以沿 AD、BC 边自由滑动，且滑动摩擦力为零。如果将该框浸没入某液体中取出，框上就蒙上了一层液膜，考虑液膜有前后两个气-液接触面，即两个表面层产生一个作用在框 AB 边上，方向向左的表面张力合力为

$$F = 2\alpha L$$

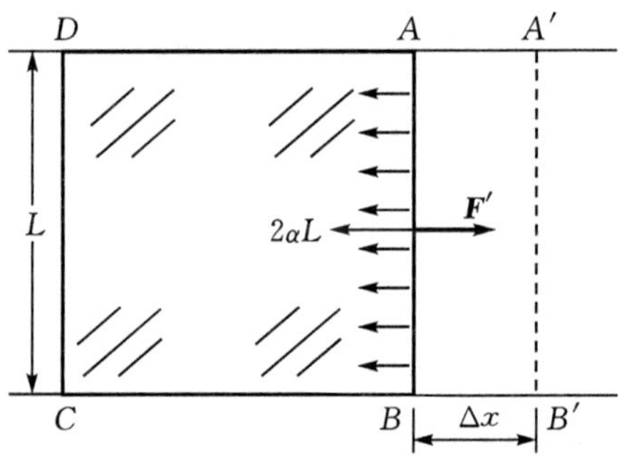

图 5－8 表面张力系数和表面能

由于表面张力要收缩其表面液膜，为了维持框 AB 边的平衡，必须施加给 AB 边一个大小相等向右的外力 F'，即 $F'=-F$。若在 F'的作用下使 AB 边匀速的向右运动了 Δx 的距离，到达 $A'B'$位置，这样框液膜就增加了 $\Delta S=2L\Delta x$ 的面积，外力 F'做功为：

$$\Delta W = F'\Delta x = 2\alpha L\Delta x = \alpha\Delta S$$

由于液体表面积增加了 ΔS，所以液体表面能相应地增加了 ΔE，表面能的增加是由于外力做功的结果。于是，表面能的增量 ΔE 应等于外力所做的功 ΔW，即：

$$\Delta E = \Delta W = \alpha\Delta S$$

$$\alpha = \frac{\Delta E}{\Delta S} = \frac{\Delta W}{\Delta S} \tag{5-24}$$

上式表明，表面张力系数 α 还可以定义为：液体增加单位表面积时外力所做的功，或液体增加单位表面积时液体表面能的增量。所以，表面张力系数又叫做比表面能。

【例 5－3】 在等温条件下将一半径 $r=0.5\text{cm}$ 的大水滴分裂成若干个半径均为 $r=0.1\text{cm}$ 的小水滴，求所需做的功(水的表面张力系数是 $7\times10^{-2}\text{N}\cdot\text{m}^{-1}$)。

解：设大水滴可分裂成 n 个半径为 r 的小水滴　　$\frac{4}{3}\pi r_0^3=n\frac{4}{3}\pi r^3$

故小水滴数目 n 为　　$n=\frac{r_0^3}{r^3}=\frac{(0.005)^3}{(0.001)^3}=125$

n 个小水滴的总表面积为　　$S=125\times4\pi r^2=5\pi\times10^{-4}(m^2)$

大水滴的表面积为　　　　　$S_0 = 4\pi r_0^2 = \pi \times 10^{-4}(m^2)$

大水滴分裂成 n 个小水滴后，液体表面积增加了 $\Delta S = S - S_0$，所以外力所做的功为

$$\Delta W = \alpha \Delta S = \alpha \cdot (S - S_0) = 7 \times 10^{-2}(5\pi - \pi) \times 10^{-4} = 8.8 \times 10^{-5}(\mathrm{J})$$

二、弯曲液面下的附加压强

一般来说，由于液体具有流动性，静止液体的自由面是一个水平的液面，但是在有些特殊的情况下，如靠近器壁处的液面常成弯曲状，在内径很小的容器里，液面则成为弯月面。由于液体表面层相当于一个紧张的弹性薄膜，弯曲液面的表面张力有将弯曲液面拉平的趋势，且拉力作用于整个周界，方向在弯曲液面的切面上，垂直于周界线，与水平方向有一定的夹角，指向液面的内侧。弯曲液面与水平液面相比，液面内外的压强不相等，只有在表面张力对弯曲液面下的液体产生一个压强的作用下，才能使弯曲液面处于平衡状态。我们将为维持弯曲液面的平衡，作用于弯曲液面上单位面积上的表面张力叫做附加压强，用 p_S 表示。

选一个面积为 S 的圆面作为我们的研究对象，并规定液面外的压强用 $p_{外}$ 表示，液面内的压强用 $p_{内}$ 表示，周界表面张力的合力用 F 表示。

(1)当液面为平面时，表面张力方向在液体表面内与液平面平行。平衡时，作用在周界的表面张力对称，相互抵消，其合力 $F=0$，这时

$$p_{内} = p_{外}$$

表明水平液面内外压强相等，附加压强 $p_S=0$。如图 5-9(a)所示。

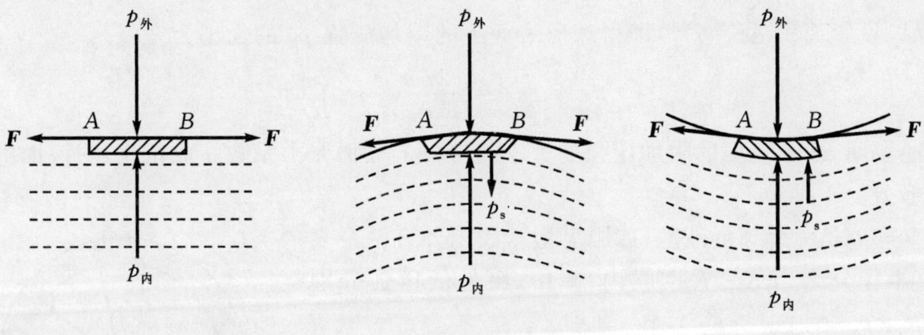

图 5-9　弯曲液面的附加压强

(2)当液面为凸曲液面时，作用于周界上的表面张力 F 的方向与凸曲液面相切、垂直于周界线。表面张力水平方向上的分量由于对称性抵消，合力 F_1 为零；而在竖直方向的分量的合力 F_2 都指向液面的下方。如图 5-9(b)所示。由力的平衡可得压强关系

$$p_{内} = p_{外} + p_s \text{ 即 } p_{内} > p_{外}$$

表明凸曲液面内部的压强大于外部的压强，附加强 p_s 指向凸曲液面下方，即凹的一侧。

(3)当液面为凹曲液面时，如图 5-9(c)所示。同理分析可知，

$$p_{内} = p_{外} - p_s \text{ 即 } p_{内} < p_{外}$$

表明凹曲液面内部的压强小于外部的压强，附加压强 p_S 指向凹曲液面上方，依然为凹的一侧。

综上所述，由于表面张力的存在，弯曲液面内外压强不相等。附加压强的大小由弯曲液面

的弯曲程度和液体性质决定，数值上等于弯曲液面内外的压强差，方向总是指向弯曲液面曲率中心。

下面来计算球形曲面下的附加压强。考虑凸球形液面上周界为圆的一小部分，如图 5-10 所示，球面曲率半径为 R，球心为 O，φ 为这部分球面所张的圆锥角，周界圆的半径为 r。若取图中一小段周界弧 dl，则它所受的表面张力为 $\mathrm{d}f=\alpha\mathrm{d}l$。$\mathrm{d}f$ 可以分解成平行于轴线 OC 和垂直于轴线 OC 的两个分量 $\mathrm{d}f_1$ 和 $\mathrm{d}f_2$，其大小分别为

$$\mathrm{d}f_1=\mathrm{d}f\cdot\sin\varphi=\alpha\mathrm{d}l\cdot\sin\varphi$$

$$\mathrm{d}f_2=\mathrm{d}f\cdot\cos\varphi=\alpha\mathrm{d}l\cdot\cos\varphi$$

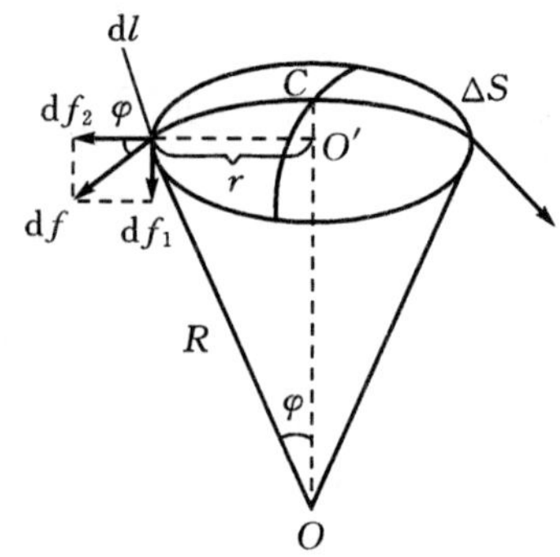

图 5-10　弯曲液面的附加压强推导

因为 $\mathrm{d}f_2$ 具有轴对称性，故垂直于轴线 OC 方向上各分力 $\mathrm{d}f_2$ 的合力为零；而平行于轴线 OC 方向的各个分力 $\mathrm{d}f_1$，方向均相同，其合力为

$$f_1=\oint\mathrm{d}f_1=\oint\alpha\sin\varphi\cdot\mathrm{d}l=\alpha\sin\varphi\oint\mathrm{d}l=2\pi r\alpha\sin\varphi$$

从图 5-10 可知，$\sin\varphi=r/R$，代入上式得

$$f_1=\frac{2\pi\alpha r^2}{R}$$

将 f_1 除以投影面积 $\Delta S=\pi r^2$，即得球形液面下的附加压强 p_S 的大小为

$$p_S=\frac{f_1}{\Delta S}=\frac{2\pi\alpha r^2}{R\cdot\pi r^2}=\frac{2\alpha}{R} \qquad (5-25)$$

上述表明，球形液面的附加压强的大小与液体的表面张力系数 α 成正比，与液面的曲率半径 R 成反比。

图 5-11 是一个球形液泡(如肥皂泡)，膜内外有两个表面层，其半径分别为 $R_内$、$R_外$，膜内、膜中、膜外的压强分别为 $p_内$、$p_中$、$p_外$，且 $p_内>p_中>p_外$，其中

$$p_中=p_外+\frac{2\alpha}{R_外}$$

$$p_内=p_中+\frac{2\alpha}{R_内}=p_外+\frac{2\alpha}{R_内}+\frac{2\alpha}{R_外}$$

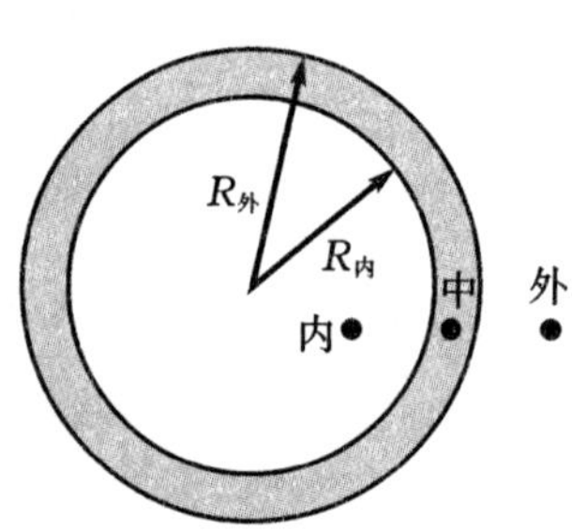

图 5-11　球膜的附加压强

由于液膜很薄，$R_内$ 和 $R_外$ 相差甚微，可认为相等，即 $R_内=R_外=R$，所以球形液膜内外的压强差为

$$\Delta p=p_内-p_外=\frac{2\alpha}{R_内}+\frac{2\alpha}{R_外}$$

即

$$p_S=\frac{4\alpha}{R}$$

如图 5-12 所示，空气中，在一根带有阀门的连通管的两臂端分别连上两个半径大小不同的肥皂泡。当阀门关闭时，两个大小不同的肥皂泡，在连通器的两臂端各自保持自己的平衡状态，大小不发生变化。打开阀门，连通两个肥皂泡，两肥皂泡的表面张力系数相同，由于大泡的半径大，泡内压强反而比小泡内的压强小，故小泡内的气体逐渐流入大泡。于是大泡逐渐增

大，小泡逐渐缩小，直至小泡液膜收缩变成附于连通器臂端管口处仅剩冠顶状部分球面膜为止，且与大气泡具有相同的曲率半径。

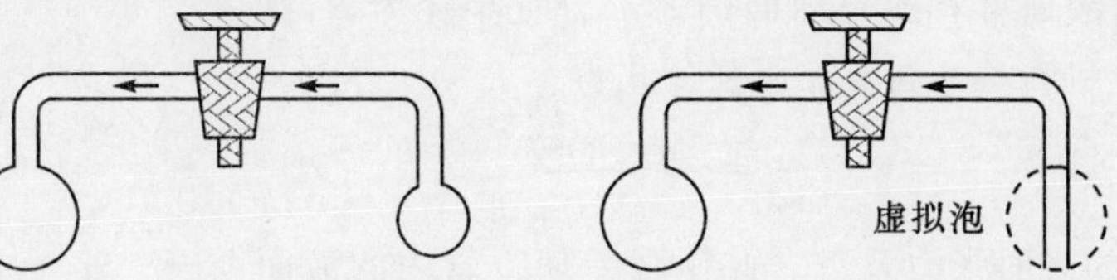

(a)　　　　　(b)

图 5－12　连通泡附加压强的比较

三、毛细现象

1. 润湿现象

当液体和固体接触时，在接触处会发生两种不同的现象：如果液体与固体接触时，接触面积趋于扩大，液体附在固体上的现象，称为润湿现象，如水滴在洁净的水平放置的玻璃板上；若接触面逐渐缩小，最后液体在固体上收缩成近似球形，不能附在固体上的现象，称为不润湿现象，如水滴在水平放置的石蜡或油脂板上，水银滴在洁净的水平放置的玻璃板上。

液体润湿（wetting）或者不润湿（non-wetting）固体，并不是液体或固体单方面性质所决定的，而是由液体和固体接触时形成的附着层的受力情况所决定的。我们把附着层内的液体分子与固体分子间的相互吸引力称为附着力；液体分子之间的相互吸引力称为内聚力。图 5－13(a)是附着力（adhension）大于内聚力（cohesion）的情况，固体与液体接触处的液体分子受到一个指向固体的合力，液体分子将尽量挤向固体的方向，使接触界面有扩大的趋势，产生润湿现象。在容器中，靠近器壁处的液面向上弯曲，在内径越细小的容器中，现象越明显，液面呈凹形。图 5－13(b)是内聚力大于附着力的情况，固体与液体接触处的液体分子受到一个指向液体内部的合力，液体分子有尽量挤入液体内部的趋势，接触界面有收缩倾向，产生不润湿现象。在容器中，靠近器壁处的液面向下弯曲。在内径越细小的容器中，现象越明显，液面呈凸形。

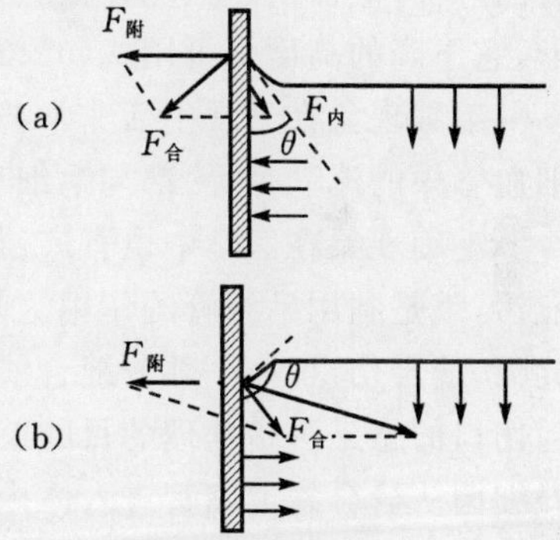

图 5－13　接触角

润湿和不润湿现象，通常用接触角来判断。平衡时，在接触界面处，做液体表面的切线和固体表面的切线，这两切线通过液体内部所夹的角度 θ（图 5－13），叫做接触角（contact angle）。附着力越大，θ 越小，液体就越能润湿固体。在润湿的情况下，$\theta < 90°$；$\theta = 0°$时称为完全润湿。在不润湿的情况下，$\theta > 90°$；$\theta = 180°$时称为完全不润湿。接触角 θ 只与液体和固体本身的性质以及固体表面的光滑和清洁程度有关。水与清洁玻璃及乙醇与清洁玻璃接触时，$\theta = 0°$；汞对玻璃，$\theta = 140°$。

2. 毛细现象

通常把内径很小的管子叫作毛细管。如果把毛细管插入液体内，若液体润湿管壁，管内液面上升，若液体不润湿管壁，管内液面下降，这种现象叫做毛细现象（capillarity）。

如图 5－14 所示，当毛细管插入液体内，$\theta<90°$，液面呈凹面，所以液面内的压强比外面的压强小 p_S。设接触角为 θ，管的内半径为 r，管内液面可看成是球面的一部分且半径为 R，则由图 5－14 可知，$R=r/\cos\theta$，据附加压强公式得

$$p_S=\frac{2\alpha}{R}=\frac{2\alpha}{r/\cos\theta}=\frac{2\alpha\cdot\cos\theta}{r}$$

式中 α 为该液体的表面张力系数。此压强差使得管内的液面上升，根据液体静力学原理，当达到平衡时，管内液柱的静压强 ρgh 应等于上述的附加压强 p_S，即

$$\rho gh=\frac{2\alpha\cos\theta}{r}$$

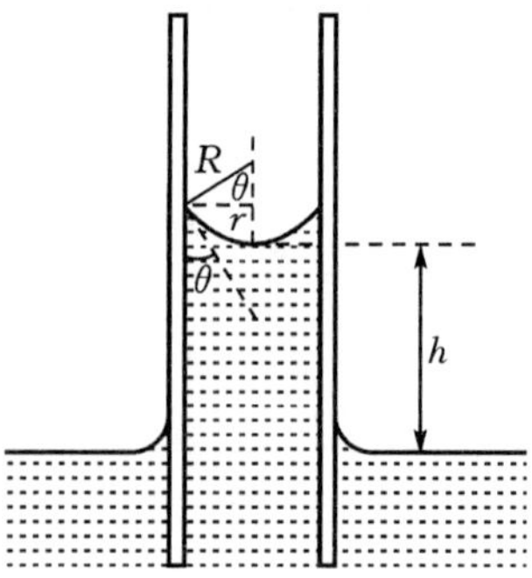

图 5－14　毛细现象

式中 h 为平衡时管内与管外的液面高度差，ρ 是液体密度，g 是重力加速度。由上式可得毛细管内液面上升的高度为

$$h=\frac{2\alpha}{\rho gr}\cos\theta \tag{5-26}$$

式(5－26)表明，毛细管中液面上升的高度与液体的表面张力系数成正比，与毛细管的内径和液体的密度成反比，管径越细，液面上升越高。对于液体不润湿管壁的情况，毛细管内的液面为凸球面，液面内压强比外面大小 p_S，这时管内液面将低于管外液面，例如水银就是这种情形，它下降的高度也可用式(5－26)计算。

毛细现象在日常生活非常普遍，比如棉花或棉布的吸水，植物吸收和运输水分，血液在毛细血管中的流动等等，都与毛细现象有着密切的关系。

毛细现象在医学中也有广泛的应用。如用小吸管采血，用脱脂棉球或纱布吸附创伤面的液污，就是利用毛细管的作用。外科手术用的缝合线必须先经过蜡处理，就是因为线中有无数缝隙，缝合伤口时，一部分缝合线露在体表外，体外细菌易通过这些缝隙(毛细管)进入体内，引起伤口的感染。蜡处理的目的就是为了封闭线中的缝隙，切断细菌进入体内的通道，以杜绝体外细菌从缝合线毛细管进入体内而引起的感染。

在制剂工作中，为了增加疗效，常常在药物中加入适量的物质降低接触角，以增加药物包衣上的润湿程度，使患者服药后，片剂到了胃里易被润湿，水分子通过药片包衣的毛细管进入片剂内部使其溃解溶化后，药物易被吸收。

【例 5－4】 将直径为 4cm 的清洁玻璃管插入温度为 20 ℃的水中，水在细管中上升的高度为 7.42mm，试求水的表面张力系数(水与玻璃产生完全湿润，水的密度为 $1.0\times10^3\,\text{kg}\cdot\text{m}^{-3}$)。

解：水与玻璃产生完全湿润，即 $\theta=0$。由式(5－26)，可知

$$h=\frac{2\alpha}{\rho gr}$$

故水的表面张力系数

$$\alpha=\frac{\rho grh}{2}=\frac{10\times10^3\times9.8\times2\times10^{-2}\times7.42\times10^{-3}}{2}=7.27\times10^{-2}(\text{N}\cdot\text{m}^{-1})$$

四、人体相关的表面现象

1. 肺泡的吸气与稳定肺的结构与功能

人的肺大约由 3 亿～4 亿大小不同的肺泡组成，肺泡是气体进行交换的场所。肺泡的平

均半径约为 0.05mm。其内壁附有一层黏性组织液与肺泡内气体形成一个气、液分界面。这种黏性组织液在正常情况下的表面张力系数约为 $0.05N \cdot m^{-1}$，若忽略组织液本身的张力作用，且把肺泡看成球状，则由肺泡内壁这层黏性组织液液膜的表面张力所产生的附加压强为

$$p_s = \frac{2\alpha}{R} = \frac{2 \times 0.05}{0.05 \times 10^{-3}} \mathrm{Pa} = 2(\mathrm{kPa})$$

即要使肺泡能扩张吸气，肺泡内的压强要比肺泡外的压强(胸腔内)的压强高 2kPa。

人在呼吸过程中能够在肺泡中正常进行气体交换的理论条件是：要使肺泡扩张吸气，胸腔内压强要比肺泡内压强低 2kPa，肺泡内气压要比外界空气中气压低出约为 0.4kPa。即吸气时要使空气进入肺泡内，就要求肺泡外(胸腔内)压强要比外界气压低 2.4kPa 左右。但实际上胸腔内压强值一般比大气压低 0.533kPa，再加上吸气时胸腔的膈肌下降和肋骨的抬高，使胸腔的容积增大，压强降低，其压强值也只能比大气压低 1.20～1.33kPa，如图 5-15 所示。这样算来，肺泡内的压强值比大气压要高约 1kPa。这样大气不但无法进入肺泡内，反而肺泡内的气体还要全部排出到大气中。肺泡不但不能吸气扩张而且还要一个个萎缩(称肺不张症)。为什么这种情况在正常人的肺中并没有发生呢？实际上健康人的肺泡是不会发生萎缩的。因为构成肺泡膜的上层细胞中，Ⅱ型细胞能分泌出一种表面活性物质，主要成分是二棕榈酰卵磷脂(DPPC)，正是由于这种表面活性物质的作用降低了肺泡内壁黏性组织液的表面张力系数，使肺泡的附加压强降低到理论值的 $\frac{1}{15}$～$\frac{1}{7}$。这样胸腔内的压强值只要比大气压低 0.55～0.7kPa 就可以吸气了。即肺泡在胸腔的负压下能进行正常的呼吸，保证了在肺泡内可以进行正常的气体交换。这是肺泡的表面活性物质的重要作用之一。

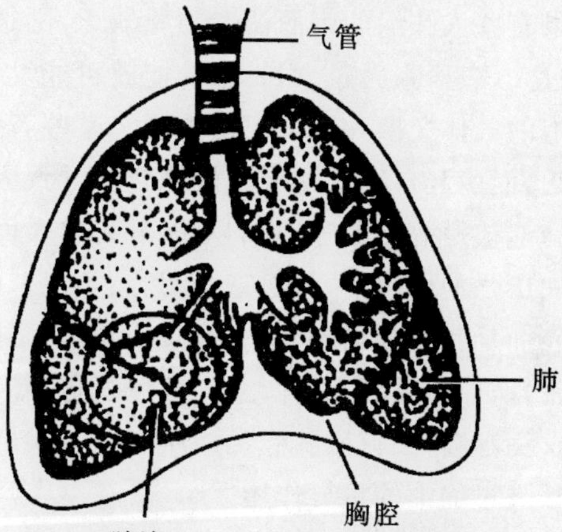

图 5-15　肺泡及胸腔内压强

肺泡分泌的表面活性物质还有另一个重要作用，就是维持肺泡的稳定性。因为整个肺是由无数个大小不等、且在同一室内、大多数又相通的肺泡构成。设肺泡不能分泌表面活性物质，其肺泡内壁黏性组织液的表面张力系数大小不变，则小肺泡由于半径小、附加压强大，所以泡内压强就大；大肺泡由于半径大、附加压强小，所以泡内压强就小。这样大肺泡的压强值就小于小肺泡内的压强值，于是气体将由压强大的小肺泡不断地流向压强小的大肺泡。就会像图 5-12 实验结果那样，致使小肺泡逐渐萎缩，且在萎缩的过程中，内部压强越来越大，致使小肺泡逐渐萎缩，最后完全闭合；而大肺泡逐渐膨胀，且在膨胀的过程中，内部压强越来越小，最后肺内合并成为数不多的若干个特大肺泡。这样肺将无法进行正常呼吸。实际上这种现象并没有发生，就是因为肺泡分泌的表面活性物质调节的结果。由于肺泡内壁黏性组织液中的表面活性物质的量每泡相对保持一定。当肺泡扩张时，肺泡的表面积增大，肺泡单位面积上表面活性物质的含量(浓度)相对减少，表面张力系数增大。虽然肺泡半经增大，但肺泡的附加压强不会减小，对肺泡的扩张起抑制作用，使其不至于过分膨胀。当肺泡缩小时，肺泡表面积减小，

肺泡单位面积上表面活性物质的含量(浓度)相对增加,表面张力系数减小。虽然肺泡半径减小,但肺泡的附加压强不会增大,对肺泡的收缩也起抑制作用,使其不至于过分萎缩。正是由于肺泡所分泌的表面活性物质和肺泡壁张力的共同调节作用,使肺内这些无数多个,大小不等,而且又大多数相互连通的肺泡,其附加压强能基本保持不变,使这些肺泡能保持平衡,处于一个相对稳定的状态,使大小不等的肺泡在呼吸过程中均能正常工作。

正常人的某些肺泡如果发生个别萎缩,一次深呼吸就可以使它们重新张开恢复正常。如果有些人肺泡的表面活性物质缺乏,则很多大小不等的肺泡将无法稳定,因肺泡表面张力系数过大,表面张力过大,扩张功能就可能发生障碍,易发生肺不张症,给人呼吸带来困难,影响肺泡的气体交换和肺的正常功能。某些新生儿(特别是早产儿)的肺泡,由于表面活性物质的缺乏,而引起自发的呼吸困难综合征导致因缺氧窒息,其死亡率比其他疾病都高。子宫内胎儿的肺泡被黏液所覆盖,它们不能分泌出表面活性物质,所以肺泡的表面张力系数过大,在较大附加压强的作用下,肺泡完全闭合,不能扩张和收缩,所以发不出声音来。临产时肺泡分泌出来表面活性物质,降低了肺泡黏液的表面张力系数,减小了附加压强。这时肺泡可以收缩和扩张,所以可以发出声音来。即使这样,新婴儿刚出生时,仍需以大声啼哭的强烈力量进行第一次深呼吸,去克服肺泡黏液所产生过大的附加压强,才能开始正常呼吸。可见表面活性物质在呼吸过程中的重要作用。

2. 气体栓塞

在润湿的情况下,如果液体在细管中流动时管中有气泡,液体的流动将受到阻碍,气泡多时可发生阻塞,这种现象叫做气体栓塞(aeremia)。气体栓塞现象可以用弯曲液面下的附加压强来解释。

在图 5-16(a)中,在水平放置的细管中充满了润湿液体,若管内液体处于不受力的静止状态时,管内液体各处压强相等。细管中有一气泡,当左右两侧压强相等时,气泡两端液面有同样曲率的弯月面,两端的附加压强大小相等方向相反,液柱不流动。若使管中液体从左向右流动,由于实际液体具有黏滞性,所以管两端必须维持一定的压强差 Δp,如果左侧的液柱压强增加一个不大的值 Δp,如图 5-16(b),结果使气泡两端弯月面的曲率程度发生了变化,这时气泡左端的曲率半径变大,右端的曲率半径变小,使得左侧弯曲液面的附加压强 $p_{左}$ 比右边的附加压强 $p_{右}$ 小,即 $p_{左}<p_{右}$,于是就产生一个与液体流动方向相反的附加压强差;如果 $p_{左}$ 与 $p_{右}$ 的差值正好等于 Δp,则气泡刚好处于平衡状态,液柱不会向右移动。只有当气泡两侧的压强差 Δp 超过某一临界值 δ 时,气泡才能移动,这个临界值 δ 与液体和管壁的性质及管径有关。如果管中有 n 个气泡,则只有当 $\Delta p>n\delta$ 时,液体才能带着气泡移动,如图 5-16(c)所示;否则就难以推动细管中的这段液体和这些气泡一起在细管中流动,液体的流动就会停止,即发生气体栓塞现象。

人体血管中是不允许有气泡存在的。若气泡少而小时,这些气泡可通过血液循环由肺部排出;若气泡多而大时,阻力较大,就会影响血液的流动,甚至造成血管完全堵塞,使血液循环停止流动。发生这样的情况,轻者会造成血液循环障碍,部分组织细胞坏死,重者会使血管发生破裂危及生命。静脉注射时,应注意不能在注射器中留有气泡,以防止气泡进入微血管中发生气体栓塞。临床上输液时也要经常注意防止输液管路中出现较大气泡,一旦出现就要及时排除。高压氧舱中的患者和深水潜水员若要回到正常环境中来,要有一个缓冲的时间。

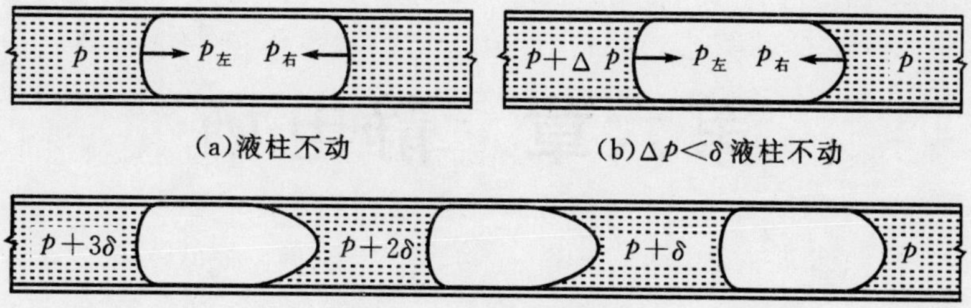

(a)液柱不动　(b)$\Delta p<\delta$液柱不动

(c)$\Delta p>3\delta$，液柱移动

图 5-16　气体栓塞

目标检测

1. 一个容器由隔板分成等体积的两个部分，一边装有氧气，一边装有氢气，两种气体的质量相等，温度相同。如果隔板与容器之间没有摩擦，问隔板是否会运动？为什么？

2. 两瓶不同种类的气体的平均平动动能相同，但气体的分子数密度不同，问它们的温度和压强是否相同？

3. 设氢和氦的温度相同，摩尔数相同，那么这两种气体：

(1)分子的平均平动动能是否相等？(2)分子的总动能是否相等？

4. 试区分并说明下列各量的物理意义。

(1)$\frac{1}{2}kT$；(2)$\frac{3}{2}kT$；(3)$\frac{i}{2}kT$；(4)$\frac{i}{2}RT$

5. 标准状态下，2cm^3 的容器内有多少个气体分子？这些气体总的平动动能是多少？

6. 求温度为 27℃时氢气的最概然速率、平均速率和方均根速率。

7. 已知空气在标准状态下的摩尔质量为 $M=28.9\times10^{-3}$ kg/mol，分子有效直径 $d=3.0\times10^{-10}$ m，求平均自由程和平均碰撞频率。

8. 设空气温度 $t=0$ ℃，在什么高度上大气压强是地面的 75%？

9. 为什么液体的表面具有表面张力？什么叫表面张力系数？它与哪些因素有关？

10. 形成一直径为 5cm 的肥皂泡，需要 5Pa 的压强，求该肥皂液的表面张力系数。

11. 将一直径为 0.2mm 的毛细管插入尿液中，尿液毛细管中比容器液面高 10.8cm，设接触角 $\theta=0$，求尿液的表面张力系数，并判断尿液是否正常。（尿液密度 $\rho=1.018\times10^3\text{kg}\cdot\text{m}^{-3}$，$g=10\text{m}\cdot\text{s}^{-2}$）

12. 在流动血液的毛细血管中，出现若干个相同的气泡，气泡两侧液面的曲率半径分别为 2mm、1mm。若这段毛细管两端的压强差为 900Pa，问有多少个这样的气泡可造成气体栓塞。（设血液的表面张力系数 $\alpha=50\times10^{-3}\text{N}\cdot\text{m}^{-1}$）

13. 有一毛细管中的水面比容器中水高 2cm，求管直径。（$\theta=0$，$\rho_水=1.0\times10^3\text{kg}\cdot\text{m}^{-1}$，$\alpha_水=73\times10^{-3}\text{N}\cdot\text{m}^{-1}$）

14. 将一 U 形管竖直放置，并注入水，其臂两管内径分别为 1mm 和 0.1mm，求两管中水面高度差。（$\rho_水=1.0\times10^3\text{kg}\cdot\text{m}^{-1}$，水的表面张力系数 $\alpha_水=70\times10^{-3}\text{N}\cdot\text{m}^{-1}$，$g=10\text{m}\cdot\text{s}^{-2}$）

第六章　静电场

在生物医学研究中，电磁学占有很重要的地位。静电场是电磁场的一种特殊形式，是由相对观测者静止的电荷产生的电场，它是一种不随时间而变化的稳定电场。本章将讨论静电场的基本性质和规律，其中包括两个基本物理量——电场强度与电势以及二者的相互关系；三个基本规律——场的叠加原理、高斯定理和安培环路定理，并介绍电介质极化、电势、细胞膜电位、心电图的电学原理等。

第一节　电场强度和高斯定理

一、库伦定律

1. 电荷

正常情况下，物质是由电中性的原子组成的，其整体也呈电中性，即物体里正、负电荷的代数和为零。当一个物体由于摩擦或其他方法失去一些电子而带正电时，必然有另一个物体获得这些电子而带负电，电荷并没有消失也不可能制造，只能把电子从一个物体迁移到另一个物体。因此，整个系统的电荷总量（正负电荷的代数和）必定保持不变，这就是电荷守恒定律。无论是在宏观领域里，还是在原子、原子核和粒子范围内，电荷守恒定律都是成立的。

物体所带过剩电荷的总量称为电荷量，简称电荷或电量。1913 年美国物理学家密立根从实验中测定所有电子都具有相同的电荷，而且带电体的电荷是电子电荷的整数倍。即

$$q = \pm ne \quad (n = 1,2,3\cdots) \tag{6-1}$$

式中，电量的基本单元 $e = 1.60217733(49) \times 10^{-19}$ C，电量只能取分立的、不连续数值的性质，这称为电量的量子化。

2. 库仑定律

库仑定律是 1785 年法国科学家库仑在扭秤实验的基础上提出的。一般地说，带电物体相互间有作用力，除了和它们所带电量有关外，还和它们的大小、形状、电荷在带电体上的分布以及周围介质的性质有关，情况很复杂。当带电体自身的大小与带电体之间的距离相比很小时，我们可以把这种带电体看作点电荷。

在真空中两个静止点电荷 q_1 和 q_2 间的静电作用力与这两个点电荷所带电量的乘积成正比，与它们的距离 r 的平方成反比，作用力的方向沿着它们连线的方向。数学表达式为

$$\boldsymbol{F} = k\frac{q_1 q_2}{r^2}\boldsymbol{e}_r = \frac{1}{4\pi\varepsilon_0}\frac{q_1 q_2}{r^2}\boldsymbol{e}_r \tag{6-2}$$

式中，静电引力常量 $k = \dfrac{1}{4\pi\varepsilon_0}$，其中 $\varepsilon_0 = 8.8542 \times 10^{-12}\,\mathrm{C^2 \cdot N^{-1} \cdot m^{-2}}$，称为真空电容率或

真空介电常数；$\boldsymbol{e}_r$ 为两者连线方向的单位矢量。

二、电场强度

1. 电场强度

为了定量描述电场，我们在电场中引入检验电荷 q_0；当然，q_0 的引入必须在误差范围内不影响原有的电场，故其所带电量必须充分小，其几何线度也须充分小。定义为

$$\boldsymbol{E}=\frac{\boldsymbol{F}}{q_0} \tag{6-3}$$

称为电场强度，简称场强；其方向与正电荷在该处所受的电场力方向一致。上式表明，电场中某点处的电场强度在数值上等于单位电荷在该处所受的电场力，单位为 $\mathrm{N\cdot C^{-1}}$ 或 $\mathrm{V\cdot m^{-1}}$。

下面我们求真空中点电荷 q 形成的场强。引入试探电荷 q_0 到 q 产生的电场中的任一点 P 处，根据库仑定律 q_0 受到的电场力为

$$\boldsymbol{F}=\frac{1}{4\pi\varepsilon_0}\frac{qq_0}{r^2}\boldsymbol{e}_r$$

代入(6-3)，可得 P 点的场强为

$$\boldsymbol{E}=\frac{1}{4\pi\varepsilon_0}\frac{q}{r^2}\boldsymbol{e}_r \tag{6-4}$$

很明显，电场强度是一个与试检验电荷无关的矢量，它反映了电场在该点的力的性质。由(6-4)式可见，点电荷形成的电场是球对称分布的，球心为场源电荷所在的点。若 q 为正电荷，E 沿 $\boldsymbol{e}_r$ 的方向，即从 P 点指向场源电荷；若 q 为负电荷，则指向场源电荷。

2. 场强的叠加原理

如果电场由一组点电荷 q_1、q_2、q_3、…、q_n 所组成的点电荷系产生，则检验电荷 q_0 在电场中任一点 P 所受的电场力 F 等于各个点电荷单独存在时对 q_0 的作用力 $\boldsymbol{F}_1$、$\boldsymbol{F}_2$、…、$\boldsymbol{F}_n$ 的矢量和；因此 P 点的场强为

$$\boldsymbol{E}=\frac{\boldsymbol{F}}{q_0}=\frac{\boldsymbol{F}_1+\boldsymbol{F}_2+\cdots+\boldsymbol{F}_n}{q_0}=\boldsymbol{E}_1+\boldsymbol{E}_2+\cdots+\boldsymbol{E}_n=\sum_{i=1}^{n}\boldsymbol{E}_i \tag{6-5}$$

式中 $\boldsymbol{E}_1$、$\boldsymbol{E}_2$、…、$\boldsymbol{E}_n$ 分别表示这些点电荷单独存在时在 P 点所产生的场强。可见，点电荷系形成的电场中某一点的场强等于各个点电荷单独存在时在该点产生的场强的矢量和，这叫做场强叠加原理。

若场源电荷为任意形状的连续带电体，我们可以把场源电荷视为由无数微小的电荷元 $\mathrm{d}q$ 组成，每个 $\mathrm{d}q$ 都可看作点电荷，在空间形成的场强为

$$\mathrm{d}\boldsymbol{E}=\frac{\mathrm{d}q}{4\pi\varepsilon_0 r^2}\boldsymbol{e}_r$$

由场强叠加原理可知，整个带电体的场强为 $\mathrm{d}\boldsymbol{E}$ 的矢量和，即矢量积分：

$$\boldsymbol{E}=\int\mathrm{d}\boldsymbol{E} \tag{6-6}$$

因为每个电荷元在给定点产生的场强的方向 $\boldsymbol{e}_r$ 是不同的，所以计算时需将 $\mathrm{d}\boldsymbol{E}$ 分解为坐标轴上的分量，对每一分量积分后，再求合矢量 $\boldsymbol{E}$。

【例 6-1】 如图 6-1 所示，电量 $q(q>0)$ 均匀分布在半径为 a、圆心为 O 的圆环上，求圆环轴线上任意点 $\mathrm{P}(\mathrm{OP}=x)$ 的场强。

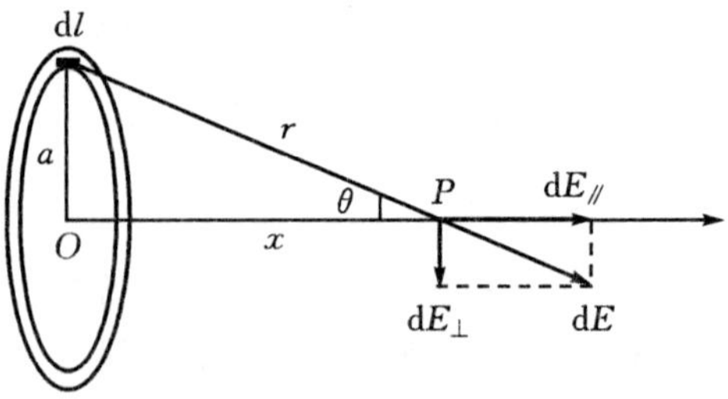

图 6-1 例 6-1 图

解：场源电荷为连续的带电体，电量 q 均匀分布圆环上，因此电荷线密度为 $\eta=q/2\pi a$。环上取一线元 dl，则其带电量 dq 为

$$dq = \frac{q}{2\pi a}dl$$

可看成点电荷，设距离 P 点为 r，则由式(6-5)知，此电荷元在 P 产生的场强大小为

$$dE = \frac{1}{4\pi\varepsilon_0 r^2}\frac{q}{2\pi a}dl$$

方向如图 6-1 所示，与轴线 OP 的夹角为 θ。

根据对称性，圆环上所有电荷元形成的矢量 d$\boldsymbol{E}$ 构成 P 点为顶点的圆锥，故把 d$\boldsymbol{E}$ 分解为垂直于轴线的分量 d$E_{\perp}$ 和沿轴方向的分量 d$E_{/\!/}$。显然分量 d$E_{\perp}$ 互相抵消，而分量 d$E_{/\!/}$ 叠加就是 P 点的场强 E。这样，求 P 点的场强归结为求圆环上所有电荷元沿轴向的分量的标量积分。从图 6-1 可知：d$E_{/\!/}$=d$E\cos\theta$，因此：

$$E = E_{/\!/} = \int dE_{/\!/} = \int dE\cos\theta = \int \frac{1}{4\pi\varepsilon_0 r^2}\frac{q}{2\pi a}\cos\theta dl$$

积分的范围是整个圆环；由于 P 点在轴线上，故对于不同位置的电荷元，积分式中的 r、θ 为常数，所以

$$E = \frac{1}{4\pi\varepsilon_0 r^2}\frac{q}{2\pi a}\cos\theta \cdot \int_0^{2\pi a} dl = \frac{1}{4\pi\varepsilon_0 r^2}\frac{q}{2\pi a}\cos\theta \cdot 2\pi a = \frac{q\cos\theta}{4\pi\varepsilon_0 r^2}$$

若以 a、x 表示结果，则

$$E = \frac{q}{4\pi\varepsilon_0}\frac{x}{(x^2+a^2)^{\frac{3}{2}}}$$

方向为沿轴线向外。若 $x \gg a$，则 $(x^2+a^2)^{3/2} \approx x^3$，有

$$E = \frac{q}{4\pi\varepsilon_0 x^2}$$

这与点电荷场强公式一致。说明在远离圆环的地方，带电圆环的大小和形状可以忽略而视为点电荷。

三、静电场的高斯定理

1. 电通量

为了形象直观地描述电场的分布，法拉第最早提出力线思想。在电场中做一系列的曲线，要求曲线的每一点的切线方向都与该点的场强方向一致，且规定通过垂直于场强方向上的单位面积的曲线数等于该点场强的大小，这些曲线称为电场线。

通过电场中任一给定面的电场线总数叫作通过该面的电通量，用 Φ_e 表示。下面我们来求几种情况下的电通量。

求匀强电场 E 中通过任意一平面的电通量，平面面积为 S。若平面与电场方向垂直(图 6-2a)，则通过该平面的电通量 $\Phi_e = ES$。

若平面法线方向 $\boldsymbol{n}$ 与场强 E 成一夹角 θ(图 6-2b)，并规定 n 为平面 S 的方向，则通过该平面的电通量为

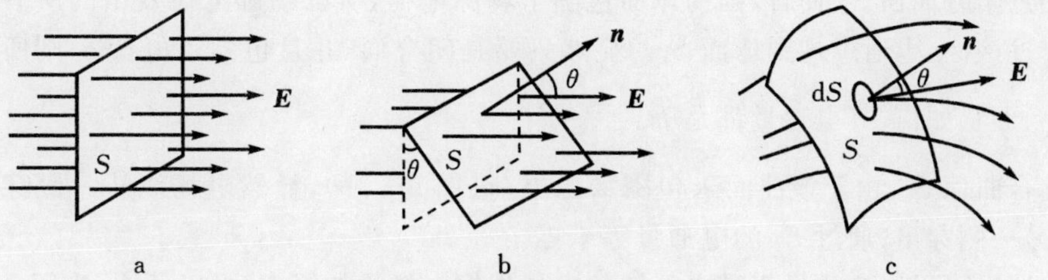

图 6-2　电通量的计算

$$\Phi_e = ES\cos\theta = \boldsymbol{E} \cdot \boldsymbol{S} \tag{6-7}$$

对非匀强电场中通过任意曲面的电通量(图 6-2c),可以先求通过曲面上每一个面积元 dS 的电通量,然后求和。每个面积元可以看作平面,电场可认为是均匀的,则通过 $\mathrm{d}S$ 的电通量

$$\mathrm{d}\Phi_e = \boldsymbol{E} \cdot \mathrm{d}\boldsymbol{S} = E\cos\theta \mathrm{d}S \tag{6-8}$$

通过整个曲面的电通量为通过每个面积元电通量之和

$$\Phi_e = \int_S \boldsymbol{E} \cdot \mathrm{d}\boldsymbol{S} = \int_S E\cos\theta \mathrm{d}S \tag{6-9}$$

当 S 为闭合曲面时,通常在积分号上的加圆圈表示 S 为闭合曲面,即

$$\Phi_e = \oint_S \boldsymbol{E} \cdot \mathrm{d}\boldsymbol{S} = \oint_S E\cos\theta \mathrm{d}S \tag{6-10}$$

并规定:闭合曲面上任一面积元 $\mathrm{d}S$ 的法线 $\boldsymbol{n}$ 以向外为正方向,故当电场线在闭合曲面某一 $\mathrm{d}S$ 处由内向外穿出时,该处 $\theta < 90°$,通过该面积元的电通量为正;反之当电场线由外向内穿入时,$\theta > 90°$,电通量为负。

2. **高斯定理**

如图 6-3(a),在点电荷 q(以正电荷为例)形成的电场中,S_1 是以 q 为球心、半径为 r 的球面。由于球面上各点的场强大小均相等,方向沿半径向外,球面的法线方向与场强方向一致,则

$$\Phi_e = \oint_{S_1} \frac{q}{4\pi\varepsilon_0 r^2}\mathrm{d}S = \frac{q}{4\pi\varepsilon_0 r^2}\oint_{S_1} \mathrm{d}S = \frac{q}{4\pi\varepsilon_0 r^2} \cdot 4\pi r^2 = \frac{q}{\varepsilon_0} \tag{6-11}$$

通过球面的电通量是一个与球面大小无关的量。若 q 为负电荷,电场线是由外向内穿入,则 Φ_e 为负值。

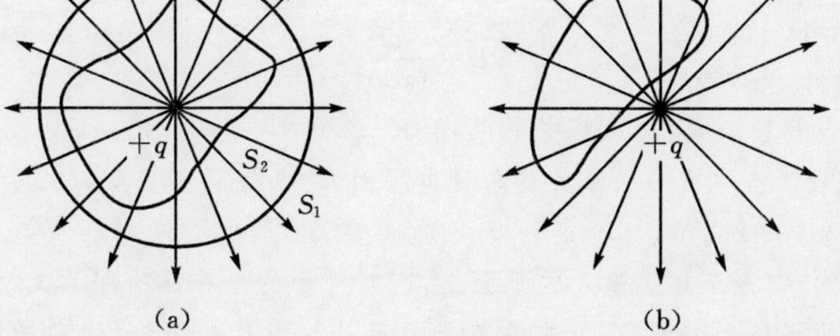

图 6-3　高斯定理的推导

对任意闭合曲面 S_2 而言，因为球面包围了场源电荷，所以场源电荷发出的所有电场线一定全部穿过该面，也通过规则球面 S_1。显然只要是闭合面，并且包围了电荷 q，则所以不论闭合面大小、形状如何，其电通量都是$\frac{q}{\varepsilon_0}$。

对闭合曲面 S_3，由于该曲面未包围场源电荷（图 6－3b），显然电场线从一侧穿入该闭合面，必从另一侧穿出；通过 S_3 的电通量等于零。

上述结果可以推广到任何带电系统的电场根据电场叠加原理，可以证明：当闭合曲面内不只包围一个点电荷时，净穿入（或穿出）闭合曲面的电场线条数为 $\frac{1}{\varepsilon_0}\sum_S q_i$。其中 $\sum_S q_i$ 应为闭合曲面所包围的电荷的代数和。

它表明：真空静电场中，通过任一闭合面的电通量等于该面所包围电荷的代数和除以 ε_0，这就是高斯定理；其中闭合面称为高斯面。数学表达式为

$$\Phi_e = \oint_S \boldsymbol{E} \cdot \mathrm{d}\boldsymbol{S} = \frac{1}{\varepsilon_0}\sum q_i \tag{6-12}$$

应该指出的是，$\boldsymbol{E}$ 是高斯面内外的场源电荷共同产生的合场强；但对电通量有贡献的只有高斯面内所围电荷。

3. 高斯定理的应用

应用高斯定理可以求电通量或电场强度，尤其是电场强度的求取。但高斯定理很难直接确定任意电场中各点的场强，只有当电荷分布具有某些特殊对称性时，用高斯定理计算场强要比用积分法求场强要简便得多。而这些特殊情况，在实际中还是很有用的。

【例 6－2】 设真空中有一半径为 R，带电量为 $+Q$ 的均匀带电球面，求该球面外的场强分布。

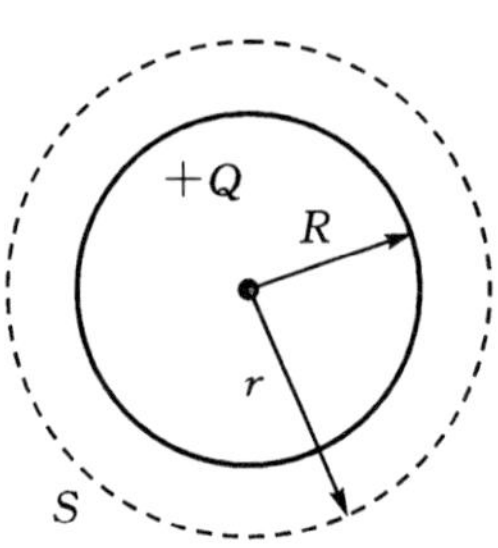

图 6－4　例 6－2 图

解： 由于场源电荷均匀分布于球面上，电场的分布应具有球对称性。若求某点处（离球心 O 为 r）的场强，则选择高斯面为：半径为 $r(r>R)$ 的同心球面 S（图 6－4）。这样，高斯面 S 上各点场强大小相等，方向均沿半径向外，与面的法线方向一致，即 $\theta=0°$，$\cos\theta=1$。设高斯面上的场强大小为 E，则通过 S 面的电通量为

$$\Phi_e = \oint_S \boldsymbol{E} \cdot \mathrm{d}\boldsymbol{S} = \oint_S E\cos\theta \mathrm{d}S = E\oint_S \mathrm{d}S = E \cdot 4\pi r^2$$

高斯面包围了所有电量 Q，根据高斯定理

$$\Phi_e = \frac{1}{\varepsilon_0}\sum_{S面内} Q = \frac{Q}{\varepsilon_0}$$

由上两式可得

$$E = \frac{Q}{4\pi\varepsilon_0 r^2}$$

结果与点电荷场强公式相同，其中半径 $r>R$。

【例 6－3】 设真空中有一无限大均匀带电平面，其电荷面密度为 $\sigma(\sigma>0)$，求该平面周围的场强。

解： 由于电荷均匀分布在无限大的平面上，所以电场的分布具有平面对称性，即与平面距离相等的各点处的场强大小相等，方向垂直于平面。如图 6－5 所示的高斯面 S，其中 S_1、S_2 位于平面两侧，与平面等距平行；侧面 S_3 与平面垂直，S_1、S_2、S_3 构成闭合柱形面，其中面积

$S_1=S_2$。这样 S_1、S_2 上各点场强大小相等，方向与面的外法线一致($\theta=0°$，$\cos\theta=1$)，通过的电通量都等于 ES_1；侧面 S_3 上的各点 E 虽不同，但方向与 S_3 外法线垂直($\theta=90°$)，通过 S_3 的电通量为零。因此，通过高斯面 S 的总电通量为：

$$\Phi_e=\oint_S \boldsymbol{E}\cdot d\boldsymbol{S}=\int_{S_1}\boldsymbol{E}\cdot d\boldsymbol{S}+\int_{S_2}\boldsymbol{E}\cdot d\boldsymbol{S}+\int_{S_3}\boldsymbol{E}\cdot d\boldsymbol{S}=2ES_1$$

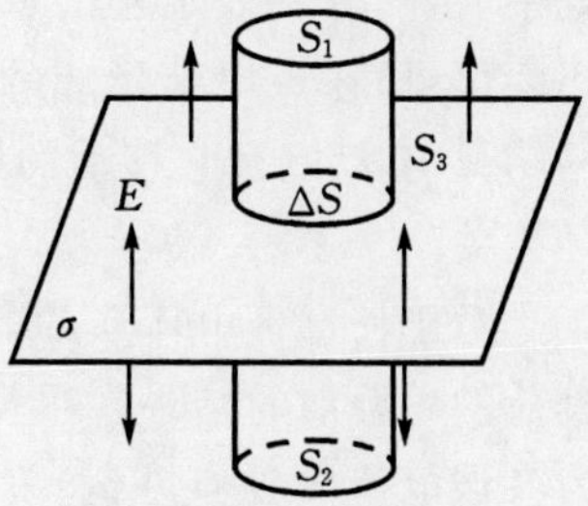

图 6-5　例 6-3 图

柱形面 S 包围带电平面的面积 ΔS 与 S_1、S_2 相等，故

$$\Phi_e=\frac{1}{\varepsilon_0}\sum_{S面内}Q=\frac{1}{\varepsilon_0}\sigma S_1$$

$$E=\frac{\sigma}{2\varepsilon_0} \tag{6-13}$$

这一结果表明，无限大均匀带电平面周围是匀强电场，场强的方向垂直于带电平面，当 $\sigma>0$ 时，场强指向平面两侧；当 $\sigma<0$ 时，场强由两侧指向平面。

利用式(6-13)并根据场强叠加原理，可以进一步得到真空中两块分别带等量异号电荷的无限大平行板之间的场强为

$$E=\frac{\sigma}{\varepsilon_0} \tag{6-14}$$

而平行板之外的场强为 0。

综合以上各例题的分析可以看出，有些情况下，利用高斯定理计算带电系统的场强是很方便的。应用高斯定理求场强的方法与步骤是：

(1)根据电荷分布的对称性，分析场强分布的对称性。

(2)选取适当的高斯面，使穿过该面的电场强度通量的积分易于计算。例如使高斯面的一部分或全部与场强垂直，而且大小处处相等，或者使高斯面的一部分与场强平行，因而通过这部分面积的电场强度通量为零，等等。

(3)计算高斯面上穿过的电场强度通量，和高斯面内包围的电荷量的代数和，最后再根据高斯定理求出场强的表达式。

第二节　电势

一、静电场力做功

考虑点电荷 Q 的静电场力对试探电荷 q_0 做的功。如图 6-6 所示，q_0 在电场力的作用下从 a 点沿路径 l 运动到 b 点，在此过程中 q_0 受到的电场力 $\boldsymbol{F}$ 为变力，故把整个路径分成许多位移元 dl，每个 dl 段中场强 $\boldsymbol{E}$、电场力 $\boldsymbol{F}$ 看作不变，则做功 dA 为

$$dA=q_0E\cos\theta dl=q_0\boldsymbol{E}\cdot d\boldsymbol{l}$$

那么从 a 到 b 过程中电场力做功为

$$A_{ab}=\int_a^b q_0E\cos\theta dl=\int_a^b q_0\boldsymbol{E}\cdot d\boldsymbol{l} \tag{6-15}$$

由图 6-6 可知，$\cos\theta dl=dr$，而 $E=Q/4\pi\varepsilon_0 r^2$，代入式(6-15)得

$$A_{ab}=\frac{Qq_0}{4\pi\varepsilon_0}\int_{r_a}^{r_b}\frac{1}{r^2}dr=\frac{Qq_0}{4\pi\varepsilon_0}\left(\frac{1}{r_a}-\frac{1}{r_b}\right) \tag{6-16}$$

式中 r_a、r_b 分别表示起点 a、终点 b 到场源电荷 Q 的距离。可见，在点电荷形成的电场中，电场力对 q_0 所做的功只与 q_0 以及它移动的始末位置有关，而与它的路径无关。

对于任意带电体系的静电场，可以看作是许多点电荷的场叠加的结果。根据场强叠加原理，可得总功为各点电荷单独存在时，移动 q_0 电场力做功之代数和。由于每个场源点电荷单独存在时的静电场力所做的功与路径无关，则它们的代数和也必然与路径无关，即在任何静电场中移动试探电荷，电场力所做的功与移动路径无关。

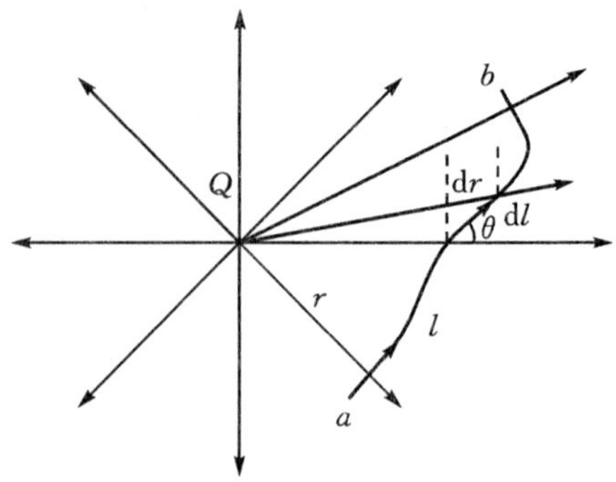

图 6－6　电场力做功

若移动路径为闭合回路，即起、止位置是同一点，必然会得到电场力所做的功为零，即：

$$A = \oint q_0 \boldsymbol{E} \cdot \mathrm{d}\boldsymbol{l} = \oint q_0 E\cos\theta \mathrm{d}l = 0$$

因为 $q_0 \neq 0$，所以

$$\oint \boldsymbol{E} \cdot \mathrm{d}\boldsymbol{l} = \oint E\cos\theta \mathrm{d}l = 0 \tag{6-17}$$

这表明，在静电场中场强沿任意闭合路径的线积分等于零，这是静电场的一个重要特性，叫做静电场的安培环路定理。因为具有这种特点，静电场力是保守力，静电场是保守场。

二、电势与电势差

我们知道重力做功与路径无关，因此重力是保守力，重力场是保守场。物体在重力场中具有重力势能，重力做功等于势能的减少量。同样是保守场中，电荷在静电场中某一位置处也具有势能，称为电势能。当电荷从一个位置移动到另一位置时，电场力做功就等于电势能的减少量。

设试探电荷 q_0 在电场力的作用下从 a 点移到 b 点，其电势能由 W_a 变为 W_b，在此过程中电场力做功 A_{ab}，则 $W_a - W_b = A_{ab}$。结合式(6－15)可得

$$W_a - W_b = A_{ab} = \int_a^b q_0 E\cos\theta \mathrm{d}l \tag{6-18}$$

与重力势能相似，电势能是一个相对量。为了确定电荷 q_0 在电场中某点电势能的大小，必须选定一个电势能为零的参考位置。在此我们选择 b 点的电势能为零，即 $W_b = 0$，则电荷 q_0 在电场中 a 点的电势能为从 a 点移至 b 点(零电势能点)时电场力所做的功，即

$$W_a = \int_a^{(0)} q_0 E\cos\theta \mathrm{d}l \tag{6-19}$$

电势能是试探电荷 q_0 与电场之间相互作用的能量，与 q_0 的大小成正比，因此它并不能直接用来描述电场中某一给定点 a 处的能量特性。为此我们引进电势 U 这一物理量。电场中某一点的电势定义为：单位正电荷在该点所具有的电势能，即

$$U_a = \frac{W_a}{q_0} = \int_a^{(0)} E\cos\theta \mathrm{d}l = \int_a^{(0)} \boldsymbol{E} \cdot \mathrm{d}\boldsymbol{l} \tag{6-20}$$

它在数值上等于单位正电荷从 a 点经过任意路径移到选定的电势零点时电场力所做的功。通

常，我们选择无穷远处为零电势能点，也是零电势点。电势是一个标量，单位为伏特（V），1V =1J·C^{-1}。电场中两点的电势之差称为电势差或电压 $U_{ab}=U_a-U_b$，

$$U_{ab}=\frac{A_{ab}}{q_0}=\int_a^b E\cos\theta dl \tag{6-21}$$

改变参考点，各点电势的数值将随之而变，但两点之间的电势差不会改变，电势差与参考点的选择无关。

下面应用式(6-20)计算点电荷 Q 形成的电场中任一点的电势。

设点电荷 Q 位于坐标原点 O，其形成的场强 $E=Q/4\pi\varepsilon_0 r^2$，电场中某点 a 到原点距离为 r_a。选择无穷远处为零电势点。既然积分路径怎样选择都不会影响结果，我们选择最简单的路径：从 a 点沿径矢 r 方向到无穷远，则在此路径上任意一点处的场强方向都与积分路径的方向相同，即 $\theta=0°$，$\cos\theta=1$，所以

$$U_a=\int_{r_a}^{\infty}E\mathrm{d}r=\int_{r_a}^{\infty}\frac{Q}{4\pi\varepsilon_0 r^2}\mathrm{d}r=\frac{Q}{4\pi\varepsilon_0 r_a}$$

因为点 a 是任意的，可以略去下标，得到点电荷 Q 的电场中任意点的电势公式

$$U=\frac{1}{4\pi\varepsilon_0}\cdot\frac{Q}{r} \tag{6-22}$$

当 $Q>0$ 时，$U>0$，空间各点电势为正，U 随 r 增大而减小；当 $Q<0$ 时，$U<0$，空间各点电势为负，U 随 r 增大而增大。

如果电场是由 Q_1，Q_2，…，$Q_n n$ 个点电荷形成的，那么电场中某一点的电势是各点电荷单独存在时的电场在该点电势的代数和，即

$$U=U_1+U_2+\cdots\cdots+U_n=\sum_{i=1}^{n}U_i=\sum_{i=1}^{n}\frac{1}{4\pi\varepsilon_0}\cdot\frac{Q}{r_i} \tag{6-23}$$

这就是电势叠加原理，式中 U_i 表示第 i 个点电荷单独存在时的该点电势，r_i 表示该点到第 i 个点电荷 Q_i 的距离。

对于电荷连续分布的带电体所产生的电场的电势，则式(6-23)中的求和符号改为积分，以 $\mathrm{d}Q$ 表示带电体上的任一电荷元，r 表示该点到电荷元 $\mathrm{d}Q$ 的距离，则电场中电势

$$U=\int\frac{1}{4\pi\varepsilon_0 r}\mathrm{d}Q=\frac{1}{4\pi\varepsilon_0}\int\frac{\mathrm{d}Q}{r} \tag{6-24}$$

1. 电偶极子电场的电势

如图 6-7，两个相距很近的等量异号点电荷 $+q$ 和 $-q$ 所组成的带电系统叫做电偶极子。所谓“相距很近”是指这两个点电荷的间距 l 比要研究的场点到它们的距离 r 小很多($l\ll r$)。从电偶极子的负电荷到正电荷作一矢量 $\boldsymbol{l}$，叫做电偶极子的电轴，矢量 $\boldsymbol{l}$ 与电量 q 的乘积叫做电偶极矩，简称为电矩，以 $\boldsymbol{P}$ 表示，即

$$\boldsymbol{P}=q\boldsymbol{l} \tag{6-25}$$

电矩是一个矢量，方向从负电荷指向正电荷。

现在来讨论电偶极子电场中任意一点 a 的电势。设 $+q$、$-q$ 到 a 点的距离分别为 r_+ 和 r_-，电偶极子中心到 a 点的距离为 r，r 与 $\boldsymbol{P}$ 之间的夹角为 θ，则两个点电荷在 a 点产生的电势为

$$U=U_+ + U_-=\frac{q}{4\pi\varepsilon_0}\left(\frac{1}{r_+}-\frac{1}{r_-}\right)=\frac{q}{4\pi\varepsilon_0}\frac{r_- - r_+}{r_+ r_-}$$

因为 r_+、r_- 和 r 都远大于 l，因此可近似得到 $r_+r_-\approx r^2$，$r_--r_+\approx l\cos\theta$，代入上式，得电偶极子的电势

$$U=\frac{1}{4\pi\varepsilon_0}\cdot\frac{ql\cos\theta}{r^2}=\frac{1}{4\pi\varepsilon_0}\cdot\frac{P\cos\theta}{r^2} \tag{6-26}$$

从上式可见，电偶极子电场中任意一点的电势与电矩 P 成正比，与距离 r 的平方成反比，且与方位有关。根据余弦函数的性质可知，电偶极子形成的电场中，电势被中垂面分为两个正负对称的区域，中垂面上各点的电势为零，在中垂面靠 $+q$ 一侧的电势为正，另一侧为负。图 6-8是电偶极子电场的电势分布的某一平面图，其中实线是等势线，虚线是电场线，等势线与电场线互相正交。

医学上，心脏的电活动可以等效成一个电偶极子，其电矩随心动周期而变化，因此电偶极子的电势公式对于理解心电图的形成是非常重要的。

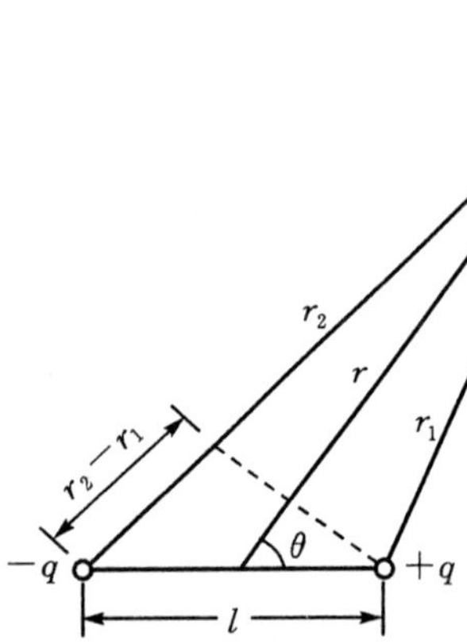

图 6-7 电偶极子

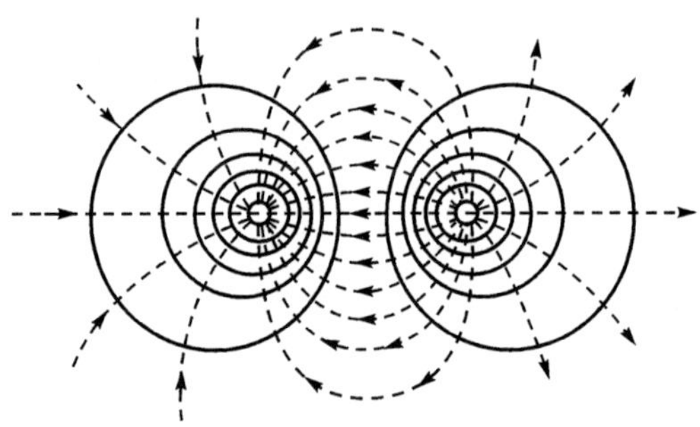

图 6-8 电偶极子的电势分布

【例 6-3】 试证明：在一个平面内，距离电偶极子 $\boldsymbol{P}$ 中心等距离的三个对称点 R、L、F 上，它们的电势的代数和为零(图 6-9)。

解：依题意，设 R、L、F 三点到电偶极子中心的距离为 r；点 L 到电偶极子的角度为 θ，则另两点的角度分别为 $\theta-120°$ 和 $\theta+120°$。根据电偶极子电势公式(6-26)，三点电势分别为

$$U_{\mathrm{L}}=\frac{P\cos\theta}{4\pi\varepsilon_0 r^2}\qquad U_{\mathrm{R}}=\frac{P\cos(\theta+120°)}{4\pi\varepsilon_0 r^2}\qquad U_{\mathrm{F}}=\frac{P\cos(\theta-120°)}{4\pi\varepsilon_0 r^2}$$

设三点电势的代数和为 U_{T}，则

$$\begin{aligned}U_{\mathrm{T}}&=U_{\mathrm{L}}+U_{\mathrm{R}}+U_{\mathrm{F}}\\&=\frac{P}{4\pi\varepsilon_0 r^2}[\cos\theta+\cos(\theta+120°)+\cos(\theta-120°)]\\&=0\end{aligned}$$

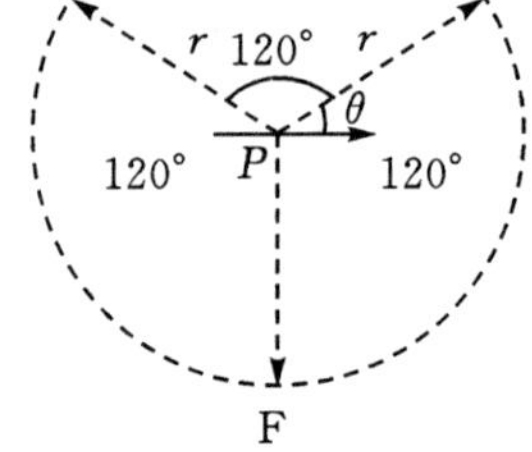

图 6-9 例 6-3 图

这个例子实际上是后面要讨论的心电图中心端电位为零的证明。

我们在此基础上延伸，对于 LT 两点

$$U_{\mathrm{LT}}=U_{\mathrm{L}}-U_{\mathrm{T}}=\frac{P}{4\pi\varepsilon_0 r^2}\cos\theta=\frac{P}{4\pi\varepsilon_0 r^2}\cos\theta$$

可见：LT 两点间的电势差 U_{LT} 和电矩在 LT 连线上的分量 $P\cos\theta$

成正比；相似地 U_{RT} 和 U_{FT} 也与对应的分量成正比。

2. 电偶层电场的电势

(1)立体角 我们知道平面角 φ 的大小可以用“弧度”来量度。如图 6-10(a)所示，以 φ 角的顶点 O 为中心，任意长度 r 为半径作圆，则 φ 角所对的弧长与半径 r 之比即为 φ 角的弧度：$\varphi=l/r$（弧度），弧度的大小与所取的半径 r 无关。在三维空间中，如图 6-10(b)，在球面上取一面 S，由它的边缘上各点引直线到球心 O，构成一个锥体。这锥体的“顶角”是立体的，称为立体角。仿照用弧度量平面角的办法，用 S 的面积和半径 r 的平方之比来量度它在球心所张立体角 Ω 的大小，即

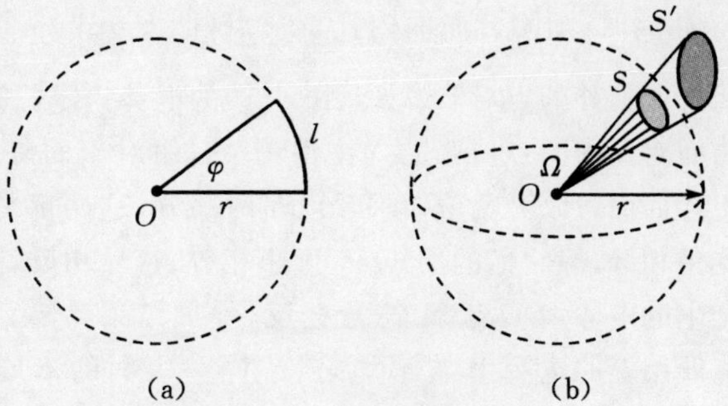

图 6-10 平面角与立体角

$$\Omega=\frac{S}{r^2}\text{（球面度）} \tag{6-27}$$

Ω 的大小也与半径无关。整个球面的面积是 $4\pi r^2$，所以它所张的立体角是 4π 球面度。若求任意曲面 S' 对某点 O 所张的立体角的大小，则需将该曲面投影在以 O 点为球心的球面上，投影面积 S 与半径 r 的平方的比值为所求立体角的大小。

(2)电偶层电场的电势 在生物体中，一种特别重要的电荷分布是电偶层，它是由两个平行的、相距很近的、带等值异号的面电荷组成，两面一般是弯曲面。在讨论电偶层电场中各点的电势时，可以把它看成是由许许多多平行排列的电偶极子（即电偶层元）组成，其电势是所有电偶极子的电势叠加。

如图 6-11 所示，设电偶层两表面的电荷面密度分别为 $+\sigma$ 和 $-\sigma$，间距为 δ，取一面积为 $\mathrm{d}S$ 的电偶层元，它可以看作是电矩为 $\sigma\mathrm{d}S\cdot\delta$ 的电偶极子，电矩方向由 $-\sigma\mathrm{d}S$ 指向 $+\sigma\mathrm{d}S$，与面积元 $\mathrm{d}S$ 的法线方向 n 一致。根据式(6-26)，该电偶极子在 a 点产生的电势为

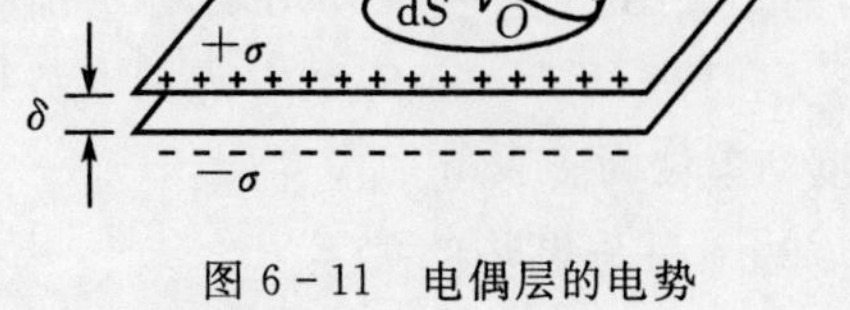

图 6-11 电偶层的电势

$$\mathrm{d}U=\frac{1}{4\pi\varepsilon_0}\frac{\sigma\delta\mathrm{d}S\cos\theta}{r^2}=\frac{1}{4\pi\varepsilon_0}\frac{P_s\mathrm{d}S\cos\theta}{r^2}$$

式中 r 为面积元 $\mathrm{d}S$ 到 a 点的距离；θ 为面积元法线方向 $\boldsymbol{n}$ 与 r 的夹角；定义 $P_s\equiv\sigma S$，表示单位面积的电偶层的电偶极矩，称为电偶层的层矩；$\mathrm{d}S\cos\theta/r^2$ 就是面积元 $\mathrm{d}S$ 对 a 点所张的立体角 $\mathrm{d}\Omega$，故上式又可简写成

$$\mathrm{d}U=\frac{P_s\mathrm{d}\Omega}{4\pi\varepsilon_0}$$

若电偶层各处的层矩 P_s 都相同，则整个电偶层在 a 点的电势为

$$U=\int_s\frac{P_s}{4\pi\varepsilon_0}\mathrm{d}\Omega=\frac{P_s\Omega}{4\pi\varepsilon_0} \tag{6-28}$$

Ω 为整个电偶层对 a 点所张的立体角。这表明，当电偶层各处的层矩 P_s 相同时，其周围任一

点的电势只决定于电偶层对该点所张立体角的大小，与电偶层的形状无关。

由式(6－28)可以推知，若电偶层是一闭合曲面且各处的层矩 P_s 相同时，则闭合曲面内任意一点(图 6－12 中 b 点)的电势为$\frac{P_s}{\varepsilon_0}$，闭合曲面外的点(图 6－12 中 a 点)的电势为零。这是由于任意闭合曲面对面内的点所张的立体角为 4π；而对于面外的点，整个电偶层闭合曲面可以分为 mon 和 mpn 两部分，这两部分对 a 点所张的立体角相等，但它们的层矩 P_s 大小相等、符号相反，因此两部分对 a 点产生的电势大小相等、符号相反，叠加结果为零。若闭合曲面状的电偶层上的电荷分布不均匀，或同一表面的不同部分带有异号电荷，该闭合电偶层外部空间各点的电势一般不为零。

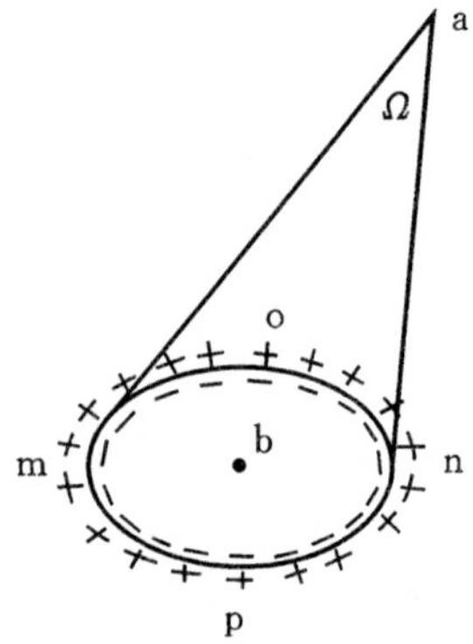

图 6－12　闭合曲面电偶层

三、场强与电势的关系

1. 等势面

电场中电势相同的各点构成的曲面，叫做等势面。规定：任何两个相邻等势面间的电势差值都相等。等势面形象地描绘了静电场中电势的分布状况，其疏密程度表示电场的强弱。在等势面上移动电荷时，由于电荷的电势能没有改变，静电场力所做的功为零，因此电场力方向一定与位移方向垂直，所以电场线与等势面一定正交。等势面与电场线一样并不是真实存在，而是对电场的一种形象直观的描述。

2. 电势梯度

如图 6－13 所示，在电场中取两个靠得很近的等势面 1 和 2，它们的电势分别为 U 和 $U+\mathrm{d}U$，且假设 $\mathrm{d}U>0$。A 为等势面 1 上的一点，过 A 点作等势面的法线 $\boldsymbol{n}$，规定法线正方向指向电势升高的方向，以 $\mathrm{d}n$ 表示沿 A 点法线方向两等势面的距离 AB。由于 $\mathrm{d}U$ 很小，因此 $\mathrm{d}n$ 是从 A 点到等势面 2 的最短距离，它小于 A 点到到等势面 2 的其他任意点(如 C 点)的距离 $\mathrm{d}l$。于是 A 点处电势增加率最大的方向是 $\boldsymbol{n}$ 方向。我们把 $\mathrm{d}U/\mathrm{d}n$ 定义为 A 点的电势梯度，方向为 $\boldsymbol{n}$。电势梯度的单位为 $\mathrm{V\cdot m^{-1}}$。

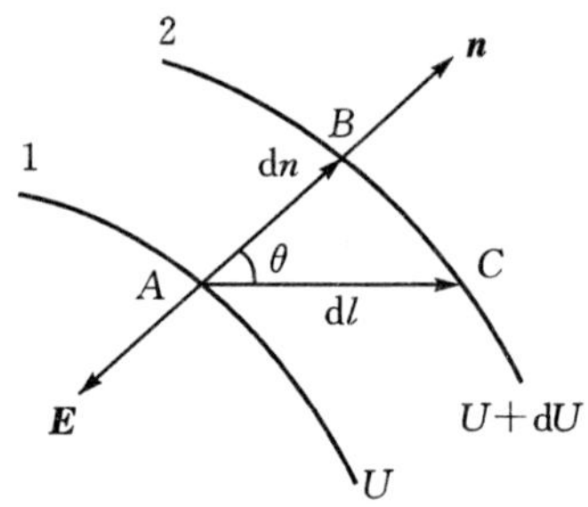

图 6－13　场强与电势的关系

3. 场强与电势的关系

将电荷 q 沿 $\boldsymbol{n}$ 方向从 A 点移到 B 点，则电场力做功为

$$\mathrm{d}A = q\boldsymbol{E}\cdot\mathrm{d}\boldsymbol{n} = qE_n\mathrm{d}n$$

式中 E_n 为 $\boldsymbol{E}$ 在 $\boldsymbol{n}$ 方向上的分量。电场力做功的结果，使得 q 的电势能减少，其变化量 $\mathrm{d}W$ 为

$$\mathrm{d}W = q[U-(U+\mathrm{d}U)] = -q\mathrm{d}U$$

根据功能原理，$\mathrm{d}W$ 应等于 $\mathrm{d}A$，则

$$E_n = -\frac{\mathrm{d}U}{\mathrm{d}n} \qquad (6-29)$$

由于 $\boldsymbol{E}$ 与等势面正交，故 $\boldsymbol{E}$ 与 $\boldsymbol{n}$ 平行，即 $\boldsymbol{E}$ 在 $\boldsymbol{n}$ 方向上的分量 E_n 实际就是 $\boldsymbol{E}$ 本身，所以

$$E = -\frac{dU}{dn} \tag{6-30}$$

这表明，电场中某一点的场强在数值上等于该处电势梯度值，而方向始终与电势梯度方向相反，即指向电势降落的方向。

由图 6-13 和式(6-30)，容易推得场强 $\boldsymbol{E}$ 沿任意方向 dl 上的分量为

$$E_l = -\frac{dU}{dn}\cos\theta = -\frac{dU}{dl} \tag{6-31}$$

即等于电势在该方向上的变化率的相反数。

场强与电势是从不同角度描述电场性质的两个重要物理量，场强 E 描述了电场力的特性，而电势 U 则描述了电场能的特性。它们之间必然有内在联系，式(6-20)表达了它们的积分关系，式(6-30)为微分关系。

第三节　静电场中的导体与电介质

一、静电场中的导体

1. 导体的静电平衡条件

从电结构来看，金属导体的内部具有可以自由移动的自由电子和带正电的晶体点阵。当金属导体处于静电场中时，其内部的自由电子受电场作用将产生定向运动，使得导体表面的电荷重新分布，在迎着电场的一侧集结出现负电荷，而另一侧出现正电荷，这就是静电感应现象，集结的电荷称为感应电荷。感应电荷的出现将反过来改变导体内部以及周围的电场分布，直至导体达到静电平衡状态(electrostatic equilibrium)为止。

所谓导体的静电平衡状态是指导体的内部和表面均没有电荷定向移动，电荷分布不随时间改变的状态。要达到和维持此平衡状态，必须满足两个条件：①导体内部场强处处为零；②表面场强垂直于导体表面；导体是等势体，其表面是等势面。值得指出的是导体的静电平衡状态均与导体的形状无关(图 6-14)。

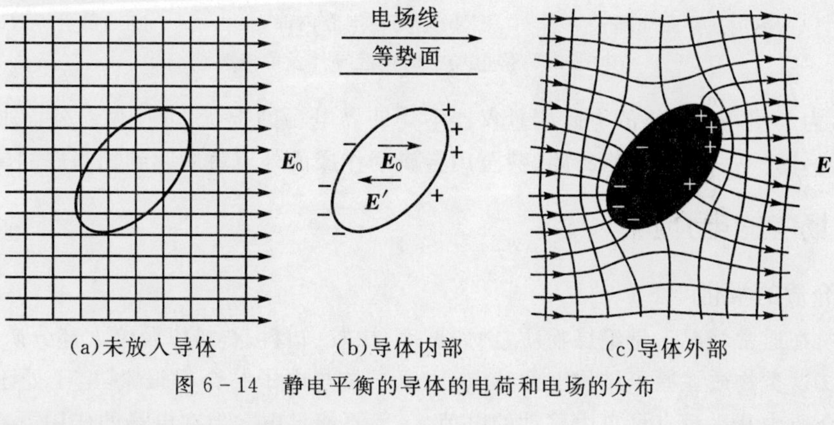

图 6-14　静电平衡的导体的电荷和电场的分布

2. 静电平衡的导体上的电荷分布

处于静电平衡的导体上的电荷分布遵守以下三条规律。

(1)导体内部无电荷。若为实心导体，电荷只分布在导体的表面；若为空心导体，当腔内无带电体时，内表面无电荷，电荷只分布在外表面。当腔内有带电体时，腔体内表面所带的电量和腔内带电体所带的电量等量异号，腔体外表面所带的电量由电荷守恒定律决定。

(2)导体表面各处的面电荷密度与该处表面紧邻处的电场强度的大小成正比。

以上两条规律均可以利用高斯定理予以证明。

(3)孤立导体处于静电平衡时，其表面各处的面电荷密度与该处表面的曲率有关，曲率越大(尖端)处，表面面电荷密度也越大。由于尖端上电荷面密度很大，其周围的电场很强，将有可能使周围的空气电离而产生"尖端放电"现象。

避雷针、静电复印机、范德格拉夫起电机、场离子显微镜(FIM)、场致发射显微镜(FEM)以及扫描隧道显微镜(STM)等就是利用尖端放电效应来工作的。高压输电中把电极做成光滑球状、集成电路版上的焊点要求圆滑等则是避免产生尖端放电，在使用高灵敏度仪器仪表时更要注意避免产生尖端放电。

3. 静电屏蔽

在静电平衡状态下，腔内无其他带电体的导体壳和实心导体一样，腔外电场不能穿入腔内，腔内电场恒为零。这样，导体壳的表面就"保护"了它所包围的区域，使之不受导体壳外表面上的电荷或外界电场的影响，这个现象称为静电屏蔽。如图 6－15 所示。

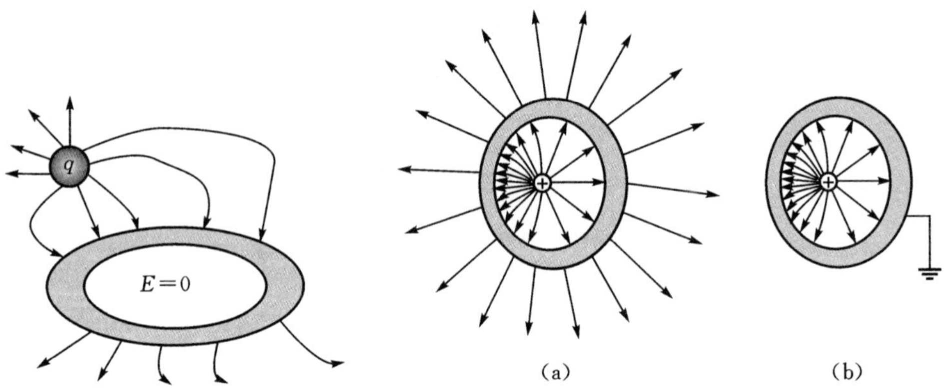

(a)电场在空腔外部　　(b)电场在空腔内部　　(c)静电屏蔽

图 6－15　静电场中的空腔导体及静电屏蔽

可见，为了使一些精密的电磁测量仪器不受外界电场的干扰，可在仪器外面加上金属罩。实际上金属外壳不一定要严格封闭，甚至用金属网作成的外罩就能起到相当好的屏蔽作用。

二、静电场中的电介质

1. 电介质的极化

电介质在通常情况下是绝缘物质，例如玻璃、橡胶、塑料、石蜡以及绝大部分矿物质晶体都是电介质。这类物质在原子结构上的特点是：原子核与电子结合得很紧，电子处于束缚状态，因而在电介质中几乎没有可自由移动的电荷，一般不能导电。但在电场的作用下，均匀介质表面会出现电荷，这种现象叫做电介质极化，这样产生的电荷叫做极化电荷。因为这些电荷不能离开电介质，也不能在电介质内部自由移动，故又称之为束缚电荷。

当中性的电介质处在外电场 $\boldsymbol{E}_0$ 中时，有极分子每个分子的固有电矩将在一定程度上转向外电场的方向，即不是完全均匀的混乱，结果在介质端面上出现束缚电荷，即产生了极化现象，如图 6－16 所示，这种极化称为取向极化。

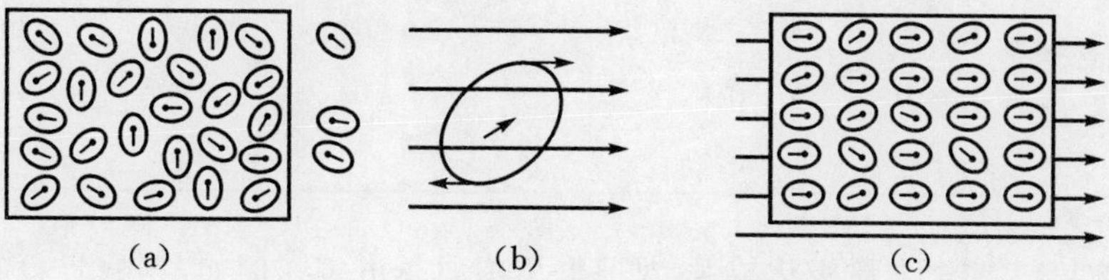

图 6－16　有极分子电介质的极化

在电场作用下，无极分子的正、负电荷“重心”被拉开一定距离，电荷“重心”不再重合，分子电矩也不再为零，其电矩方向与外电场方向一致，结果在垂直于外电场方向的介质端面上出现束缚电荷，如图 6－17 所示，这种极化称为位移极化。

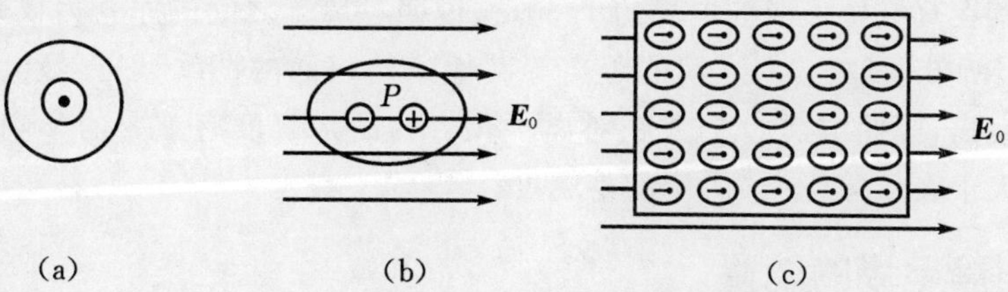

图 6－17　无极分子电介质的极化

上述两类电介质的极化微观过程虽有所不同，但宏观效果是相同的，因此对电介质极化作宏观描述时，无需区别两类极化。电介质的极化程度与外电场的强弱有关，在一定范围内，外电场越强，极化程度越高。当外电场撤消后，极化现象随之消失。

2. 电介质中的电场强度

电场可以使电介质极化，而电介质极化又会反过来影响电场。电介质极化后，两端面出现的束缚电荷将产生一个极化电场 $\boldsymbol{E}_P$，因此电介质内部的总电场 E 是外电场 $\boldsymbol{E}_0$ 与极化电场 $\boldsymbol{E}_p$ 的矢量和，即

$$\boldsymbol{E} = \boldsymbol{E}_0 + \boldsymbol{E}_p \tag{6-32}$$

在匀强外电场中，$\boldsymbol{E}$、$\boldsymbol{E}_p$、$\boldsymbol{E}_0$ 三者平行。实验表明，在大多数各向同性的电介质中，极化电场 $\boldsymbol{E}_p$ 与总电场 $\boldsymbol{E}$ 成正比，即

$$\boldsymbol{E}_p = -\chi_e \boldsymbol{E} \tag{6-33}$$

其中 χ_e 为一个无量纲的比例常数，称为电极化率。将式(6－33)代入式(6－32)，整理得

$$\boldsymbol{E} = \frac{1}{1+\chi_e}\boldsymbol{E}_0 \equiv \frac{1}{\varepsilon_r}\boldsymbol{E}_0 \tag{6-34}$$

式中令 $\varepsilon_r \equiv 1+\chi_e$，称 ε_r 为电介质的相对介电常数，它是一个由电介质本身性质决定的物理量，是无量纲的纯数，其大小反映了电介质极化对原电场影响的程度。不同的电介质有不同的 ε_r，水、生物组织的介电常数都较大。表 6－1 列出了一些电介质的 ε_r。

表 6-1 一些电介质的相对介电常数

电介质	ε_r	电介质	ε_r	电介质	ε_r
真空	1	塑料	3～20	脂肪	5～6
空气	1.00059	二氧化钛	100	皮肤	40～50
玻璃	5～10	纸	3.5	血液	50～60
纯水	80	乙醇	25	肌肉	80～85

ε_r 的值越大，表明电介质极化越强，对原电场削弱越厉害。例如，点电荷 Q 在真空中形成的场强为 $E_0=Q/4\pi\varepsilon_0 r^2$，在电介质中形成的场强则为

$$E=\frac{1}{\varepsilon_r}E_0=\frac{Q}{4\pi\varepsilon_r\varepsilon_0 r^2}=\frac{Q}{4\pi\varepsilon r^2} \tag{6-35}$$

其中 $\varepsilon\equiv\varepsilon_r\varepsilon_0$，为电介质的绝对介电常数。电荷处于电介质中的最常见例子就是离子化合物溶解于溶剂中时的情形。最常见的溶剂是水，水的相对介电常数 $\varepsilon_r\approx80$，因而离子在水中形成的场强大约只是其在真空中形成的电场的 1/80，这说明各离子之间的库仑力仅是它们在真空中时的 1/80(它们所带电量、它们之间的距离等其他条件相同的情况下)。静电场力越小，正负离子就越容易解离，因此溶剂 ε_r 的大小对离子化合物的溶解度有重要的影响，如氯化钾在水中的溶解度远大于在乙醇($\varepsilon_r\approx25$)中的溶解度。

三、电容器与静电场的能量

1. 电容

任何两个彼此绝缘又相隔很近的导体系统，称为电容器，其中两个导体叫做导体的极板。电容器所带的电荷量 Q 与两极板间的电势差 U 的比值，叫做电容器的电容，用 C 表示，即

$$C=\frac{Q}{U} \tag{6-36}$$

这是一个表示电容器储存电量本领的物理量，单位是法(F)。但 F 是比较大的单位，实际常用 μF 或 pF，$1\text{F}=10^6\mu\text{F}=10^{12}\text{pF}$。

平行板电容器是最常见的。如图 6-18 所示，设平行板电容器每一板的面积为 S，所带电量 Q，板间距为 d，板间充满介电常数为 ε 的电介质。两板之间的场强视为无限大两平行板间的场强，由式(6-14)得

$$E=\frac{Q}{\varepsilon S} \tag{6-37}$$

这是匀强电场，故两板之间的电势差 $U=Ed$，即 $U=Qd/\varepsilon S$。根据电容定义式(6-36)可得平行板电容器的电容为

$$C=\frac{\varepsilon S}{d} \tag{6-38}$$

可见，电容器的电容值仅取决于电容器本身的结构(形状、大小)和极板间的电介质，而与极板所带电量、板间电压以及构成电容器极板的材料无关。

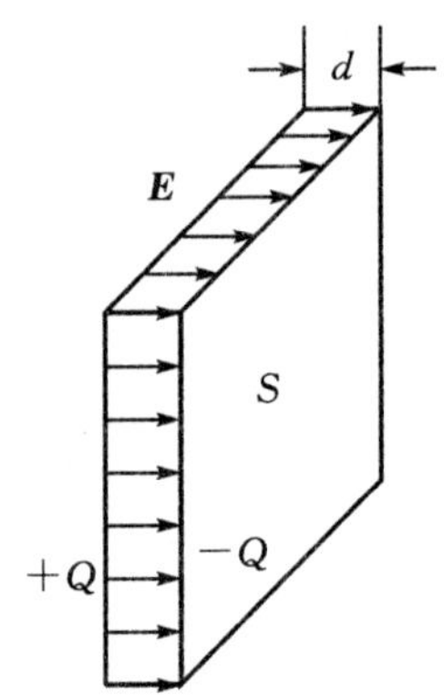

图 6-18 平行板电容器

生物细胞的细胞膜上，脂类物质是绝缘的，膜两侧则是电解质溶液，因此细胞膜具有电容性质，可视为一电容器，可以用式(6-38)作近似估算，大部分细胞的单位面积上的电容约0.5～1.3μF/cm²。

2. 带电电容器中的电能

一个电容器的能量可以用在整个电容器放电过程中电场力所做的功来度量。当电容器放电时，电场力将正电荷从高电势的正极板移到低电势的负极板。在此做功过程中两极板间的电压逐渐降低，电容器的能量逐渐释放。当两极板间电压为 u，电场力将正电荷 $\mathrm{d}q$ 由正极板移到负极板时，电场力所做元功为

$$\mathrm{d}A = u\mathrm{d}q$$

它应等于电势能的减少量，即 $u\mathrm{d}q=-\mathrm{d}W$，因为 $u=q/C$，所以

$$\mathrm{d}W = -\frac{q}{C}\mathrm{d}q$$

在整个放电过程中，电容器释放的总能量就是放电前所储存的能量，可用积分求得

$$W = \int \mathrm{d}W = -\frac{1}{C}\int_Q^0 q\,\mathrm{d}q = \frac{1}{2}\frac{Q^2}{C} \tag{6-39}$$

将 $Q=UC$ 带入上式，可得

$$W = \frac{1}{2}CU^2 = \frac{1}{2}QU \tag{6-40}$$

式中 Q 为放电开始时任一极板所带电量，U 为放电前两极板的电势差。从式中还可看出，当两个电容器的极板间电势差相等时，电容器储存的能量与其电容成正比，说明电容 C 是表征电容器储能本领的物理量。

3. 电场的能量与能量密度

一个带电系统带电的过程，也就是这个带电系统的电场建立的过程，带电系统的能量是储存在有电场的空间里。这里以平行板电容器为例讨论电场的能量。将式(6-38)和 $U=Ed$ 代入式(6-40)，得

$$W = \frac{1}{2}CU^2 = \frac{1}{2}\frac{\varepsilon S}{d}(Ed)^2 = \frac{1}{2}\varepsilon E^2 V \tag{6-41}$$

式中 $V=Sd$，是电容器两平行板间的体积，也是电场所占空间的体积。由于平行板电容器中电场是均匀分布的，因而所储存的电场能量也应该是均匀分布的。由上式可得单位体积中的能量，即电场的能量密度为

$$w = \frac{W}{V} = \frac{1}{2}\varepsilon E^2 \tag{6-42}$$

能量密度 w 单位为 J/m³。上式虽是从特例中推出，但却是普遍成立的。在非均匀电场中，能量密度随空间各点而变化，若要计算某一区域中的电场能，则需用积分的方法，即

$$W = \int_V w\,\mathrm{d}V = \int_V \frac{1}{2}\varepsilon E^2\,\mathrm{d}V \tag{6-43}$$

第四节　细胞膜电位

生物电是生物组织普遍的生理现象，是生命活动的一种标志。各种生物电都起源于细胞

的膜电势——能斯特电势，生理学中也常称为膜电位，为了便于理解膜电势的形成，必须了解能斯特方程。

一、能斯特方程

包括人在内的多数动物的肌肉细胞和神经细胞在不受外界干扰时，由于细胞膜内外液体中的离子浓度不同，而且细胞膜对不同种类的离子通透性不一样，造成了细胞膜内外之间存在着电势差，这种电势差称为膜电势(静息电位)。

为了说明膜电位的产生，先考虑一种简单的情况。在图 6 - 19 所示的容器内，有两种浓度不同的 KCl 溶液，左侧的浓度 C_1 大于右侧的浓度 C_2；中间由一个半透膜隔开，假设半透膜只能通过 K^+，而不能通过 Cl^-。由于浓度不同，K^+ 将从浓度大的左侧向浓度小的右侧扩散，使得右侧的正电荷逐渐增加，同时左侧出现过剩的负电荷。这些电荷在膜的两侧积聚起来，就形成了一个阻碍 K^+ 继续扩散的电场 $\boldsymbol{E}$，场强随着 K^+ 在膜的右侧积累的增多而增强，当达到平衡时，膜的两侧具有一定的电势差，称为平衡电位。

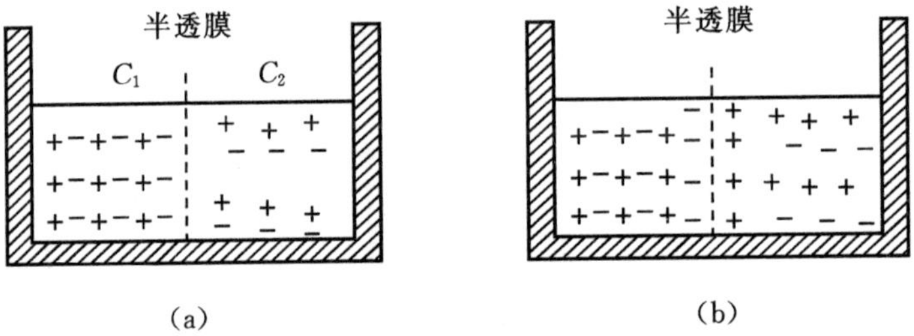

图 6 - 19　能斯特电势的产生

在稀薄电解质溶液的条件下，可以把离子作为理想气体分子模型处理，平衡电位的计算可由玻尔兹曼能量分布定律推得。前面已述，在温度相同的条件下，粒子的平均密度(单位体积的粒子数)n 与粒子的势能 E_p 有如下关系

$$n = n_0 e^{-E_p/kT} \tag{6-44}$$

式中 n_0 是势能为零处的单位体积的粒子数，k 为玻尔兹曼常数，T 是绝对温度。设在平衡状态下，半透膜左右两侧的离子密度分别为 n_1 和 n_2，电势为 U_1 和 U_2，离子的价数均为 Z，电子的电量为 e，则两侧离子的电势能分别为 ZeU_1 和 ZeU_2，将它们代入(6 - 44)式可分别得

$$n_1 = n_0 e^{-ZeU_1/kT}, \quad n_2 = n_0 e^{-ZeU_2/kT}$$

两式两边分别相除后得

$$\frac{n_1}{n_2} = e^{-Ze(U_2-U_1)/kT}$$

对上式两边取以 e 为底的自然对数

$$\ln \frac{n_1}{n_2} = \frac{Ze}{kT}(U_2 - U_1)$$

因为离子的密度与浓度成正比，即 $n_1/n_2 = C_1/C_2$，故上式可改写成

$$U_2 - U_1 = \frac{kT}{Ze}\ln \frac{C_1}{C_2} \tag{6-45}$$

其中电子的电量 $e = F/N_0$，玻尔兹曼常数 $k = R/N_0$(F 为法拉弟常数，N_0 为阿伏加德罗

常数，R 为气体常数），将这些关系代入上式可得

$$U_2 - U_1 = \frac{RT}{ZF}\ln\frac{C_1}{C_2} \tag{6-46}$$

若改写成以 10 为底的常用对数表示，则上式变为

$$U_2 - U_1 = 2.3\frac{RT}{ZF}\lg\frac{C_1}{C_2} \tag{6-47}$$

式(6-45)、式(6-46)和式(6-47)式均称为能斯特方程，它给出了平衡电位与两侧离子浓度的关系，其中若通透的离子为正离子，Z 取正；若为负离子，Z 取负。

二、静息电位

大量的实验证明，动物活组织细胞的细胞膜两侧都存在电势差，也就是膜电位。细胞没有受到刺激时，即处于静息状态，膜内为负电，膜外为正电，膜电位恒定，这时的电位就是静息电位。下面讨论静息电位的形成。

细胞膜是一个半透膜，膜的内外存在着多种离子，其中主要的是 K^+、Na^+、Cl^- 和大蛋白质离子。K^+、Na^+ 和 Cl^- 都可以在不同程度上透过细胞膜，其他则不能透过。只有那些能透过细胞膜的离子才能形成跨膜电位。当细胞处于静息状态即平衡状态时，这些离子的浓度如表 6-2 所示。现在，我们根据表 6-2 所列出的离子浓度（A^- 指大蛋白质离子），运用能斯特方程可以计算出细胞静息电位。

表 6-2　人体肌细胞膜内外离子浓度值

离子		细胞内浓度 c_1(mol/m³)		细胞外浓度 c_2(mol/m³)	
正	Na^+	0.010	共 0.151	0.142	共 0.147
	K^+	0.141		0.005	
负	Cl^-	0.004	共 0.151	0.101	共 0.147
	A^-	0.147		0.046	

在生理学上通常将细胞膜外的电位 U_0 规定为零，即式(6-47)中的 $U_1=0$，这样由能斯特方程计算得到的 U_2 就是以 U_0 为参考电位的膜内电位 U_i，若以 C_o、C_i 分别表示膜外、内的离子浓度，则能斯特方程可表示为

$$U_i = 2.3\frac{RT}{ZF}\lg\frac{C_o}{C_i} \tag{6-48}$$

将人体体温 $T=(273+37)\text{K}=310\text{K}$，气体常数 $R=8.314\text{J}\cdot\text{mol}^{-1}\cdot\text{K}^{-1}$，法拉第常数 $F=9.65\times10^4\text{C}\cdot\text{mol}^{-1}$，以及表 6-2 中 K^+ 的膜外、膜内浓度代入式(6-48)，可得 K^+ 膜内相对于膜外的平衡电位 $U_i\approx-98\text{mV}$，膜内电势较膜外低。静息电位的实际测量值总是比计算出的 K^+ 平衡电位略低，这是因为静息时细胞膜对 Na^+ 有少许的通透性，且 Na^+ 的流向与 K^+ 相反。以同样的方法，可以计算出细胞膜单独对 Na^+ 或 Cl^- 通透时的平衡电位分别是 $+67\text{mV}$ 和 -91mV。

如果把这个计算结果跟实验测量所得数值（神经静息电位 $U=-86\text{mV}$）相比较，可以发现，对于 K^+ 离子来说，结果差距不大，但是对于 Na^+ 离子来说，结果差距很大。这说明，在静息状态下细胞膜对于 K^+ 离子是通透的，但是对于 Na^+ 离子通透性却很差。K^+ 离子由高浓度

向低浓度的扩散，使得 K^+ 离子容易从细胞膜内向细胞膜外移动，形成细胞外正内负的电荷分布，这就是静息电位。

第五节 心电图和心向量图的电学原理

一、心电的产生和心电偶

心肌细胞与其他细胞一样，含有大量的正离子和负离子。因为正、负离子总的数量相等，所以心肌细胞是中性的电荷体系。心肌细胞对外所产生的电场可以归结为细胞膜内外的正负电荷形成的电偶层所产生的电场。

心肌细胞处于静息状态时的电学模型，可视为膜内负外正、电荷均匀分布而形成一各处层矩相同的闭合曲面电偶层。因此，此时膜外空间各点的电势为零。就整个细胞而言，对外不显电性，此时细胞所处状态称为极化，如图 6－20(a)所示。

当心肌细胞兴奋时，由于细胞膜对各种离子的通透能力发生了变化，结果在兴奋处膜外的正电和膜内的负电开始消失，如图 6－20(b)左端所示。接着，反过来膜内带正电，而膜外带负电，如图 6－20(c)所示，这个过程称为除极。除极由兴奋处开始，沿着细胞向周围传播(图 6－20 表示的是从左向右传播的过程)。在除极过程中由于电荷分布不再均匀分布，整个心肌细胞等效为一个电偶极子，其电矩方向与除极的传播方向相同。

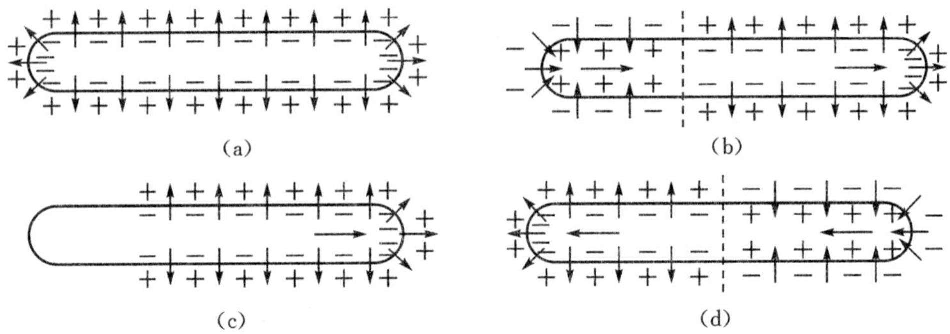

(a)极化状态，电矩为零　(b)除极开始，有向右电矩

(c)继续除极，向右电矩增大　(d)部分复极，有向左电矩

图 6－20 细胞的电偶极矩

除极是一个极其短暂的过程，然后细胞又恢复到原来内负外正的带电状态，恢复过程称为复极，此时，细胞同样相当于一个电偶极子，只是电矩方向与除极时相反，如图 6－20(d)。复极结束后细胞恢复到极化状态。可见，心肌细胞的除极和复极过程中，细胞相当于一个变化的电矩，在周围空间引起电势的变化。这一结论是分析心电产生的基础。

心脏是由大量的心肌细胞组成的，整个心脏的除极和复极，实际上是许多心肌细胞除极和复极的综合结果。心脏的电活动可以等效成电矩的大小和方向随时间而不断地变化的电偶极子，简称为心电偶。心电偶在体内形成心电场，使得人体体表产生随时间变化的电势。通过一定的方式将体表某两点之间的电势差变化记录下来，就是大家熟悉的心电图。从 1903 年爱因多芬应用弦线电流计以光学的方法记录心脏电位变化，至今心电图在临床上已作为心脏疾病的重要诊断依据。

二、心电导联

心电图机是一种用来描记心电图的装置，是临床诊断心脏病的重要工具之一，通过在体表上安放电极而测量体表两点之间的电势差。临床上，通常选择的测量点有四肢和胸部6个特定位置。电极以不同的方式与心电图机相连，在心电图学上，称为心电导联。一般心电图机均有五根不同颜色的导联线，分为红、黄、绿、白、黑，分别连接在右上肢 $R(RA)$、左上肢 $L(LA)$、左下肢 $F(LL)$、胸部 $V(CH)$、右下肢(RL)。

常用的心电导联有：标准导联、加压肢体导联、胸前导联。

1. 标准导联

标准导联包括以下三种导联(图6-21)。

Ⅰ导联：心电图机的正极接左上肢L，负极接右上肢R；

Ⅱ导联：心电图机的正极接左下肢F，负极右上肢R；

Ⅲ导联：心电图机的正极接左下肢F，负极左上肢L。

每个导联分别测量相应两点之间的电压的变化，称为双极导联。

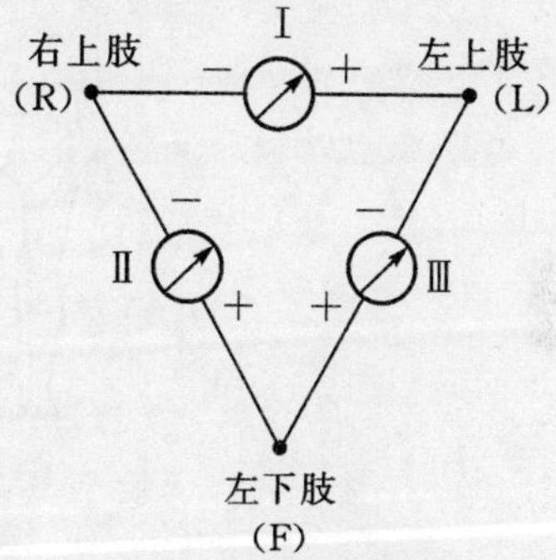

图6-21　标准导联

2. 加压单极肢体导联

将安放在L、R和F三个电极各自经一只高电阻 R_0 后，再接到同一点T，可以证明在心电场中该点电势近似为0。心电图机的负极接到T点，正极接要测量的部位的电极，可以直接得到该部位的电势值，这种导联方式称为单极导联。但这样测得的左、右上肢和左下肢等肢体的心电图幅度较小，故在描记某一肢体单极导联心电图时，将该肢体与T的联线截断，得到的心电图波形与单极导联得到的完全相同，而电压幅度增加了50%。这种导联方式称为加压单极肢体导联，其连接方式如图6-22所示。这种导联也包括三种。

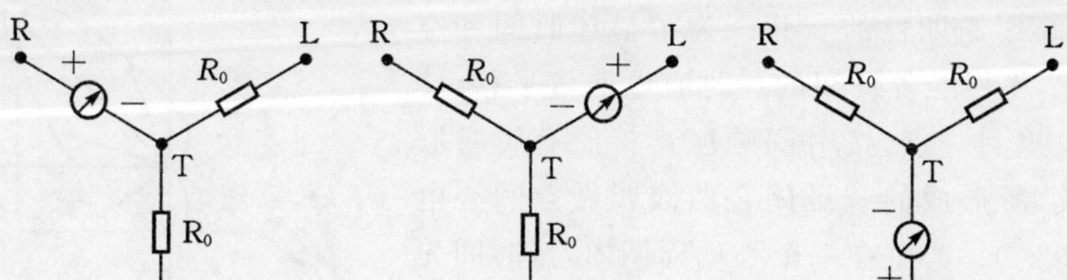

图6-22　加压单极肢体导联

右上肢加压单极肢体导联aVR：R点接心电图机的正极，L点和F点分别通过电阻 R_0 后接电图机的负极，如图6-22(a)所示；

左上肢加压单极肢体导联aVL：L点接心电图机的正极，R点和F点分别通过电阻 R_0 后接电图机的负极，如图6-22(b)所示；

左下肢加压单极肢体导联aVF：F点接心电图机的正极，R点和L点分别通过电阻 R_0 后接电图机的负极,如图 6－22(c)所示。

3. **单极胸导联**

心电图机的正极依次接到胸壁 6 个不同位置,负极接 T 点,测量的是胸壁的 6 个特定位置与参考点 T 之间的电势差,即它们的电势,对应为 V_1、V_2、V_3、V_4、V_5、V_6 六个导联。该导联方式由于探查电极与心脏非常接近,因此测得的心电图波幅较大,有利于临床观察测量(图 6－23)。

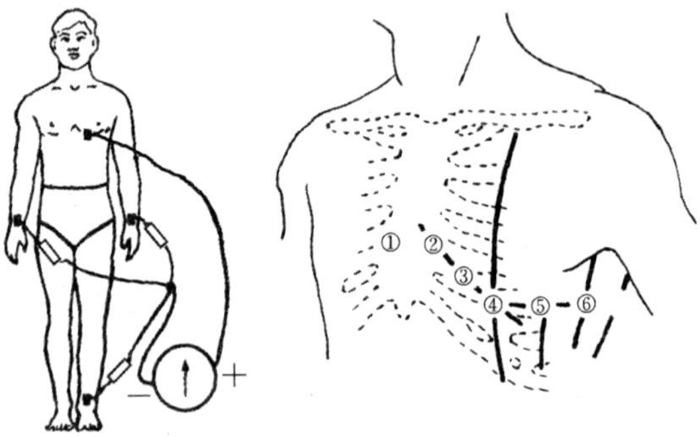

(a)　　　　(b)

图 6－23　单极心前导联

在所有导联线中,接右脚的黑线不参与心电图的导联测量,它与心电图机的机壳以及大地相连,作为地线避免 50Hz 干扰信号和确保安全。

三、空间心电向量环及其投影

1. **空间心电向量环**

所有心脏细胞在某时刻的电矩的矢量和,称为瞬时综合心电向量。瞬时综合心电向量的大小和方向,按心脏各部分心肌细胞除极和复极的先后顺序,随时间作周期性的变化。为了描述时间和空间位置的变化,将相继各瞬间的瞬时心电向量平移,使它们的箭尾收拢到一点,按时间顺序连接所有瞬时心电向量的箭头,所形成的三维闭合曲线叫做空间心电向量环(图 6－24)。心脏在一个心动周期内,按时间先后有三个心电向量环 P 环、QRS 环、T 环分别对应心房除极、心室除极、心室复极过程(图 6－25)。给定一个心电向量环时,我们就可以确定任意一个瞬间的心电向量。

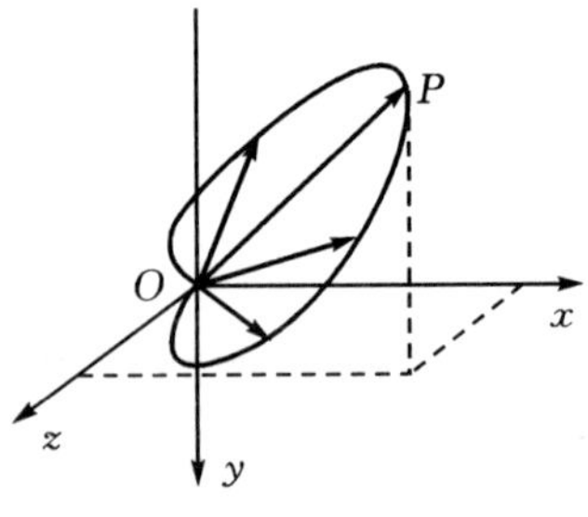

图 6－24　空间心电向量环示意图

2. **心电导联轴**

指导联的负极端到正极端的假想连线,其方向由负到正,它反映了该导联心电波的特性,同时具有幅度大小和正负极性的性质。例如,标准 I 导联,如图 6－26 所示,其导联轴是连线 RL,方向由 R 到 L。

为了解释心电图的发生原理,爱因多芬 1913 年提出假设:人体的左肩、右肩、左下肢三处

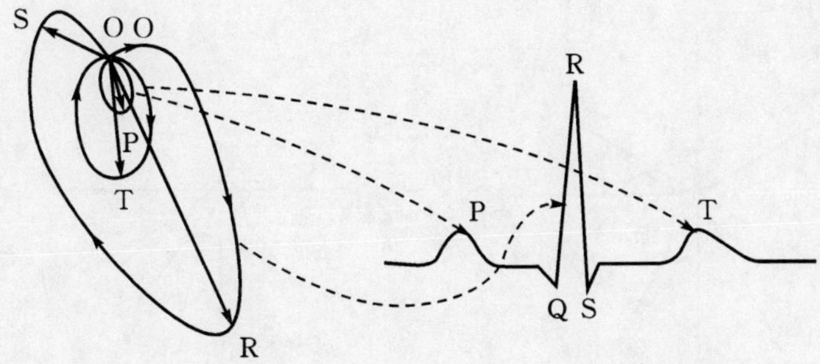

图 6-25 空间三个向量环与心电图三个波的对应关系

之间等距离，构成等边三角形的三个顶点；心脏的电活动等效为电偶极子，居于等边三角形的中心，且与此三角形位于同一平面。我们称之为爱氏等边三角形假设。

据此假设可以得到标准导联和加压单极肢体导联的六个导联轴，都基本处于同一平面，即额面上，如图 6-26(a)所示。

为了更清楚地表现这六个导联轴之间的方向关系，可将三个标准导联轴保持原有方向不变，平移到加压导联轴的零电位点 O，这样画在一起就形成了额面上的六轴系统，如图 6-26(b)所示。其中实线代表导联轴的正侧，它的延长虚线代表该轴的负侧。图中角度的正负，以Ⅰ导联水平导联轴为基准(0°)，顺时针旋转为正，逆时针旋转为负，例如，Ⅱ导联轴的方向为+60°，aVR 导联轴的方向为−150°。胸前导联各电极基本上在同一水平面上，单极胸前导联也可以构成上述类似的导联轴系统，如图 6-26(c)所示。

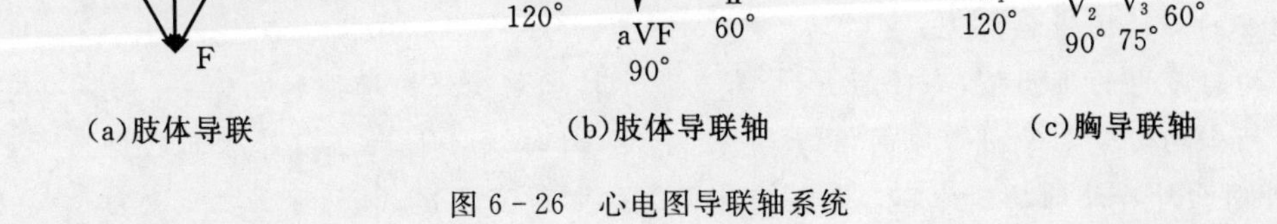

图 6-26 心电图导联轴系统

3. 心电图与心向量的关系

根据爱氏等边三角形假设，我们前面已经推导：LT 两点间的电势差 U_{LT}和电矩(即心电向量)在 LT 连线(即肢体导联的 aVL 导联轴)上的分量 $P\cos\theta$ 成正比。其他导联方向测得的电压也有对应的关系。因此，心电图与心向量之间的关系可以概括成一句话，由某一导联得到的心电图是心向量在该导联轴上的投影。临床上常用的十二导心电，也就是心电图机测得几个心电导联中体表特定两点的电压随时间的变化曲线，可以反映心电向量在这十二个导联轴方向的投影如何随时间变化的。显然，对于同一平面心电向量环，在不同导联轴上投影得到的心电图波形是不同的(图 6-27)。

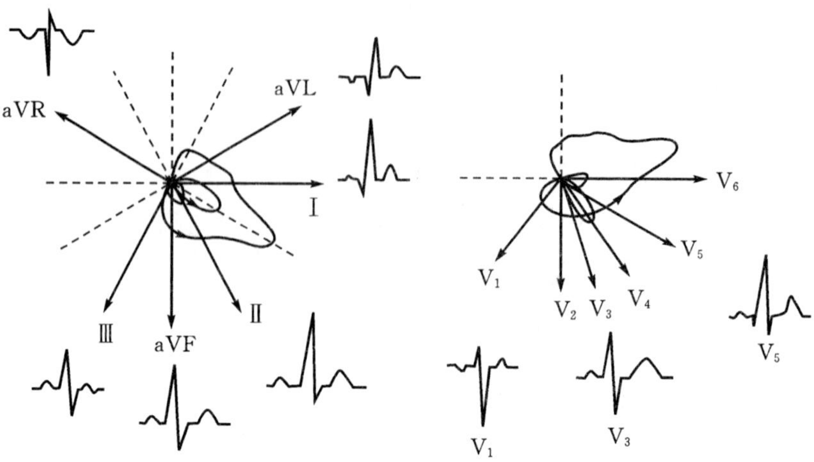

(a)额面－肢体导联心电图　　(b)水平面－胸导联心电图

图 6－27　各导联心电图的形成

随着计算机的推广，心电向量环的重建技术日益成熟，有着心电图无法比拟的直观特性，越来越受到临床应用的重视。在实际测量中，三个心向量环是借助从体表检测的反映 x、y、z 方向的心电信号 U_x、U_y、U_z，可以采用示波的方法得到的，或用计算机采集和作图的方法得到。

至于如何利用心电图和心向量图诊断疾病，将在后续的有关医学课程中进一步讨论。

目标检测

1. 两个点电荷分别带有＋10C 和＋40C 的电量，相距 40m，求场强为零的点的位置及该点处的电势。

2. 均匀带电直线长为 $2a$，其线电荷密度为 λ，求在带电直线的垂直平分线上且与带电直线相距为 a 的点的场强和电势。

3. 均匀带电的半圆弧，半径为 R，带有电量 $+q$，求圆心处的场强和电势。

4. 两个均匀带电的同心球面，内球半径为 R_1，外球面半径为 R_2，外球面的电荷面密度为 σ_2，且外球面外各处的场强为零，求：①内球面上的电荷密度 σ_1；②两球面之间离球心为 r 处的场强；③内球面内的场强。

5. 电量为 $q=+10^{-8}$C 的点电荷，从电场中的 a 点移到 b 点，电场力做的功为 3×10^{-6}J，求：①a、b 两点的电势差是多少？②两点中哪一点的电势较高？

6. 两个带等量异号的点电荷，其电量均为 10^{-9}C，相距 0.01mm，求该电偶极子的电矩大小和方向。

7. 一曲率半径为 10cm 的球壳状电偶层，带电量 $q=3\times10^{-7}$C，层间距为 1mm，面积 30cm^2，问在曲率中心处电偶层形成的电势是多少？

8. 平行板电容器的板极面积为 S，间距为 d。将电容器充电后，注入相对介电常数为 ε_r 的电介质。问以下两种情况时，注入电介质前后电容器所带电量 Q、场强 E、两板间电压 U、电容

C和电场能量密度w_e有何变化？①注入电介质时电容器仍在电源上；②注入电介质时电容器已与电源断开。

9. 真空中一半径为R、带电量为Q的导体球，求其电场的总能量。

10. 在温度为37℃时，某一价正离子，在细胞膜内外的浓度分别为$10\mathrm{mol \cdot m^{-3}}$和$160\mathrm{mol \cdot m^{-3}}$，求膜内外平衡电位，并指出何侧电位高？

11. 在某一细胞中，Cl^-离子在37℃时的平衡电位为$-80\mathrm{mV}$，如果在细胞外Cl^-的浓度为$110\mathrm{mol \cdot m^{-3}}$，那么在细胞内的浓度是多少？

12. 心电图与心向量图之间有什么关系？

13. 常用心电导联有哪些，各导联的电极与心电图机是如何连接的？

14. 加压单极肢体导联的电压幅度比单极肢体导联高50%，试用数学的方法证明之。

第七章　电流与电路

本章讨论稳恒电流的基本概念和基本定律、电荷运动的规律、电容器充放电及直流电在医学中的应用。

第一节　稳恒电流

一、电流与电流密度

1. 电流的产生

自由移动的带有电荷的物质微粒称为载流子。载流子在电场的作用下的定向宏观移动形成电流。产生电流的必要条件:①存在可以自由移动的载流子。存在大量载流子的物体称为导体。不同的导体内部的载流子可以是不同的,如金属导体中的载流子是电子,气体和电解质溶液中的载流子是正、负离子。在生物体中,起主要作用的导体是电解质,载流子是各种离子。②导体内必须有电场,使载流子定向移动。若导体内部的电场为零,载流子只做无规则的热运动,没有定向移动不形成电流。

2. 电流强度

为了描述导体中电流的强弱,引入电流强度这个物理量。电流强度定义为:单位时间内通过导体任一横截面的电量,用 I 表示。设在时间 $\mathrm{d}t$ 内,通过导体任一横截面的电量为 $\mathrm{d}q$,则

$$I = \frac{\mathrm{d}q}{\mathrm{d}t} \tag{7-1}$$

在国际单位制(SI)中,电流强度的单位是安(培),用 A 表示。电流强度是标量,它只能描述导体中通过某一截面的电流的整体特性。电流大小和方向都不随时间变化的电流称为稳恒电流,又称为直流电。

当电流沿一粗细均匀的导体流动时,电流在整个导体内的分布是均匀的。但是,在不规则和不均匀的导体中(如人体的躯干、四肢、容器中的电解质溶液等),电流在不同的截面上分布是不均匀的,在导体不同部位,电流的大小和方向并不相同,这样的导体称为容积导体。为了形象地表示导体中的电流,可以在导体中画许多曲线,使每条线上任意一点的切线方向与“正电荷”在该点的定向漂移方向一致,这种线称为电流线。图 7－1 为几种不同形状的均匀导体中电流线的分布。

3. 电流密度

电流强度能表示出导体中电流强弱,但并不能完全反映导体中各点的电流分布情况。为了讨论导体中各点电流的分布,我们引入一个新的物理量——电流密度。通过垂直于电流方向的单位截面积的电流强度叫做电流密度。如图 7－2 所示,在通有电流的导体内任一点 A

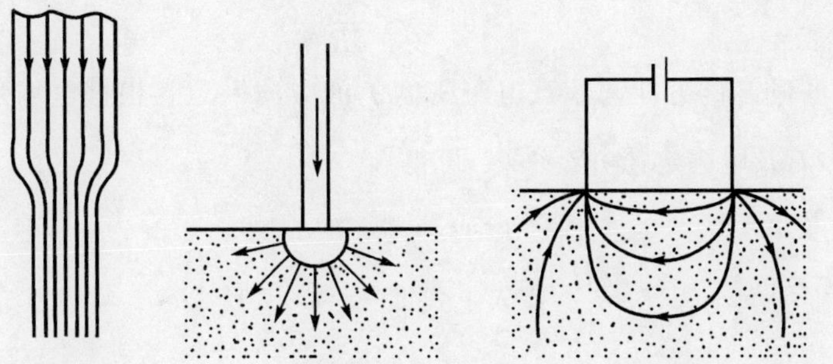

(a)　(b)　(c)

图 7-1　不同导体中的电流线分布

处，取一与该点电场强度 E 垂直的小面积元 dS，设通过 dS 的电流强度为 dI，则该点的电流密度为

$$J=\frac{dI}{dS} \tag{7-2}$$

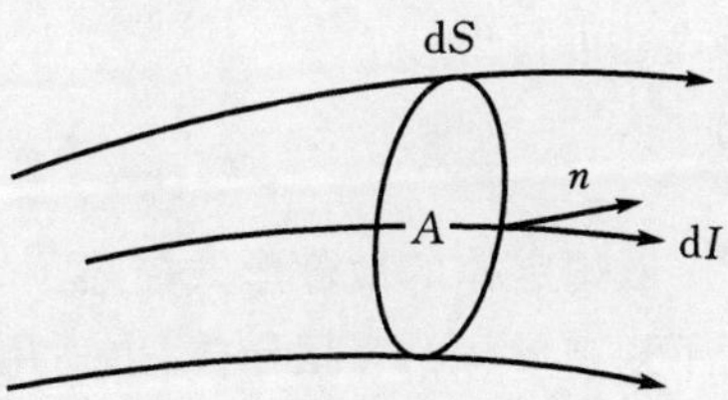

图 7-2　电流密度矢量

电流密度是一矢量，用 $\boldsymbol{J}$ 表示，方向与 dS 处场强 $\boldsymbol{E}$ 的方向相同，电流密度的单位是 $A\cdot m^{-2}$。我们考虑一种简单的情况，导体中只有一种载流子，设单位体积导体中的载流子数为 n，每个载流子带电量为 q，在电场中定向运动的速度称为迁移速度，速度大小为 v。在导体中取一个垂直截面 dS，在 dt 时间内通过该截面的载流子应是处于底面积为 dS、长为 vdt 的柱体内的所有载流子，则电流密度

$$J=\frac{dI}{dS}=\frac{qn(dS\cdot vdt)/dt}{dS}=qnv$$

如同时有多种载流子运动，则电流密度为各载流子的电流密度的叠加。

一般情况下，容积导体中不同点处，$\boldsymbol{J}$ 的大小和方向都可能不同，这样就构成一矢量场，称为电流场。与用电力线描绘电场分布类似，电流场的分布也可以用电流线来形象地描绘。电流线上每一点的切线方向与该点的电路密度 $\boldsymbol{J}$ 方向一致，同时，电流密度的大小可用电流线的疏密程度来表示，电流线密的地方，电流密度大，反之则小。

二、欧姆定律的微分形式

电流密度 $\boldsymbol{J}$ 描述了导体中各点电流的分布情况，而电荷在导体内流动的原因是导体内存在电场，电场不同导体中各点的电流分布也将不同。因此，电流密度 $\boldsymbol{J}$ 和电场强度 $\boldsymbol{E}$ 之间一定有密切的联系。下面从欧姆定律的积分形式出发推导出它们的关系。

如图 7-3 所示，在导体中取一个柱形体积元，使其轴线方向与该位置的电流密度方向一致，该圆柱体两端的电势差为 $-dU$（负号代表顺着电流方向电势降低），其长度为 dl，截面积为 dS，电阻为 dR，由于体积元很小，其内部的场强、电流密度和电阻率可以视为是均匀的。通过截面积 dS 的电流 dI 可表达为：

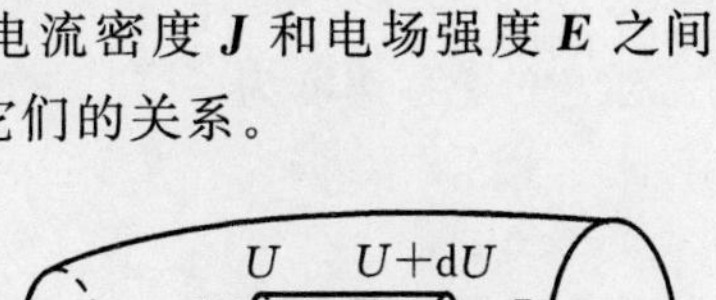

图 7-3　欧姆定律的微分形式

$$dI = -\frac{dU}{dR} \tag{7-3}$$

由于导体中场强 $\boldsymbol{E}$ 的方向与该点电流密度 $\boldsymbol{J}$ 的方向一致。根据电场强度与电势的微分关系 $dU = -\boldsymbol{E} \cdot d\boldsymbol{l}$，及电阻定律 $dR = \frac{dl}{\sigma dS}$，可得

$$dI = E\sigma dS$$

已知电流密度的大小为 $J = \frac{dI}{dS}$，代入上式即

$$J = \sigma E \tag{7-4}$$

式中 σ 是电导率，是描述材料导电性能的物理量，大小只与导体本身的性质有关，而与导体的形状和大小无关。式(7－4)即为欧姆定律的微分形式。令电阻率 $\rho = \frac{1}{\sigma}$，欧姆定律微分形式还可写为

$$J = \frac{E}{\rho} \tag{7-5}$$

欧姆定律的微分形式描述了导体中任意点处的电流密度和电场之间的关系，它不仅适用于不规则形状的容积导体，也适用于电导率 σ 变化、电场变化等一切非稳恒情况，因此，它比欧姆定律 $I = U/R$ 有更深刻的意义和广泛的应用。

三、电解质导电

酸、碱、盐溶液都是电解质溶液，它是生物体体液的重要组成部分。电解质溶液中存在着能自由移动的正负离子，它是通过离子在外电场作用下的定向移动来导电的。

电解质离子在整个运动过程中都被溶剂分子紧密包围着。在没有电场的情况下，电解质溶液中的离子做热运动，服从统计规律，从宏观上看，电解质溶液的总电流为零。有外加电场存在时，热运动依然存在，但正离子获得与电场方向一致的附加迁移速度 v_+，负离子具有反向的附加速度 v_-，从宏观上看，溶液内的电荷沿着一定方向迁移，有电流产生。

离子产生定向迁移时受到两个力的作用：静电力 ZeE，其中，Z 为价离子数，e 是电子电量；另一个是溶剂分子对其的摩擦力。一般来说，离子定向迁移时所受的摩擦力与迁移速度的大小成正比，方向与离子的速度方向相反，记作 $-k_+ v_+$（k_+ 为正离子的摩擦系数）。速度较小时静电力 $Z_+ eE$ 起主要作用，离子速度 v_+ 将增加，摩擦力也随之增加；直到与离子所受的静电力相等时，离子迁移速度保持不变。即

$$Z_+ eE - k_+ v_+ = 0$$

对应的迁移速度为

$$v_+ = \frac{Z_+ e}{k_+} E = \mu_+ E \tag{7-6}$$

对负离子的迁移速度也有同样的关系：

$$v_- = \frac{Z_- e}{k_-} E = \mu_- E \tag{7-7}$$

其中，k_- 为负离子的摩擦系数。可以看到，离子的迁移速度与场强 $\boldsymbol{E}$ 成正比。比例系数 $\mu_+ = \frac{Z_+ e}{k_+}$ 数值上等于单位场强的离子迁移速度，称为离子迁移率。

设单位体积电解质溶液中的正负离子数均为 n,则总的电流密度等于沿电场方向迁移的正离子和逆着电场方向迁移的负离子产生的电流密度之和,即

$$J = J_+ + J_- = Z_+ env_+ - Z_- env_-$$
$$J = Z_+ en(v_+ - v_-)$$

把 v_+ 和 v_- 代入上式,则

$$J = Z_+ en(\mu_+ - \mu_-)E \tag{7-8}$$

式中的 $Z_+ en(\mu_+ - \mu_-)$ 是和电解质溶液有关的物理量。与欧姆定律的微分形式对比可知,它就是电解质溶液的电导率 σ:

$$\sigma = Z_+ en(\mu_+ - \mu_-) \tag{7-9}$$

上式说明,电解质的电导率与单位体积中的离子数、离子所带的电量以及正负离子的迁移率的代数和成正比。

第二节 电路的基本定律

一、电路中的参考方向

电源的电动势只与电源的性质有关,它与外电路是否接通及外部电路的性质都没有关系,它反映了电源内部非静电力做功的能力。电动势的单位是伏特(V),并规定电动势的方向在电源内部从电源的负极指向正极。

在进行电路的分析和计算时,需要考虑电压和电流的方向。在简单的直流电路中,根据电源极性,很容易就能判断出电压和电流的实际方向,但是在复杂的直流电路中,电流和电压的极性是不容易看出的,有时还是待求的。在交流电路中,电流和电压的方向是随时间变化的。因此,很多情况下需要假设一个方向作为电路分析和计算时的参考方向。

二、含源电路的欧姆定律

如图 7-4 所示的闭合电路由一个电源(电动势 $\mathscr{E}$,内阻 r)和一个负载电阻 R 组成,回路中电流沿逆时针方向,由全电路欧姆定律可得

$$I = \frac{\mathscr{E}}{R + r} \tag{7-10}$$

如果我们从 a 点出发沿电流方向绕电路一周:通过电源时,由负极到正极,电势增量$+\varepsilon$;经过内阻 r 和外电阻 R 时,顺着电流方向电势降低,即电势增量分别为 $-Ir$ 和 $-IR$;最后回到 a 点。把闭合回路各段的电势增量相加,可得

$$\mathscr{E} - IR - Ir = 0$$

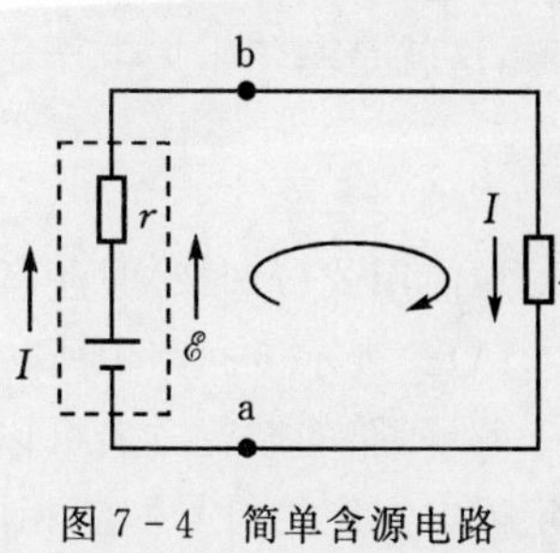

图 7-4 简单含源电路

实际计算时,电流方向及绕行方向都可以任意选择,并规定,电势升高时电势增量为:"+",反之为"-"。具体可按以下规律确定电势增量:①当电阻 R 中电流方向与选定绕行的方向相反时,则电势增量为 $+IR$;相同为 $-IR$;②若从负极到正极通过电源,电势增量为 $+\mathscr{E}$,反之取 $-\mathscr{E}$。一般情况下,在电路图中标出的电源极性和电流方向均为参考方向。若根据参考方向求得的电流或电动势为负值,说明假设的参考方向与实际方向相反。

电路分析中，对于一段非闭合的含源电路，也可以用上述方法来计算两点间的电压。如图7－4所示的电路中，若要计算ab间的电压，由于两点间电势差的定义 $U_{ab}=U_a-U_b$，应沿着b→a方向（绕行方向）计算，即 $U_{ab}=Ir-\mathscr{E}$ 或 IR。

可见，一段含源电路中任意两点间的电势差等于这两点间所有电阻电势差和所有电源电动势的代数和，这就是一段含源电路的欧姆定律。

三、基尔霍夫定律

实际电路中，有些电阻电路不能通过串、并联等效变换的方法化简为简单电路，这时就不能使用欧姆定律来分析和计算。而基尔霍夫电流定律（第一定律）和基尔霍夫电压定律（第二定律）可以用来分析这种较复杂的电路。

1. 基尔霍夫电流定律

电路中3条或3条以上的支路相连接的点称为节点。在任一瞬间，流入某节点的电流之和应等于流出该节点的电流之和，即任一瞬间，一个节点上的电流的代数和恒为零，这就是基尔霍夫电流定律，也叫节点电流方程。若取流入节点的电流为正，则流出电流为负，基尔霍夫电流定律的数学式可表达为：

$$\sum_{k=1}^{n} I_k = 0 \tag{7-11}$$

在图7－5中，a、b、c、d 各点都是节点。如在 d 节点处根据基尔霍夫电流定律有：$I_1+I_5-I_2=0$。

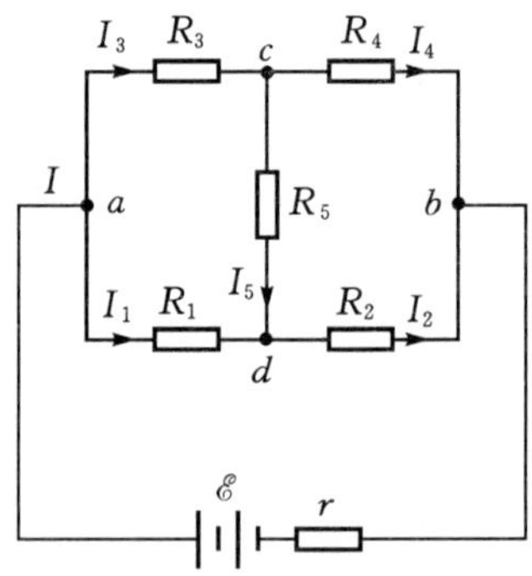

图7－5 基尔霍夫电流定律

基尔霍夫电流定律也可以推广到电路中任一闭合面，表述为：在任一瞬间，流入某闭合面的电流之和等于流出该闭合面的电流之和，即任一瞬间，通过一个闭合面的电流的代数和恒为零。节点电流代数和为零实际上是电荷守恒。

2. 基尔霍夫电压定律

在电路中，从回路任一点出发，沿回路循行一周（回到出发点），回路中电压降的代数和恒为零，这就是基尔霍夫电压定律，也叫回路电压方程。其数学表达示为

$$\sum_{j=1}^{n} \mathscr{E}_j + \sum_{k=1}^{m} I_k R_k = 0 \tag{7-12}$$

在使用式（7－12）时注意：

（1）ε_j 表示该回路中所包含的任一电源电动势，且回路中电阻 R_k 不能全为零。

（2）回路的循行方向可以任意选定，电源电动势和电阻电势前的正负号与一段含源电路欧姆定律中规定的符号取法相同。①对任一闭合回路，选定一循行方向，当电阻中的电流参考方向与所选循行方向相同时，电压降为 $+IR$，反之为 $-IR$；②若电源电动势的方向（电源内部由负极指向正极）与选定绕行方向相同时，则电势降为 $+\mathscr{E}$，反之为 $-\mathscr{E}$。

四、基尔霍夫定律的应用

利用基尔霍夫定律分析电路的一般步骤：

（1）判定最大独立方程数，若复杂电路由 M 条支路组成，则所能列出的独立方程数不能大

于 M。

(2)选定每个支路的电流方向(任选),列出$(N-1)$个独立节点电流方程。由于节点电流方程简单,故一般应列全部节点的电流方程。

(3)设未知量个数为 P,则按基尔霍夫定律,补列 $P-(N-1)$个独立回路电压方程。列回路电压方程时,应选定每个回路的绕行方向,最大独立回路电压方程数为 $M-(n-1)$个,列回路电压方程时,应尽量选用简单回路。

(4)建立每个独立方程时,必须包含新的未知量。

电势差计是用来精密测量电势差或电源电动势的仪器。一般实验室用的电势差计为滑线式或箱式电势差计,此外尚有电子电势差计及自动电势差计等。图 7-6 是电势差计的电原理图。要精确测量电路中某两点的电势差或电源电动势,须使测量仪器不扰动被测电路(不从被测电路吸收电流),一般电压表是不能达到这个要求的,电势差计就是按这种要求设计的仪器,关键是采用补偿法。

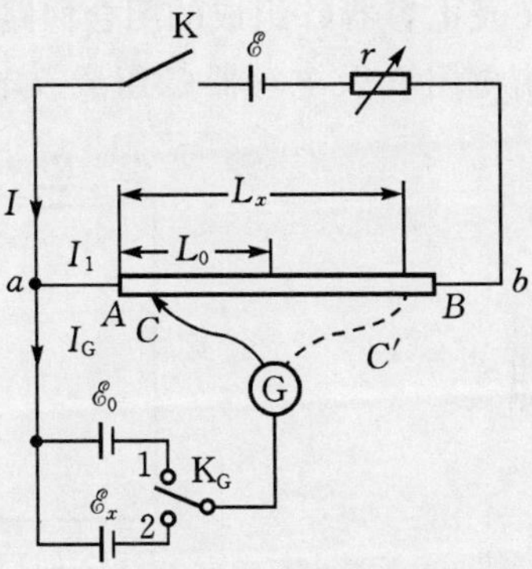

图 7-6　电势差计的原理图

我们知道,在一闭合电路中接入两个电势大小相等指向相反的电源时,由基尔霍夫第二定律可知,该闭合电路中电流为零,这种情况下可以认为电源的输出电流(放电)等于输入电流(充电),这就叫补偿。将电源之一换成输出电压可调的电势差计,就构成了图 7-6 的电路。图中 $\mathscr{E}_0$ 表标准电池电动势,$\mathscr{E}_x$ 表代测电源电动势,$AB\mathscr{E}A$ 回路叫辅助回路,加上检流计 G 组成电势差计,$A\mathscr{E}_0GCA$ 或 $Aa\mathscr{E}_xGCA$ 叫补偿回路。检流计 G 用来指示补偿条件,从测量角度来说,当 $I_G=0$ 时,我们就说被测电路达到了补偿(注意,这里不是“平衡”)。该电路有两个节点,一个是固定节点 a,一个是可动节点 C(或 C')。测量时,先闭合开关 K,再将开关 Kg 置于位置 1,滑动触头可在线性均匀电阻 AB 上找到一点 C 使 $I_G=0$,这时由 KVL 得:

$$I_1 = I = \mathscr{E}/(r+R_{AB})$$

所以有

$$\mathscr{E}_0 = U_{AC} = I_1 R_{AC} = \frac{\mathscr{E}R_{AC}}{(r+R_{AB})}$$

再将开关 Kg 置于位置 2,滑动触头可在均匀线性电阻 AB 上找到一点 c' 使 $I_G=0$。由基尔霍夫定律有

$$\mathscr{E}_x = U'_{AC} = \frac{\mathscr{E}R_{AC}}{(r+R_{AB})}$$

最后可得

$$\frac{\mathscr{E}_x}{\mathscr{E}_0} = \frac{U'_{AC}}{U_{AC}} = \frac{R'_{AC}}{R_{AC}}$$

由于 R_{AB} 是均匀线性电阻,由 $R=\rho L/S$ 可得

$$\frac{\mathscr{E}_x}{\mathscr{E}_0} = \frac{U'_{AC}}{U_{AC}} = \frac{L'_{AC}}{L_{AC}}$$

即

$$\mathscr{E}_x = \frac{L'_{AC}}{L_{AC}}\mathscr{E}_0 \tag{7-13}$$

由两次测量中触头位置的数据 L_{AC} 及 L'_{AC} 及标准电池电动势 $\mathscr{E}_0$ 就可由式(7－13)算出待测电池电动势。

第三节　电容器的充放电过程

电容器 C 能以电场能的形式储存电能。图 7－7 所示的电路是用以说明电容器充放电过程的原理图。如图 7－7(a)所示，当开关 K 置于位置 1 时，由电动势为 $\mathscr{E}$ 的直流电源通过电阻 R 及电容器 C 组成的闭合回路，对电容器 C 充电；如图 7－7(b)所示，当开关 K 置于位置 2 时，由电阻 R 及电容器 C 组成放电回路。电容器的充放电过程统称为 RC 电路的暂态过程。

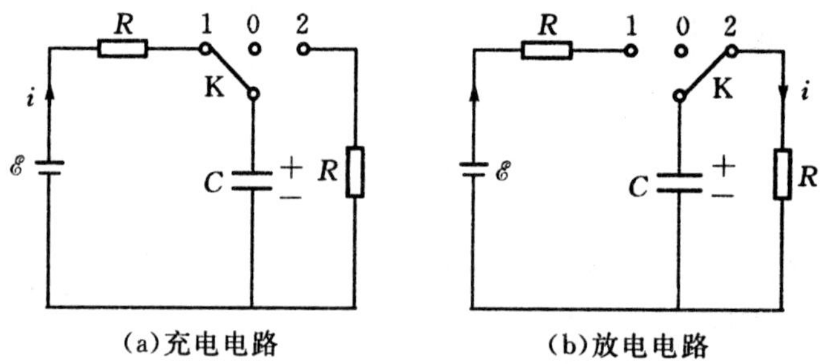

图 7－7　电容器充放电原理图

一、充电过程

在图 7－7(a)的充电电路中，将开关置于位置 1，电源(内阻不计)将对电容器 C 充电。在充电过程中，由基尔霍夫定律可得

$$\mathscr{E} = u_c + iR$$

因为

$$i = C\frac{\mathrm{d}u_c}{\mathrm{d}t}$$

$$u_c + RC\frac{\mathrm{d}u_c}{\mathrm{d}t} = \mathscr{E}$$

分离变量，并积分

$$\int_0^{u_c}\frac{\mathrm{d}u_c}{\mathscr{E} - u_c} = \int_0^t\frac{\mathrm{d}t}{RC}$$

可得充电过程中电压的表达式

$$u_c = \mathscr{E} - \mathscr{E}\mathrm{e}^{-\frac{t}{RC}} \tag{7-14}$$

电流的表达式

$$i = C\frac{\mathrm{d}u_c}{\mathrm{d}t} = \frac{\mathscr{E}}{R}\mathrm{e}^{-\frac{t}{RC}} \tag{7-15}$$

二、放电过程

当电容器已充满电后，将开关 K 置于位置 2，如图 7－7(b)所示，则电容器 C 立即通过电阻 R 放电，由基尔霍夫第二定律得

$$u_c = iR$$

由于 $i=-C\dfrac{\mathrm{d}u_c}{\mathrm{d}t}$，式中的负号是因为电容电压和电流参考方向相反。

则
$$u_c = iR = -RC\frac{\mathrm{d}u_c}{\mathrm{d}t}$$

所以电路方程为

$$u_c + RC\frac{\mathrm{d}u_c}{\mathrm{d}t} = 0$$

分离变量积分得

$$u_c = \mathscr{E}\mathrm{e}^{-\frac{t}{RC}} \tag{7-16}$$

电流表示式

$$i = \frac{\mathrm{d}q}{\mathrm{d}t} = -c\frac{\mathrm{d}u_c}{\mathrm{d}t} = \frac{\mathscr{E}}{R}\mathrm{e}^{-\frac{t}{RC}} \tag{7-17}$$

在电容器的暂态过程中，电流都是按指数规律衰减的，电容器两端的电压不能突变。

电容器充放电方程中的参量 RC 具有时间的量纲：秒(s)。电路确定时，其值为常数，称为时间常数，以希腊字母 τ 表示，即

$$\tau = RC \tag{7-18}$$

时间常数 τ 决定了电容充放电的快慢，τ 越小电容充放电越快，τ 越大电容充放电越慢。

【例 7-1】 求 RC 电路放电时，电容上的电压 u_c 减小到最大值的一半所需的时间，以及 $t=\tau$ 时刻电容器两端的电压。

解：由放电方程的积分形式　　$u_c=u_0\mathrm{e}^{-\frac{t}{\tau}}$

电容上电压减半，即 $u_c/u_0=\dfrac{1}{2}=\mathrm{e}^{-\frac{t}{\tau}}$

可得 $t=\tau\ln 2=0.693\tau$

$t=\tau$ 时刻，$u_c=u_0\mathrm{e}^{-1}=0.37u_0$

一般 4～5τ 就可以认为充电或放电过程结束。

三、心脏除颤器原理

在正常情况下，心脏有节律的搏动，以维持全身血液的供应。如果由于某种原因，使心脏产生一种微弱的不规则颤动，称为纤维性颤动。这种颤动若不及时清除，将造成心脏停搏。心脏除颤器就是利用瞬间释放的高能量脉冲电流，通过短暂的电击去除心脏的室颤(VF)和房颤(AF)，使其恢复正常心率的一种医疗救护仪器。

除颤器实际上是一种电容器放电电路，其工作原理如图7-8所示。其中电压变换器是将直流低压变成脉冲高压，经整流后给储能电容 C 充电。除颤治疗时高压继电器 K 动作，切断充电电路，接通放电电路，使电容器 C 储存的电能经由电感 L、电极及人体构成的放电回路产生高压放电脉冲。

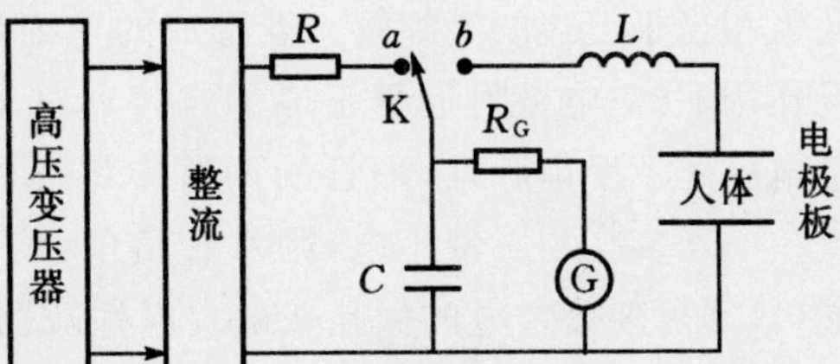

图 7-8　除颤器的基本原理

理论和临床实践证明，在放电回路串接电

感 L 比单纯 RC 放电电路的除颤效果更好，对心肌组织损伤更小，其放电电流波形如图 7－9 所示(图中虚线是无 L 时的放电电流波形)。心脏除颤放电时间以 4～10ms 为宜，适当选择 L 值，可满足除颤所需要的脉冲周期。

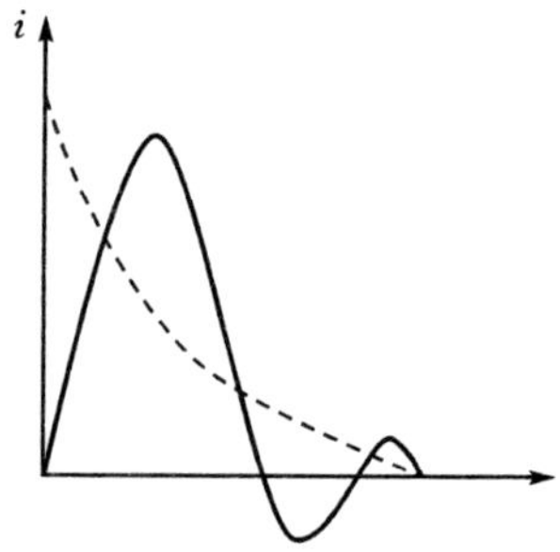

图 7－9 除颤器的电流波形

当体外除颤时，因部分能量消耗于皮肤、胸壁，所需要的能量较大，一般为 100～400J，这时除颤电容器上的电压较高，为 3～7kV；当体内除颤时，只需体外除颤能量的十分之一，电容器两端的电压较低。医学上除颤用的电能单位常用 W·s，控制电容器的充电时间，可以控制除颤能量的大小。

第四节 电泳、电渗与电疗

应用电能于人体防治疾病已有很长的历史，电疗是物理治疗方法中最常见的方法之一。电这个物理因素作用于机体时，先发生一系列的物理变化，然后会引起多种多样复杂的生理变化。因此我们需要进一步学习电对机体的生物学作用机制，正确利用它为医学服务。

一、电泳现象

人体内的组织液是由水、蛋白质、纤维蛋白和盐等组成的，人体组织液中除了有正、负离子，还有带电或不带电的胶体粒子。在电场的作用下，液体中这些带电粒子在电场作用下定向迁移的现象叫做电泳。

在同一个电场的作用下，不同的带电粒子的迁移速度一般是不同的，因此可以利用电泳现象将不同的带电粒子分开，这种技术叫做制备电泳术。也可以通过测定溶液中带电粒子的迁移速度来确定微粒的不同带电性，从而推断粒子的生物、化学等特性，这种技术叫做分析电泳术。电泳已日益广泛地应用于生物医学的很多领域，不论是常规医学检测还是生物医学研究，都要使用各种类型的电泳技术。

二、电渗现象

如图 7－10 所示装置所示，在 U 形管底部放入多孔物质，U 形管两臂注入等量的水，并分别在两端加上正负电极并通以直流电。多孔物形成毛细管，在电极提供的电场作用下，水将通过毛细管流流动，这种液体(水)在电场的作用下通过毛细管的运动叫做电渗。

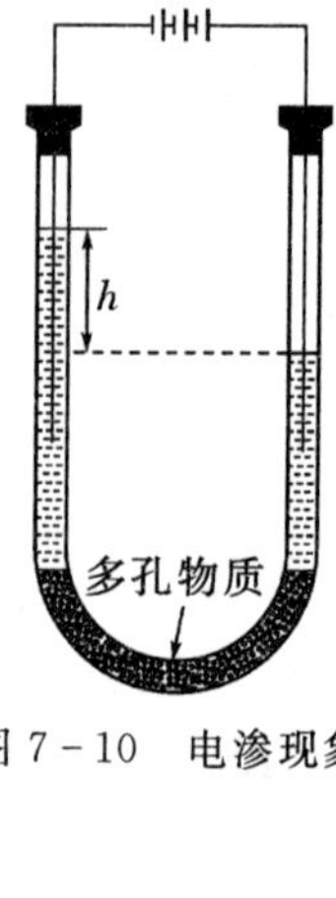

图 7－10 电渗现象

火棉胶制成的膜、组织膜和羊皮纸等都含有大量微孔结构，这些微孔就相当于上述的毛细管。若形成的毛细管带负电，则水带正电，在电场作用下，正电极附近带正电的水将通过多孔物质形成的毛细管流向负电极处。平衡后，U 形管的两臂中将形成与外加电压有关的液面高度差。若多孔物质带正电，则水带负电，将发生相反方向的电渗现象。酸(H^+)可使带负电的微孔壁的负电性减弱，带正电的微孔壁的正电性加强；碱(OH^-)具有与酸相反的效应。盐类也能改变微孔壁与流动液体之间的相对电荷，这种变化是因为微孔壁对盐离子的选择吸附作用。

当微孔壁与流动液体之间的相对电荷改变时，电渗效应的方向也随之而改变。

三、直流电对机体的作用

人体的组织内存在各种离子，它们是构成人体电流的基础。在直流电作用下，组织内的离子将分别向异性电极方向移动，这会引起体内一系列的物理化学变化，进而产生一定的生理作用。

1. 离子浓度变化

离子浓度变化是引起生理作用的主要因素之一。直流电作用于机体，会引起细胞膜上离子浓度的变化（电极化）。除此之外，直流电还会导致各种离子的迁移速率发生变化，从而改变组织间的离子浓度。例如，H^+ 离子和 OH^- 离子浓度的变化，会直接影响机体内的 pH 值，而 pH 的微小变化，会影响蛋白质胶体结构，从而影响细胞机能。另外，H^+ 和 OH^- 离子的浓度变化还会影响细胞孔壁的电性质，改变膜的电渗效应。

直流电阴极能改善局部水肿或脱水现象，促进组织血液循环和营养、代谢功能，并可通过节反射，改善内脏活动功能。

2. 离子导入疗法

利用直流电能将药物离子导入人体，达到治疗目的，这称直流电离子导入疗法。此法综合利用直流电和药物两者的治疗作用，气效果比单纯用直流电效果更好，临床应用广泛。它是利用的是电荷同性相斥的原理，将药物离子或荷电微粒经皮肤汗腺导入人体。药物导入量取决于电量大小、药物浓度、电极面积和通电时间。导入的药物不仅能对作用处局部组织起作用，还可通过体液循环把药物送到远隔器官。

除上述作用以外直流电对机体还有以下作用：

(1)电解作用　直流电使组织电解，常用于电解拔毛，电解除赘。

(2)消炎、促进伤口愈合　直流电在临床上具有消肿、刺激组织再生、软化瘢痕、促进溃疡愈合、对静脉血栓也有治疗作用。

(3)刺激神经　直流电阳极能降低组织兴奋性，具有镇静、镇痛、止痒的功能。直流电阴极能提高组织兴奋性，具有兴奋刺激作用。

断续直流电能引起肌肉收缩，可用来增强肌肉收缩功能，防止肌萎缩。

目标检测

1. 图 7－11 所示的导体中，沿轴线方向均匀地流有 6A 的电流，已知横截面 $S_1=2.0\text{cm}^2$，$S_2=1.0\text{cm}^2$，S_3 的法线 n_3 与轴线夹角为 60°，试求通过 S_1、S_2、S_3 面的电流密度。

2. 神经纤维组织可以近似地看成是细长的圆柱导线，设它的直径为 10^{-5} m，电阻率为 2Ω·m，问一段 3m 长的神经，电阻为多少欧姆？

3. 图 7－12 所示的电路中，$\mathscr{E}_1=4.4V$，$\mathscr{E}_2=3.7V$，$R_1=1\Omega$、$R_2=3\Omega$、$R=2\Omega$，求 I_1、I_2、I_3。

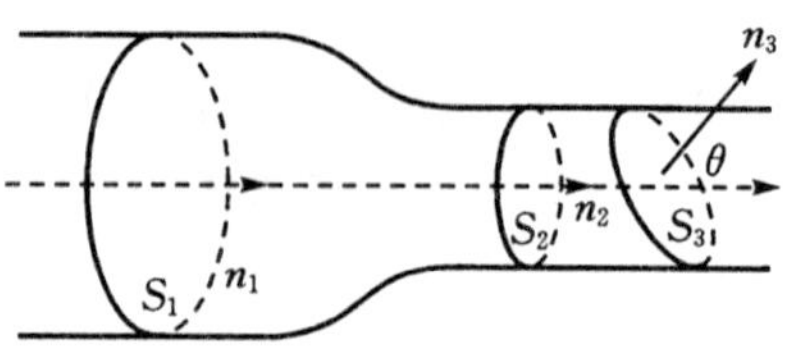

图 7-11　题 1 图

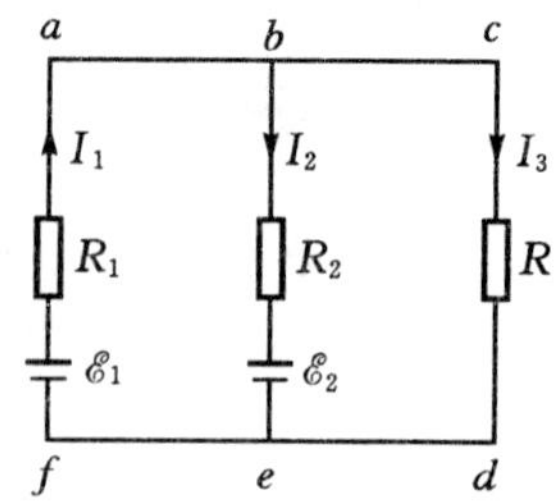

图 7-12　题 3 图

4. 一个电动势为 12V 的电池的内阻为 0.3Ω，求：①它的短路电流有多大？②若启动电流为 100A，则启动马达的内阻是多少？

5. 用惠斯通电桥检测电缆故障点的原理如图 7-13 所示，$A'B'$是均匀电阻，长 1m，APB 是待测电缆，总长 7.8km，故障点为 P。当 $B'C=0.41$m 时，电桥平衡，求电缆故障点的距离 PB。

6. 在图 7-14 中，$r_1=r_2=r_3=1\Omega$，$R_1=R_3=R_4=2\Omega$，$R_2=1\Omega$，$\mathscr{E}_1=15$V，$\mathscr{E}_2=10$V，$\mathscr{E}_3=8$V，$R_5=3\Omega$，求①U_{ab}；②当 a、b 联通后，各支路电流为多少？③若使 $R_2=2\Omega$，U_{ab}为多少？

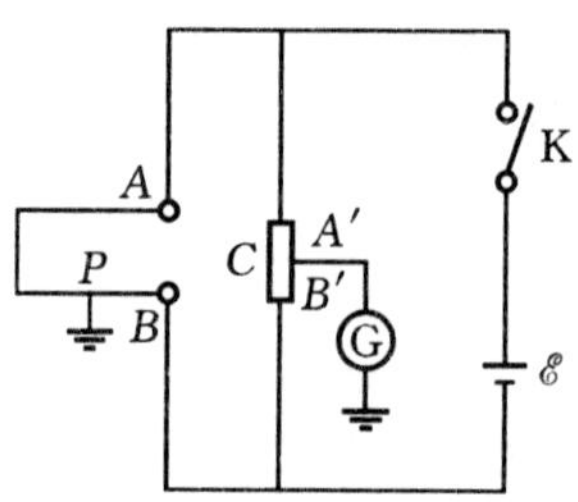

图 7-13　题 5 图

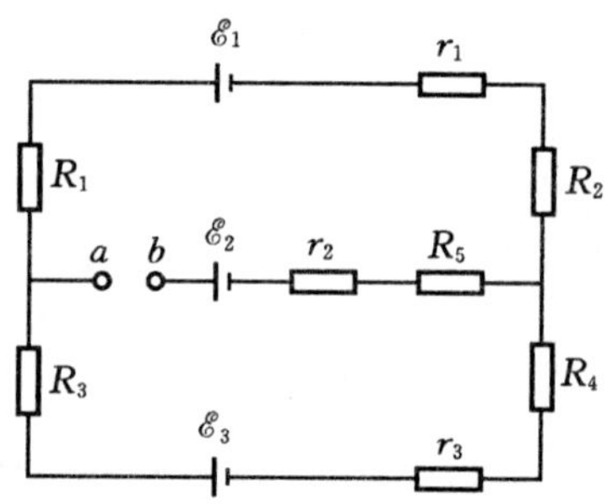

图 7-14　题 6 图

7. 在图 7-15 中，$R_1=R_2=2\text{k}\Omega$，$C=1\mu\text{F}$，$\mathscr{E}=12$V，问：①当开关 K 置于位置 1 时，电容器充电，电容器两端电压最大为多少？②待电容器充电完毕后，开关置于位置 2，当电容器两端电压为$\frac{10}{\mathscr{E}}V$ 和$\frac{10}{\mathscr{E}^3}V$ 时，放电各经过了多长时间？

8. 1000Ω 的电阻器和 1μF 的电容器串接到 100V 的直流电源上，问：①电容器上最后电荷是多少？②电路接通 2.3ms 时，电容器上的电荷是多少？

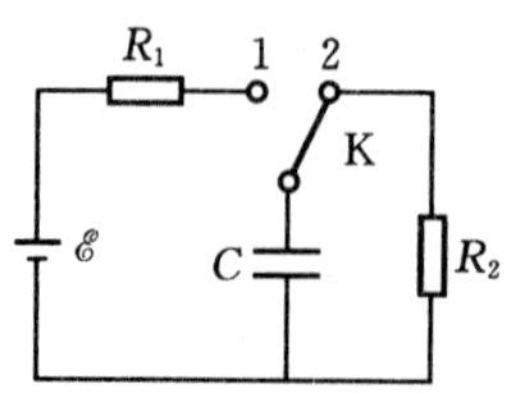

图 7-15　题 7 图

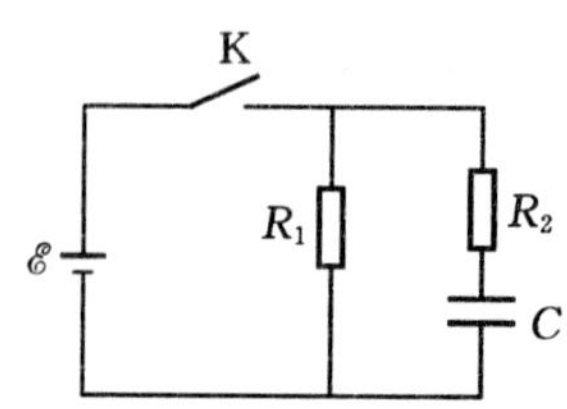

图 7-16　题 8 图

9. 如图 7-16 所示的电路中，问：①开关接通 t 秒后，$\mathscr{E}$ 的输出电流是多少？②K 刚闭合的瞬间，$\mathscr{E}$ 的输出电流为多少？③当 K 接通足够长的时间后，$\mathscr{E}$ 的输出电流又是多少？

10. 某一心脏除颤器，电容器为 $18\mu F$，其直流高压为 6kV，求：①除颤器输出的最大电能；②当电能为 144J 时，电容极板上带的电量为多少？

第八章　磁场

人类很早就发现天然磁现象。1820 年，奥斯特发现通电导线存在磁场并对磁针有力的作用。法国科学家安培发现磁场对电流也有力的作用。为了揭示磁现象的本质，1822 年提出了分子电流假说：一切磁现象的根源是电流——即电荷的运动。这就是说，运动电荷在周围要产生磁场，而磁场对处于其中的任何运动的电荷（或电流）有磁力作用。

磁与电有着密切的关系，两者可以互相转化，但它们又有着本质的区别。本章首先引入磁场的基本概念，然后讲述磁场的性质和规律，毕奥-萨伐尔定律、磁场高斯定理，安培环路定理等，并简要介绍人体生物磁场和磁场的生物效应、生物磁场的测定和磁场疗法等。

第一节　磁场和磁感应强度

一、磁感应强度

在磁场中，规定小磁针 N 极所指的方向规定为该点磁场的方向。为了描述磁场的强弱，我们引入检验电流元 $I\mathrm{d}\boldsymbol{l}$，电流元 $I\mathrm{d}l$ 是一矢量线元，$\mathrm{d}\boldsymbol{l}$ 的大小是通电回路中一个足够小的线之长度 d，方向沿该线元中的电流方向。实验中发现：电流元 $I\mathrm{d}l$ 在磁场中 B 任意一点 P 处的空间方位不同，所受到磁场力的大小不同，关系为

$$\mathrm{d}\boldsymbol{F} = I\mathrm{d}\boldsymbol{l} \times \boldsymbol{B}$$

此式也称安培定律，电流元在磁场中受到的磁场力，也称为安培力。显然，当 $I\mathrm{d}\boldsymbol{l}$ 的方向与磁场的方向垂直时，所受的磁场力最大，且与 $I\mathrm{d}\boldsymbol{l}$ 成正比，用 $\mathrm{d}F_{\max}$ 表示，则 $\mathrm{d}F_{\max}$ 与 $I\mathrm{d}\boldsymbol{l}$ 的比值与电流元无关。因此，定义磁感应强度 B 来描述磁场强弱，其大小为

$$|B| = \frac{\mathrm{d}F_{\max}}{I\mathrm{d}l} \qquad (8-1)$$

在国际单位制中，磁感应强度 B 的单位是特斯拉(T)，$1\mathrm{T}=1\mathrm{N}\cdot\mathrm{A}^{-1}\cdot\mathrm{m}^{-1}$。但实际应用中使用较小的单位高斯(G)，$1\mathrm{G}=10^{-4}\mathrm{T}$。

常见磁场的数值大小有：一般永久磁铁约 0.4～0.7T；变压器铁芯中 0.8～1.4T；医学磁共振成像设备中 0.2～2.0T；地磁场约 0.5G；人体的生物磁场仅为 10^{-8}～10^{-6}G。

二、磁感应线和磁通量

1. 磁感应线

为了形象地描述绘磁场的分布状况，在磁场中作一系列的曲线，使曲线上每一点的切线方向都与该点的磁感应强度方向一致，称这些曲线为磁感应线。并规定：通过磁场中某一点且与 B 矢量垂直的单位面积上磁感应线的条数等于该点磁感应强度 B 的大小。这样，磁感应线密

集之处表示磁感应强度大，稀疏之处磁感应强度小。磁感应线是无头无尾的闭合曲线，而不象静电场中的电场线那样起于正电荷终于负电荷，因此磁场又称为涡旋场。

2. 磁通量

把通过某一给定面积的磁感应线的总数称为通过该面积的磁通量，用 Φ_m 表示。图 8-1 表示磁场中任意曲面 S，在 S 上任取一面元 $d\boldsymbol{S}$，其法线 n 的方向与该点 $\boldsymbol{B}$ 的方向夹角为 θ，则通过 $d\boldsymbol{S}$ 的磁通量

$$d\Phi_m = \boldsymbol{B}\cdot d\boldsymbol{S} = B\cos\theta dS$$

通过整个 S 面的磁通量由积分求得

$$\Phi_m = \int_S \boldsymbol{B}\cdot d\boldsymbol{S} = \int_S B\cos\theta dS \tag{8-2}$$

在国际单位制中，磁通量的单位是 Tm^2，称韦伯(wb)。

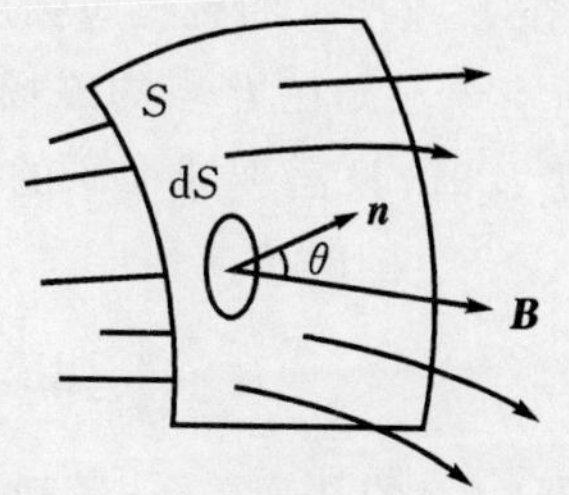

图 8-1　通过曲面 S 的磁通量

3. 磁场中的高斯定理

由于磁感应线是闭合曲线，如果在磁场中做一闭合曲面，可以想象，由闭合曲面的一侧穿入的磁感应线必从曲面的另一侧穿出，设穿入的磁通量为负，穿出的为正，则通过磁场中任意闭合曲面的磁通量为零，即

$$\oint_S \boldsymbol{B}\cdot d\boldsymbol{S} = \oint_S B\cos\theta dS = 0 \tag{8-3}$$

式(8-3)称为磁场中的高斯定理，它描述了磁场是涡旋场这一重要特性。

三、毕奥-沙伐尔定律

运动的电荷在周围空间产生磁场，磁场的磁感应强度的大小和方向是如何的呢？下面介绍由实验总结出的毕奥-沙伐尔定律，它给出了电流元在真空中某点产生的 $d\boldsymbol{B}$。如图 8-2 所示，假设在真空中某一载流导线上的电流强度为 I，在导线上任意取一线段元 $d\boldsymbol{l}$，则 $Id\boldsymbol{l}$ 称为电流元，其方向为线段元中的电流强度方向。$\boldsymbol{r}$ 表示由电流元到磁场中某一点 P 的矢径，θ 表示的 $\boldsymbol{r}$ 与 $Id\boldsymbol{l}$ 之间的夹角，则电流元 $Id\boldsymbol{l}$ 在 P 点产生的磁感应强度大小为

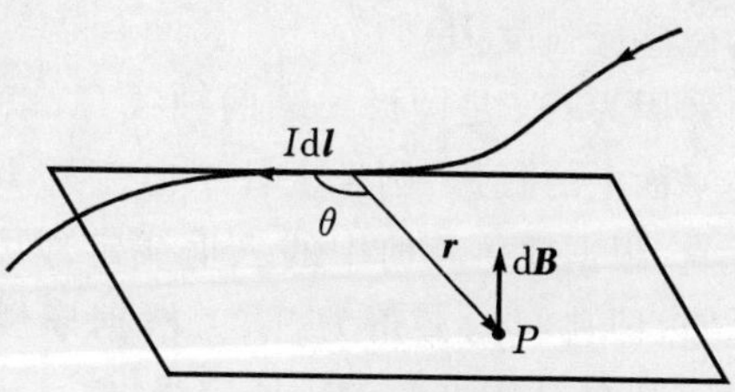

图 8-2　毕奥-沙伐尔定律

$$dB = \frac{\mu_0}{4\pi}\frac{Idl\sin\theta}{r^2} \tag{8-4}$$

其中 $\mu_0 = 4\pi\times10^{-7}\,T\cdot m\cdot A^{-1}$，为真空磁导率。$d\boldsymbol{B}$ 的方向垂直于 $Id\boldsymbol{l}$ 与 $\boldsymbol{r}$ 所构成的平面，且 $Id\boldsymbol{l}$、$\boldsymbol{r}$ 和 $d\boldsymbol{B}$ 三者的方向满足右手螺旋法则，即右手四指从 $Id\boldsymbol{l}$ 方向经小于 180°的角转向 $\boldsymbol{r}$，伸直拇指所指方向即为 $d\boldsymbol{B}$ 的方向，如图 8-2 所示。毕奥-沙伐尔定律的矢量表达式为

$$d\boldsymbol{B} = \frac{\mu_0}{4\pi}\frac{Id\boldsymbol{l}\times\boldsymbol{r}_0}{r^2} = \frac{\mu_0}{4\pi}\frac{Id\boldsymbol{l}\times\boldsymbol{r}}{r^3} \tag{8-5}$$

其中 $\boldsymbol{r}_0$ 表示电流元 $Id\boldsymbol{l}$ 到 P 点的单位径矢。

为了计算任意形状的电流分布产生的磁场，可以把电流分割成无数的电流元 $Id\boldsymbol{l}$，先根据毕奥-沙伐尔定律求每个电流元产生的磁场，然后将它们进行矢量叠加，就可得到任意形状电流产生的磁场。以下我们利用毕奥-沙伐尔定律和叠加原理计算几种简单形式的电流产生的磁场分布。

1. 真空中长直电流的磁场

如图 8 - 3 所示，在纸平面上有一长直载流导线 A_1A_2，其中电流 I 方向是由下向上，该电流周围磁场中 P 点距离导线为 a，求 P 点的磁感应强度 B。

根据毕奥-沙伐尔定律可知，长直载流导线上任意电流元 Idl 在 P 点产生的磁感应强度 dB 的方向都垂直于纸面向里，即所有电流元在 P 点的磁场方向都相同，因此在求总磁感应强度 B 时，只需要求 dB 的代数和。对于有限的一段导线 A_1A_2 产生的磁感应强度

$$B=\int_{A_1}^{A_2}dB=\frac{\mu_0}{4\pi}\int_{A_1}^{A_2}\frac{Idl\sin\theta}{r^2}$$

由图 8 - 3 的几何关系，转换积分变量：

$$B=\frac{\mu_0}{4\pi}\int_{\theta_1}^{\theta_2}\frac{I\sin\theta}{a}d\theta=\frac{\mu_0 I}{4\pi a}(\cos\theta_1-\cos\theta_2) \qquad (8-6)$$

若导线为无限长，则 $\theta_1=0,\theta_2=\pi$，则

$$B=\frac{\mu_0 I}{2\pi a} \qquad (8-7)$$

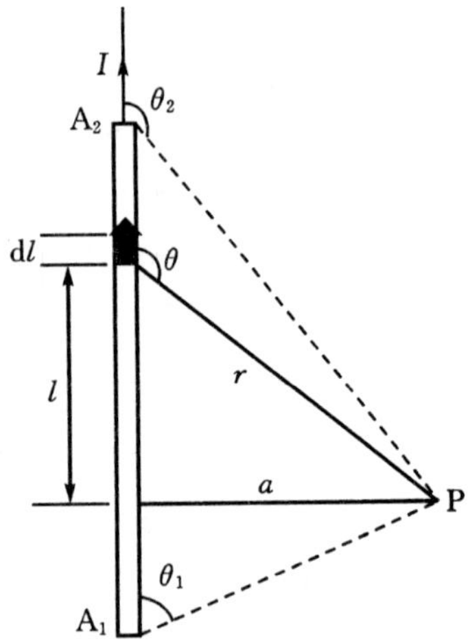

图 8 - 3 长直电流的磁场

即无限长直电流周围某点的磁感应强度的大小与导线中的电流 I 成正比，与该点到导线的距离 a 成反比。B 的方向用右手螺旋法则确定：右手握住直导线，使大拇指指向电流方向，则四指的环绕方向就是磁感应强度的方向。

2. 圆形电流磁场

如图 8 - 4 所示，设圆形线圈的半径为 R，圆心为 O，通过的电流为 I，求轴线上 P 点(OP$=x$)的磁感应强度 B。

因为 Ox 是圆形线圈的轴线，所以 R 是斜线 r 在平面上的投影，圆环上任一电流元 Idl 与半径 R 垂直，根据立体几何中的三垂线定理可知 Idl 与 r 垂直，即它们的夹角为 90°。根据毕奥-沙伐尔定律，Idl 在 P 点产生的磁感应强度

$$dB=\frac{\mu_0}{4\pi}\frac{Idl\sin 90^\circ}{r^2}=\frac{\mu_0}{4\pi}\frac{Idl}{r^2}$$

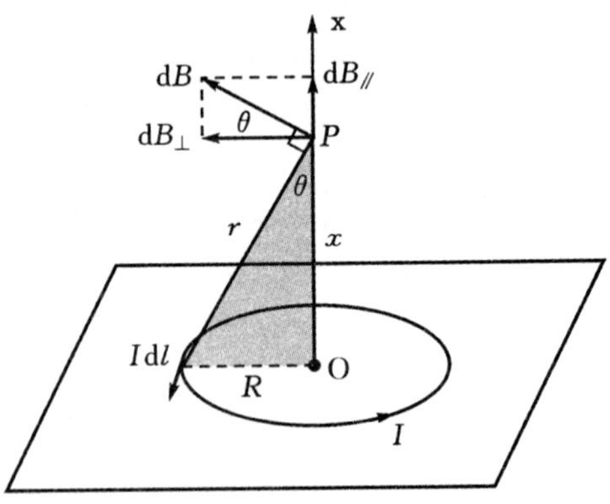

图 8 - 4 圆形电流的磁场

各电流元在 P 点产生的 dB 大小相等，但方向不同，若把所有电流元产生的 dB 画出来，将形成一个以 P 为顶点以 Ox 为轴线的圆锥。因此，把 dB 分解为平行于轴线的分量 $dB_{/\!/}$ 和垂直于轴线的分量 $dB_\perp$。显然由于轴对称性，垂直分量 $dB_\perp$ 相互抵消，平行分量 $dB_{/\!/}$ 的代数和就是磁感应强度，方向沿轴线 Ox 方向，即

$$B=\oint dB_{/\!/}=\oint\frac{\mu_0}{4\pi}\frac{Idl}{r^2}\sin\theta=\frac{\mu_0 I\sin\theta}{4\pi r^2}\cdot 2\pi R$$

从图 8 - 4 中的几何关系可知，

$$r^2=R^2+x^2$$

$$\sin\theta = \frac{R}{r} = \frac{R}{\sqrt{R^2 + x^2}}$$

代入上式可得

$$B = \frac{\mu_0}{2} \frac{IR^2}{(R^2 + x^2)^{\frac{3}{2}}} \tag{8-8}$$

圆心 O 处，$x=0$，则

$$B = \frac{\mu_0 I}{2R} \tag{8-9}$$

上式表明，圆心处的磁感应强度的大小与电流 I 成正比，与圆的半径 R 成反比，其方向用右手螺旋法则确定：四指绕行方向为电流方向，拇指所指方向为内心处的磁场方向。

3. 直螺线管电流磁场

图 8-5 表示一个半径为 R、通电电流为 I 的直螺线管的截面图，求螺线管内轴线上 P 点的磁感应强度 B。

先考虑图中 dl 段在 P 点产生的磁感应强度 dB。假设螺线管每单位长度上的线圈匝数为 n，则在这一小段相当于一个电流强度为 $nIdl$ 的圆形电流，根据式 (8-9)，它在 P 点产生的磁感应强度为

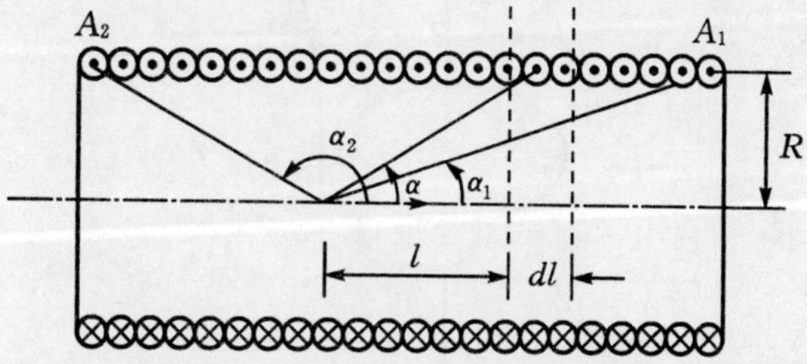

图 8-5　载流螺线线管中的磁场

$$dB = \frac{\mu_0 nI\,dl \cdot R^2}{2(R^2 + l^2)^{\frac{3}{2}}}$$

以 A_1 和 A_2 表示螺线管的两个端点，则整个螺线管在 P 点产生的磁感应强度可以用积分求得，

$$B = \int_{A_1}^{A_2} dB = \int_{A_1}^{A_2} \frac{\mu_0 nIR^2\,dl}{2(R^2 + l^2)^{\frac{3}{2}}}$$

由图中几何关系

$$l = R\cos(\pi - \alpha) = -R\cot\alpha \quad dl = \frac{R}{\sin^2\alpha} d\alpha$$

又：

$$R^2 + l^2 = r^2 = \frac{R^2}{\sin^2\alpha}$$

以 α_2 和 α_1 为积分的上下限，经整理可得

$$B = \int_{\alpha_1}^{\alpha_2} \frac{\mu_0}{2} nI \sin\alpha d\alpha = \frac{\mu_0}{2} nI(\cos\alpha_1 - \cos\alpha_2) \tag{8-10}$$

对于无限长或 $l \gg R$ 的螺线管，则上式变为

$$B = \mu_0 nI$$

上式表明，长直螺线管内部的磁感应强度是均匀的，其大小与单位长度上的匝数 n 和通过的电流 I 成正比，方向也用右手螺旋法则确定：四指绕行方向为电流方向，拇指指向轴线处的磁场方向。

四、安培环路定理

除毕奥-沙伐尔定律以外，另一个反映电流和磁场内在联系的重要规律是安培环路定理，

它也是电磁场理论的基本方程之一。安培环路定理表述如下：在稳定电流的磁场中，磁感应强度 $\boldsymbol{B}$ 沿任意闭合曲线的线积分，等于该闭合曲线所围绕的所有电流强度的代数和的 μ_0 倍，即

$$\oint_l \boldsymbol{B} \cdot \mathrm{d}\boldsymbol{l} = \oint_l B\cos\theta \mathrm{d}l = \mu_0 \sum I \tag{8-11}$$

式中的 $\boldsymbol{B}$ 是所有电流产生的磁感应强度的矢量和，而 $\sum I$ 只是包围在回路内的电流的代数和。电流符号的规定：当穿过回路的电流方向与回路绕行方向符合右手螺旋法则时，I 取正；反之，I 取负。例如，图 8-6 中三条载流导线在空间中激发磁场，磁感应强度 $\boldsymbol{B}$ 沿闭合回路 L 的线积分，

$$\oint_L \boldsymbol{B} \cdot \mathrm{d}\boldsymbol{l} = \oint_L B\cos\theta \mathrm{d}l = \mu_0 (I_1 - I_2)$$

虽然电流 I_3 对磁感应强度 $\boldsymbol{B}$ 也有贡献，但它不包含在闭合回路 L 之内，积分结果为零。

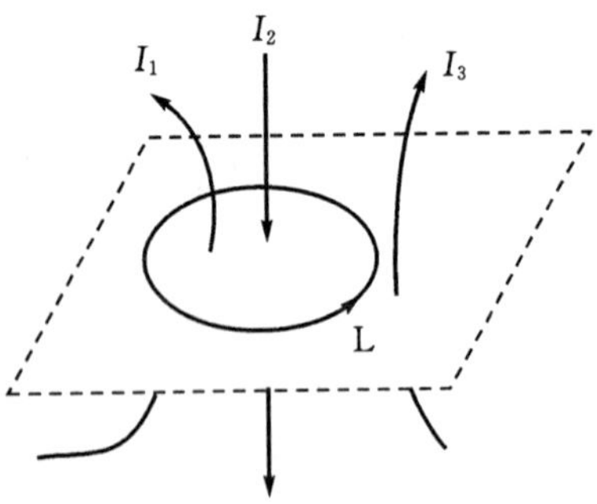

图 8-6　安培环路定理说明

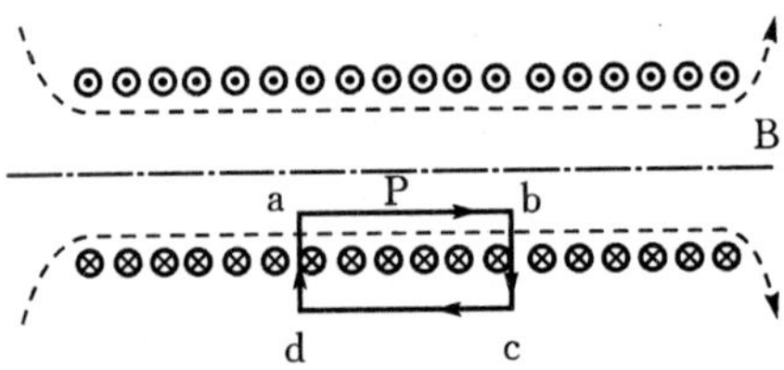

图 8-7　长直螺线管内的磁场

下面利用安培环路定理计算长直螺线管电流磁场。图 8-7 为一密绕的长直螺线管，通过的电流为 I，由于它很长，故管内中间部分的磁场是均匀的，方向与管轴平行。管外磁场很弱，可忽略不计。在螺线管内任取一点 P，过 P 点作一矩形闭合回路 abcd（图 8-7），对回路应用安培环路定理，有

$$\oint B\cos\theta \mathrm{d}l = \int_a^b B\cos\theta \mathrm{d}l + \int_b^c B\cos\theta \mathrm{d}l + \int_c^d B\cos\theta \mathrm{d}l + \int_d^a B\cos\theta \mathrm{d}l = \mu_0 \sum I$$

由于 cd 段在管外，$B=0$，所以 $\int_c^d B\cos\theta \mathrm{d}l = 0$；bc 和 ad 两段线上各对应点的 B 与积分路径垂直，积分为零。

ab 段在管内，管内为匀强磁场，且 B 的方向与绕行方向一致（$\theta=0°$，$\cos\theta=1$），故

$$\oint B\cos\theta \mathrm{d}l = \int_a^b B\cos\theta \mathrm{d}l = \int_a^b B\mathrm{d}l = B \cdot \overline{ab}$$

根据安培环路定理，得

$$\oint B\cos\theta \mathrm{d}l = \mu_0 \sum I = \mu_0 \cdot n\, \overline{ab} \cdot I$$

其中 $\overline{ab}$ 表示 a 到 b 的长度。由上两式可得

$$B = \mu_0 n I \tag{8-12}$$

这与用毕奥-沙伐尔定律得的结果相同，而方法简单得多，所以在有些情况下利用安培环路定理求电流的磁感应强度比用毕奥-沙伐尔定律简便。

第二节　磁场对运动电荷和电流的作用

一、带电粒子在磁场中的运动　磁聚焦

运动电荷在磁场中要受到一个磁场力的作用，这个力叫做洛伦兹力。实验结果表明，洛伦兹力的大小与运动电荷的电量、速度、磁感应强度之间的关系为

$$\boldsymbol{F} = q\vec{v} \times \boldsymbol{B} \tag{8-13}$$

(1)当电荷沿着磁场方向运动时：洛伦兹力为零；粒子保持匀速直线运动。

(2)当带电粒子垂直磁感应强度方向进入磁场时：洛伦兹力的方向与粒子速度方向垂直，只改变粒子的运动方向，不改变其速度的大小，带电粒子将在一个固定的平面内作匀速圆周运动，如图 8－8(a)所示(磁场方向指向纸面向里)，其圆周半径 R 和回旋周期 T 分别为

$$R = \frac{mv}{qB}, \quad T = \frac{2\pi m}{qB} \tag{8-14}$$

式中 m 为带电粒子的质量。

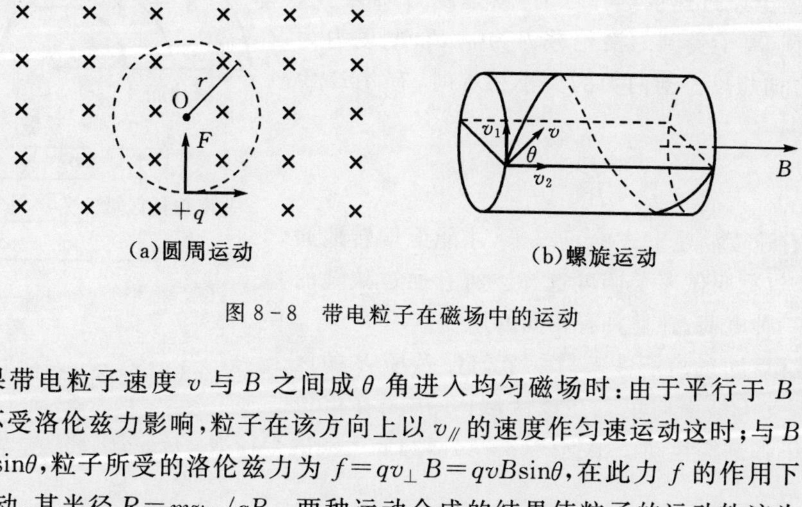

(a)圆周运动　　(b)螺旋运动

图 8－8　带电粒子在磁场中的运动

(3)如果带电粒子速度 v 与 B 之间成 θ 角进入均匀磁场时：由于平行于 B 的速度分量 $v_{/\!/} = v\cos\theta$ 不受洛伦兹力影响，粒子在该方向上以 $v_{/\!/}$ 的速度作匀速运动这时；与 B 垂直的速度分量 $v_{\perp} = v\sin\theta$，粒子所受的洛伦兹力为 $f = qv_{\perp}B = qvB\sin\theta$，在此力 f 的作用下带电粒子作匀速圆周运动，其半径 $R = mv_{\perp}/qB$。两种运动合成的结果使粒子的运动轨迹为一螺旋线如图 8－8(b)所示。粒子在磁场中回转一周所前进的距离叫做螺距，用 h 表示

$$h = v_{/\!/}\, T = \frac{2\pi m}{qB} v\cos\theta \tag{8-15}$$

如果从磁场中某一点 A 顺磁场方向发射出一束很窄的带电粒子流，如图 8－9(a)所示，粒子流速度为 v，各粒子速度方向与磁感应强度 B 的方向所夹的角 θ 很小，这样

$$v_{/\!/} = v\cos\theta \approx v, \quad v_{\perp} = v\sin\theta \approx v\theta$$

尽管各粒子的 θ 不同，它们在磁场中沿着不同半径的螺旋线前进，但由于它们的 $v_{/\!/}$ 几乎相等，经过一个螺距 h 后，这些粒子又将重新会聚在一点 A′，如图 8－9(a)所示。这与光通过凸透镜后聚焦相类似，故称为磁聚焦。这是均匀磁场中的磁聚焦现象，实际应用的磁透镜，如在电子显微镜、电视显像管中，常常是特殊设计的非均匀磁场，如图 8－9(b)所示。

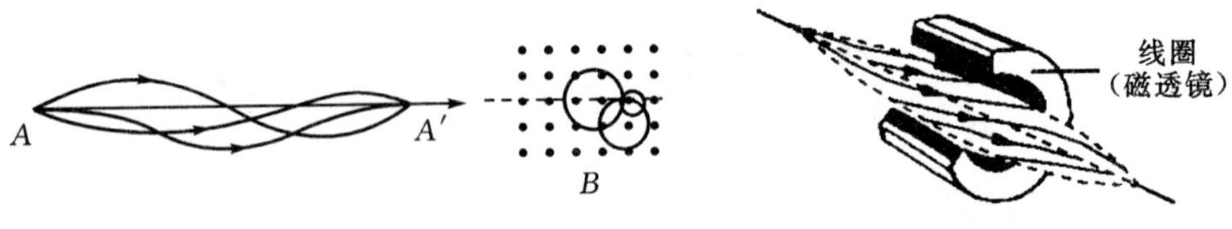

(a)均匀磁场聚焦　　(b)非均匀磁场聚焦

图 8－9　磁聚焦

二、带电粒子在磁场中的运动效应与应用

1. 质谱仪

质谱仪是利用磁场对运动电荷的作用力，将电量相等而质量不同的带电粒子分离的一种仪器，它是研究同位素的一种重要工具。图 8－10 是它的工作原理示意图。假设有一正离子经过电场加速度后，进入由磁场 B_s 和与之互相垂直的电场 E 组成的速度选择区。离子通过速度选择区时，其速度方向与 B_s、E 的方向垂直，离子受到的洛伦兹力为 qvB_s，电场力为 qE，它们的方向相反。当两力的大小相等时，有 $qvB_s=qE$，由此可得

$$v=\frac{E}{B_s}$$

显然只有速度满足上式的正离子，才能无偏转地通过狭缝，这个过程叫做离子速度选择。所有通过狭缝的离子都带同一种电荷，并且具有相同的速度。

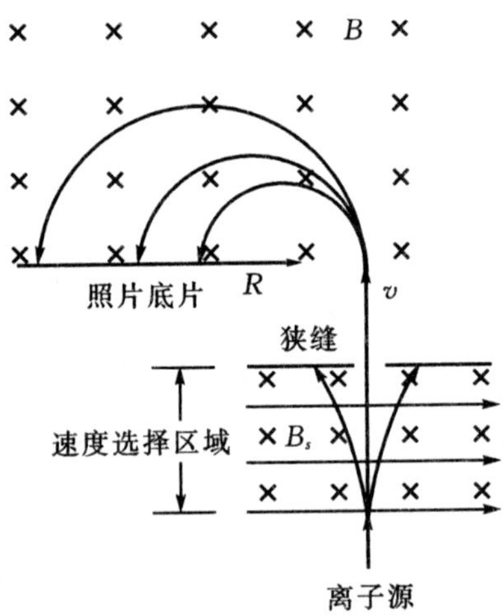

图 8－10　质谱仪的工作原理

通过狭缝后的正离子进入另一个匀强磁场 B 的区域，B 方向垂直于纸面向里。在该区域内，离子在洛伦兹力的作用下作圆周运动。根据式(8－14)，圆周运动的半径 $R=mv/qB$，将 $v=E/B_s$ 代入，得

$$R=\frac{mE}{qBB_s} \tag{8-16}$$

可见，当 E、B、B_s、q 一定时，半径 R 与质量 m 成正比，即不同质量的离子作圆周运动的半径不同，这样就将电量相等而质量不同的带电粒子分开了，分开的离子，最后射在照相底片的不同位置，形成线状条纹，叫做质谱。

质谱仪是研究同位素的重要工具，现已广泛应用于实验室和医学研究中。利用它可以分离质量只相差 1 个质量单位的离子，质量的测量精度可达到千万分之一。

2. 霍尔效应

假设有一导电薄片如图 8－11 所示地在 yz 平面上放置，沿 y 轴正方向通以电流 I，均匀磁场 B 沿 x 轴负方向，则导电片的上下侧(z 方向)出现电势差 $U_{aa'}$，这种现象称为霍尔效应，$U_{aa'}$ 称为霍尔电势差。

下面来讨论决定 $U_{aa'}$ 大小和正负的因素。设导电薄片中每个载流子的电量为 $+q$，通电后载流子沿 y 轴正方向漂移，平均定向漂移速度为 v，则 $+q$ 在磁场中将受到一个向上的洛伦兹

力 f_1 的作用，

$$f_1 = qvB$$

结果使正电荷聚集在导电片的上方，负电荷聚集在下方，形成一个方向向下的电场，阻碍载流子继续向上移动，这时载流子受到一个向下的电场力 f_2 的作用，

$$f_2 = qE = q\frac{U_{aa'}}{h}$$

式中 h 为导电薄片的高度，$U_{aa'}$ 表示导电片上下两侧 a、a′之间的电势差。随着载流子的聚集，电场力逐渐增大，当电场力与洛伦兹力达到平衡时，$f_1=f_2$ 得

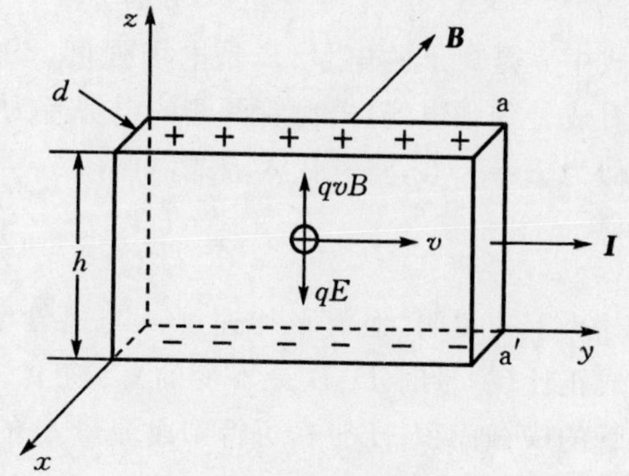

图 8-11　霍尔效应

$$U_{aa'} = vBh$$

若导电薄片中载流子的数密度为 n，通过的电流强度为 I，则 $I=nq\cdot v\cdot hd$，由此可得

$$v = \frac{1}{nq}\cdot\frac{I}{hd}$$

联立上三式，得

$$U_{aa'} = \frac{1}{nq}\frac{IB}{d} = k\frac{IB}{d} \qquad (8-17)$$

其中 $k=1/nq$，为霍尔系数。由上式可见，霍尔电势差 $U_{aa'}$ 与电流及磁感应强度成正比，与导电薄片的厚度成反比。材料的载流子浓度 n 越大，霍尔系数 k 越小，在其他情况相同的条件下，产生的霍尔电势差越小。一般金属中载流子（自由电子）的浓度很大，所以霍尔效应不显著。而半导体材料的载流子浓度小得多，能产生较大的电势差，故实用的霍尔器件都是由半导体材料做成的。

根据霍尔效应，可以制造一种测量磁感应强度的仪器——特斯拉计。它的探头为霍尔器件，霍尔系数 k 和厚度 d 固定，当通过的电流一定时，霍尔电势差与探头所在处的磁感应强度 B 成正比，这样通过测量霍尔电势差就可得出 B 值。

【例 8-1】　有三种不同材料的导电薄片，它们的自由电子浓度之比为 1∶2∶3，厚度之比为 1∶3∶5，通过它们的电流之比为 2∶3∶5，垂直于它们的磁场 B 相同，求它们的霍尔电势差之比。

解：已知 $B_1=B_2=B_3$，$I_1:I_2:I_3=2:3:5$，$n_1:n_2:n_3=1:2:3$，$d_1:d_2:d_3=1:3:5$，根据式(8-19)可得，三种材料的霍尔电势差之比为

$$U_1:U_2:U_3 = \frac{I_1B}{n_1ed_1}:\frac{I_2B}{n_2ed_2}:\frac{I_3B}{n_3ed_3} = \frac{2}{1\times1}:\frac{3}{2\times3}:\frac{5}{3\times5} = 12:3:2$$

3. 电磁流量计

它是一种利用霍尔效应测量血流速度的仪器，图 8-12 是它的原理简图。设含有正、负离子的血液在直径为 D 的血管中流动，血流方向为 Y，平均流速为 v，励磁线圈在电源接通后，将在铁芯的间隙处产生一个沿 Z 轴方向的磁场 B，它与血流方向 Y 垂直。这时血液中的正、负离子由于洛伦兹力的作用而分别积聚在血管壁的两侧，使右边的电势高于左边，在血液中形成电场。这时离子同时受到电场力 qE 和反方向的洛伦兹力的作用，当两力互相平衡时，有

$$qE = qvB \qquad (8-18)$$

式中 q 是离子的电量，E 是电场强度。电场可以近似地看成是匀强电场，若血管两侧的电势差为 U，则场强 E 近似为 $E=U/D$，将它代入上式，可得

$$v = \frac{U}{DB} \qquad (8-19)$$

上式说明，血流平均速度 v 与血管壁两侧的电势差成正比（测量时 D、B 是不变的）。将上式两边同乘以血管的横截面积 $\pi D^2/4$，可得到血流量 Q 的计算式：

$$Q = \frac{\pi D^2}{4} \cdot v = \frac{\pi DU}{4B} \qquad (8-20)$$

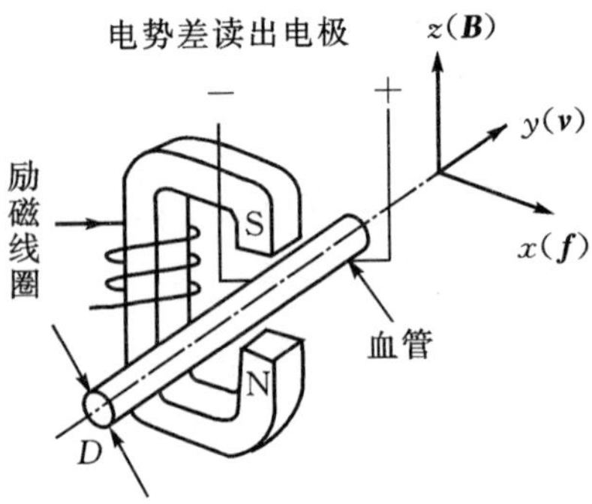

图 8-12　电磁流量计原理

若已知磁感应强度 B 和血管直径 D，只要测出电势差 U，就可应用上式求出流过血管的血流量。但电磁流量测量是一种损伤性的方法，使用时要将被测血管暴露在外，它常常用于动物实验和心脏、动脉手术中测定血流速度和血流量。

4. **电磁泵**

它是一种利用作用在导电液体上的磁力来运送导电液体的装置。其工作原理如图 8-13 所示，将导电液体通以电流，并使电流 I 的方向与磁感应强度 B 的方向垂直，则液体受到一个沿管子方向的推力 F 的作用（洛伦兹力），使液体向前流动。这种泵在医学上常被用来输送血液或其他电解质溶液。由于这种装置没有任何机械运动部件，不会使血液中的细胞受到损害，而且可以全部密封，避免了污染的机会。在人工心肺机和人工肾装置中常用它来输送液体。

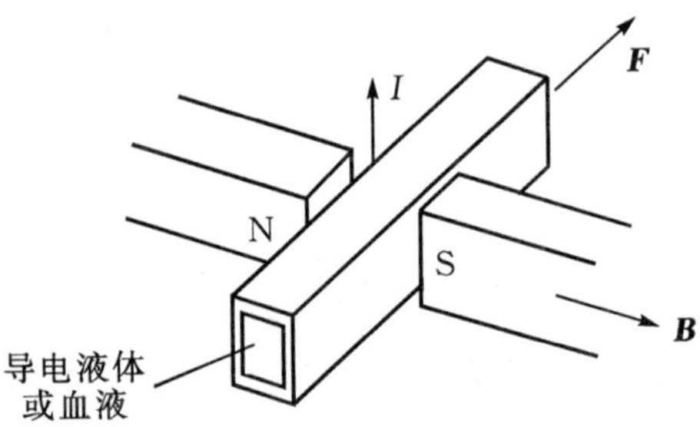

图 8-13　电磁泵

三、磁场对电流的作用

1. 磁场对载流导线的作用

导线中电荷作定向运动形成电流，定向运动的电荷所受到洛伦兹力的合力，就是载流导线在磁场中所受的力，通常称之为安培力。

如图 8-14 所示，设载流导线通过的电流为 I，自由电子（电量 e）定向移动的平均速度为 v，且 v 与磁场 B 的夹角为 θ，则每一个电子所受的洛伦兹力为 $evB\sin\theta$。若导线中自由电子的数密度为 n，导线的横截面积为 S，在载流导线 L 上取一小段 $\mathrm{d}l$，则该段导线包含的电子数为 $nS\mathrm{d}l$，因此 $\mathrm{d}l$ 段导线所受的力 $\mathrm{d}F$ 为

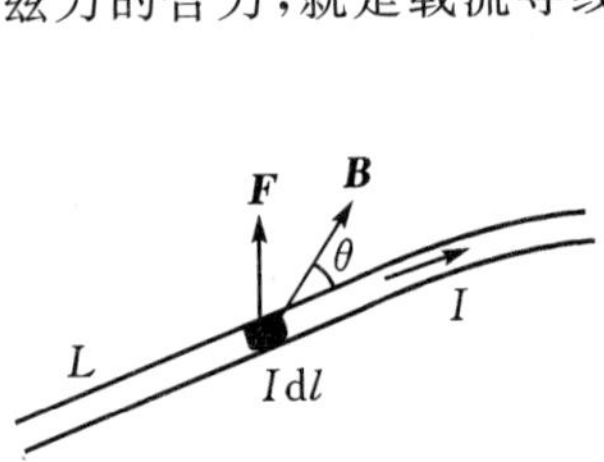

图 8-14　安培力

$$\mathrm{d}F = nS\mathrm{d}l \cdot evB\sin\theta$$

因为 $neSv=I$，故上式可写成

$$\mathrm{d}F = IB\sin\theta\mathrm{d}l \qquad (8-21a)$$

受力方向由右手螺旋法则确定。上式也可以写成矢量形式

$$\mathrm{d}\boldsymbol{F} = I\mathrm{d}\boldsymbol{l} \times \boldsymbol{B} \qquad (8-21b)$$

磁场作用在整个载流导线 L 上的力应等于各电流元所受力的矢量和，即

$$\boldsymbol{F}=\int_L \mathrm{d}\boldsymbol{F}=\int_L I\mathrm{d}\boldsymbol{l}\times\boldsymbol{B} \tag{8-22}$$

如果载流导线是一长为 L 的直导线，与匀强磁场 B 成 θ 角，则该载流导线受到安培力为

$$F=BIL\sin\theta \tag{8-23}$$

显然，当载流直导线与磁场垂直($\theta=90°$)时，$F=BIL$。

2.磁场对载流线圈的作用

设有一矩形的载流线圈，长、宽分别为 l_1、l_2，通过的电流强度为 I，置于匀强磁场 B 中，线圈平面与 B 夹角为 θ(图 8-15a)，则作用在 ab 和 cd 两段导线上的安培力分别为

$$F_2=BIl_2\sin(\pi-\theta)=BIl_2\sin\theta, F'_2=BIl_2\sin\theta$$

它们大小相等，方向相反，且沿同一条直线作用在线圈上，两者互相抵消。因为线圈中 bc 和 da 两段导线均与 B 垂直，故作用在 bc 和 da 上的安培力分别为

$$F_1=BIl_1, F'_1=BIl_1$$

二者虽然大小相等，方向相反(图 8-15b)，但两力并不作用在同一直线上，而是形成一对力偶，因而有一力矩作用在线圈上，力臂为 $l_2\cos\theta$，其力矩为

$$M=IBl_1l_2\cos\theta=IBS\cos\theta \tag{8-24}$$

式中 $S=l_1l_2$ 为载流线圈的面积。

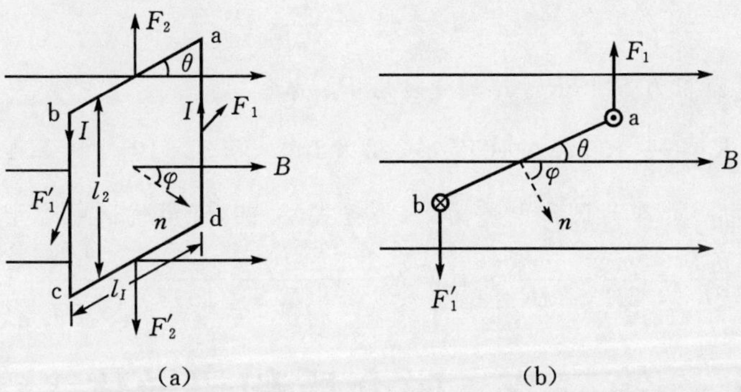

图 8-15　磁场中的载流线圈

载流线圈的位置常用线圈的法线方向 n 来描述。线圈法线的正方向由右手螺旋法则确定：右手四个手指沿电流在线圈内流动的方向弯曲，则拇指所指方向为线圈平面法线的正方向。若法线 n 与 B 的夹角为 φ，则由图 8-15(b)可知：

$$\varphi+\theta=90°$$

式(8-24)可改写为

$$M=IBS\sin\varphi$$

力矩 M 将使线圈的法线旋转到与磁场 B 一致的方向上去。如果线圈有 N 匝，则它所受的力矩为

$$M=NIBS\sin\varphi=P_mB\sin\varphi \tag{8-25a}$$

式中 $P_m=NIS$，称为载流线圈的磁矩，它是用来描述载流线圈特性的物理量，取决于载流线圈本身(N、I、S)，与外磁场的情况无关。磁矩是一个矢量，方向为线圈平面的法线方向，单位为

安·米^2($A \cdot m^2$)。根据磁矩的定义,式(8-25a)也可以写成矢量形式

$$\boldsymbol{M} = \boldsymbol{P}_m \times \boldsymbol{B} \tag{8-25b}$$

上面的结果虽然是从矩形线圈导出的,但可以证明,它完全适用任何形状的平面线圈。

由式(8-25a)可知,当$\varphi=\pi/2$时,线圈平面的法线n与磁场B垂直,线圈受到的力矩最大。当$\varphi=0$时,线圈平面面法线n与磁场B相同,通过线圈的磁通量最大,线圈受到的力矩为零,这个位置是线圈的稳定平衡位置。当$\varphi=\pi$时,线圈平面的法线n与磁场B相反,虽然线圈受到的力矩也为零,但这个平衡位置是不稳定的,稍有一点扰动,线圈就会转到$\varphi=0$的稳定平衡位置。

磁矩是一个重要的物理量。在原子中,核外电子的绕核运动,可以等效成一个环形电流,这个电流与环形电流所包围的面积的乘积,就是电子的轨道磁矩。此外,电子、原子核都有自旋运动,也相应地有电子自旋磁矩和原子核磁矩。这些概念在研究物质的磁性、原子与分子光谱以及核磁共振现象中,都要经常用到。

【例8-2】 在玻尔的氢原子模型中,电子绕原子核作圆周运动,已知圆周的半径$R=5.3\times10^{-11}$m,电子的速度$v=2.2\times10^6$m·s^{-1},求:(1)电子的轨道磁矩;(2)轨道中心处的磁感应强度。

解:(1)作圆周运动的电子相当于一环形电流,它绕核运动一圆周所需的时间$T=2\pi R/v$,故电子绕核运动所形成的等效电流I为

$$I = \frac{e}{T} = \frac{ev}{2\pi R}$$

电子绕核运动轨道面积为$S=\pi R^2$,其轨道磁矩P_m为

$$P_m = IS = \frac{1}{2}evR = \frac{1}{2}\times 1.6\times10^{-19}\times 2.2\times10^6\times 5.3\times10^{-11} = 9.4\times10^{-24}(\mathrm{A}\cdot\mathrm{m}^2)$$

(2)电子轨道中心处即为圆形电流圆心,根据式(8-9)可得轨道中心处的磁感应强度为

$$B = \frac{\mu_0 I}{2R} = \frac{\mu_0}{2R}\cdot\frac{ev}{2\pi R} = 10^{-7}\times\frac{1.6\times10^{-19}\times 2.2\times10^6}{(5.3\times10^{-11})^2} = 13(\mathrm{T})$$

第三节 磁介质和超导体

前面所讨论的电流磁场均是在真空(或空气)中建立的,应将其磁感应强度称为真空中的磁感应强度。当磁场中有其他介质时,情况将有所不同,处于磁场中的介质将被磁化而产生附加磁场,它反过来要影响原磁场,使介质中的磁场不同于真空中的磁场。

一、物质的磁性和磁化

磁性是物质最基本的属性之一,各种物质都有不同程度的磁性。不过绝大多数物质的磁性都很弱,只有少数物质才有显著的磁性。物质的磁性是物质的原子、分子等微观粒子内电子运动所形成的分子电流产生的。原子或分子中的每个电子不仅绕原子核的运动,而且还有自旋运动,两种运动都会产生一定的磁效应。把分子或原子作为一个整体来看,可以将该分子或原子的所有电子对外产生的磁效应的总和等效为一个圆电流,叫做分子电流,它所具有的磁矩叫做分子磁矩。当物质处于外磁场中时,会因分子磁矩与外磁场的相互作用,而产生附加磁场,使物质中的磁场不同于真空中时的磁场,这种现象叫做物质的磁化。能对磁场产生影响的

物质叫做磁介质。

设磁介质因磁化而产生的附加磁感应强度为 B'，则磁介质中的总磁感应强度 B 等于真空中的磁感应强度 B_0 与附加磁场 B' 的矢量和，即 $B=B_0+B'$。为了说明磁介质被磁化后对原磁场影响的程度，我们引入 μ_r 表示 B 与 B_0 之比，即

$$\mu_r=\frac{B}{B_0} \tag{8-26}$$

μ_r 叫做磁介质的相对磁导率，它是一个无量纲的纯数，其大小由磁介质的性质决定。表 8-1 是一些物质的相对磁导率。真空中的 $\mu_r=1$，绝大部分物质的 μ_r 值都非常接近于 1。

表 8-1 一些物质的相对磁导率

顺磁质（$\mu_r>1$）		抗磁质（$\mu_r<1$）		铁磁质（$\mu_r\gg1$）	
空气	1.000001	氢	0.999999937	铁	500～100000
氧	1.0000019	水	0.999991	钴	80～100
硬橡胶	1.00014	玻璃	0.999981	磁性合金	10000～20000
铂	1.000360	铜	0.999991	高磁导合金	100000

磁介质可按其在磁场中被磁化的程度不同分为顺磁质、抗磁质和铁磁质三类。

(1)顺磁质　相对磁导率 $\mu_r>1$ 的磁介质称为顺磁质。顺磁质处于外磁场中时，表现出十分微弱的磁性，磁化后其附加磁场与外磁场具有相同的方向，对外磁场有微弱的加强作用。顺磁质所具有的磁性称为顺磁性。绝大部分物质属于这一类，如氧、锰、铬等。

(2)抗磁质　相对磁导率 $\mu_r<1$ 的磁介质称为抗磁质。抗磁质在外磁场中也表现出微弱的磁性，但它的附加磁场与外磁场的方向相反，对外磁场有微弱的抵消作用。抗磁质所具有的磁性称为抗磁性。如铜、铋、水及惰性气体等属于这一类物质。

(3)铁磁质　相对磁导率 $\mu_r\gg1$ 的磁介质称为铁磁质，μ_r 的数量级可达 $10^2\sim10^5$，且不是常数。铁磁质在外磁场中能产生很强的、与外磁场方向相同的附加磁场，电工技术上常常利用它来产生强大的磁场。铁磁质所具有的磁性称为铁磁性。铁、钴、镍及这三种元素的合金如硅钢、镍铝、镍铜及铁的合金等均是铁磁质。当外磁场撤消后，铁磁质物质仍能保留一定的磁性。对于任何铁磁质来说，各存在一特定的温度，当铁磁质的温度高于该值时，铁磁性完全消失，变为普通的顺磁质，这一温度叫做铁磁质的居里点。例如：铁的居里点为 770 ℃，镍的居里点为 360 ℃。

通过对各种生物大分子磁导率的测定发现，绝大多数生物大分子呈现微弱的抗磁性，少数为顺磁性（如含铁的血红蛋白），只有极少数分子呈铁磁性。正常人体组织为微弱的抗磁质，部分原因是由于含有大量的水，而水具有微弱的抗磁性。铁磁性分子在生物体内仅局部存在，且浓度极低，对组织的磁导率贡献极小。因此，就整体而言，相对磁导率 $\mu_r\approx1$，只有某些植物和鸟类的特定组织例外。

二、超导体及其抗磁性

1. 超导体

通常物质的电阻与温度有关，例如金属的电阻率随温度的降低而变小。1911 年，荷兰物

理学家昂尼斯在研究物质的电阻随温度变化的实验中，发现水银在 4.2K 的低温下，电阻突然变为零，呈现零电阻现象或超导现象。具有超导电性的物质叫做超导体，物质处于零电阻的状态叫做超导态，电阻突然为零时的温度叫超导转变温度或临界温度，用 T_c 表示。超导电性的存在相当普遍，目前已发现 28 种金属元素，上千种的合金和化合物具有超导电性。表 8－2 给出了一些典型超导材料的临界温度 T_c 的值。从表中可以看出，合金和化合物质的超导临界温度一般比金属元素的要高。

表 8－2　一些超导材的临界温度 T_c

材料	T_c/(K)	材料	T_c/(K)
Hg(α)	4.15	Nb_3Ge	23.2
Pb	7.20	$YBaCu_3O_7$	90
Nb	9.25	$Bi_2Sr_2Ca_2Cu_3O_{10}$	105
V_3Si	17.1	$TI_2Ba_2Ca_2Cu_3O_{10}$	125
Nb_3Sn	18.1	$HgBa_2Ca_2Cu_3O_8$	134

为了证明超导体电阻为零，可将一超导圆环放在磁场中，然后使之冷却到临界温度 T_c，再将磁场突然撤消。由于电磁感应的作用，超导圆环内会出现一感应电流。如果圆环的电阻确实为零，那么这个电流将没有任何损耗地长期持续下去。实验证实，这个电流持续的时间可达数年之久而没有丝毫减弱。近代超导实验观测表明，超导态即使有电阻，其电阻率也在 $10^{-28}\Omega\cdot m$以下，远小于正常金属迄今所能达到的 $10^{-15}\Omega\cdot m$。因此，可以认为超导态的直流电阻确实为零。

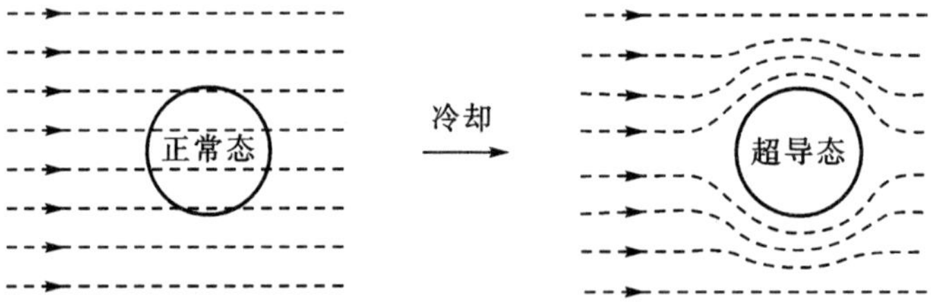

(a) $T>T_c$　　(b) $T<T_c$

图 8－16　超导磁体

2. **超导体的抗磁性**

超导体处于超导状态时，不仅具有电阻为零的特性，而且具有抗磁性，外界磁场不能渗入超导体内，这一现象称为迈斯纳效应。1933 年，德国物理学家迈斯纳在测量球形导体（单晶锡）的磁场分布的实验中发现：对于超导体，不管是先冷却成为超导体后加外磁场，还是先加磁场后冷却成超导体，只要锡球转变成了超导状态，在锡球周围的磁场都会发生突然变化，磁感应线会被立即排斥到锡球之外，如图 8－16 所示。这就是说，当超导体样品从正常态转变到超导态后，无论是在这之前有没有外加磁场，只要 $T<T_c$，超导体内的磁感应强度 B 总是零，即超导体具有完全的抗磁性。因此，人们常常根据超导体的这一磁学性质，来判断物质是否具有超导性。

三、超导磁体

超导体处于超导态时，没有直流电阻，一根很细的超导线可以通过很大的电流而不会发热。因此人们设想，利用超导体做电磁铁的线圈，通以大电流就能获得很强磁场。但许多超导体只要通过很小电流就失超了，即超导体从电阻为零的超导态转变到电阻较高的正常态。超导材料虽有上千种，但能制成超导磁体的材料却为数不多。超导磁体在很多方面比常规磁体优越。第一，超导磁体可获得很强的磁场，在稳定运行时本身没有焦耳热的损耗。例如，用常规磁体要获得 10T 的强磁场，需用良导体铜并加水冷却，磁体本身需供电量高达 1600kW，冷却水用量为每分钟 4500L。而用超导磁体，消耗电能只需 10kW，主要用于获得低温条件，使氦液化。第二，超导磁体可以有很高的电流密度（$10^5\,A\cdot cm^{-2}$），比普通铜线（$10^2\,A\cdot cm^{-2}$）要高很多。因此，超导磁体不仅磁场很强而且体积小，重量轻。第三，超导磁体稳定性好、均匀度高，还可获得常规电磁体根本无法达到的磁场梯度。目前，中小型超导磁体已成为很多实验室的基本设备，在核磁共振成像装置中所用的磁体 90%以上为超导磁体。

第四节　电磁感应

既然电流能产生磁场，反之磁场能否激发产生电流呢？事实上，电磁感应就是变化的磁场产生电场的现象。它不仅阐明了变化的磁场能够激发电场，而且进一步揭示了电与磁之间的内在关系，使人们对电磁现象的本质有了更深入的了解，开辟了利用电能的道路。

一、电磁感应定律

当通过一个闭合导体回路所包围面积的磁通量发生变化时，回路中就产生电流，这种现象叫做电磁感应，所产生的电流称为感应电流。感应电流的方向由楞次定律决定：闭合回路中感应电流所产生的磁场总要阻碍引起感应电流的磁通量的变化。

回路中出现感应电流，说明回路中存在电动势，这种由电磁感应产生的电动势叫做感应电动势，其方向与感应电流方向一致，可以用楞次定律判断。法拉第电磁感应定律指出：回路中所产生的感应电动势 $\mathscr{E}_i$ 的大小与通过回路的磁通量对时间的变化率 $\mathrm{d}\Phi_m/\mathrm{d}t$ 成正比，即

$$\mathscr{E}_i=-\frac{\mathrm{d}\Phi_m}{\mathrm{d}t} \tag{8-27}$$

式中的负号表示感应电动势的方向总是抵抗引起电磁感应的磁通量的变化，也是楞次定律的数学表示。需要指出式(8-27)是针对单一回路，即单匝线圈，如果有 N 匝线圈，那么当磁通量发生改变时每匝线圈中都会产生感应电动势，并且它们之间是串联关系。因此，如果每匝线圈中通过的磁通量为 Φ_m，则 N 匝线圈中总的感应电动势为

$$\mathscr{E}_i=-N\frac{\mathrm{d}\Phi_m}{\mathrm{d}t}=-\frac{\mathrm{d}(N\Phi_m)}{\mathrm{d}t} \tag{8-28}$$

习惯上把 $N\Phi_m$ 叫做线圈的磁链，或磁通匝链数。下面以导线在磁场中移动产生感应电动势为例，来说明法拉第电磁感应定律和楞次定律。

如图 8-17，矩形回路 abcd 处于磁感应强度为 B（垂直纸面向内）的均匀磁场中，其中 ab 段为可移动的金属棒，长度为 l，当它以速度 v 向右移动时棒中产生的感应电动势。假设速度

方向、金属棒与 B 互相垂直，金属棒在 $\mathrm{d}t$ 时间内移动距离为 $\mathrm{d}x$，则闭合回路面积的变化为 $l\mathrm{d}x$，因此回路磁通量的变化 $\mathrm{d}\Phi_m = Bl\mathrm{d}x$，由法拉第电磁感应定律可求出这时感应电动势的大小为

$$\mathscr{E}_i = \left|\frac{\mathrm{d}\Phi_m}{\mathrm{d}t}\right| = Bl\frac{\mathrm{d}x}{\mathrm{d}t} = Blv \qquad (8-29)$$

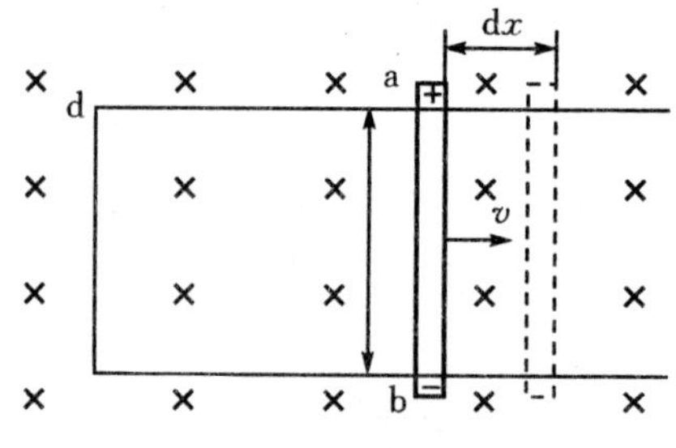

图 8-17 导体在磁场中运动

由于金属棒的移动，回路中垂直纸面向内的磁通量增加，根据楞次定律，感应电流在回路中产生的磁通量的方向应相反，为垂直纸面向外，用右手定则：右手拇指伸直指向纸面向外，弯曲四指的方向为感应电流的方向，判断出 a 点电势高于 b 点。

二、自感现象

在任何情况下，当通过回路所包围面积的磁通量发生变化时，回路就产生感应电动势。如果回路中通有电流，则该电流会产生磁通量通过回路本身，若回路的电流发生改变，引起的磁通量变化同样产生感应电动势。这种由回路自身电流变化而在回路中产生感应电动势的现象叫做自感现象。所产生的感应电动势叫做自感电动势。

设回路中的电流强度为 I，根据毕奥-沙伐尔定律，在空间任意一点所产生的磁感应强度和回路中的电流强度 I 成正比，因此通过回路所包围面积的磁通量 Φ_m 也就与 I 成正比，即

$$\Phi_m = LI \qquad (8-30)$$

式中，比例系数 L 叫做回路的自感系数，也叫做自感或电感。它的大小由回路的几何形状和周围的磁介质的磁导率决定。由上式得

$$L = \Phi_m / I \qquad (8-31)$$

可见，回路的自感系数在数值上等于回路中通过单位电流时，通过回路所包围面积的磁通量。

根据法拉第电磁感应定律，回路中的自感电动势为

$$\mathscr{E}_L = -\frac{\mathrm{d}\Phi_m}{\mathrm{d}t} = -\frac{\mathrm{d}(LI)}{\mathrm{d}t}$$

若回路的形状和磁介质保持不变，则 L 为常量，

$$\mathscr{E}_L = -L\frac{\mathrm{d}I}{\mathrm{d}t} \qquad (8-32)$$

式中负号是楞次定律的数学表示，指出自感电动势是反抗回路中电流的变化的。

若所考虑的回路是一个 N 匝串联的线圈，通过每一匝的磁通量均为 Φ_m，则

$$\mathscr{E}_L = -\frac{\mathrm{d}(N\Phi_m)}{\mathrm{d}t} = -L\frac{\mathrm{d}I}{\mathrm{d}t}$$

对于线圈

$$L = \frac{N\Phi_m}{I} \qquad (8-33)$$

可见，线圈的自感系数 L 在数值上等于通有单位电流时线圈的磁链。

在国际单位制中，自感系数的单位为亨利(符号 H)。1H 是指当电流变化率为 $1\mathrm{A \cdot s^{-1}}$、产生的电动势为 1V 时，回路的自感系数。

【例 8-3】 一长直螺线管，其长度为 l，截面积为 S，总匝数为 N，中间充满磁导率为 μ 的

磁介质，求这螺线管的自感系数。

解：长直螺线管管内磁感应强度为

$$B=\mu I\frac{N}{l}$$

通过螺线管每一匝的磁通量 $\Phi_m=BS$，则通过 N 匝线圈的磁链为

$$N\Phi_m=\mu\frac{N^2I}{l}S$$

由于 $N\Phi_m=LI$，得

$$L=\frac{N\Phi_m}{I}=\mu\frac{N^2}{l}S$$

令 $n=N/l$，为螺线管每单位长度的匝数；$V=Sl$，为螺线管的体积，则上式可写成

$$L=\mu n^2V$$

第五节　生物磁现象

一、人体生物磁场

生命活动离不开电荷的运动和电流的传导。人体的许多功能都是通过电子、离子的运动及神经系统的电活动完成的。生物电产生的磁场称为生物磁场。

人体中的生物磁信号的产生主要来源于以下四个方面：

(1)生物电荷运动产生的磁信号　以生物电流方式产生一定的磁场，这是生物磁场产生的一种主要方式。在人体的各种生命活动中，例如心脏搏动、肺呼吸、大脑活动等都有电子传递、离子转移、神经活动等生物电的变化，而变化的生物电信号会产生频率、波形、强度不同的生物磁信号。

(2)由生物磁性材料产生的感应场　人体中的某些物质具有一定的磁性，称其为“生物磁介质”。生物磁介质可分为抗磁物质和顺磁物质。如脱氧核糖核酸分子等，另外占人体 70% 的水具有弱抗磁性。人体中含有的顺磁物质主要有：人体分子含有的过渡族金属离子，如含有过渡族原子铁、钴、锰、钼等生物分子；人体分子在氧化还原等生命过程中产生的自由基，如含铁的血红蛋白、肌红蛋白和铁蛋白等生物分子。

(3)侵入人体的磁性物质所产生的剩余磁场　自然界含有铁性成分及某些磁性物质(如 Fe_3O_4 粉尘等)经呼吸道吸入或经消化道食入人体内而形成的磁场(Fe_3O_4 粉尘在肺泡表面积存所产生的生物磁信号的强度可达 $10^{-10}\sim10^{-8}$ T。)

(4)在外界的刺激下所产生的诱发磁场　如 10^{-5} V 的诱发脑电位对应 10^{-13} T 的诱发脑磁场。

二、磁场的生物效应

由于生物磁场的存在，外加磁场对生物体必然有作用。大量实验和临床实践表明，外磁场对生命肌体的活动及其生理、生化过程都存在影响。

1. 磁场对生物体的物理作用

生物体在磁场中运动时，产生感应电动势，使体液中带电粒子漂移形成电流，产生热效应；

体液中带电粒子在外磁场中运动，受到洛伦兹力的作用，从而改变原来的运动方向，导致体内物质的重新分布。

2. **磁场引起的化学或生化反应**

磁场对生物体作用一段时间后，可引起生化反应速率降低，高分子的转动扩散减弱；改变和化学反应有关的键角；影响生物细胞的分裂和生长等。

研究表明，磁场的强弱、方向、频率、均匀性、作用时间等都是影响生物效应的因素。另外，相同的磁场，对于不同的生物以及从活体到生物大分子不同的生物层次，产生的生物效应也不同。比如强磁场抑制细菌生长，极弱磁场可以抑制某一类细菌繁殖，却可以加速某些藻类繁殖、成长。地球是一个大磁体，生物在长期演化过程中已经适应了这个环境，磁环境的变化也可以引起不良的生物效应。

应该指出，关于磁场生物效应的资料，目前还不充分，磁场到底通过什么样的微观机制来影响生物体，还有待于进一步的理论和实验研究。毫无疑问，阐明磁场对生物机体作用的过程，对于从微观上认识生命现象是十分有意义的。

三、生物磁场的测定

生物磁现象的研究比生物电的研究发展较慢，主要原因是生物磁场的强度太弱，它比地磁场或建筑物内电流导线周围产生的磁场要小得多，在测量上困难较大。直到 20 世纪 60 年代后期，随着技术不断发展，陆续研制出了高灵敏度的磁场测量仪器，例如超导量子干涉仪，其灵敏度可达 10^{-11}G，这才使生物磁的研究向前迈进了一大步。

图 8－18 中的 MCG 是反映心肌在除极和复极过程中所产生的磁场变化曲线，即心磁图。图 8－19 是在屏蔽室内测量人体磁场的示意图。通过对大量的心脏病患者心磁图和心电图的对比研究发现，对于某些疾病的诊断，心磁图的灵敏度和准确度优于心电图，如对左心室肥厚和高血压病的正确诊断率，心磁图可达 40%～55%，而心电图只有 14%～20%。此外，心磁图的优点还在于它能测出肌肉、神经等组织损伤时所产生的直流磁场，故对早期心肌梗塞所产生

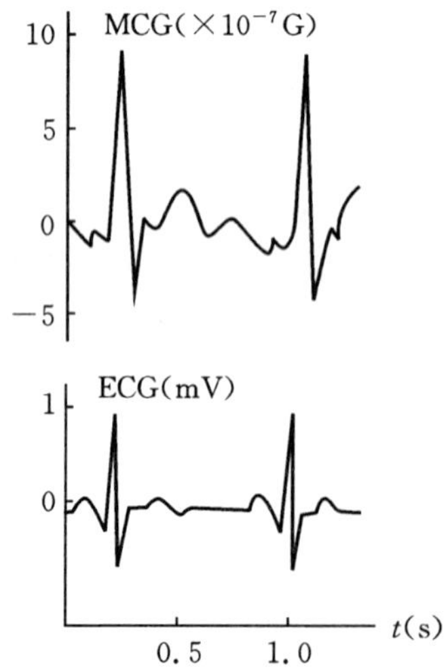

图 8－18　心磁图和心电图

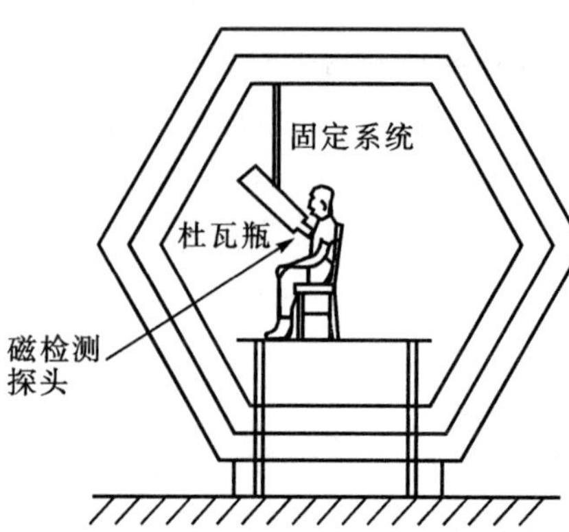

图 8－19　记录心磁图的装置

的损伤电位的直流电磁场在心磁图中有反映，对早期和小范围的心肌梗塞可及早做出诊断。另外，心磁图还是一种无接触的测量，它不需要使用与皮肤接触的电极。

四、磁效应在医学上的应用

磁效应在医学上的应用主要有诊断和治疗两个方面。

近年来，随着对心磁图研究的不断深入，以及对照研究了大量心脏病患者的心磁图和心电图的资料后，发现对某些心脏疾病的诊断，心磁图方法的灵敏度和准确度都优于心电图。例如，对左心室肥厚和高血压病的正确诊断率心磁图可达40%～55%，而心电图只有14%～20%。此外，心磁图的优点还在于它能测出肌肉、神经等组织损伤时所产生的直流电的磁场。据此，可对早期小范围的心肌梗死及早做出诊断。

神经活动伴随着脑电活动，而微弱的电(磁)信号有波形、幅度、能量、频率、相位、频谱等特征，与特定的正常和异常生理活动过程相对应。脑磁图是脑神经细胞的生物电流产生的磁场，在头部表面的检测结果，测量的是体内神经电流源引发的瞬间磁场。目前利用脑磁图来确定癫痫患者的病灶部位明显优于脑电图。脑磁图有不受组织电阻的影响，无损伤，对脑内兴奋部位诊断有独特性的优点。

记录肺磁场随时间变化的曲线称为肺磁图(MPG)。多数粉尘是具有磁性的，通过呼吸进入肺并积蓄下来的粉尘，在外部强的恒磁场下将被磁化。如果把外加恒磁场撤去，肺内被磁化的粉尘产生的附加磁场仍然存在，经测定可推测粉尘的量和分布情况。它可比X射线更早发现肺受到磁污染的职业患者。

除了上面介绍的几个方面，目前对磁诊断技术的研究还有眼磁场、神经磁场、肌肉磁场等，可望在不久的将来，这些方面也都能获得临床应用。

目标检测

1. 一个半径为0.2m、阻值为200Ω的圆形电流回路，接上12V的电压，求回路中心处的磁感应强度。

2. 一根长直导线上载有电流100A，把它放在50G的均匀外磁场之中，并使导线与外磁场正交，试确定合成磁场为零的点到导线的距离。

3. 0.4m长的细管上绕有100匝导线，其电阻为3.14Ω，欲在螺线管内获得200G的磁感应强度，需外加电压多少伏？

4. 一个典型的氢离子(质子)在室温下的速度为300m/s，如果地磁场是1G，那么作用在氢离子上的最大磁场力是多少？

5. 有一均匀磁场，$B=200G$，方向垂直于纸面向里，电子的速度为$10^7 m/s$，方向平行于纸面向上，如果要保持电子作等速直线运动，应加多大的电场，其指向什么方向？

6. 把一厚度为1.0mm的铜片放于$B=1.5T$的磁场中，磁场垂直通过铜片，如果铜片载有200A的电流，已知铜的电子密度$n=8.4\times10^{28} m^{-3}$，求：①铜片上下两侧的霍尔电势差；②铜片的霍尔系数。

7. 把直径为0.5cm的血管放在电磁流量计的磁极N、S之间，$B=300G$，测得感应电压为

1.5×10^{-5}V，求：①血管中血流的平均速度；②血液以平均速度流动时的血流量。

8. 一半圆形闭合线圈，半径 $R=10$cm，通以电流 $I=10$A，放在 $B=5000$G 的均匀磁场中，磁场方向与线圈平面平行，求线圈所受的力矩大小和方向。

9. 电量为-10^{-3}C、质量为 10^{-2}kg 的带电粒子，沿 x 轴方向以 10^{4}m/s 的速度进入 B 为 2T 的磁场，磁场的方向垂直于 xy 平面并指向纸面向里，求：①磁场对带电粒子作力的大小和方向；②带电粒子作圆周运动时产生的磁矩大小和方向；③带电粒子的动能是否会发生变化？

10. 一长直螺线管，直径为 1.0cm，长 12cm，共 500 匝，求螺线管自感系数。

第九章 波动光学

光学是一门古老而又持续发展的学科。光既有波动性又有粒子性，光在传播过程中主要表现出波动性，它与物质相互作用时则主要表现为粒子性。用光的波动性研究光传播过程中出现的宏观现象及其规律的学科称为波动光学。用光的粒子性研究光与物质相互作用的规律及其微观机制的学科称为量子光学，二者统称为物理光学。目前，光学大致分为几何光学、波动光学、量子光学和现代光学四大部分。

波动光学与其他科学技术紧密结合、相互渗透，发展成为许多崭新的分支学科，如干涉量度学、薄膜光学、集成光学等等。波动光学的衍射技术在医学研究领域的应用，使人们对微观世界的认识，进入到更深层次，发现了 DNA 的双螺旋结构，实现了医学史上的飞跃。波动光学在生产、科研、医学、药学及医学检验中发挥着越来越重要的作用。本章主要介绍光的波动性，包括光的干涉、光的衍射、光的偏振和光的吸收。

第一节 光的干涉

干涉现象是波的基本特征之一，下面利用波动理论来讨论光的干涉的规律。

一、光的相干性

1. 相干光

根据波动理论，产生干涉的条件是：①两列或几列波的频率相同；②振动方向相同；③相位相同或相差恒定。这三个条件称为相干条件，满足相干条件的光波称为相干光，对应的光源称为相干光源。

由普通光源发出的两束光波相遇是经常发生的，但是光的干涉现象并不多见。首先，普通光源发光是由大量的原子或分子受到激发后，由高能态跃迁回低能态时，辐射的一系列有限长的电磁波列所组成。由于每一个原子或分子发光是独立的，任意时刻光的振动方向、频率、初相位也相互独立、随机分布。其次，每一个原子或分子发光持续时间非常短，只有约 10^{-9} 秒左右，然后间歇若干时间，再发出另一列光波。这些光波的振动方向、频率和初位相是不可能完全相同的。所以，对于两个独立光源发出的光不是相干光，即使同一光源，不同部分发出的光，也不是相干光。

2. 获得相干光的方法

为了获得相干光，则必须将同一光源的同一原子或分子在同一时刻发出的光分为两部分或多个部分。常用的获得相干光的方法有两种：一种是分割波阵面的方法，如杨氏双缝等；另一种是分割振幅的方法，如薄膜干涉等。

3. **光的相干长度**

由于光源的每个原子或分子发出的每列光波的长度是有限的，如果光程差太大，一列光波通过空间某点时，另一列光波仍未到达该点，这样的两列波不能同时在交汇点相遇，则不能产生稳定的干涉现象。我们把能够观察到稳定干涉现象的最大光程差称为相干长度。对光波而言，单色性愈好，其相干长度愈长。例如，钠光灯光波的相干长度约为 0.058cm；低压镉灯光波的相干长度约为 40cm；而 He－Ne 激光器产生的激光，其相干长度为几百公里。

另外，如果两束光的振幅相差太大，在相遇点合成振动的振幅与单一光波在该点振动的振幅差别不大，干涉现象也不明显。

二、光程和光程差

光的干涉情况取决于参与干涉的两束相干光的步调关系，因此，讨论光波传播过程中的相位改变是非常必要的。为了比较光在不同介质中相位的变化，我们将引入光程的概念。

1. **光程**

设单色光的频率为 ν，在真空中的波长为 λ，其传播速度为 c；光波在介质中传播一个波长的距离，其相位变化 2π。则传播的几何路程为 r，相位变化为

$$\Delta\varphi = 2\pi \frac{r}{\lambda} \tag{9-1}$$

当该单色光在折射率为 n 的介质中传播时，其传播速度为 $u=\frac{c}{n}$，波长 $\lambda'=\frac{u}{\nu}=\frac{\lambda}{n}$；则光波在介质中传播相同的几何路程 r 时对应相位变化为

$$\Delta\varphi' = 2\pi \frac{r}{\lambda'} = 2\pi \frac{nr}{\lambda} \tag{9-2}$$

可见，光在介质中的路程 r 相当于真空中的路程 nr。我们将介质的折射率 n 与光在这种介质中经过的路程 r 的乘积称为光程，用 L 表示。即

$$L = nr \tag{9-3}$$

如果一束光在传播中经过几种不同的介质，则其总光程等于各段光程之和。即

$$L = n_1 r_1 + n_2 r_2 + \cdots + n_n r_n \tag{9-4}$$

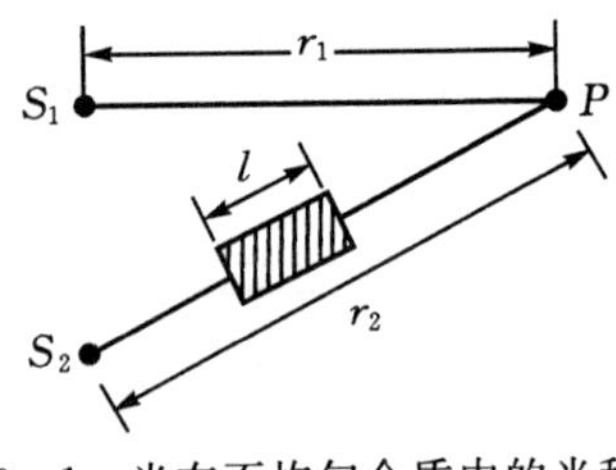

图 9－1　光在不均匀介质中的光程差

2. **光程差**

光程之差称为光程差，用 δ 表示。在图 9－1 中，频率相同、振动方向相同，初相位相同的两束光在 P 点的光程差，即

$$\delta = L_2 - L_1 = n_1(r_2 - l) + n_2 l - n_1 r_1$$

现在我们用光程的概念具体分析一束单色平面光波从空气（$n=1.0$）射向玻璃（$n=1.5$）三棱镜 AGH 后的相位变化。如图 9－2(a)，L 为 G、H 之间的距离，棱镜的 AG 平面垂直于光的传播方向，因而它是该光束的一个等相面。根据惠更斯原理，作图求出该平面波的折射方向，CH 为等相面。可以证明：过 AG 之间任一点 D 的光线到达 CH 面时光程均等于 nL。同理，如图 9－2(b)、(c)，用光程的概念，我们也可以理解平面光波经过透镜后的会聚或发散的现象。可见，平行于光轴入射的平面光波经过透镜会聚后，可同相到达其焦点，这说明使用透

镜不会引起附加的光程差。

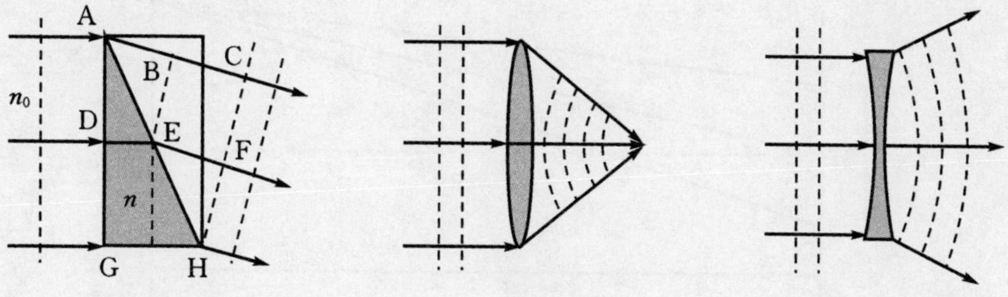

图 9-2 光束经过棱镜和透镜的偏折

三、杨氏双缝干涉

1. 杨氏双缝干涉实验

英国科学家托马斯·杨在 1801 年用分割波阵面的方法获得了相干光，完成了光的干涉现象。其实验装置如图 9-3(a)所示，用单色平行光照射不透明遮光板上的狭缝 S，根据惠更斯原理，狭缝 S 为一个线光源，从 S 发出的光照射到相距很近并与 S 平行对称的平行狭缝 S_1 和 S_2 上，S_1 和 S_2 为两个相干光源，发出两束相干光，它们在屏上相遇，产生了明暗相间的干涉条纹，如图 9-3(b)所示。图 9-3(c)是干涉条纹的光强分布曲线。

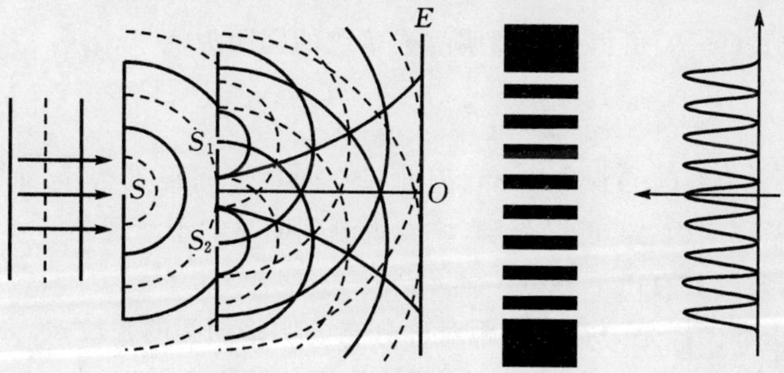

图 9-3 杨氏双缝干涉实验

在图 9-4 中，假设 S_1 与 S_2 之间的距离为 d，双缝屏到光屏的距离为 D(远大于 x 和 d)。在光屏 E 上任取一点 P，P 点到光屏中心 O 点的距离为 x，S_1 与 S_2 到 P 的距离分别为 r_1 和 r_2。空气的折射率 $n=1$，从 S_1、S_2 发出的两束相干光，到达 P 点的光程差

$$\delta = (r_2 - r_1) \approx \frac{\mathrm{d}}{D}x \tag{9-5}$$

由于同一相干波源的初相位相同，可得 P 点为明纹的条件

$$\delta = \frac{xd}{D} = \pm k\lambda \quad (k = 0,1,2\cdots) \tag{9-6}$$

注意：对应的 x 是明纹中心所在位置，式中 $k=0$ 的明纹称为零级明纹或中央明纹。$k=1$、$k=2$、…称为第一级明纹、第二级明纹、…。

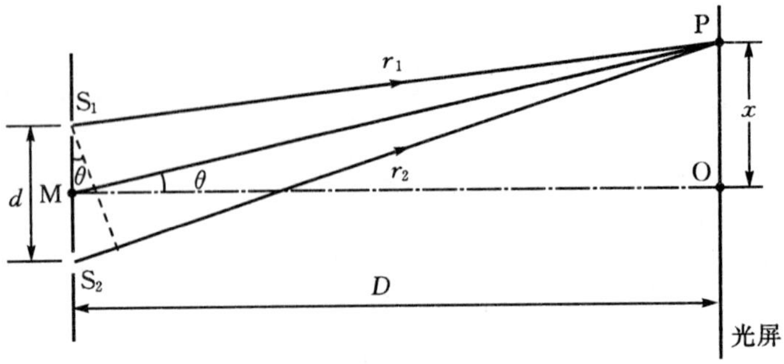

图 9-4 杨氏双缝干涉条纹分布

由式(9-6)可得,各级明纹中心到 O 点距离

$$x = \pm k \frac{D\lambda}{\mathrm{d}} \tag{9-7}$$

P 点为暗纹的条件

$$\delta = \frac{xd}{D} = \pm (2k-1)\frac{\lambda}{2} \quad (k=1,2,3\cdots) \tag{9-8}$$

注意:对应的 x 是暗纹中心的位置,式中 $k=1$、$k=2$、…称为第一级暗纹、第二级暗纹、…。由式(9-8)可得,各级暗纹中心到 O 点距离为

$$x = \pm (2k-1)\frac{D\lambda}{2d} \tag{9-9}$$

由式(9-7)或式(9-9)可得两相邻明纹或暗纹的间距为

$$\Delta x = \frac{D\lambda}{d} \tag{9-10}$$

可见光的波长 λ 很短(400~760nm),因此只有两狭缝间距 d 很小,而狭缝距离光屏的 D 应足够大,才能使条纹间距 Δx 可以分辨,才会观测到明显的干涉现象。

杨氏双缝干涉条纹具有以下特点:

(1)杨氏双缝干涉图样是等宽等间距对称分布的明暗相间的条纹;

(2)当 d 和 D 不变时,Δx 与 λ 成正比,即波长短的单色光(如紫光)比波长长的单色光(如红光)的干涉条纹间距小。所以,不同波长的光的同一级亮纹($k \neq 0$)出现在光屏上的位置不同。当采用白光照射时,只有中央条纹是白色的,其他各级明条纹应是从里向外由紫到红的彩色条纹。

【例 9-1】 若用某单色光做杨氏双缝干涉实验,如图 9-4 所示。当光通过相距 0.2mm 的双缝后,在距离双缝 0.5m 的屏上得到的明纹间隔为 1.5mm。试求单色光的波长是多少?

解:根据 $\Delta x = \frac{D\lambda}{\mathrm{d}}$ 可得

$$\lambda = \frac{\Delta x d}{D} = \frac{1.5 \times 10^{-3} \times 0.2 \times 10^{-3}}{0.5} = 6 \times 10^{-7}(\mathrm{m}) = 600\mathrm{nm}$$

【例 9-2】 在图 9-5 的杨氏双缝实验中,用波长为 550nm 的平行光垂直照射到双缝上,在缝 S_2 一侧紧贴一折射率为 1.5,厚度为 d 的薄玻璃片后,N 处由原来的第一级亮条纹变成了第三级亮条纹,(整个装置处于空气中)试求插入的玻片的厚度。

解：由题意可知，介质折射率 $n=1$，玻璃的折射率 $n_{玻璃}=1.5$，入射光的波长 $\lambda=550\text{nm}=5.50\times10^{-7}\text{m}$。当没有插玻璃片时，$N$ 处为第一级亮纹，即

$$\delta_1 = n(\overline{S_2N}-\overline{S_1N})=\lambda$$

当插入玻璃片后，N 处为第三级亮纹，即

$$\delta_2 = [n(\overline{S_2N}-d)+n_{玻璃}d]-n\overline{S_1N}=3\lambda$$

联立以上两式，可得

$$d=\frac{2\lambda}{n_{玻璃}-n}=\frac{2\times5.50\times10^{-7}}{0.5}=2.2\times10^{-6}(\text{m})$$

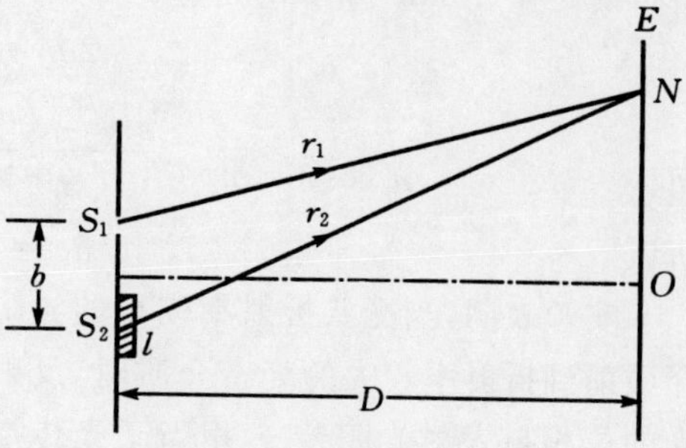

图 9-5　例 9-2 图

2. **双缝干涉的应用——瑞利折射计**

瑞利折射计是一种利用双缝干涉的原理，精确测定透明物质的折射率的仪器，在化学、生物学、医学检验等得到应用。其测量原理如图 9-6 所示，在容器中分别充满折射率为 n_0 的空气与待测气体（或透明液体），其 P 点明条纹改变的级数为 k，则充满待测气体（或透明液体）与充满空气的光程差的变化为

$$\Delta\delta=(n-n_0)L=k\lambda$$

则待测定气体（或透明液体）的折射率

$$n=\frac{k\lambda}{L}+n_0 \qquad (9-11)$$

从上式可知，只要测出了干涉明条纹改变的级数 k，即可求出气体或透明液体的折射率，然后根据物质的浓度与折射率的关系，就可以得到物质的浓度。

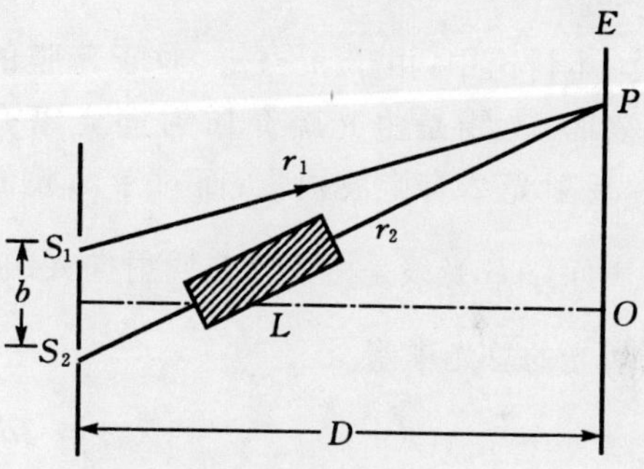

图 9-6　瑞利折射计测量原理图

四、薄膜干涉

阳光下，肥皂泡表面、水面上的油膜呈现彩色花纹，就是薄膜干涉的图样。薄膜干涉分为厚度均匀的平面膜产生的等倾干涉和厚度不均匀的平面膜产生的等厚干涉（即劈尖干涉）。

1. **等倾干涉**

在图 9-7 中，一束入射光 1 在透明薄膜上、下表面反射和折射，其反射光 2、4 或透射光 3，5 都是相干光，反射光（或透射光）相遇都将产生干涉现象。由于反射光和透射光的振幅都是从入射光的振幅分割而来，因此这种干涉属于分振幅干涉。

设薄膜的厚度为 d，介质的折射率 $n_1<n_2$。当一束光以入射角 i，照射到平行平面薄膜的界面 MN 上，其反射光线 2、4 的光程差

$$\delta_1=n_2(\overline{AB}+\overline{BC})-n_1\overline{AD}$$

由几何关系，可得

$$\delta_1=2n_2\overline{AB}-n_1\overline{AD}=2n_2\frac{\text{d}}{\cos\gamma}-2dn_1\tan\gamma\sin i=\frac{2d}{\cos\gamma}(n_2-n_1\sin\gamma\sin i)$$

将折射定律 $n_1\sin i=n_2\sin\gamma$，代入上式可得

$$\delta_1=\frac{2dn_2}{\cos\gamma}(1-\sin^2\gamma)=2dn_2\cos\gamma$$

而 $$n_2\cos\gamma=n_2\sqrt{1-\sin^2\gamma}=\sqrt{n_2^2-n_2^2\sin^2\gamma}=\sqrt{n_2^2-n_1^2\sin^2 i}$$

所以 $$\delta_1=2d\sqrt{n_2^2-n_1^2\sin^2 i} \tag{9-12}$$

实验表明，当光从折射率较小的光疏介质射到折射率较大的光密介质时，反射光的位相与入射光相差 π，相当于光传播半个波长带来的相位差，这种现象称为“半波损失”。由半波损失引起的光程差用 δ_2 表示，可以通过计算两相干光产生的半波损失的次数来确定。当两相干光产生的半波损失的次数之和为奇数，则 $\delta_2=\frac{\lambda}{2}$；偶数次则取 $\delta_2=0$。

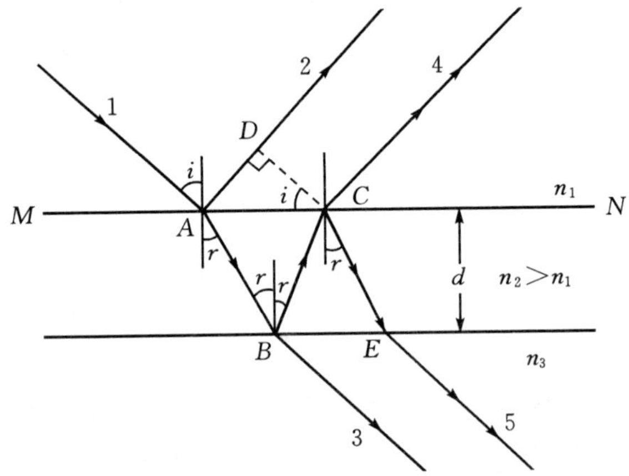

图 9-7 平行平面薄膜干涉

本讨论中，由于 $n_1<n_2$，对于薄膜的上表面，光线是由光疏介质射向光密介质，反射光 2 有半波损失；而对于薄膜的下表面，AB 光线是由光密介质射向光疏介质，反射光 4 无半波损失。故 $\delta_2=\frac{\lambda}{2}$，所以 2、4 两反射光的总光程差

$$\delta=2d\sqrt{n_2^2-n_1^2\sin^2 i}+\frac{\lambda}{2} \tag{9-13}$$

产生明、暗纹的条件：

明纹条件 $$\delta=2d\sqrt{n_2^2-n_1^2\sin^2 i}+\frac{\lambda}{2}=k\lambda\quad(k=1,2,\cdots) \tag{9-14}$$

暗纹条件 $$\delta=2d\sqrt{n_2^2-n_1^2\sin^2 i}+\frac{\lambda}{2}=(2k-1)\frac{\lambda}{2}\quad(k=1,2,\cdots) \tag{9-15}$$

由式(9-13)、式(9-14)和式(9-15)可以看出，对于厚度均匀的平面薄膜，其 d 为恒量，光程差随入射光线的倾角的变化而变化。对于波长一定的光，同一干涉条纹上的各点具有相同的倾角，该干涉称为等倾干涉。

当照射薄膜的光是复合光时，在同一地点观察不同位置的反射光的倾角不同，其反射光加强的光波波长也不同，因此，水面上的油膜和肥皂泡表面上的花纹看上去是彩色的。

图 9-7 中的透射光 3 和 5 也能产生干涉，但与反射光是互补的，即反射光干涉加强，透射光就干涉减弱。使反射光干涉加强的膜称为增反膜；使透射光干涉加强的称为增透膜。

在照相机物镜、潜望镜的透镜以及显微镜目镜的反射光会形成有害杂光，影响光学系统的成像质量。为了解决这个问题，可以在光学透镜表面镀一层厚度适当的增透膜，利用薄膜干涉来减弱反射光，增强透射光。

【例 9-3】 当用白光垂直照射某光学仪器的镜头时，为了使人眼最敏感的绿光尽可能透过，则需要在光学仪器的镜头上镀一层氟化镁薄增透膜，求所镀氟化镁薄增透膜的最小厚度。

(已知人眼最敏感的绿光的波长为550nm,玻璃的折射率1.5,氟化镁的折射率为1.38)。

解:使绿光尽可能透过,即使绿光透射加强,如图9-8所示。绿光透射加强的条件为

$$\delta = k\lambda$$

当光垂直入射时,透射光2和3的光程差

$$\delta = 2dn_2 + \delta_2$$

因为 $n_1 < n_2 < n_3$,透射光射在镀膜的下表面反射时,有半波损失,故 $\delta_2 = \frac{\lambda}{2}$

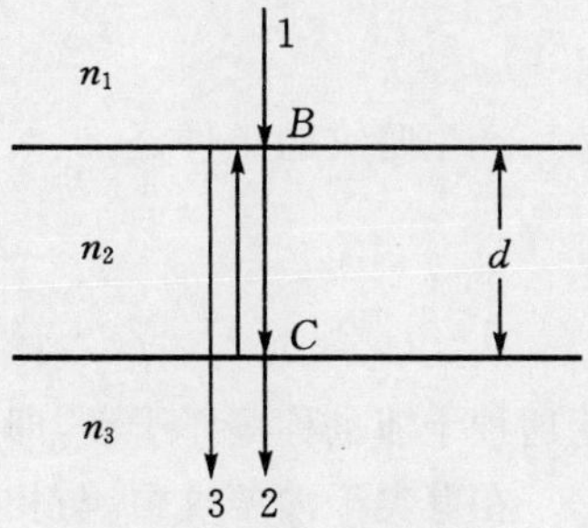

图9-8　例9-3图

两透射光加强时的光程差　　$\delta = 2dn_2 + \frac{\lambda}{2} = k\lambda$

所以,所镀氟化镁的厚度　　$d = \frac{\lambda}{4n_2}(2k-1)$

当 $k=1$ 时,所镀氟化镁薄膜的厚度最小,即

$$d = \frac{\lambda}{4n_2} = \frac{5.50 \times 10^{-7}}{4 \times 1.38} \approx 0.996 \times 10^{-7}(\text{m}) = 99.6\text{nm}$$

2.劈尖干涉

劈尖干涉的实验装置如图9-9(a)所示,单色光源 S 发出的平行光,经玻璃片 A 反射后垂直射到空气劈尖 B,在劈尖上、下表面反射的光相干叠加,形成干涉条纹,通过显微镜 T 可进行观察测量。

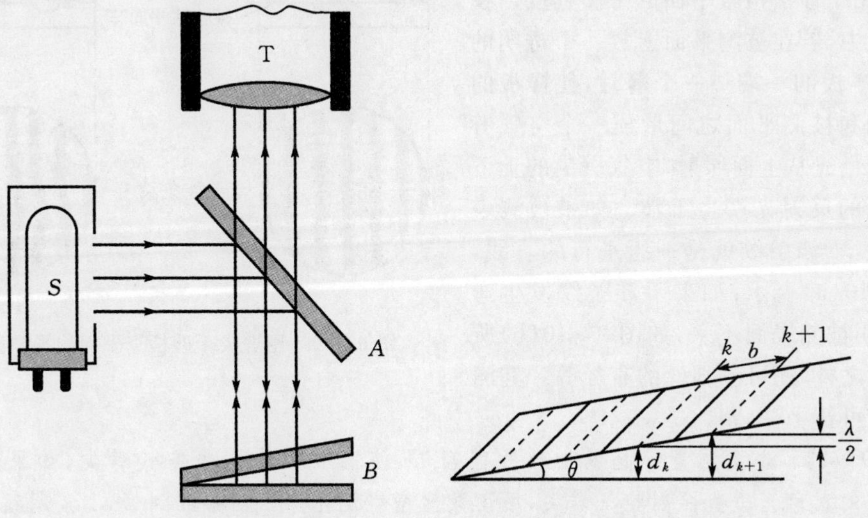

图9-9　劈尖干涉

当光线垂直入射劈尖,由于在空气劈尖下表面的反射光有半波损失,故上下表面反射光的光程差

$$\delta = 2dn_{空} + \frac{\lambda}{2} \tag{9-16}$$

由于 $n_{空}=1$，根据波动理论，反射光干涉加强，产生亮纹的条件是：

$$2d+\frac{\lambda}{2}=k\lambda \quad (k=1,2,\cdots) \tag{9-17}$$

产生暗纹的条件是：

$$2d+\frac{\lambda}{2}=(2k-1)\frac{\lambda}{2} \quad (k=1,2,\cdots) \tag{9-18}$$

从式(9-17)与式(9-18)可知，同一明条纹或同一暗条纹都与相同厚度的空气层对应，因此这种干涉也称等厚干涉，即劈尖干涉。

在劈尖干涉条纹中，与相邻明条纹或相邻暗条纹对应的空气层厚度差为

$$d_{k+1}-d_k=\frac{\lambda}{2} \tag{9-19}$$

在图 9-9(b)中，设空气劈尖的夹角为 θ，则相邻明条纹(或相邻暗条纹)的间距

$$b=\frac{\lambda}{2\sin\theta} \tag{9-20}$$

由上式可知，如果已知空气劈尖的夹角为 θ，并测量出条纹间距 b，就可算出波长 λ。反之，如果已知波长 λ，测出条纹间距 b，就可算出微小夹角 θ。当空气劈尖的夹角 θ 越小，则条纹分布越疏；反之 θ 越大，则条纹分布越密。当 θ 大到一定程度，干涉条纹太密，则无法分辨，这时就看不到干涉现象。

劈尖干涉在平面的平整程度检测技术中有重要应用。例如，在磨制各种光学平面时，可以用干涉法检查平面的平整程度。在图 9-10 中，若在被测平面上放一个透明的样板，在样板的一端垫一个薄片，使样板的标准平面和被测平面之间形成一个空气劈尖。用单色光从上面照射，空气劈尖的上下两个表面的反射光产生干涉。如果被测表面是平的，干涉条纹就是一组平行的直线，如图 9-10(a)所示；如果干涉条纹发生弯曲，则表明被测表面不平，如图 9-10(b)所示。除此之外，还可测细丝的直径等。其测量的精度可达 10^{-6}cm。

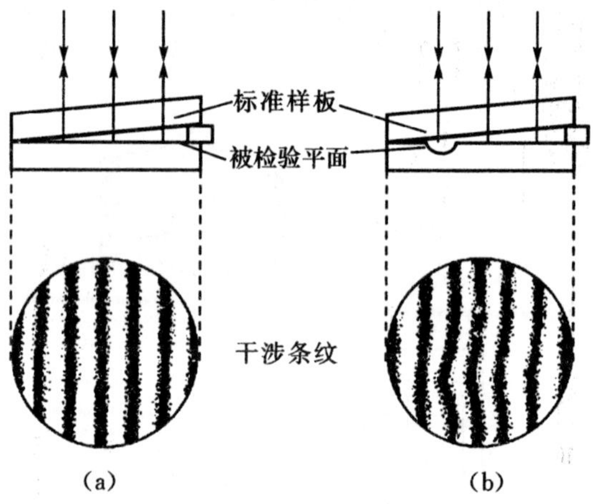

图 9-10 用劈尖干涉检查平面的平整程度

【例 9-4】 为了测量一金属细丝的直径 D，使图 9-11 形成空气劈尖，如果用波长为 589.3nm 的黄色光垂直照射空气劈尖，用读数显微镜测出第 1 明条纹到第 31 条明纹的间距为 4.296mm，金属细丝到空气劈尖顶点的距离为 28.86mm，求金属细丝的直径 D。

解：根据题设条件，相邻明条纹的间距

$$b=\frac{4.296\times10^{-3}}{30}=0.1432\times10^{-3}(\text{m})$$

由于空气劈尖角度很小，因此

$$\sin\theta=\frac{D}{L}$$

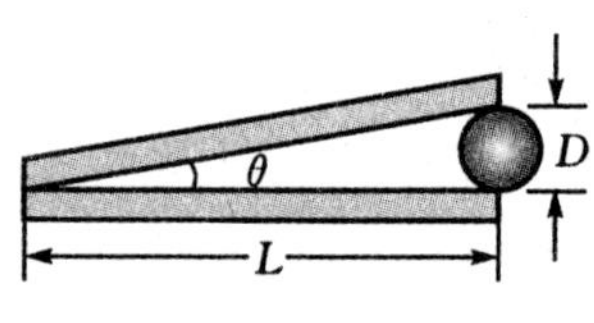

图 9-11 例 9-4 图

由式(9－20)可知　$b=\dfrac{\lambda}{2\sin\theta}$

所以金属细丝的直径

$$D=\frac{\lambda L}{2b}=\frac{5.893\times10^{-7}\times2.886\times10^{-2}}{2\times0.1432\times10^{-3}}=5.938\times10^{-5}(\text{m})$$

3. 牛顿环

将一块曲率半径很大的平凸透镜放在一块平面玻璃上，它们之间形成一个上面是球面，下面是平面的空气劈尖。当用单色光垂直照射时，空气劈尖上、下表面的反射光相干叠加，可观察到以接触点为中心的圆环干涉条纹，如图 9－12 所示。由于在任一条纹的圆环上，空气劈尖的厚度是相等的，因此这种干涉属于等厚干涉。这种现象最早由牛顿发现，所以也称牛顿环。

若用波长为 λ 的单色光垂直照射曲率半径为 R 的平凸透镜，牛顿环半径为 r，与该干涉条纹对应的空气层的厚度为 d，由几何关系

$$R^2=r^2+(R-d)^2=r^2+R^2-2Rd+d^2$$

由于 $d\ll R$，d^2 可以不考虑，所以由上式可得

$$d=\frac{r^2}{2R} \tag{9-21}$$

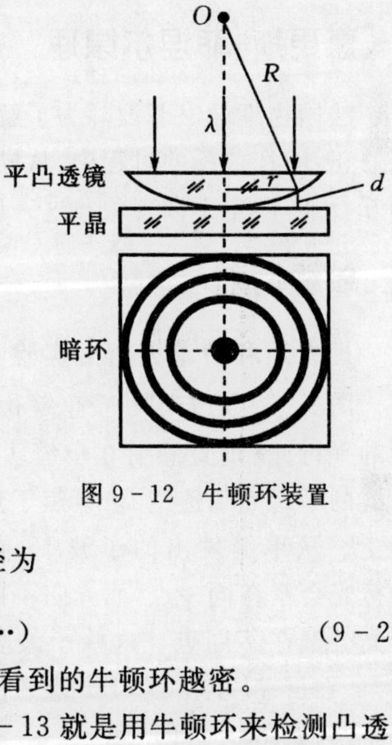

图 9－12　牛顿环装置

牛顿环为明条纹的条件是 $2d+\dfrac{\lambda}{2}=k\lambda$，对应的明环半径为

$$r_{bright}=\sqrt{\frac{(2k-1)R\lambda}{2}}\quad(k=1,2,3\cdots) \tag{9-22}$$

牛顿环为暗条纹的条件是 $2d+\dfrac{\lambda}{2}=(2k+1)\dfrac{\lambda}{2}$，暗环半径为

$$r_{dark}=\sqrt{kR\lambda}\quad(k=0,1,2,3\cdots) \tag{9-23}$$

上式可知，牛顿环不是均匀的，离中心越远，即 r 越大，所看到的牛顿环越密。

牛顿环可用来测量光的波长和凸透镜的曲率半径。图 9－13 就是用牛顿环来检测凸透镜曲率半径的一种方法。将标准件覆盖在待测件上，若两者完全密合，则凸透镜曲率半径符合要求，不出现牛顿环，如图 9－13(a)所示。若凸透镜曲率半径大于标准件则出现牛顿环，圆形环

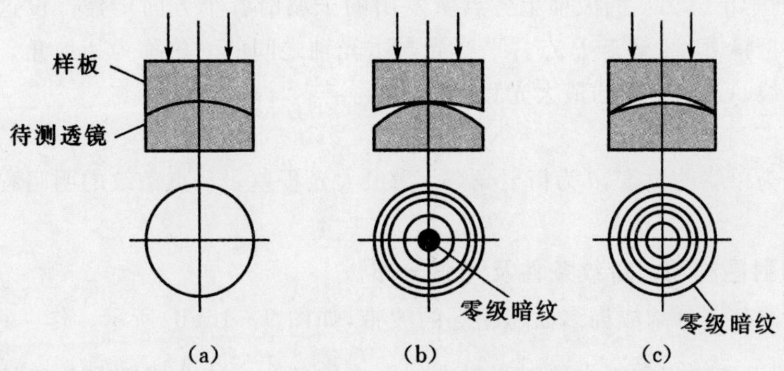

图 9－13　用牛顿环检测凸透镜的曲率半径

越多，误差越大，如图 9－13(b)所示。而被测件的曲率半径小于标准件时，零级条纹在边缘，如图 9－13(c)所示。

第二节 光的衍射

衍射和干涉都是波动固有的特性。光的衍射是指光波绕过障碍物偏离直线传播的现象。根据光源、障碍物、观察屏三者的相对位置，光的衍射现象可分为两类。一类是障碍物与光源和屏之间的距离都为无限远，这种衍射称为夫琅和费衍射。另一类是障碍物与光源和屏之间的距离都是有限远，或其中之一是有限远，这种衍射现象称为菲涅耳衍射。在实验室中，夫琅和费衍射可用两个会聚透镜来实现，下面只讨论夫琅和费衍射。

一、惠更斯-菲涅尔原理

法国物理学家菲涅耳为了解释光的衍射现象的光强分布，于 1818 年对惠更斯原理作了如下修正：波在传播的过程中，从同一波前上各点发出的子波，在空间某点相遇时，各子波也可以相互叠加，产生干涉现象。这一原理称为惠更斯-菲涅耳原理。

二、单缝衍射

1. 夫琅和费单缝衍射实验

图 9－14 是夫琅和费单缝衍射的实验装置示意图，光源 S 位于透镜 L_1 的焦点上，经过 L_1 后的平行光，垂直照射在单缝上，通过单缝的平行光经透镜 L_2 聚焦于焦平面 N 上。从单缝发出的子波中，同一组平行光会聚在同一点，而方向不同的平行光会聚在不同点。这些子波叠加的结果，在屏 N 上出现与狭缝平行的衍射条纹，如图 9－14 所示。

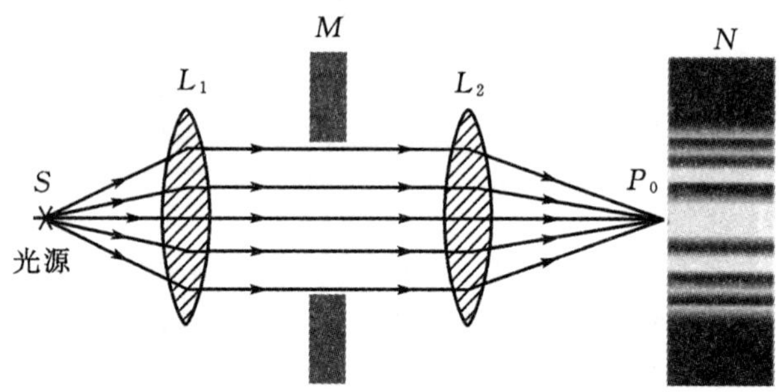

图 9－14 单缝衍射

在图 9－15(a)中，将平行的单色光垂直照射在宽度为 a 的单缝上，根据惠更斯原理，处于单缝 AB 的波前上各点所发出的子波沿各个方向传播。设这些子波中的任一组平行光经透镜 L_2 会聚于 P 点。平行光与主光轴之间的 θ 角称为衍射角。同一组平行光的两条边缘光线 AP 与 BP 的最大光程差

$$\delta_m = \overline{BC} = a\sin\theta \tag{9-24}$$

上式中 a 为单缝的宽度，θ 为衍射角，δ_m 为最大光程差。P 点条纹的明暗程度取决于光程差 δ 的值。

2. 单缝衍射图样明、暗纹条件及光强分布

菲涅耳将波阵面分割成许多面积相等的波带，如图 9－15(b)所示。作一系列平行于 AC 的平面，两相邻平面之间的距离等于入射光的半个波长$\frac{\lambda}{2}$。这些平面将单缝处的波阵面分成

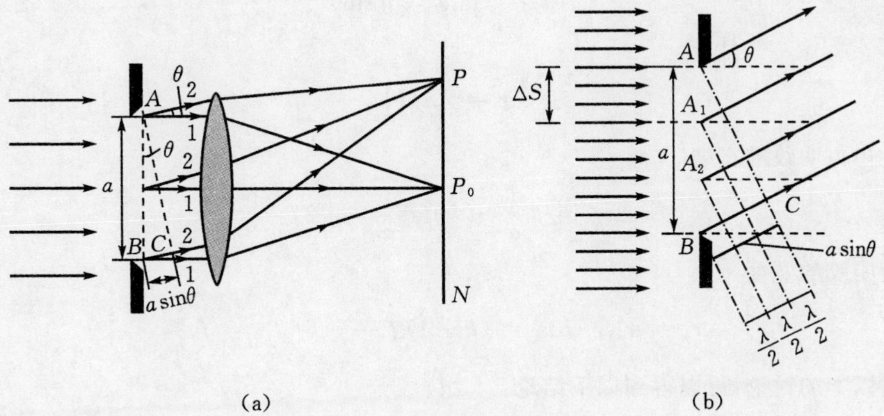

图 9-15　单缝衍射图样

若干个面积相等的波带，任何两个相邻波带的对应点发出的子波到达 AC 面的光程差均为$\frac{\lambda}{2}$，称为半波带。任何两个相邻半波带对应点发出的子波到达 P 的光程差均为$\frac{\lambda}{2}$，对应的相位差为 π，在 P 点叠加的结果，相互抵消。

根据上述分析，单缝在平行光垂直照射下，产生明暗纹的条件是：

(1)衍射角　$\theta=0$　中央明纹中心

(2)当衍射角为 θ 的平行光，其最大光程差 δ 等于半波长的偶数倍，即将单缝处的波阵面分成偶数个半波带，这些光线在 P 点叠加的结果，相互抵消，P 点为暗纹中心。

衍射角 θ 满足　　$a\sin\theta=\pm 2k\,\frac{\lambda}{2}$　$(k=1,2,3\cdots)$　暗条纹中心　　(9-25)

(3)当衍射角为 θ 的平行光，其最大光程差 δ 等于半波长的奇数倍，即将单缝处的波阵面分成奇数个波带，这些光线在 P 点相互叠加的结果，还剩一个半波带的光没有抵消，P 点就为明纹中心。

衍射角 θ 满足　　$a\sin\theta=\pm(2k+1)\frac{\lambda}{2}$　$(k=1,2,3\cdots)$　明条纹中心　　(9-26)

公式中的 $k=1,2,3\cdots$ 表示衍射条纹的级数。中央明纹是零级明纹。正、负号表示明纹或暗纹在中央明纹两侧对称分布。

如果衍射角 θ 越大，则该方向的衍射光线的最大光程差 δ 也越大，单缝处的波阵面被分成半波带的奇数数目越大，相互抵消的部分也就越多，其明纹的亮度就越低；反之明纹的亮度就越高。对所有到达中央明纹中心的子波，其光程相同，光程差为零，位相差为零，中央明纹的光强最大。

3. 单缝衍射的条纹宽度

中央明纹两侧的第一级暗条纹之间的距离为中央明纹的宽度，其他两相邻暗条纹之间的距离称为明纹宽度。

在图 9-15 中，设任一点 P 到中央明纹中心的距离为 x，透镜 L_2 的焦距为 f。由于各衍射条纹中心到中央明纹中心的距离远小于透镜焦距，即 $x\ll f$，θ 很小，故有

$$x = f\tan\theta \approx f\sin\theta$$

将上式代入式(9－25)可得

$$x = \pm kf\frac{\lambda}{a} \tag{9-27}$$

因此中央明纹的宽度

$$\Delta x_0 = f\frac{\lambda}{a} - (-f\frac{\lambda}{a}) = 2f\frac{\lambda}{a} \tag{9-28}$$

其他明纹的宽度

$$\Delta x_k = x_{k+1} - x_k = (k+1)f\frac{\lambda}{a} - kf\frac{\lambda}{a} = f\frac{\lambda}{a} \tag{9-29}$$

通过以上的讨论，可以得到以下结论：

(1)中央明纹的宽度是各级明条纹宽度的两倍。中央明纹的光强最大，其他各级明条纹的光强，随衍射条纹的级数 k 的增大而减小。如图 9－16 所示。

(2)当照射光的波长 λ 一定时，明纹宽度与缝宽 a 成反比。缝宽越小，明纹越宽，衍射现象越显著；缝宽越大，明纹越窄，衍射现象不明显。如果当 $a \gg \lambda$，各级衍射明纹向中央明纹靠拢，密集得无法分辨，只能看到光沿直线传播。可见，只有当障碍物的大小与光的波长差不多或更小时，才能观察到明显的衍射现象。

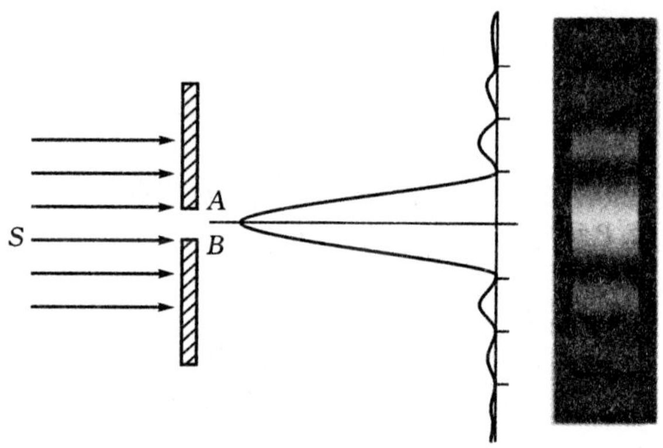

图 9－16 单缝衍射的光强分布

(3)当缝宽 a 一定时，明纹宽度与照射光的波长 λ 成正比。如果用白光入射单缝时，中央明纹是白色的。在中央明纹两侧的彩色条纹按光的波长排列，在同一级衍射光谱中靠中央明纹最近的是紫色，最远的是红色。这种由衍射现象产生的彩色条纹，称为衍射光谱。

【例 9－5】 用波长 $\lambda = 500\text{nm}$ 的平行光垂直照射宽为 0.20mm 的单缝，透镜焦距为 0.2m，屏位于透镜的焦平面处。求：(1)第一级暗条纹中心到中央明纹中心的距离；(2)中央明纹的宽度；(3)其他各级明条纹的宽度。

解：(1)由于屏位于透镜的焦平面，各衍射条纹中心到中央明纹中心的距离远小于透镜焦距，即 $x \ll f$，θ 很小，故有

$$\sin\theta \approx \tan\theta = \frac{x}{f}$$

设第一级暗条纹中心到中央明纹中心的距离为 x_1，将上式代入式(9－25)，可得

$$a\frac{x_1}{f} = \lambda$$

所以，第一级暗条纹中心到中央明纹中心的距离

$$x_1 = \frac{f\lambda}{a} = \frac{0.2 \times 500 \times 10^{-9}}{2.0 \times 10^{-4}} = 5.0 \times 10^{-4}\,(\text{m})$$

(2)设中央明纹的宽度为 Δx_0，其宽度是两个第一级暗条纹之间的距离，即

$$\Delta x_0 = 2x_1$$

所以，中央明纹的宽度

$$\Delta x_0 = 2x_1 = 2 \times 5.0 \times 10^{-4} = 1.0 \times 10^{-3}(\mathrm{m})$$

(3)其他各级明条纹的宽度 Δx 为两个相邻的暗条纹之间的距离，即

$$\Delta x = x_{k+1} - x_k = \frac{(k+1)f\lambda}{a} - \frac{kf\lambda}{a} = \frac{f\lambda}{a} = \frac{0.2 \times 500 \times 10^{-9}}{2.0 \times 10^{-4}} = 5.0 \times 10^{-4}(\mathrm{m})$$

三、圆孔衍射

1. 圆孔衍射

前面讨论了用光照射狭缝产生的衍射现象，如果用平行光照射半径为 a 的小圆孔，同样也会产生衍射现象，如图 9－17 所示。衍射图样的中央是明亮的圆斑，周围是明暗相间的同心圆环。由第一级暗环所包围的中央亮斑称为艾里斑。设艾里斑的直径为 d，透镜 L_2 的焦距为 f。从理论上计算艾里斑的光能占整个入射光能的 84%，其半角宽度 θ_0，

$$\theta_0 \approx \tan\theta_0 = \frac{\mathrm{d}}{2f} = 0.61\frac{\lambda}{a} = 1.22\frac{\lambda}{D} \tag{9-30}$$

式中，D 为小圆孔的直径。当照射光的波长 λ 一定时，艾里斑的直径 d 与圆孔的直径 D 成反比。圆孔越小，衍射现象越显著。

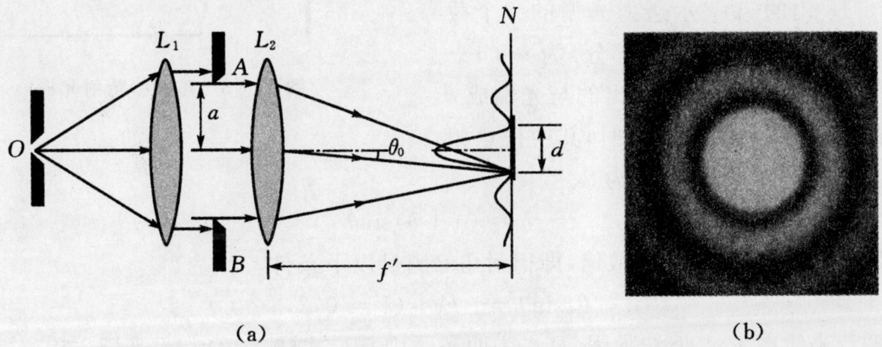

图 9－17　圆孔衍射

2. 光学仪器的分辨能力

常用光学仪器的光阑和透镜都是圆形的，也会产生衍射现象，有艾里斑产生，因此一个光点(或一个物点)通过光学仪器形成的像不是一个点，而是艾里斑的衍射图样。当相隔较近的两个光点 S_1、S_2 形成的衍射图样的艾里斑没有重叠或重叠很少，则能分辨这两个光点；若一个艾里斑中心刚好处于另一个艾里斑边缘(即一级暗环上)，这两个像点恰好能分辨，其最小分辨角的大小为

$$\theta_{最小} = 1.22\frac{\lambda}{D} \tag{9-31}$$

上式为光学仪器最小分辨角的标准，通常称为瑞利判据。它表明了光学仪器的最小分辨角 $\theta_{最小}$ 与仪器孔径 D 和照射光波长 λ 的关系。例如，人眼瞳孔的直径为 2mm，入射光的平均波长为 550nm，则该人眼的最小分辨角为 $3.4\times10^{-4}\mathrm{rad}\approx1'$。

可见，最小分辨角受到光的波动性的限制，因此光学仪器的分辨能力是有限的。目前世界上有通光直径为10m的天文望远镜，其最小分辨角 6.714×10^{-8} rad，比人眼的分辨能力提高了5000倍。对于光学显微镜，可采用波长更短的紫光照射标本，减小其最小分辨角，从而提高它的分辨能力。

四、衍射光栅

利用单缝衍射可测量单色光的波长，但单缝太小通过的光能有限，衍射条纹亮度不够，光能不集中，影响测量精度。为了提高测量的精度，就需要衍射条纹有一定亮度，光能集中，条纹间距越大越好，于是人们就发明了光栅。

由大量等宽等间距的平行狭缝组成的光学元件称为光栅。如果衍射图样是由反射光形成的称为反射光栅；由透射光形成的则称为透射光栅。制作光栅是在磨光的金属表面刻上许多等宽等间距的平行刻痕，1cm宽度有的多达几千条乃至上万条刻痕。刻痕部分不反光也不透光，相当于挡板；两刻痕间的光滑部分反射或透过光，相当于狭缝。

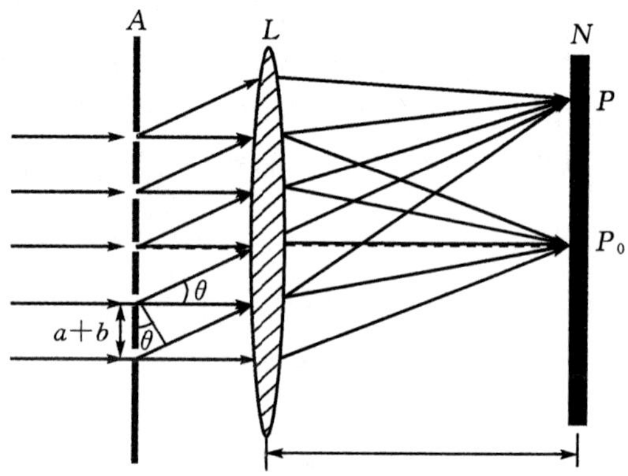

图9-18 （透射）衍射光栅

图9-18中的 A 表示透射光栅的一个截面，缝宽为 a，缝间距（不透光部分）为 b，$(a+b)$ 称为光栅常数。从狭缝所发出的与光轴成 θ 角的平行光经透镜聚焦于 P 点时，其中任意相邻狭缝的两束光线的光程差均为

$$\delta=(a+b)\sin\theta$$

如果光程差 δ 为波长的整数倍，即衍射角 θ 满足以下条件

$$(a+b)\sin\theta=\pm k\lambda \quad (k=0,2,3\cdots) \tag{9-32}$$

时，该组平行光线在 P 点干涉加强，P 点为明条纹中心。式(9-32)称为光栅方程，k 表示明纹的级数。由光栅方程可知，当单色光波长 λ 一定时，光栅常数 $(a+b)$ 越小，θ 角越大，相邻明条纹就分得越开。

图9-19(a)是缝宽为 a 的单缝衍射图样的光强分布图；图9-19(b)为多缝干涉图样的光强分布图。图9-19(c)为光栅衍射的光强分布图样。可见光栅衍射图样是单缝衍射和多缝干涉综合的结果，光栅衍射的光强分布要受到单缝衍射的影响。

我们注意到：在衍射角 θ 满足光栅方程的明纹条件，本该出现明纹的位置却出现暗纹，这种现象称为缺级。这是因为该处同时满足单缝衍射的暗纹条件，每个狭缝衍射出现结果是暗纹，多个叠加的作用依然是暗纹；显然当出现缺级时，衍射角 θ 应同时满足光栅方程的明纹条件

$$(a+b)\sin\theta=k\lambda$$

和单缝衍射的暗纹条件

$$a\sin\theta=k'\lambda$$

则光栅衍射图样中明纹缺级的级数

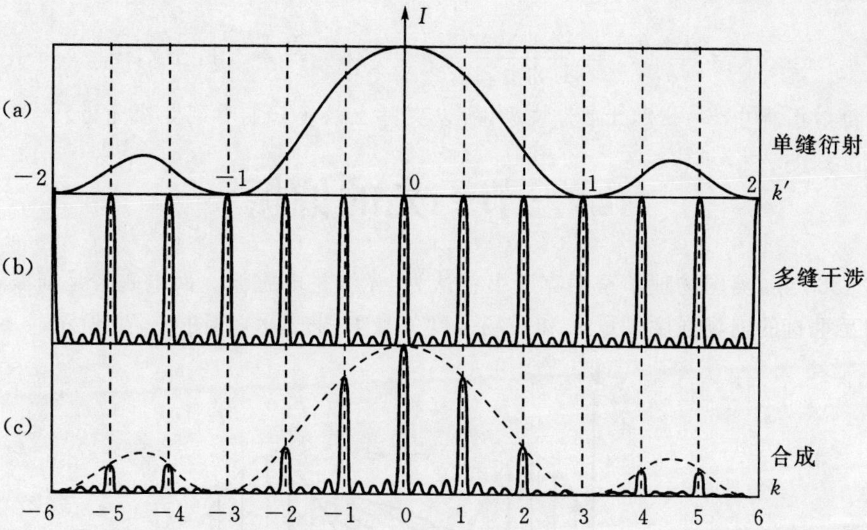

图 9-19 光栅衍射的光强分布

$$k=\frac{a+b}{a}k' \quad (其中\ k'=\pm 1, \pm 2, \pm 3\cdots) \tag{9-33}$$

比如：当$(a+b)=3a$，则缺级的级数$k=\pm 3, \pm 6, , \pm 9\cdots$，如图 9-19(c)所示。由此可见，在研究光栅衍射时，除考虑多缝干涉外，还必须考虑单缝衍射。

从光栅方程可知，当光栅常数一定时，衍射角θ随入射光波长的增加而增加。当用白光照射光栅，除中央明纹仍为白色外，其他各级明纹在中央明纹的两侧按波长不同对称排列，紫光的波长最短，其衍射角最小，离中央明纹最近；反之，红光离中央明纹最远。由各种波长的光的同一级谱线组成的由紫到红的彩色光带，称为光栅光谱。

另外，当光栅的狭缝数目越多，每条缝的宽度越小，其衍射明纹的光能越集中，相邻明条纹分得越开。实验中利用这种又细又明亮，且分得很开的衍射条纹来测量光的波长，其精度就越高。

【例 9-6】 用每厘米有 4000 条缝的光栅，观察钠元素波长$\lambda=590\text{nm}$的特征谱线，求(1)最多能看到几级谱线？(2)若缝宽$1.25\mu\text{m}$，第几级谱线缺级，最多能看到几级光谱？

解：(1)对于每厘米有 4000 条缝的光栅，其光栅常数

$$(a+b)=\frac{0.01}{4000}=2.5\times 10^{-6}(\text{m})$$

由光栅方程$(a+b)\sin\theta=k\lambda$可得

$$k=\frac{(a+b)\sin\theta}{\lambda}$$

当$\theta=90°$，$\sin\theta=1$时，则上式中的k为最大级数，即

$$k_m=\frac{a+b}{\lambda}=\frac{2.5\times 10^{-6}}{5.9\times 10^{-7}}\approx 4$$

所以最多能看到 4 级谱线。

(2)若缝宽$a=1.25\mu\text{m}=1.25\times 10^{-6}\text{m}$，根据式(9-33)可得，光栅衍射图样中所缺的明纹

级数

$$k=\frac{a+b}{a}k'=\frac{2.5\times10^{-6}}{1.25\times10^{-6}}k'=2k' \quad k'=\pm1,\pm2,\cdots$$

由于衍射图样中 $k=\pm2,\pm4$ 为缺级，所以实际上最多只能看到 3 级光谱。

第三节 光的偏振

早在 1863 年，英国物理学家麦克斯韦就认为，光波是电磁波。而电磁波是横波，可以用振动方向相互垂直的电场强度矢量 **E** 和磁场强度矢量 **H** 来表示，如图 9－20 所示。

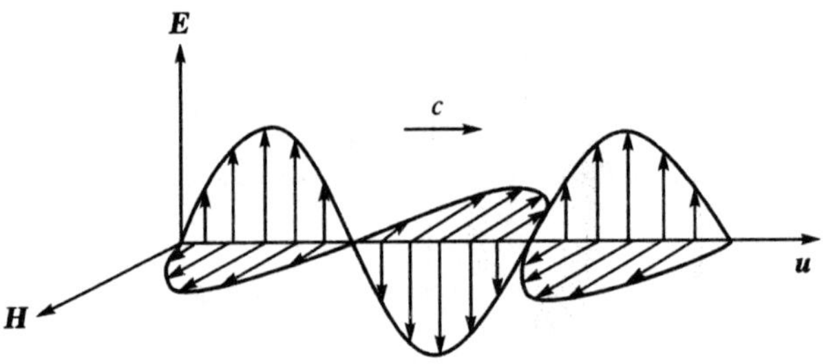

图 9－20 电磁波 **E**、**H** 的振动方向

由于光在与物质发生作用(感光作用和生理作用等)时，主要是电场强度矢量 **E** 起作用，因此称 **E** 矢量为光矢量，**E** 振动称为光振动。按光的振动情况可把光分为自然光和偏振光。

一、自然光与偏振光

1. 自然光与偏振光

一般光源(激光除外)发出的光是由大量彼此独立的原子或分子发光组成的，在垂直于光的传播方向的平面内，沿各个方向振动的光的位相不同，几率相等，光矢量的振动在各方向上对称分布，振幅相等，光强相同，这样的光称为自然光，如图 9－21(a)所示。在任一时刻，可以把各个方向的光矢量分解成两个互相垂直的光矢量，光强各占自然光的一半如图 9－21(b)所示。自然光也可以用图 9－21(c)表示，其黑点表示光振动与纸面垂直，短线表示光振动在纸面内。

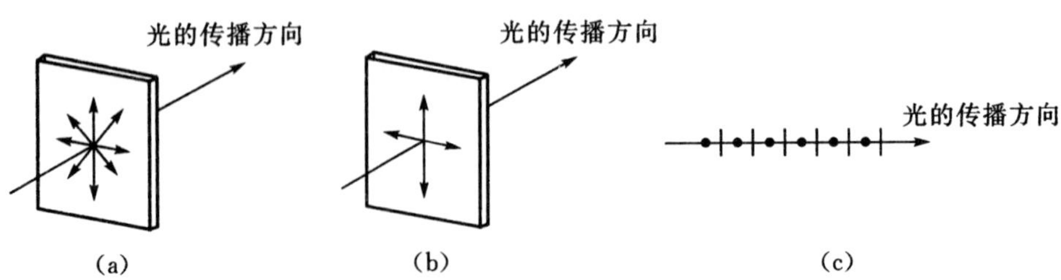

图 9－21 自然光

光矢量只沿某一方向振动的光称为线偏振光，简称偏振光，如图 9－22(a)、(b)所示。偏振光的振动方向与光的传播方向构成的平面称为振动面。若某一方向振动的光占优势，这种

光称为部分偏振光，图 9－22(c)为垂直纸面光占优势，而图 9－22(d)为平行于纸面的光占优势。如果光矢量 E 随时间作有规则的变化，其末端在垂直于传播方向的平面上的轨迹呈椭圆或圆，这种光称为椭圆偏振光或圆偏振光。

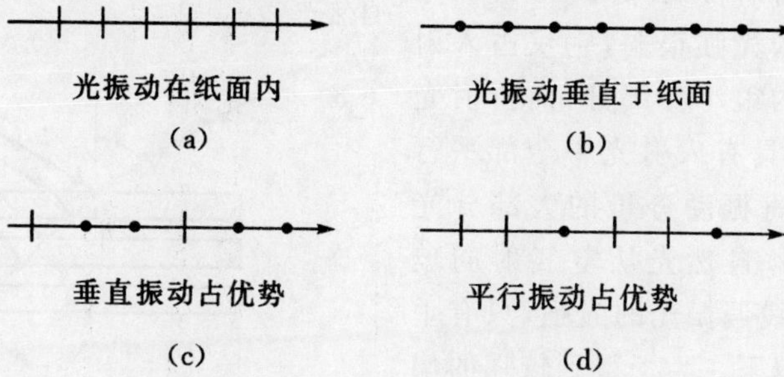

图 9－22 偏振光和部分偏振光

从自然光中获得偏振光的方法很多。利用光在折射率不同的两种介质的分界面的反射和折射、晶体的双折射、晶体的二向色性等均可获得偏振光。

2. 布儒斯特定律

1812 年布儒斯特从实验中发现，在一般的情况下，自然光照射在折射率分别为 n_1 和 n_2 的两种介质分界面 AB 上，将发生反射和折射，其反射光为垂直于入射面振动较强的部分偏振光，而折射光为平行于入射面振动较强的部分偏振光，如图 9－23 所示。其中 SO 为入射线(自然光)，OC 为反射线、OD 为折射线，i 为反射角，γ 为折射角。若改变入射角 i，反射光的偏振化程度随着改变。当入射角 i 等于一个特定的角度时，反射光为垂直纸面振动的线偏振光，且反射光线与折射光线垂直，如图 9－24 所示。此时的入射角称为布儒斯特角或起偏角，用 i_0 表示。即

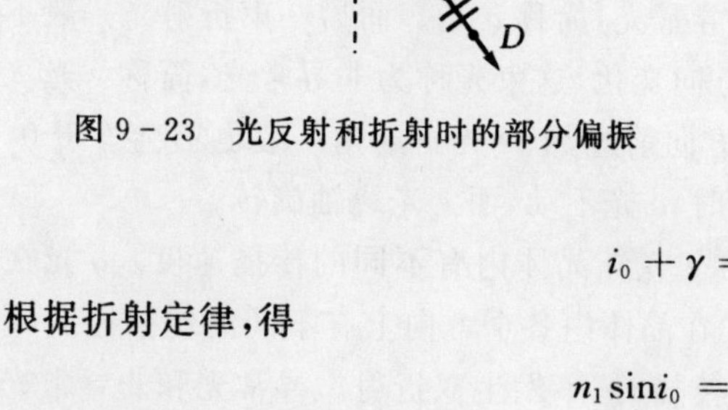

图 9－23 光反射和折射时的部分偏振

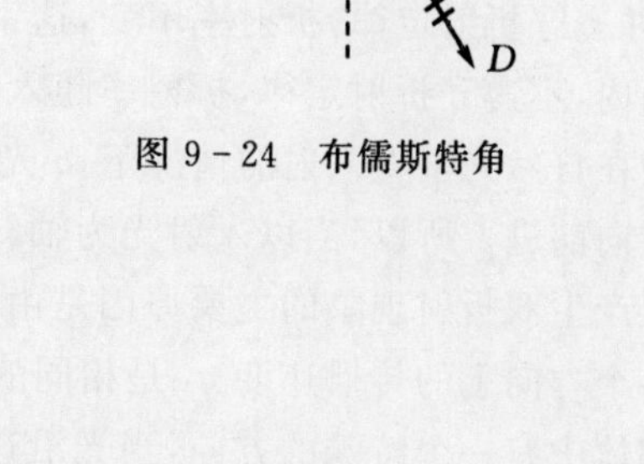

图 9－24 布儒斯特角

$$i_0 + \gamma = 90^\circ$$

根据折射定律，得

$$n_1 \sin i_0 = n_2 \sin\gamma$$

由以上两式得

$$n_1 \sin i_0 = n_2 \sin(90^\circ - i_0) = n_2 \cos i_0$$

即

$$\tan i_0 = \frac{n_2}{n_1} \tag{9-34}$$

上式称为布儒斯特定律。

当自然光以布儒斯特角入射时，一次反射得到的线偏振光的光强很弱，它仅占入射光中垂直分量强度的很小一部分；而折射光仍是部分偏振光，它具有入射光中全部平行振动分量光能和垂直振动分量的大部分光能，光强很强。例如，自然光从空气射向玻璃，一次反射得到的线偏振光的光强，只有垂直振动光强的10%以下。为了得到较强的偏振光，可以利用图9-25所示的玻璃片堆或透明塑料片堆等，使光的入射角等于布儒斯特角，经多次的反射和折射，使反射光和折射光都成为线偏振光。

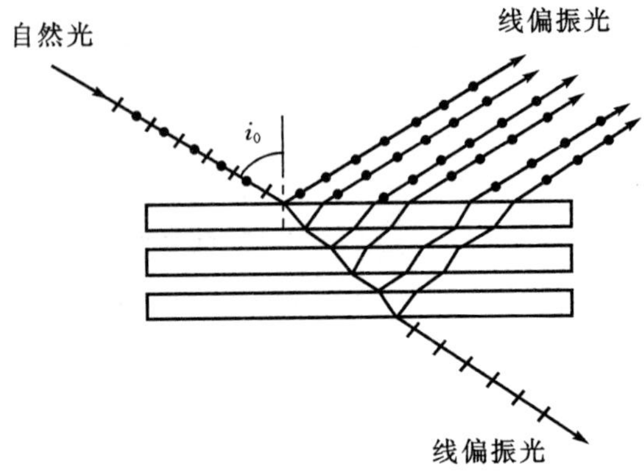

图9-25 用玻璃片堆获得偏振光

【例9-7】 太阳光斜照射在平静的湖面上，当太阳光与水平面的夹角为多大时，反射光为线偏振光？

解：当太阳光的入射角为布儒斯特角时，反射光为完全偏振光。根据布儒斯特定律可得

$$\tan i_0 = \frac{n_2}{n_1} = \frac{1.33}{1} = 1.33$$

$$i_B = 53.06^\circ$$

可见当太阳光与水平面的夹角$\theta = 90^\circ - 56.06^\circ = 36.94^\circ$时，反射光为线偏振光。

3. 晶体的双折射现象

如果将一块普通玻璃放在书上，只能看到一个像，但是，若将一块方解石晶体(即$CaCO_3$)放在书上，可以看到两个像，如图9-26所示。这是因为一束光进入方解石等晶体后，分成传播方向不同的两束折射光，这种现象称为双折射。

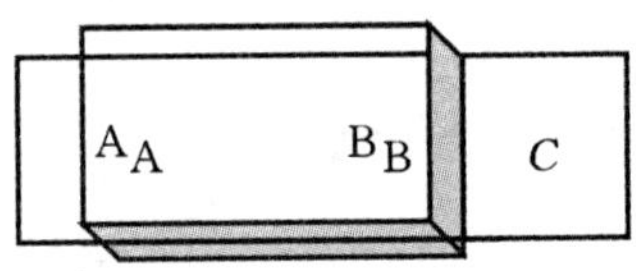

图9-26 方解石的双折射现象

实验表明：两束折射光都是线偏振光，它们的光矢量互相垂直。当改变入射角i时，有一束折射光始终在入射面内，并遵守折射定律，折射率不变，这束光称为寻常光，简称o光。而另一束折射光一般不在入射面内，不遵守折射定律，折射率随入射线的方向变化，这束光称为非寻常光，简称e光。所以即使在自然光垂直入射的情况下，o光仍沿原方向前进，但e光折射角一般也不会等于0，不沿原方向前进。所以，当以入射光为轴转动晶体时，o光不动，而e光绕轴旋转。

产生双折射现象的主要原因是由于o光和e光在晶体内有不同的传播速度。o光在晶体内各个方向上的传播速度v_o是相同的，而e光在晶体内各个方向上有不同的传播速度v_e。但在晶体中有一个特殊的方向，当光沿这个方向传播时，不发生双折射。寻常光和非寻常光在此方向传播速度相同、折射率相同，这个方向称为晶体的光轴。在图9-27中，AC方向为晶体的光轴。只有一个光轴方向的晶体称为单轴晶体，如方解石、石英、红宝石等。具有两个光轴方向的晶体称为双轴晶体，如云母、硫磺、蓝宝石等。通过检验晶体的光轴，可以对晶体进行

鉴定。

尼科耳棱镜是英国物理学家尼科耳于 1828 年发明的，其结构如图 9－27 所示。它是用一块长度约为宽度三倍的方解石晶体，将两端面磨掉一部分，使平行四边形 $ABCD$ 中的 71°角减小到 68°成为 $A'BC'D$，然后将晶体沿着垂直于 $A'BC'D$ 面和两端的界面剖成两块，把剖面磨成光学平面，最后用加拿大树胶粘合起来，制成尼科耳棱镜。

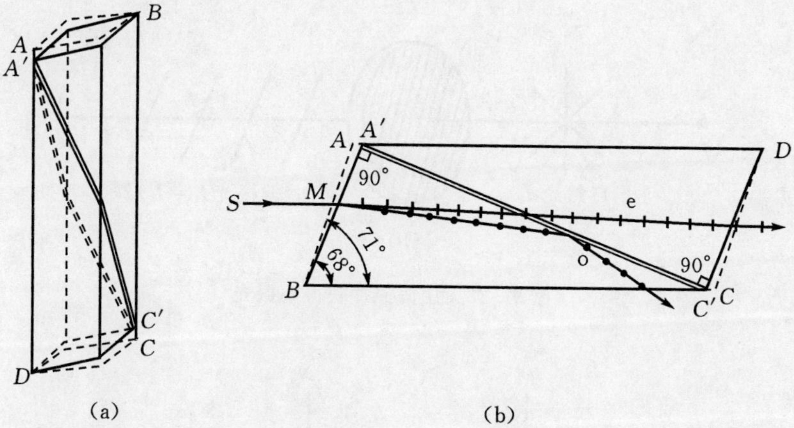

图 9－27 尼科耳棱镜

尼科耳棱镜是利用双折射，将自然光分成寻常光和非寻常光，然后利用全反射把寻常光反射到棱镜侧壁上，只让非寻常光通过尼科耳棱镜，从而获得高质量的线偏振光。

4. 晶体的二向色性

某些双折射晶体，对在其内部传播的寻常光和非寻常光具有选择性的吸收性质。例如，电气石强烈吸收寻常光，自然光通过 1mm 的电气石晶片，寻常光就全部被吸收，而非寻常光只有很微弱的吸收，这种现象称为晶体的二向色性。

偏振片就是利用晶体的二向色性制成的可获得偏振光的光学元件。由于偏振片只能透过沿某一方向振动的光矢量或光矢量在该方向的分量，而不能透过与该方向垂直振动的光矢量或光矢量在该方向的垂直分量。偏振片允许光振动通过的方向称为偏振化方向。自然光通过偏振片后成为偏振光，如果以入射光为轴旋转偏振片，其透射光强不变，这时透过偏振片的偏振光的光强只有入射自然光光强的一半，如图 9－28 所示。

二、起偏与检偏

将自然光变成偏振光的过程称为起偏，能够把自然光变成偏振光的装置称为起偏器。人眼并不能区分自然光与偏振光，也不能分辨光波的振动方向，用于检测光波是否为偏振光并确定其振动方向的装置称为检偏器。偏振片既可作起偏器，也可作检偏器。

在图 9－29 中，MM'表示起偏器的偏振化方向，NN'表示检偏器的偏振化方向。旋转检偏器，当检偏器的偏振化方向 NN'与起偏器的偏振化方向 MM'相同，即 $\theta=0°$时，透过检偏器的光强最大，视场最亮，如图 9－29(a)所示。如果将检偏器再转 90°角，即 $\theta=90°$时，检偏器的偏振化方向与起偏器振化方向互相垂直，则无光透过检偏器，视场最暗，如图 9－29(b)所示。若以入射光线为轴旋转检偏器，则透射光强度将随 θ 作周期性的明暗变化。

光的偏振现象并不罕见。除了从光源(如太阳、电灯等)直接发出的光以外，我们看到的绝

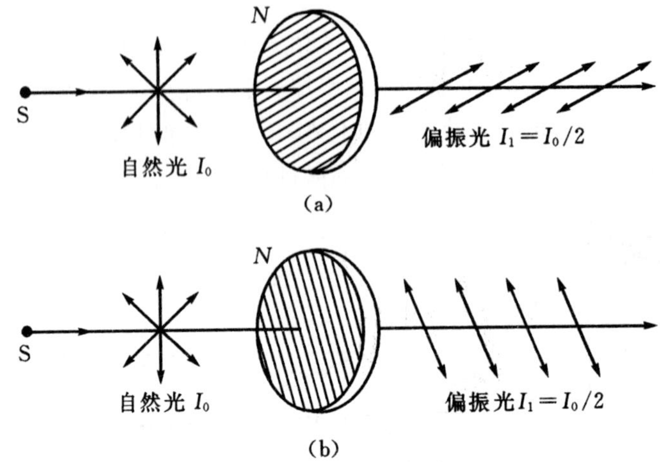

图 9-28 用偏振片获得偏振光

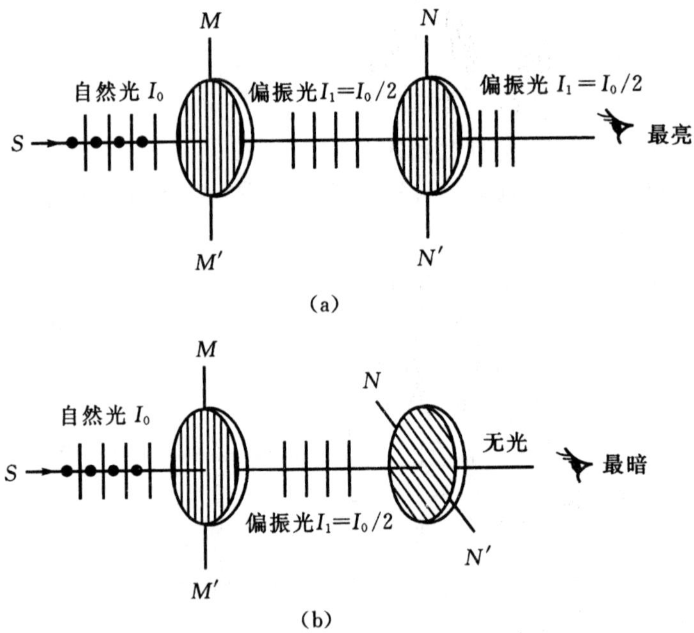

图 9-29 偏振光透过检偏器后的光强

大部分光，都是偏振光。

三、马吕斯定律

在图 9-30 中，入射检偏器的偏振光的振动方向与检偏器的偏振化方向之间的夹角为 θ，偏振光光矢量的振幅为 E_0，其平行于检偏器偏振化方向的分矢量为 E_1，垂直分矢量为 E_2，它们的振幅分别为 $E_1=E_0\cos\theta$ 和 $E_2=E_0\sin\theta$。因为只有平行分量 E_1 可以通过检偏器，即

$$E_1 = E_0\cos\theta$$

在不计偏振片对透射光吸收的条件下，根据波的强度与波的振幅的关系可知，光强与光振动的

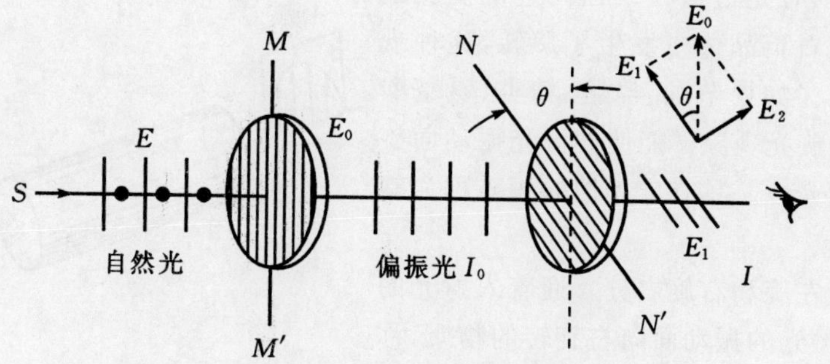

图 9-30 马吕斯定律的推导

振幅的平方成正比,所以

$$\frac{I}{I_0}=\frac{E_1^2}{E_0^2}=\frac{E_0^2\cos^2\theta}{E_0^2}=\cos^2\theta$$

即

$$I=I_0\cos^2\theta \tag{9-35}$$

式(9-35)是法国物理学家马吕斯在 1809 年发现的,称之为马吕斯定律。

【例 9-8】 让光强为 I_0 的自然光,通过叠放在一起的三个偏振片,每一块偏振片的偏振化方向相对于前一块偏振片都沿顺时针转方向以入射光为轴转 30°角,问入射自然光的百分之几能透过第三个偏振片?(不考虑偏振片对透射光的吸收)

解:设自然光通过第一个偏振片后的光强为 I_1,由于自然光可视为由两个光强相等、光振动互相垂直的光组成,垂直于起偏器偏振化方向的光被吸收,而平行于起偏器偏振化方向的光则透过,所以

$$I_1=\frac{1}{2}I_0$$

根据马吕斯定律,透过第二个偏振片的光强

$$I_2=I_1\cos^2\theta=\frac{1}{2}I_0\cos^2 30°$$

同理透过第三个偏振片的光强

$$I_3=I_2\cos^2\theta=\frac{1}{2}I_0\cos^4 30°=\frac{I_0}{2}\left(\frac{\sqrt{3}}{2}\right)^4=0.28I_0$$

故

$$\frac{I}{I_0}=28\%$$

所以只有入射自然光的 28%的光,能透过第三块偏振片。

由于偏振片的成本低廉、制造方便而得到更广泛的应用。如,照相机镜头前装一片偏振滤光片,使反射光减弱,可获得更清晰的照片;在汽车的前窗玻璃和车灯前安装偏振化方向与水平方向成约 45°角的偏振片,可避免对方车灯晃眼,保证行车安全。另外,偏振片还可以用来制作偏振光显微镜中的起偏镜、检偏镜以及观看立体电影的眼镜等。

四、旋光现象

1811 年,法国物理学家阿喇果发现,当起偏器与检偏器的偏振化方向互相垂直时,则无光透过检偏器。但若将石英晶体放在图 9-31 的起偏器与检偏器之间,使偏振光沿石英晶体的

光轴方向传播，则有光透过检偏器。这说明线偏振光的振动面在石英晶体中发生了旋转，这种现象称为旋光现象。如松节油、樟脑、糖类、氨基酸等物质都能产生旋光现象。能使偏振光振动面旋转的性质称为旋光性。具有旋光性的物质称为旋光物质。

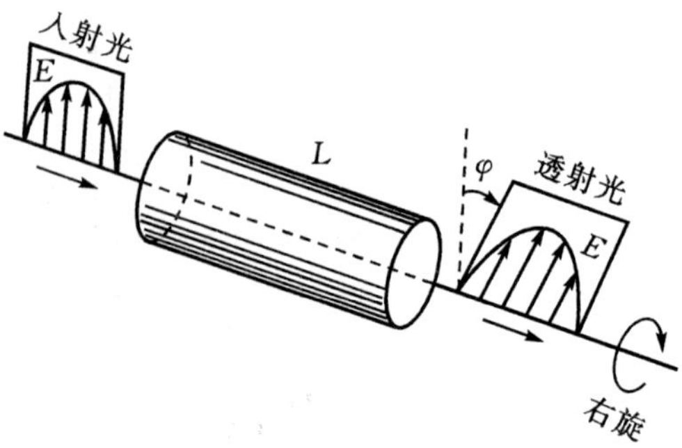

图 9-31 旋光现象

旋光物质有左旋和右旋之分。迎着入射光的方向观察，使偏振光的振动面向右旋转的物质，称为右旋物质，如图 9-31 所示，如蔗糖、葡萄糖、甘氨酸等。使偏振光的振动面向左旋转的物质，称为左旋物质。如甘氨酸以外的氨基醋酸、果糖、尼古丁等。

偏振光振动面旋转的角度，称为旋光度，用 φ 表示。右旋 φ 取正值；左旋 φ 取负值。

实验发现，某一波长的单色偏振光透过旋光物质，其旋光度 φ 与偏振光通过旋光物质的厚度 L 成正比，即

$$\varphi = [\alpha]_\lambda^t \cdot L \tag{9-36}$$

式(9-36)中，L 的单位用 mm；$[\alpha]_\lambda^t$ 为线偏振光通过通过 1mm 厚的固体，振动面旋转的角度，称为该物质的旋光率，其单位是$°\cdot mm^{-1}$。旋光率与物质的性质、温度以及照射光的波长有关，规定右旋取正值，左旋取负值。

如果物质为溶液，偏振光通过旋光溶液的旋光度 φ 与照射光的波长、溶液的种类及温度有关，与偏振光通过旋光溶液的厚度 L 和溶液的浓度 c 成正比，即

$$\varphi = [\alpha]_\lambda^t CL \tag{9-37}$$

式(9-37)中，L 的单位是 dm；C 的单位是 $g\cdot cm^{-3}$；$[\alpha]_\lambda^t$ 为溶液的旋光率，也称比旋度，它表示线偏振光通过厚度为 1dm、浓度为 $1g\cdot cm^{-3}$ 的溶液，其振动面旋转的角度，单位是$°\cdot cm^3\cdot g^{-1}\cdot dm^{-1}$。

若已知物质的旋光率，测得其旋光度，由式(9-37)可算出溶液的浓度。这是药物分析中常用的方法。专门测定糖浓度的偏振计称为糖量计，在药物检测及商品检验中广泛采用。具有旋光性药物的旋光率在《中华人民共和国药典》中可以查到。表 9-1 列出的是物质温度为 20℃时，在钠黄光照射下，一些药物的旋光率。

表 9-1 一些药物的旋光率

药名	$[\alpha]_D^{20}/(°\cdot cm^3\cdot g^{-1}\cdot dm^{-1})$	药名	$[\alpha]_D^{20}/(°\cdot cm^3\cdot g^{-1}\cdot dm^{-1})$
蔗糖	+65.9°	旋糖苷	+190°～+200°
葡萄糖	+52.5°～+53.0°	维生素 C	+21°～+22°
乳糖	+52.2°～52.5°	桂皮油	−1°～+1°
樟脑(醇溶液)	+41.0°～+43.0°	氯霉素	−17°～−20°
蓖麻油	+50°以上	薄荷脑	−49°～−50°

第四节　光的吸收

光通过物质，其光强要减弱，主要原因是物质对光的吸收和散射。下面主要讨论物质对光的吸收。

当光强为 I_0 的单色光通过厚度为 l 的均匀介质时，在介质中厚度为 dl 的薄层中，光强的减少量 $-dI$ 与薄层的厚度 dl 成正比，即

$$\frac{-dI}{I}=kdl$$

当光通过介质厚度为 l 时，光的强度由 I_0 减弱到 I，对上式积分，即

$$\int_{I_0}^{I}\frac{dI}{I}=-\int_{0}^{l}kdl$$

可得

$$I=I_0e^{-kl} \tag{9-38}$$

式(9-38)称为朗伯定律，式中 I_0 表示入射光强；I 表示透射光强；k 称为吸收系数，它与介质的性质、温度和照射光的波长有关。吸收系数的大小反映了介质对光吸收的强弱。吸收系数 k 越大，介质对光吸收多，则测试越灵敏。

比尔将朗伯定律应用于稀溶液时发现，溶剂对光的吸收可以忽略，而溶液的吸收系数 k 与溶液的浓度 C 成正比，即

$$k=\beta C$$

式中，β 是与溶液浓度无关、只与溶质性质、温度和入射光波长有关的常量。将上式代入式(9-38)可得

$$I=I_0e^{-\beta Cl} \tag{9-39}$$

对等式两边取常用对数，即

$$-\lg\frac{I}{I_0}=\beta Cl\lg e$$

令 $A=-\lg\frac{I}{I_0}=\lg\frac{I_0}{I}$，$k=\beta\lg e$，则上式可写成

$$A=kCl \tag{9-40}$$

式(9-40)称为朗伯-比耳定律。式中，k 称为溶液的吸收系数或消光系数，C 表示溶液的浓度，l 表示溶液厚度。A 表示溶液对光的吸收程度，称为吸光度或消光度。

利用朗伯-比耳定律可测定稀溶液的浓度。分光光度计就是根据这一原理设计的。分光光度计在分析化学、药学检测、医学检验等领域有广泛的应用。

第五节　红外线和紫外线

波长在 400(紫光)～760nm(红光)的电磁波，可引起人的视觉，称为可见光。在红光的外侧，波长在 760～1mm 的电磁波称为红外线。在紫光外侧，波长为 6～400nm 的电磁波称为紫外线。

一、红外线

1800 年，英国物理学家赫谢尔用灵敏温度计研究各色光的温度时，发现在红光外侧的温度反而比可见光区更高，说明在红光外侧有不可见的射线存在，这种射线被称为红外线。

实验发现，太阳光中红外线的能量约占总能量的 60%。任何物体只要它的温度在绝对零度 0K（−273 ℃）以上，都能向周围发射不可见的红外线，而且温度越高，辐射的红外线的能量越大。

红外线具有的性质：

（1）有显著的热效应　用红外线照射物体，物体吸收红外线，其分子的热运动加剧，使物体内部发热，加热效率高，热效应显著。常利用红外线的热作用加工食品、油漆等。

用红外线照射组织可使组织发热、血管扩张、血液速度加快，具有加强血液与人体组织之间的代谢、增强细胞活力、促进新陈代谢等作用。在临床上常用来治疗淋巴系统疾病、关节炎、神经痛、脓肿、循环障碍、褥疮等疾病；利用红外线照相来诊断静脉曲张、表面肿瘤和皮肤癌、表皮血管的血栓等；利用热象图可快速、正确诊断乳腺、肺、淋巴腺、鼻旁窦、四肢的肿瘤和其他病变。

红外线对有出血倾向、高热、活动性肺结核、重度动脉硬化症的患者禁用。红外线对眼睛有伤害作用，能使水晶体发生混浊，引起白内障。

（2）在液体和固体中有较强的穿透力　红外线能穿透浓雾、气层、石英、岩盐、黑纸等。用红外摄影不受白天黑夜的限制。红外线成像（夜视仪）可以在漆黑的夜间看见目标。利用红外遥感技术，可以测量人的体温，控制电视机、空调、在飞机或卫星上勘测地热，寻找水源、监测森林火情，估计农作物的长势和收成，预报台风、寒潮等。

不同的物质发出的红外光谱的波长和强度不同，利用物质的红外光谱可以鉴别化合物中所含的原子团，对物质进行的定性、定量分析，勘测地质矿藏等。

二、紫外线

1801 年，德国科学家里特发现在紫光的外侧区域放置的氯化银被感光，说明在紫光外侧也存在看不见的射线，这种射线被称为紫外线。紫外线的波长范围从 40～390nm，不能引起视觉。一切高温物体发出的光，如太阳光，弧光灯发出的光都含有紫外线。

紫外线具有的性质：

（1）光化作用　紫外线波长短，单个光子能量较大，可引起分子或原子的电离或激发产生光化学反应，使照相底片感光等。

（2）荧光效应　紫外线可激发物质发出荧光。动物的许多组织在紫外线照射下均可发出荧光，组织不同，产生的荧光颜色也不同。如肝脏，在普通光照射下，肝细胞和癌细胞颜色差不多，很难区分。但在紫外光照射下，正常肝细胞发黄绿色荧光，癌细胞发橘红色荧光，二者的区别非常明显。医学上利用紫外线的荧光效应，制成各种癌组织诊断仪，提高了对癌的确诊率和诊断速度。

黄曲霉素有很强的致癌作用，用紫外线可检测食品中是否含有黄曲霉素。例如用紫外线照射黄曲霉素 B_1，B_2 会发蓝色荧光；照射黄曲霉毒素 G_1，G_2 发绿色荧光。

（3）生物作用　人体受适当紫外线照射，对健康有益。小剂量的紫外线照射能加速组织的再生，促进结缔组织及上皮细胞的生长，可促进伤口或溃疡面的愈合。长波紫外线有明显的色素沉着作用，可引起光变态反应，可与光敏剂配合治疗白癜风。皮肤在紫外线的照射下，有助于维生素D的合成，有抗佝偻病等作用。

(4)消毒杀菌　波长短的紫外线能量大，能引起蛋白质和核酸结构的变化，具有很强的杀菌作用，病房、手术室和制药车间常用紫外线进行消毒杀菌。

太强的紫外线对人的眼睛和皮肤都有害。可引起电光性眼炎，电焊工人作业时必须戴上防护罩，防止紫外线对眼睛有损害。因此，经常接触紫外线的人应注意防护。

另外，劣质太阳镜不仅不能阻挡紫外线，相反使可见光减弱，使人眼瞳孔变大，让大量紫外线透入眼内损伤晶状体。一般普通玻璃能透过可见光和中短波红外线以及一小部分长波紫外线。蓝玻璃可防红外线通过，但不能完全阻止紫外线通过，而绿玻璃可阻止全部红外线和紫外线，因此防护镜应用绿玻璃。

目标检测

1. 在双缝干涉实验中，用波长为 0.5893μm 钠光灯作光源，屏与双缝的距离为 2.0m，若已知双缝间距 $d=1.2$mm 时，求相邻明条纹的间距。

2. 汞灯发出的光，通过滤光片后，照射到相距 0.30mm 的双缝上，在距双缝 2.5m 处的屏上出现干涉条纹，测得相邻两明条纹中心的距离为 2.27mm，求入射光的波长是多少？

3. 在杨氏双缝干涉实验中，用波长为 500nm 的单色平行光垂直照射到相距 2×10^{-4} m 的双缝上，屏幕到双缝的距离 2m，求第 7 级明纹到中央明纹的距离是多少？

4. 在杨氏双缝实验中，用波长为 632.8nm 的激光垂直照射到双缝上，在距双缝 4m 处的屏上，测定 6 条暗条纹之间的距离为 3.164cm，(整个装置处于空气中)求此双缝之间的距离。

5. 分别用波长为 600nm 和 400nm 单色光做单缝衍射实验，在实验装置的情况下，测得 600nm 的单色光的中央明纹宽度为 3mm，求 400nm 单色光的中央明纹宽度是多少？

6. 用波长为 500nm 的绿光垂直照射透射光栅，观察到第二级光谱线的衍射角为 30°。试求宽度为 1cm 的光栅上有多少条缝？

7. 波长为 λ 的单色平行光垂直入射到一狭缝上，与第二级暗纹中心对应的衍射角为 $\theta=30°$，求狭缝的宽度。

8. 如图 9-32 所示的实验装置中，平面玻璃板片 MN 上放有一油滴，当油滴展开成圆形油膜时，在波长 $\lambda=600$nm 的单色光垂直入射下，从反射光中观察油膜所形成的干涉条纹。已知玻璃折射率 $n_3=1.50$，油膜的折射率 $n_2=1.20$，试问：

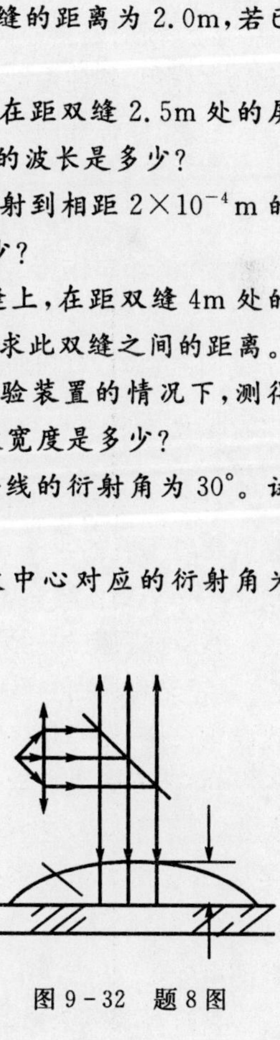

图 9-32　题 8 图

(1)此为等倾干涉还是等厚干涉？

(2)当油膜中心最高点与玻璃片上表面相距 $h=1250$nm 时，看到条纹形状如何？可看到几级明纹？明纹所在处的油膜厚度为多少？中心点的明暗情况如何？

(3)当油膜继续扩展时，条纹如何变化？中心点条纹又如何变化？

9. 一束单色光垂直照射在每厘米的宽度上刻有 4000 条缝的光栅上，测得第三级明纹的衍射角为 30°，求单色光的波长。

10. 自然光的光强为 I_0，让它通过两个偏振片的偏振方向夹角为 30°的偏振片，求透过第二个偏振片的光强。

11. 在 20 ℃时，蔗糖溶液对钠黄光的旋光率是 65.9°$cm^2 \cdot g^{-1}$。现将它装入长为 20cm 的玻璃管中，用旋光计测得旋光度为 30.2°，求溶液中所含蔗糖的浓度。

12. 眼镜上镀了一定厚度的某种材料的介质膜，它能防止紫外线进入眼睛，对眼睛起保护作用，而这种膜能防止所有的紫外线进入眼睛吗？

13. 药品硫酸阿托品为莨菪碱的外消旋体，无旋光性，而莨菪碱为左旋体，莨菪碱虽然作用较强，但毒性也大，因此将其作为杂质加以控制，我们怎样才能快速检查出硫酸阿托品中莨菪碱的杂质含量呢？

14. 从肌肉中提取的乳酸，其 $\varphi=+3.3°$，由蔗糖发酵得到的乳酸，其 $\varphi=-3.3°$，而从酸牛奶中提取的乳酸没有旋光性。这是为什么？

第十章　几何光学

光在传播中遇到介质的界面时，如果光波波长比界面的线度小得多，便可忽略光的波动性，认为光沿着直线传播。几何光学以光的直线传播，光的独立传播定律以及反射定律和折射定律为基础，遵从几何关系并利用计算法或作图法研究光在透明介质中的传播，讨论物体的成像问题。本章主要介绍光学成像的基本原理和方法，并以此为基础认识人眼和有关光学仪器的成像问题。

第一节　球面折射

一、光的反射与折射

光在同种均匀介质中是沿着直线传播的。当光入射到两种介质的分界面上时，传播方向改变，发生反射和折射现象。

实验表明，反射光线 OB 和折射光线 OC 都在入射光线 AO 与法线 NN'组成的平面内，如图 10-1 所示。反射角等于入射角 $\gamma=i_1$；折射角与入射角之间的关系为

$$n_1 \sin i_1 = n_2 \sin i_2 \qquad (10-1)$$

式(10-1)称为光的折射定律。式中 n_1 和 n_2 分别为入射介质和折射介质的折射率。介质的折射率 n 可以用光在真空中传播的速度 c 与介质中的传播速度 v 之比来表示，即 $n=\dfrac{c}{v}$。如果 $n_1>n_2$，即从光密介质（水 n_1）进入光疏介质（空气 n_2），由式(10-1)式可知，$i_2>i_1$，折射角总是大于入射角，且折射角随着入射角的增大而增大。当折射角达到最大，即 $i_2=90°$时，入射角再增大，折射光线将消失，发生全反射现象，如图 10-2。我们把折射角为 90°时对应的入射角称为临界角，记为 i_c。显然，临界角满足

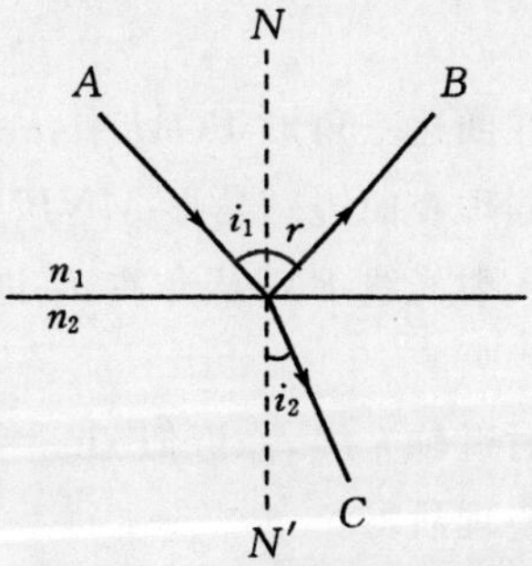

图 10-1　光的反射与折射

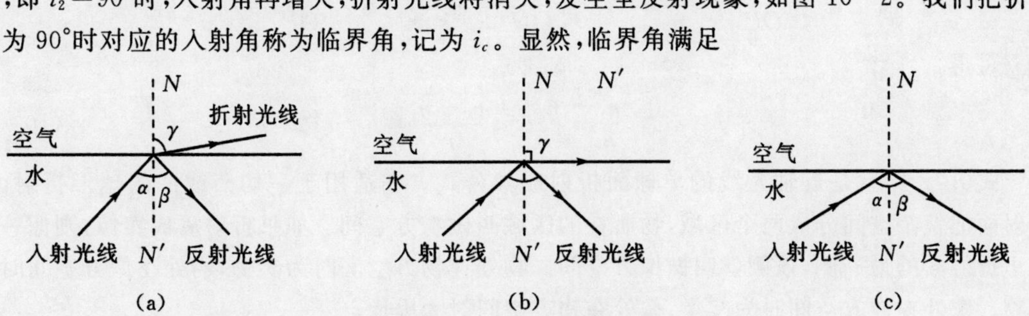

图 10-2　全反射现象

$$\sin i_c = \frac{n_2}{n_1} \tag{10-2}$$

医学中光纤内窥镜的导光就利用了全反射原理。

二、单球面折射

如图 10-3 所示，MO 是球形折射面，O 为折射面顶点，N 是折射面球心，半径为 r，折射面两侧介质的折射率分别为 n_1 和 n_2，设 $n_2>n_1$。过球面顶点 O 和球心 N 的直线称为主光轴，主光轴上的点光源 P 所发出的近轴光线，经球面折射后成像在主光轴上的 P'点。P 到球面顶点 O 的距离称为物距，用 u 表示，P'到球面顶点 O 的距离称为像距，用 v 表示。

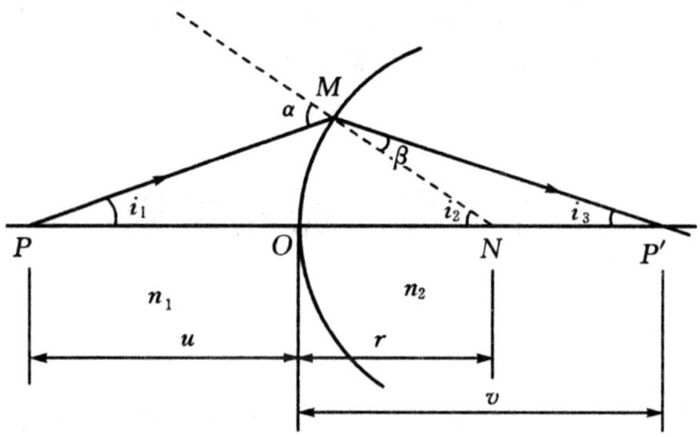

图 10-3 单球面折射成像

在曲边三角形 POM 中，$\alpha=i_1+i_2$，
同理在曲边三角形 MNP'中，$\beta=i_2-i_3$，
入射光线 PM 从介质 n_1 进入介质 n_2 中，由折射定律可得

$$n_1\sin\alpha = n_2\sin\beta$$

对近轴光线，作近似 $\sin\alpha=\alpha$，$\sin\beta=\beta$，
整理后得

$$n_1 i_1 + n_2 i_3 = (n_2 - n_1)i_2$$

由于 i_1、i_2 及 i_3 都很小，取近似 $i_1=\tan i_1$，$i_2=\tan i_2$，$i_3=\tan i_3$，则由几何关系得

$$i_1 = \frac{OM}{OP} = \frac{OM}{u},\quad i_2 = \frac{OM}{ON} = \frac{OM}{r},\quad i_3 = \frac{OM}{OP'} = \frac{OM}{v}$$

联立可得

$$\frac{n_1}{u} + \frac{n_2}{v} = \frac{n_2 - n_1}{r} \tag{10-3}$$

式(10-3)就是近轴光线的单球面折射成像公式。它适用于一切凸或凹的球形折射面。折射面把整个空间分成两个区域，物所在的区域叫做物方空间。如果折射后成实像，则像一定处于折射面的另一侧，该侧就叫做像方空间。物处在物方空间时为实物，物处在像方空间时为虚物。像处在像方空间时为实像，像处在物方空间时为虚像。

式(10-3)的符号的规定为：实物、实像时 u 和 v 取正号；虚物、虚像时 u 和 v 取负号。凸球面迎着入射光线时 r 为正；凹球面迎着入射光线时 r 为负。u、v 和 r 不必化为国际单位，保持一致即可。

【例 10-1】 折射率为 1.5 的长玻璃棒，一端为 $r=20$mm 的抛光凸球面，如图 10-4 所示。那么，在其左侧 60mm 处的物点经球面后会成像在哪里？

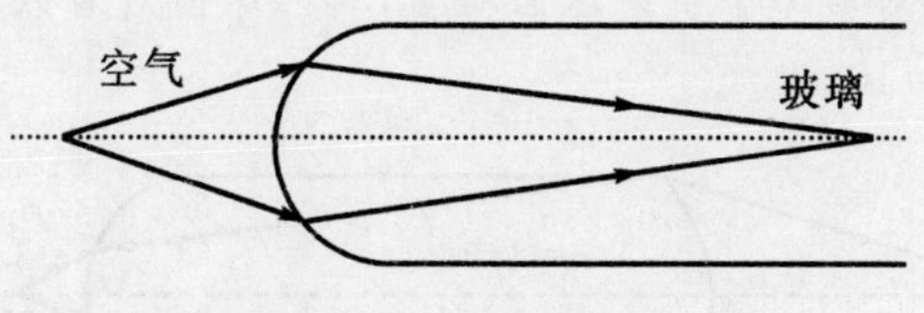

图 10-4 例 10-1 图

解：已知 $n_1=1$，$n_2=1.5$，$r=+20$mm，$u=+60$mm，由式(10-3)

$$\frac{n_1}{u}+\frac{n_2}{v}=\frac{n_2-n_1}{r}$$

可得代入数值即

$$\frac{1}{60}+\frac{1.5}{v}=\frac{1.5-1}{20}$$

解得

$$v=180\text{mm}$$

像距为正值，所以是实像点，在凸球面后 180mm 处。

三、共轴球面系统

如果折射球面不止一个，而且几个折射球面的曲率中心在一条直线上，它们就组成一个共轴球面系统。这几个折射球面的曲率中心所在的那条直线称为共轴球面系统的主光轴。

在共轴系统中求物体的像时，可采用逐次成像法，即先求出物体通过第一个折射面所成的像 P_1，再以 P_1 作为第二个折射面的物，求它经第二折射面后所成的像 P_2，依次类推，直到求出最后一个像为止。

如图 10-5 所示首先用式(10-3)求物体 SQ 通过第一折射球面 M 所成的像 I_1，然后以 I_1 作为第二折射球面 N 的物，再求通过第二折射球面所成的像 I_2。若后方还有折射面，也是如此下去直到求出最后一个面所成的像为止。在这里必须指出，若图中两球面的顶点 P_1 与 P_2 相距为 d，则前一折射面的像距 v_1 与后一折射面的物距 u_2 之间的关系可按下式计算

$$u_2=d-v_1 \tag{10-4}$$

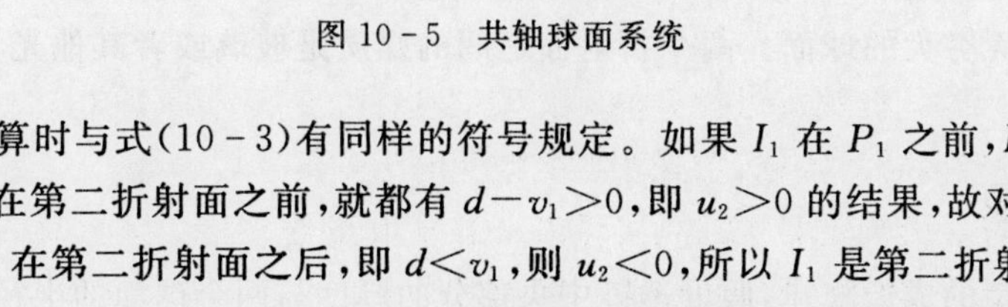

图 10-5 共轴球面系统

使用式(10-4)计算时与式(10-3)有同样的符号规定。如果 I_1 在 P_1 之前，I_1 虽然是虚像，或者 I_1 是实像但仍在第二折射面之前，就都有 $d-v_1>0$，即 $u_2>0$ 的结果，故对第二折射面来说都是实物；如果 I_1 在第二折射面之后，即 $d<v_1$，则 $u_2<0$，所以 I_1 是第二折射面的虚物。

【例 10-2】 一玻璃砖($n=1.5$)的左侧是半径为 10cm 的球面,右侧是半径为 5cm 的球面,两侧球面顶点间的距离是 60cm,一个点光源放在玻璃砖左边 30cm 处,求近轴光线通过玻璃砖后所成的像的位置。

解:如图 10-6 所示,对第一个折射球面而言,其凸球面对着入射光,u_1、r_1 均取正值 $n_1=1$,$n_2=1.5$,$u_1=30\text{cm}$,$r_1=10\text{cm}$

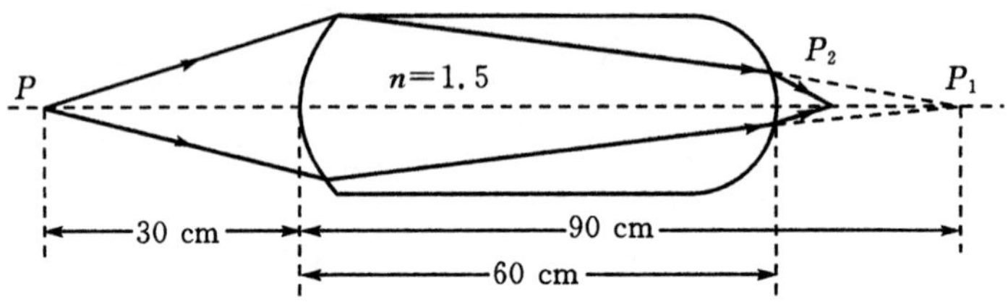

图 10-6 例 10-2 图

由
$$\frac{n_1}{u}+\frac{n_2}{v}=\frac{n_2-n_1}{r}$$

可得
$$\frac{1}{30}+\frac{1.5}{v_1}=\frac{1.5-1}{10}$$

$$v_1=90\text{cm}$$

因为像距为正值,说明是实像。若没有第二个折射球面,像 P_1 应在第一个折射球面后 90cm 处。但本题还要通过第二个折射球面成像,对第二个折射球面来说,由于 P_1 在第二个折射球面的像方空间,所以是第二折射面的虚物,其物距取负值

$$u_2=-(90-60)=-30\text{cm}$$

对第二个折射球面而言,其凹球面对着入射光,r_2 均取正值 $n_1=1.5$,$n_2=1$,$u_2=-30\text{cm}$,$r_2=-5\text{cm}$,所以

$$\frac{n_1}{u}+\frac{n_2}{v}=\frac{n_2-n_1}{r}$$

$$\frac{1.5}{-30}+\frac{1}{v_2}=\frac{1-1.5}{-5}$$

$$v_2=6.66\text{cm}$$

像距为正,所以是实像。

第二节 透镜成像

具有两个球面折射面的共轴系统叫做透镜。这两个折射面也可以有一个是平面,因为平面可以看成半径无穷大的球面。两个折射面之间的媒质是玻璃或者其他光学性质均匀的透明物质。

一、薄透镜成像

为了研究透镜的成像规律,假设透镜中央部分的厚度与两个球面的半径相比可忽略不计,

这样可以使很多问题简化，这种透镜叫做薄透镜。每一个薄透镜都是由两个共轴球面组成，所以可把薄透镜看做是一个共轴球面系统。

1. 薄透镜成像公式

如图 10－7 所示，假设 P 为一个点光源，光线从折射率为 n_0 的媒质进入折射率为 n 的薄透镜，经过薄透镜后又进入折射率为 n_0 的媒质，经过第一折射面成的像为 P_1，经过第二折射面后成的像为 P_2。用 u_1、v_1、r_1 代表第一折射面的物距、像距和曲率半径，用 u_2、v_2、r_2 代表第二折射面的物距、像距和曲率半径，u 表示透镜的物距，v 表示透镜的像距。第一折射面的物距就是整个透镜的物距，即 $u_1=u$；第二折射面的像距就是整个透镜的像距，即 $v=v_2$。又由于薄透镜的厚度可忽略，所以 $u_2=-v_1$。

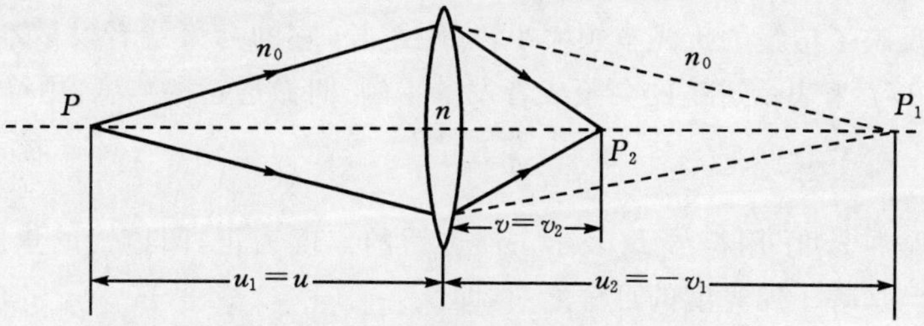

图 10－7　薄透镜的成像公式的推导

将单球面折射的成像公式：$\frac{n_1}{u}+\frac{n_2}{v}=\frac{n_2-n_1}{r}$分别应用于第一和第二折射面，有

$$\frac{n_0}{u}+\frac{n}{v_1}=\frac{n-n_0}{r_1},$$

$$\frac{n}{-v_1}+\frac{n_0}{v}=\frac{n_0-n}{r_2}$$

可得

$$\frac{1}{u}+\frac{1}{v}=\frac{n-n_0}{n_0}\left(\frac{1}{r_1}-\frac{1}{r_2}\right) \tag{10－5a}$$

若透镜置于空气中，则 $n_0=1$，式(10－5)可写为

$$\frac{1}{u}+\frac{1}{v}=(n-1)\left(\frac{1}{r_1}-\frac{1}{r_2}\right) \tag{10－5b}$$

上两式都称为薄透镜的近轴光线成像公式。可适用于各种形状的凹、凸薄透镜成像，公式中物距、像距及曲率半径的正负号遵守在球面折射系统中所提到的规定。

2. 薄透镜的焦点、焦距与焦度

当点光源位于主光轴上某点 F_1 时，如果它发出的光束经折射后变成平行光(即成像于无穷远处)，那么 F_1 就称为第一焦点(也称物方焦点)，F_1 到透镜的距离称第一焦距(也称物方焦距)，用 f_1 表示。将像距 $v=\infty$代入式(10－5)可得第一焦距

$$f_1=\frac{1}{\frac{n-n_0}{n_0}\left(\frac{1}{r_1}-\frac{1}{r_2}\right)}$$

平行于主光轴的入射光(即物处于无穷远处)，经折射后成像于主轴上的点 F_2，那么 F_2 就称为第二焦点(也称像方焦点)，F_2 到透镜的距离称第二焦距(也称像方焦距)，用 f_2 表示。将物距 $u=\infty$代入式(10－5)，得第二焦距

$$f_2 = \frac{1}{\frac{n-n_0}{n_0}\left(\frac{1}{r_1}-\frac{1}{r_2}\right)}$$

这两个焦距是相等的。若透镜置于空气中，焦距公式为

$$f = f_1 = f_2 = \frac{1}{(n-1)\left(\frac{1}{r_1}-\frac{1}{r_2}\right)} \tag{10-6}$$

将上式代入式(10－5b)得

$$\frac{1}{u}+\frac{1}{v}=\frac{1}{f} \tag{10-7}$$

式(10－7)叫做薄透镜成像公式的高斯形式。

透镜的焦距反映了透镜的折光本领大小，焦距越长，它的会聚或者发散本领越弱，因此可以用焦距的倒数 $1/f$ 来表示透镜的会聚或者发散本领，叫做透镜的焦度，用符号 Φ 表示。

$$\Phi = \frac{1}{f} \tag{10-8}$$

焦度的单位是屈光度，用符号 D 表示。凸透镜的焦度为正，凹透镜的焦度为负。通常眼镜业中所说的“度数”等于屈光度的百分之一，即

1 屈光度 = 100 度

例如，某个眼镜的焦度为 3 屈光度，则这个眼镜的度数是 300 度。

3. 透镜成像作图

利用透镜可以使物体成像，这是透镜的一个重要应用。利用光的折射定律和几何作图法，可以求得物体的像。

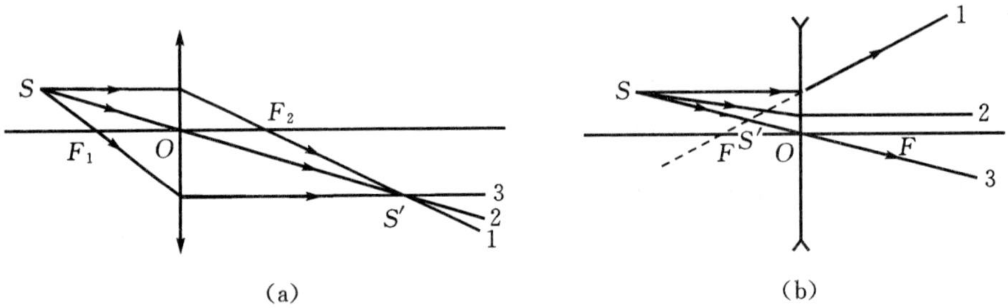

图 10－8　三条典型光线

如图 10－8 所示，点光源 S 发出的近轴光线中有三条具有典型意义：

(1)平行于主轴的光线，经过透镜后通过焦点。

(2)通过光心的光线，经过透镜后不改变方向

(3)通过焦点的光线，经过透镜后平行于主轴。。

点光源 S 发出的光线，经过透镜后的光线(或其反向延长线)相交于一点 S'，就是 S 的像。一个物体可以看作是由许多点组成的，每个点发出的光线经过透镜后都形成一个像点，所有像点合在一起就是整个物体的像。而要由 S 的位置找到它对应的像点 S' 的位置，选用三条典型光线中的任意两条即可。

图 10－9(a)中，$A'B'$是物体 AB 位于凸透镜两倍焦距以外时所成的实像。

图 10-9(b)中，$A'B'$是物体 AB 位于凸透镜焦点以内时所成的虚像。

图 10-9(c)中，$A'B'$是物体 AB 位于凹透镜的焦点以外所成的虚像。

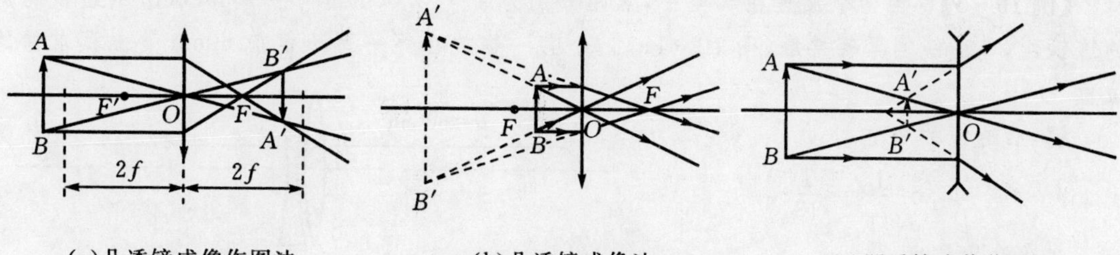

(a)凸透镜成像作图法　　(b)凸透镜成像法　　(c)凹透镜成像作图法

图 10-9　透镜成像法

像的长度和物的长度的比值叫像的放大率，一般用 K 表示

$$K=\frac{A'B'}{AB}=\frac{v}{u} \tag{10-9}$$

二、薄透镜的组合

很多光学仪器中所用的透镜往往是由两个或者多个薄透镜组成，由两个或者多个薄透镜组成的共轴系统叫做薄透镜组。薄透镜组的成像也可以采用逐次成像法求物体的像，即先求物体经第一个透镜折射后所成的像，然后将这个像作为第二个透镜的物，求出经过第二个透镜折射后所成的像，依次类推，直到求出经最后一个透镜折射后所成的像为止。

1. **复合透镜**

焦距分别为 f_1 和 f_2 的两个薄透镜紧密接触，如图 10-10 所示。第一个透镜的物距、像距和焦距为 u_1、v_1、f_1，第二个透镜的物距、像距和焦距为 u_2、v_2、f_2。由于是薄透镜，所以可认为两透镜的光心重合，即 $u_2=-v_1$。透镜组的物距、像距和焦距分别为 u、v 和 f，则 $u_1=u$、$v=v_2$。则

$$\frac{1}{u}+\frac{1}{v_1}=\frac{1}{f_1},\ \frac{1}{-v_1}+\frac{1}{v}=\frac{1}{f_2}$$

故有 $\dfrac{1}{u}+\dfrac{1}{v}=\dfrac{1}{f_1}+\dfrac{1}{f_2}$

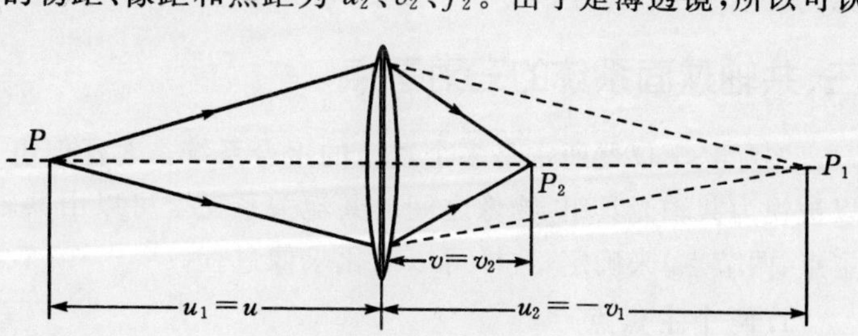

图 10-10　复合透镜

如果用焦度表示焦距的倒数，则

$$\frac{1}{u}+\frac{1}{v}=\Phi_1+\Phi_2 \tag{10-10}$$

用 Φ 表示透镜组各个透镜焦度的代数和，也就是令 $\Phi=\Phi_1+\Phi_2$，Φ 称为透镜组的焦度。即如果用 f 表示透镜组的等效焦距，则有

$$\frac{1}{f_1}+\frac{1}{f_2}=\frac{1}{f} \tag{10-11}$$

联立上式得到

$$\frac{1}{u}+\frac{1}{v}=\frac{1}{f}$$

上式与薄透镜高斯公式形式相同，所以可以把复合透镜看做是一个以等效焦距为焦距的透镜。复合透镜的焦度等于组成复合透镜的各透镜的焦度之和。

【例 10-3】 由两个放置在真空中，焦距分别为 $f=15.0\text{cm}$ 和 $f=-30.0\text{cm}$ 的透镜组成的透镜组，二透镜间紧密接触(图 10-11)。今有一物放在第一薄透镜前 60cm 处。试求像的位置。

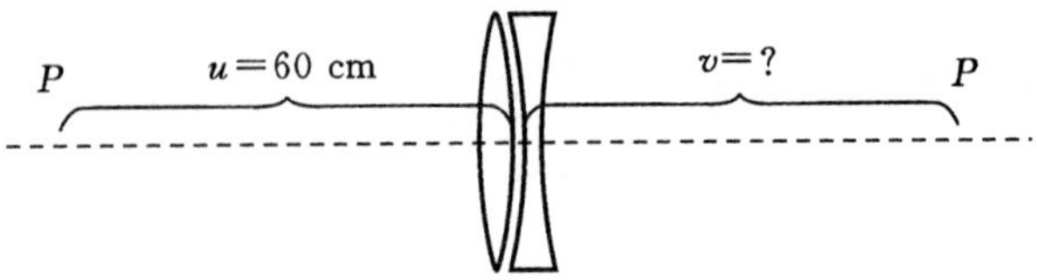

图 10-11 例 10-3 图

解：凸透镜的焦度

$$\Phi_1=\frac{1}{f_1}=\frac{1}{15}$$

凹透镜的焦度

$$\Phi_2=\frac{1}{f_2}=\frac{1}{-30}$$

总的焦度 $$\Phi=\Phi_1+\Phi_2=\frac{1}{15}+\frac{1}{-30}=\frac{1}{30}$$

故透镜组焦距 $$f=30\text{cm}$$

由 $$\frac{1}{u}+\frac{1}{v}=\frac{1}{f}$$

得 $$\frac{1}{60}+\frac{1}{v}=\frac{1}{30}$$

$$v=60\text{cm}$$

2. **不密合的透镜**

对于不密合的透镜组，仍旧可运用逐次成像法，求出透镜组的像。但是由于透镜是不密合的，透镜的光心间有一定的距离，所以前一个透镜的像距并不等于后一个透镜的物距。对此，我们就不一一讨论了。

三、共轴球面系统的三对基点

实际光学仪器通常是多个透镜的组合系统。对任何组合透镜，只要具有同一主光轴，就可以被视为共轴光具组，物像之间的共轭关系完全可以由共轴球面系统的三对基点(两焦点、两主点、两节点)来确定，这样可以简化求像过程。

1. **两个主焦点**

每个共轴系统的作用是使光会聚或者使光发散，与薄透镜类似，因此每个共轴系统也应该有两个等效焦点。如图 10-12 所示，物空间经过主光轴上 F_1 点的光束①，通过系统折射后成为平行于主光轴的光，这一点 F_1 称为物方主焦点或第一主焦点。物空间平行于主光轴的光束②，经系统折射后在像空间与主光轴的交点 F_2，称为像方主焦点或第二主焦点。

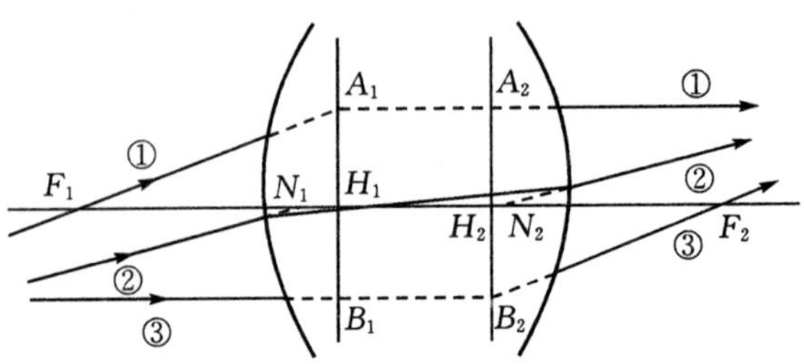

图 10-12 三对基点

2. **两个主点**

在图 10-12 中，将物空间通过焦点 F_1 的光线延长，与像空间相应平行光的反向延长线相交于 A_1 点，过 A_1 点垂直于主光轴的平面称为系统物方主平面或第一主平面. 该平面与主光轴的交点 H_1，称为系统的物方主点或第一主点。同样，将物空间平行于光轴的光线延长，与像空间通过第二主焦点 F_2 的反向延长光线相交于 B_2 点，过 B_2 点垂直于主光轴的平面称为系统像方主平面或第二主平面。该平面与主光轴的交点 H_1，称为像方主点或第二主点。不管光线在折射系统中经过怎样曲折的路径，折射效果等效于在主平面上发生折射。因此将 F_1 到 H_1 的距离称为第一焦距 f_1，物到第一主平面的距离为物距 u；F_2 到 H_2 的距离为第二焦距 f_2，像到第二主平面的距离为像距 v。

3. 两个节点

在共轴光具组的主光轴上还存在两个特殊点 N_1 和 N_2，如图 10－12，其作用类似于薄透镜的光心，光线通过它们时不改变方向，只产生平移，从任意角度向 N_1 点入射的光线都将以相同角度从 N_2 射出。N_1 和 N_2 分别称为系统的物方和像方节点，或称第一和第二节点。

基点对光学系统很重要，有了系统基点后，系统成像才可采用高斯公式、简单作图法和相应的放大率公式，来求得光学系统像的位置与大小。

4. 用作图法求光学系统像的位置

根据三对基点的特性，只要知道它们在共轴系统中的位置，就可以利用下列三条特征光线中的任意两条求出物体通过系统后所成的像，如图 10－13 所示.

(1)平行于主光轴的光线①在第二主平面折射后通过第二主焦点 F_2。

(2)通过第一主焦点 F_l 的光线②在第一主平面折射后平行于主光轴射出。

(3)通过第一节点 N_1 的光线③从第二节点 N_2 平行于入射方向射出。

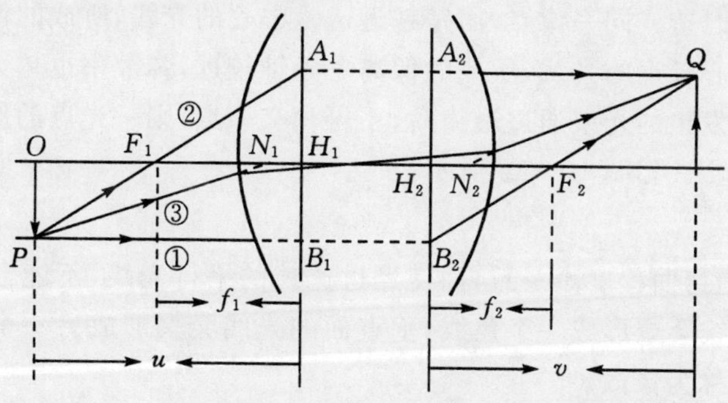

图 10－13 用作图法求物体经过共轴球面系统的成像

四、透镜的像差

光学元件或光学系统本身常常由于这样那样的物理原因，或者材料的、工艺的种种缺陷，使得实际的光学系统在成像上存在着种种误差，这种误差被称为像差。根据产生的原因，像差大致可以分为单色像差和色差两种。

(一)单色像差

1. 球面像差

来自主光轴上物点 P 的一束单色光线，经透镜折射之后，交于主光轴上不同的位置。距离透镜中心越远的光线，折射后交于主光轴上的点 P' 离透镜中心点就越近；反之，距离透镜中心越近的光线，折射后交于主光轴上的点离透镜中心点 P'' 就越远，如图 10－14。而 P' 和 P'' 之间的距离，叫透镜产生的球面像差，简称球差，可用 L_A 表示。当 $L_A=0$ 时，球差完全消除。由于球面像差的存在，使得物点经过透镜成像后得到的不是一个亮点，而是一个边缘模糊的亮斑，称为“弥散圆”。

矫正球面像差的最简单的方法是在透镜的前面加上一个光阑，将远轴光线滤掉。但是由于通过透镜的光能量减少，像的亮度减弱。减小像差的另一方法是在会聚透镜之后放置一个发散透镜，这是因为发散透镜对于远轴光线的发散作用强于对近轴光线的发散作用，这样的透镜组虽然降低了焦度，但是减小了球面像差。

此外还可以采用非球面透镜代替球面透镜。如图10－15所示，由于球面透镜对远轴光线会聚作用相对过强，因此在球面透镜的远轴部分环切一凸状薄片，削弱过度的会聚作用，从而使光线都能会聚一点，成一个清晰的像。

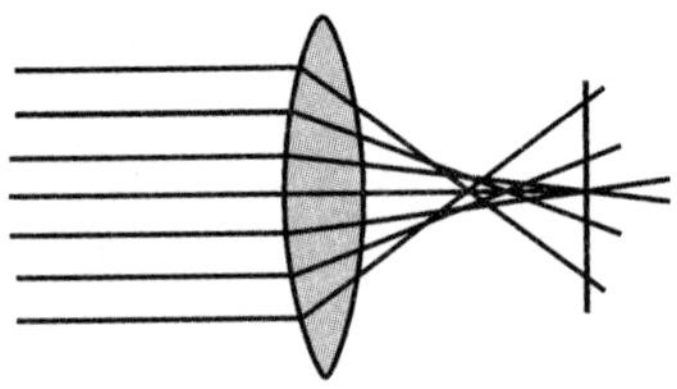

图 10－14　球面像差

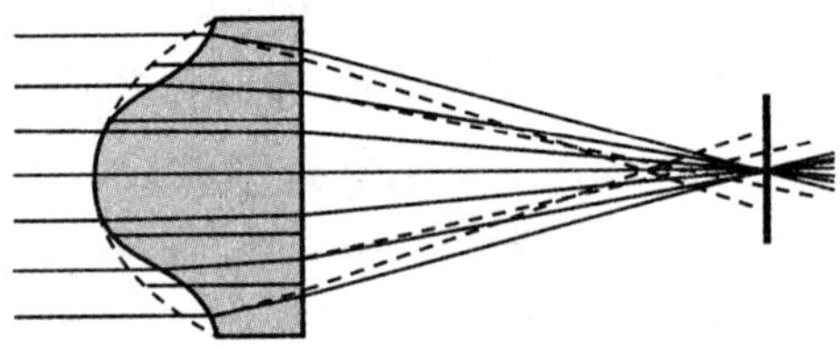

图 10－15　非球面透镜

2. **慧形像差**

慧形像差也叫“彗差”，是指不在主光轴上的一个物点所发出的光线通过透镜的中央部分和边缘部分，不能同时造成同一像点，而是越近透镜中心的光线，所成的像也越近光轴，弥散率比较小，而离透镜中心较远的光线，所成的像离主光轴较远，弥散率也越大，从而使轴外物点以大孔径光束成像时，发出的光束通过透镜后，不再相交一点，则一光点的像便会得到一逗点状，形如彗星，故称“彗差”。如图 10－16 所示。

3. **像散**

透镜表面各方向弯曲程度不一致，而使经过透镜的平行光线，不能会聚于同一焦点，如图10－17，水平面的光线会聚形成一个焦线，垂直面的光线会聚形成另一个焦线，两个焦线之间成像模糊，这种现象称为像散。

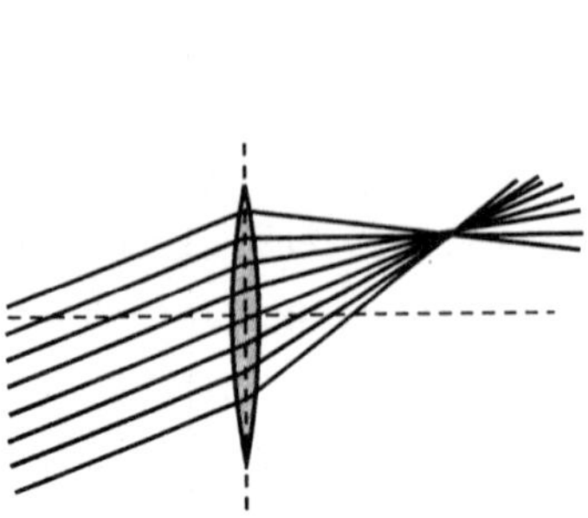

图 10－16　彗差

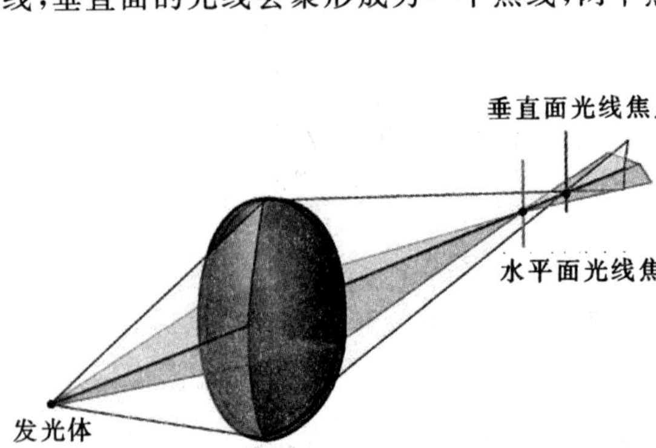

图 10－17　像散

4. **畸变**

当一个垂直于主光轴方向的较大的物体，经光学系统成像以后，虽然物体各部分的像都很清晰，但物体像的各部分垂轴放大率（即垂直于主光轴上的像和垂直于主光轴上的物体长度的比)都不同,有的地方的放大率高一点,有的地方的放大率小一点,这种现象叫畸变.

(二)色差

色差又称色像差,是透镜成像的一个严重缺陷。不同波长(频率)的光,颜色各不相同,在通过透镜时的折射率也不同。这样,物方一个点在像方则可能形成一个色斑。利用不同材料的搭配,一种材料造成的色散可以被另外一种材料所补偿,从而使整体色差降到最小。这种方法做成的透镜叫做消色差透镜。单色光不产生色差。

第三节　眼的光学系统

一、眼的结构和光学性质

人的眼睛是一个复杂的光学系统,它近似球状,其主要结构如图 10－18 所示。眼球由坚韧的膜包着,这层膜在眼球前部凸出的透明部分称为角膜,其余部分称为巩膜。角膜后面是虹膜,虹膜的中央有一圆孔,叫做瞳孔。虹膜的收缩可以改变瞳孔的大小,以控制进入眼的光通量。虹膜的后面有一像双凸透镜的透明体,叫做晶状体,它的表面弯曲程度可靠睫状肌的收缩和放松来调节。

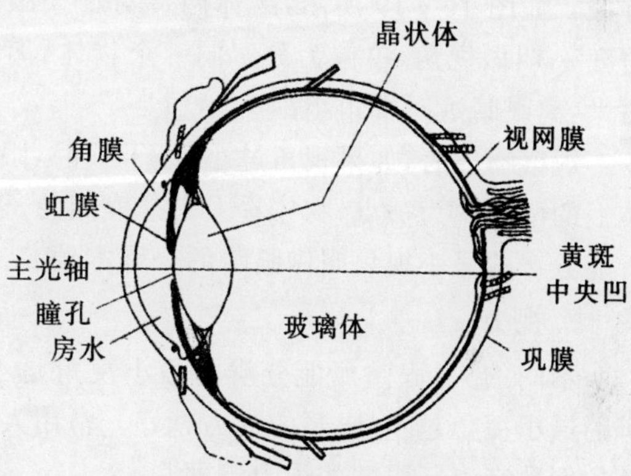

图 10－18　眼睛的结构图

角膜和晶状体之间充满了一种无色液体,叫做房水。正对角膜的眼球内层,叫做视网膜。视网膜上面布满了视觉神经,是光线成像的地方。视网膜上正对瞳孔的一小块地方,对光的感觉最灵敏,叫做黄斑。其上有一凹陷部分叫做中央凹,对光最敏感,眼睛在亮光下观察物体,物体的像成在中央凹处最清晰。晶状体和视网膜之间充满了另一种无色液体,叫做玻璃体。角膜、房水、晶状体和玻璃体都对光线产生折射,它们的共同作用相当于一个焦距为 1.5cm 的凸透镜,其焦距是可以调节改变的。

用眼睛观察的物体,总是在眼睛的光学系统——凸透镜的 2 倍焦距以外,物体发出的光线进入眼睛,经眼睛折射后,在视网膜上成倒立的、缩小的实像,刺激视网膜上的感光细胞,经视神经传给大脑产生视觉,看清物体。有意思的是,物体在视网膜上形成的倒置图像,通过视神经把这种倒置的印象传给大脑皮质的视觉中枢,然后通过视觉中枢的分析综合又把倒立的像调节成正立的像。

远近不同的物体都能成像在视网膜上,这是睫状肌在起调节作用,由于睫状肌的收缩和松弛,来改变晶状体的曲率半径,也就改变了晶状体的焦距。当看近处物体时,晶状体变凸,焦距变短,能使近处物体的像落在视网膜上;当看远处物体时,晶状体变平,焦距变长,能使远处物体的像落在视网膜上。眼睛的这种能改变晶状体焦距的作用,叫做眼睛的调节作用。

眼睛的调节能力是有限度的。眼睛不做任何调节时,晶状体的弯曲程度最小,这时眼睛能够看清的最远距离称为眼的远点。平行光线或无限远物体发出的光射入正常的眼睛内,它们的像恰好能成在视网膜上，所以正常眼的远点在无穷远处。经过调节能看清楚的最近距离，称为眼睛的近点。青年人正常眼睛的近点约为 10cm。老年人因眼睛的调节本领降低，近点约在 30cm 以上，一般 70 多岁人的眼睛调节本领差不多等于零。

眼睛看近距离的物体时，因为需要高度的调节，看久了就感到吃力。正常眼睛习惯看距离眼睛 25cm 左右的物体，而且时间长也不易感到疲倦，我们把这个距离叫做明视距离，记作 d。人们在阅读或工作时，书刊或工作物跟眼睛的距离，应该经常保持在明视距离处。

眼睛的光学系统可简化为能调节焦距的凸透镜和代表视网膜的一个屏幕。生理学把这种简化后的眼睛叫做简约眼。

二、眼睛的分辨本领和视力

1. 眼睛的分辨本领

眼睛能否看清楚物体，不仅跟物体表面的亮度及能否成像在视网膜上有关，还跟视角大小有关。如图 10－19 所示，物体两端对于人眼光心所张的角度 α，叫做视角，单位为分。同一个物体，离眼睛近时视角大，离眼睛远时视角小。

观察物体时，如果视角过小，小于 $1'$时，眼睛就会把物体上的两点视为一点，物体看上去是模糊的。我们把眼睛所能分辨的最小视角叫做眼睛的分辨本领。

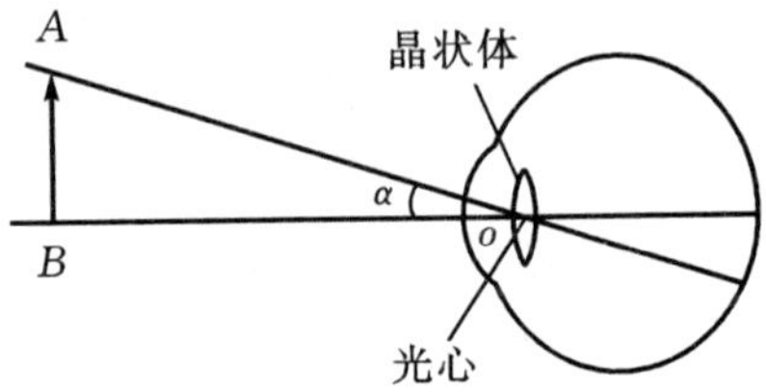

图 10－19 视角

2. 视力

不同的人，眼睛所能分辨的最小视角是不同的，能分辨的最小视角越小，眼睛的视力越好。常用人眼所能分辨的最小视角的倒数来表征眼睛的视力。即

$$V_S = \frac{1}{\alpha_{\min}} \tag{10-12}$$

式中最小视角以分为单位。如果眼能分辨的最小视角分别为 $0.67'$、$1'$、$2'$和 $10'$，则其视力分别相应为 1.5、1.0、0.5 和 0.1。通常使用的国际标准视力表就是根据这个原理制成的(图 10－20)，视力表中第一行最大字符“E”就代表了 0.1 的视力。这种测定视力的方法称为小数记录法。一般 1.0 即为视力正常。

1990 年以后，我国实行了国家标准对数视力表，采用 5 分记录法，以 5 分为正常值，记为 V_L，它与式(10－12)的 V_S 有如下关系

$$V_L = 5 + \lg V_S \tag{10-13}$$

由上式可知，当国际标准视力为 1.5、1.0、0.5 和 0.1 时，对数视力分别对应为 5.2、5.0、4.7、4.3 和 4.0。

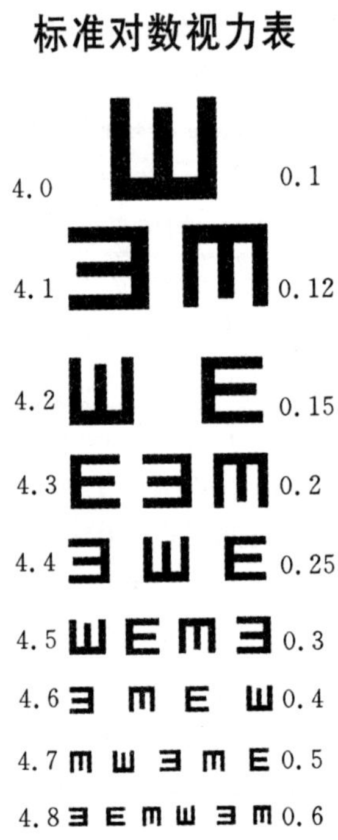

图 10－20 视力表

3. 视力测定

所谓视力测定，即通过视力表测量视力锐敏度高低的方法。测定中的测定条件，如不能保持恒定和统一，测定就会无法正确反映视力的实际情况，下面简要介绍基本测定条件。

(1)视距恒定,一般为5m。我国现在使用的视力表设计距离为5m,但在现实中以5m净长做验光室的例子还是不多的,可采用设置反光镜的方法来解决这一问题:视力表与反光镜的距离和被测眼与反光镜的距离均为2.5m,两距离之和恰好为5m。反光镜要选用质量优良的玻璃制作,最好是选用玻璃砖制成的镜子作反光镜。

(2)照度恒定。视力表标准照度应为1000±250勒克斯,视力表必须有标准的照度。目前多数人认为视力表两侧各用一支20W日光灯纵向照明是最理想的。

(3)指示棒大小与颜色恒定。长短不限,以适用为度,其指示端直径应不小于1.0(对数视力记录法为5.0)的视标大小,以0.75~1.5cm为宜。

当然视力测定时应注意的问题不只这些,如:辨识视标的时间恒定3秒以内做出反应判断,不得眯眼使视力得到一定提高,遮眼板不能对眼球施加任何力度的压迫等。

【例10-4】 实践中近似测量近点、远点可以大致确定远、近视眼。方法如下:在眼睛前方与眼睛等高处把一白线固定,闭上另一只眼,被测眼沿白线方向注视前方,铅笔尖沿着白线从眼睛处开始慢慢远离,到刚好看清楚笔尖而不模糊处停止,此为近点(远视眼针对近点配镜,其近点较远);继续移动铅笔到远方,记下笔尖开始模糊不清的位置停止,此为远点(近视眼针对远点配镜,其远点较近)。某同学已测得对数视力为4.0,他眼睛的远点约在何处?(设铅笔尖的长度为3mm)

解:由 $V_L=5+\lg V_S$ 得 $V_S=0.1$

又 $V_S=\dfrac{1}{\alpha_{\min}}$,得

$$\alpha_{\min}=10'$$

由于 $\alpha_{\min}=\dfrac{3\times10^{-3}}{L}=\dfrac{10}{60}\times\dfrac{\pi}{180}(\text{rad})$

可得远点为 $L=1\text{m}$

三、非正视眼的矫正

屈光正常的眼睛不须调节,就能使无限远处的物体在眼的视网膜上成一清晰的像(图10-21),则该眼称为正视眼,否则叫非正视眼。非正视眼又分近视眼、远视眼和散光眼等。下面我们从几何光学的角度来讨论非正视眼的缺陷特点及其矫正方法。

1.近视眼

由于眼睛的会聚能力比正常的强,或眼睛的前后径过长,眼不调节时来自远处物体的平行光射入眼睛,会聚在视网膜前,不能在视网膜上形成清晰的像,这种眼称为近视眼。近视眼的远点和近点都比正常眼近。

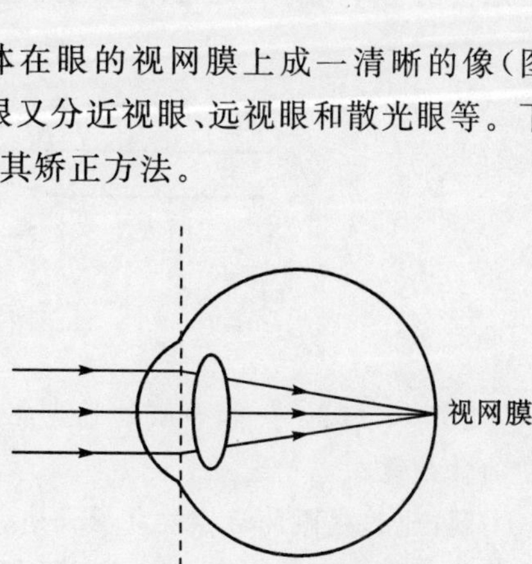

图10-21 正视眼

近视眼矫正的方法,是在眼前佩戴一焦度适当的凹透镜做成的眼镜,使入射光进入眼睛前先经过凹透镜适当发散,再经眼光学系统折射,使远处物体在视网膜上形成清晰的像,如图10-22所示。也可以这样说,就是要配一副眼镜使来自远方物体的平行光成像在近视眼的远点,这个成在远点的像作为近视眼要观察的物就会在近视眼的视网膜上成清晰的像。

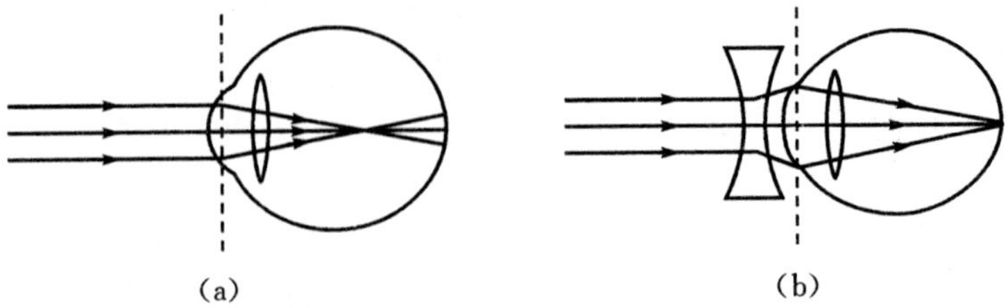

图 10－22　近视眼及其矫正

【例 10－5】 一近视眼的远点在眼前 0.5m 处，欲使其看清远方物体，问应配多少度的什么镜？

解：此近视眼的远点在眼前 0.5m 处，如欲使其能看清远方物体，则所配的眼镜必须能使远方物体发出的平行光成虚像在眼前 0.5m 处。所以其物距 $u=\infty$，像距 $v=-0.5\text{m}$，代入薄透镜公式得

$$\frac{1}{u}+\frac{1}{v}=\frac{1}{f}$$

可得

$$\frac{1}{\infty}+\frac{1}{-0.5}=\frac{1}{f}$$

$$f=-0.5(\text{m})$$

所以

$$\Phi=\frac{1}{f}=\frac{1}{-0.5}=-2(\text{屈光度})=-200\ \text{度}$$

2. **远视眼**

由于眼睛会聚能力比正常的差，或眼睛前后径过短，眼不调节时，来自远处物体的平行光射入眼以后，会聚于视网膜后，这种眼称为远视眼。

远视眼矫正的方法如图 10－23 所示，是在眼前配一副适当焦度的凸透镜，使置于正常眼近点上的物体成像在远视眼的近点上，这时便可在视网膜上得到清晰的像。

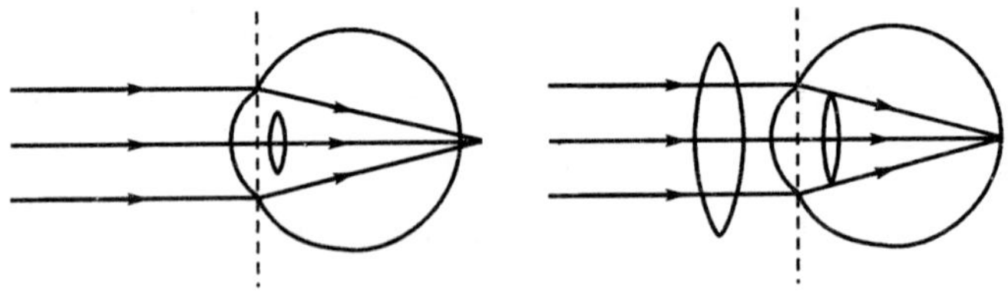

图 10－23　远视眼及其矫正

【例 10－6】 一远视眼的近点在 1.2m 处，要使其看清眼前 12cm 处的物体，问应配多少度的什么镜？

解：此远视眼的近点在 1.2m 处，欲使其看清重 12cm 处的物体，则所配眼镜应使 12cm 处的物体成像在眼前 1.2m 处，即其物距 $u=0.12\text{m}$，像距 $v=-1.2\text{m}$，代入薄透镜公式

$$\frac{1}{u}+\frac{1}{v}=\frac{1}{f}$$

可得

$$\frac{1}{0.12}+\frac{1}{-1.2}=\frac{1}{f}$$

式中，f 为应配眼镜透镜的焦距，其焦度

$$\Phi = \frac{1}{f} = 7.5 \text{ 屈光度} = 750 \text{ 度}$$

3. **老花眼**

所谓“老花眼”是指上了年纪的人，逐渐产生近距离阅读或工作困难的情况。这是人体机能老化的一种现象，叫老花眼（又称老视），一般开始于 40 岁，晶状体硬化，弹性减弱，睫状肌收缩能力降低，而导致调节能力减弱，眼睛的近点远移，故发生近距离视物困难，称为老花眼。

老花眼常被当成年老的标志。绝大多数的人在 40 岁以后眼睛会慢慢出现“老花”，若老花之后因为不服老而硬撑着不肯戴老花镜来矫正视力，这样反而加重眼睛负担，即使勉强看清近处目标，也会由于强行调节睫状肌，过度收缩而产生种种眼睛疲劳现象，如头痛、眉紧、眼痛、视物模糊等视力疲劳症状。

4. **散光眼**

如果角膜或晶状体表面各子午线的屈光力不一致，而使进入眼内的平行光线，不能汇聚于同一焦点，这种眼睛称为散光眼，如图 10－24。一般轻度远视散光，其远视力可能尚好而近视力或稍差，轻度近视散光则相反。单纯轻度散光虽然仅仅稍有视物不清，但有时却引起过度调节而发生眼胀、头痛。其视力疲劳症状的轻重因人而异。高度散光者远、近视力均差。

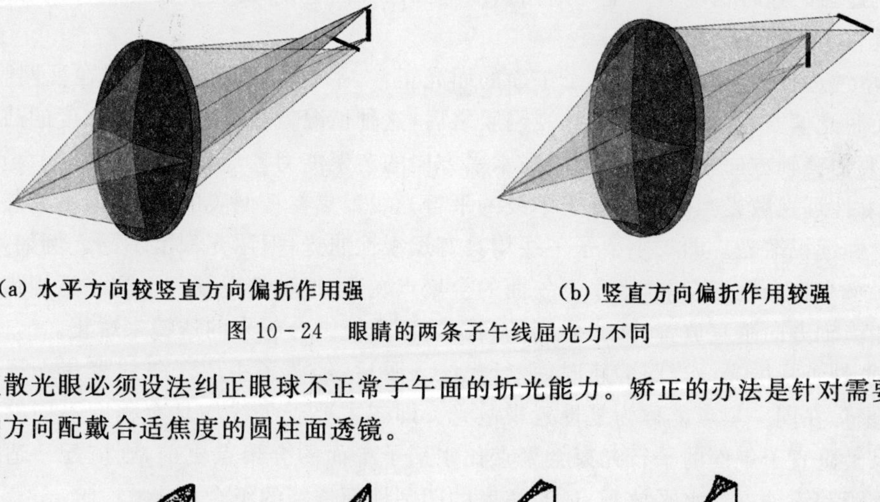

(a) 水平方向较竖直方向偏折作用强　　(b) 竖直方向偏折作用较强

图 10－24　眼睛的两条子午线屈光力不同

矫正散光眼必须设法纠正眼球不正常子午面的折光能力。矫正的办法是针对需要矫正的子午面的方向配戴合适焦度的圆柱面透镜。

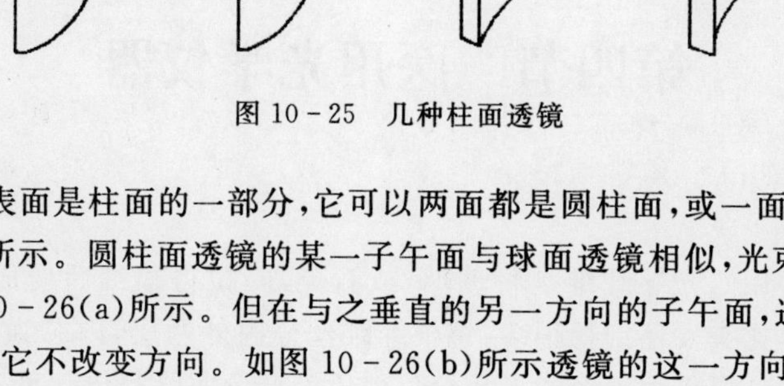

图 10－25　几种柱面透镜

圆柱面透镜的表面是柱面的一部分，它可以两面都是圆柱面，或一面是圆柱面，另一面是平面，如图 10－25 所示。圆柱面透镜的某一子午面与球面透镜相似，光束在该截面方向将被会聚或发散，如图 10－26(a)所示。但在与之垂直的另一方向的子午面，透镜又与一块平板玻璃相似，入射光通过它不改变方向。如图 10－26(b)所示透镜的这一方向，叫做镜轴方向。图

10-26(c)表示点光源经柱面会聚透镜后的成像情况，点光源的像为一直线。圆柱面透镜的这一单向折光特性正适合用于矫正单纯远视散光或单纯近视散光。

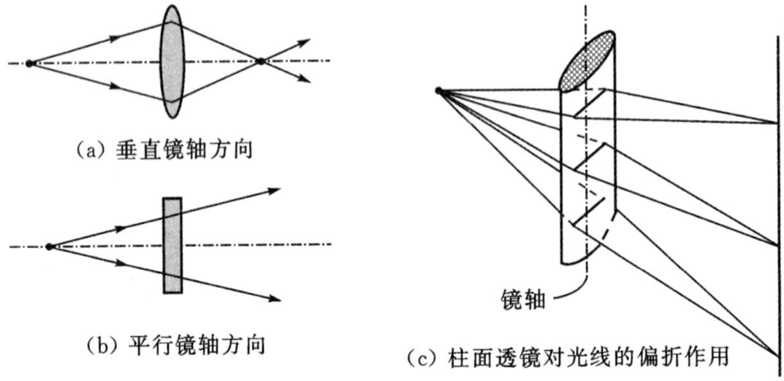

图 10-26 柱面透镜对光线的不同偏折作用

(1)单纯近视散光 例如通过眼球水平子午面的平行光束可正常会聚在视网膜上，而通过垂直子午面的平行光束却会聚在视网膜之前，也就是说水平子午面的屈光正常，而在垂直子午面的屈光过强。这种情况需要配一适当焦度的凹圆柱面透镜，而且要使镜轴方向水平放置，即可减弱垂直子午面的会聚能力。

(2)单纯远视散光 例如垂直子午面的屈光正常，平行光束可正常会聚在视网膜上；而水平子午面屈光偏弱，平行光束会聚在视网膜之后，这种情况就需要配一适当焦度的凸圆柱面透镜，而且要使镜轴方向垂直放置，以增强水平方向的会聚能力。

(3)复性远视散光 两条主要子午线的平行光线聚焦在视网膜的后面，但不聚焦在同一点上称为复性远视散光。即二主要子午线均具有远视性屈光，但屈光程度不同。例如，沿垂直子午面的平行光束会聚点在前，水平子午面的会聚点在后，这种情况就需要配一适当焦度的球面凸透镜和镜轴方向垂直放置、适当焦度的凸圆柱面透镜结合起来的透镜来矫正。

(4)复性近视散光 当眼静止时，平行光线入眼后，经两条主要子午线聚焦在视网膜的前面，但不聚焦在同一焦点上称为复性近视散光。即二主要子午线均具有程度不同的近视性屈光。如果沿垂直子午面的平行光束会聚点比水平子午面的会聚点更前，则应配一适当焦度的球面凹透镜和镜轴方向水平放置、适当焦度的凹圆柱面透镜的组合。

(5)复远近视散光 假如沿角膜表面垂直的和水平的两个子午面的平行光束分别会聚在视网膜之前和之后。则应配一适当焦度的球面凹圆柱镜和凸圆柱面透镜的组合。

第四节 医用光学仪器

一、光纤内镜

现代科学技术中用的光导纤维是将玻璃(或石英等)拉得很细后变成柔而刚的光学纤维丝。这种光学纤维丝比头发还细得很多，每根纤维丝分内外两层，内芯为光密媒质，外包层为光疏媒质。光线在内外层界面上经过多次全反射后沿着弯曲路径传到另一端。

实际应用时，一般将许多根柔软可弯且具有一定机械强度的光学纤维有规则地排列在一起构成纤维束，它要求每根纤维都有良好的光学绝缘，能独立传光，在独立传光过程中都携带着一个像元，而纤维束两端的排列要一一对应，因此，从出射端射出的像与入射像完全一致，如图 10－27，就可以用来传光导像。医学上利用这个原理，把光学纤维制成观察内脏的纤镜——内镜。医用内窥镜的作用：①导光，把外部的光线导入内部器官内；②导像，把内部器官的像导出体外，便可直接看到体内器官及状况。

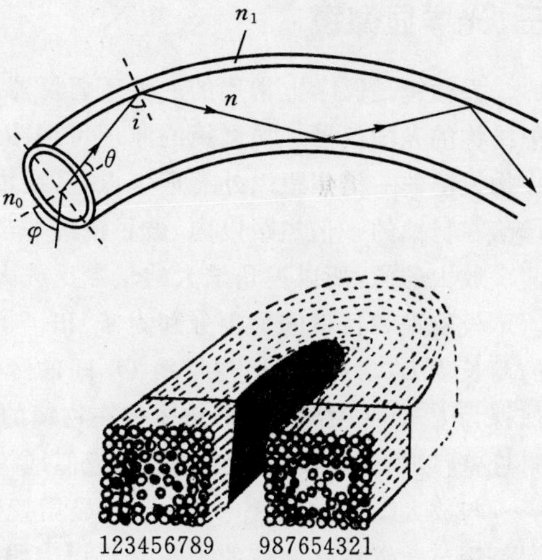

图 10－27　光纤导像

目前用光学纤维制成的胃镜、膀胱镜、食道镜、子宫镜等广泛地应用在临床诊断上。随着科学技术的发展，心脏血管、肾脏和胆道等纤镜将会出现。各类纤镜将为医学事业的发展开辟新途径。

二、放大镜

物体发出的光进入人眼后，在眼的视网膜上成像。把从物体两端射到眼睛中节点的光线所夹的角称视角。物体在视网膜上所成像的大小由视角来决定，视角越大，所成的像也就越大，眼就越能看清物体的细节。

为了观察微小物体或物体的细节，使物体在视网膜上成一较大的像，则需要增大物体对眼中节点所张的视角。增大视角的最简单方法是把物体移近人眼，但物体移近人眼而又使物体能在视网膜上成一清晰的像，单靠人眼的调节作用是达不到的，必须借凸透镜的会聚作用，这样使用的凸透镜称为放大镜。

利用放大镜观察物体时，正确的方法是把物体放在它的焦点内，靠近焦点的位置，使物体发出的光线，经过放大镜成平行光进入眼内。这样，人眼就可以不用调节而在视网膜上得到较大的清晰像。

人眼直接观察物体时，最佳的距离是明视距离。设把物体放在明视距离直接观察，物体对人眼所张的视角为 α，而利用放大镜观察时视角为 β，如图 10－28 所示。用这两个视角的比值来衡量一个放大镜的放大本领称为放大镜的角放大率。用 M 表示

$$M=\frac{\beta}{\alpha}=\frac{\tan\beta}{\tan\alpha}=\frac{\frac{AB}{f}}{\frac{AB}{d}}=\frac{d}{f} \qquad (10-14)$$

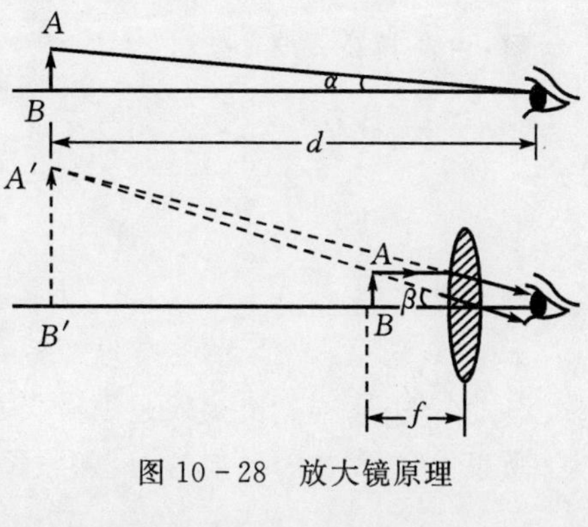

图 10－28　放大镜原理

式中，d 为明视距离；可见：放大镜的角放大率与其焦距成反比，焦距越短，角放大率越大。事实上放大镜的焦距也不宜太短，因为焦距很短的透镜很难磨制、像差很大，所以双凸透镜的放大率通常只有几倍，由透镜组构成的放大镜，角放大率也不过几十倍。

三、光学显微镜

显微镜是医学上常用的一种重要仪器，是一种用来观察非常细微的近物体或近物体的精细结构的光学仪器。显微镜的原理可用图 10－29 所示的光路图来说明。物体（标本）AB 放在物镜前的一倍焦距以外靠近焦点处，在物镜另一侧得到一个放大的倒立实像 A_1B_1；这一实像落在目镜的一倍焦距以内，被目镜进一步放大成虚像 A_2B_2。从目镜中看到的虚像，是经过两次放大的像，所以视角增大的倍数比放大镜大得多，因此，显微镜的分辨本领更大。

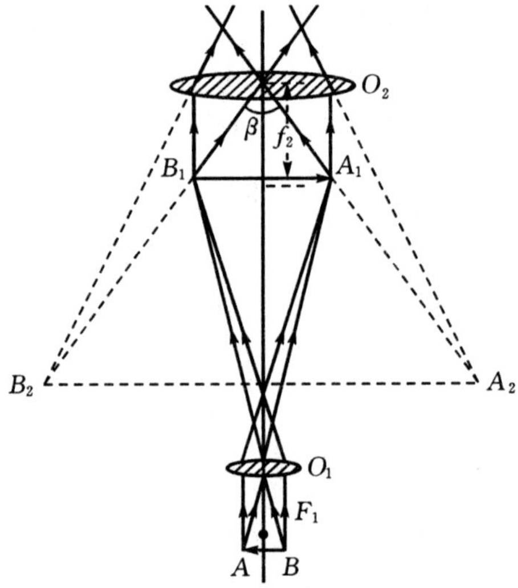

图 10－29　显微镜原理

设物镜和目镜的焦距分别为 f_1 和 f_2，显微镜的筒长为 L，则物镜 O_1 与目镜 O_2 间的距离可近似视为 L，明视距离为 d。物体放在物镜的焦点外附近，所以物体 AB 与物镜的距离近似地等于 f_1。

与放大镜的放大率一样道理，显微镜的放大率是用显微镜观察物体的视角 β 与用肉眼观察放在明视距离 d 处物体视角 α 的比值，即

$$M=\frac{\beta}{\alpha}=\frac{\tan\beta}{\tan\alpha}=\frac{A_1B_1}{AB}\cdot\frac{d}{f_2}=K_{物}M_{目} \tag{10－15}$$

其中，$K_{物}$ 是物镜的线放大率，$M_{目}$ 是目镜的角放大率。式(10－15)表明，显微镜的放大率，等于物镜的线性放大率和目镜的角放大率的乘积。

由于　$K_{物镜}=\dfrac{A_1B_1}{AB}=\dfrac{L-f_2}{f_1}$

且显微镜目镜 O_2 的焦距 f_2 很短，因此，$L-f_2\approx L$，则有

$$M=\frac{L-f_2}{f_1}\frac{d}{f_2}\approx\frac{Ld}{f_1f_2} \tag{10－16}$$

式(10－16)表明，物镜和目镜的焦距越短，显微镜的放大率就越大。

人眼只能看清大小 0.1mm 左右的细小物体，较高级的光学显微镜，可以把物体放大 2000 倍，能够看清 0.2μm 的结构，可以观察到细胞的构造，如细胞质、细胞核、细胞膜等。

【例 10－7】 显微镜的物镜与目镜的焦距分别为 1cm 和 5cm，物体调节到物镜前 1.05cm 处，像成在目镜焦点之内，且靠近焦点之处，再由目镜放大，最后落在人眼睛的明视距离处，求这个显微镜的放大率。

解：由高斯公式

$$\frac{1}{u}+\frac{1}{v}=\frac{1}{f}$$

$$\frac{1}{1.05}+\frac{1}{v}=\frac{1}{1}$$

$$v=21\text{cm}$$

物镜放大率　$K_{物镜}=\dfrac{v}{u}=21/1.05=20$

目镜放大率　$M_{目镜}=\dfrac{d}{f_2}=25/5=5$

所以　$M=K_{物镜}M_{目镜}=20\times5=100$

光学仪器的放大率与选用透镜的焦距有关，因此只要选择适当焦距的透镜，就可以得到所需放大率，把任何微小的物体放大到清晰可见的程度，这种看法是不全面的。实际上，各种光学仪器都要受到光的衍射现象的限制，即使所成的像很大，像的清晰程度却并不增加。

根据光的衍射理论，当一个点光源所发出的光入射透镜时，经透镜会聚于屏上所得的像，不是一个理想的点，而是一个衍射图样。中央亮斑占有全部光量的 84%，周围圆环仅占有光量的 16%。

利用光学仪器观察物体时，物体上两个相互靠得很近的点，通过透镜后所成的衍射图样就会彼此重迭得很多，从而分辨不出它们是 2 个点。图 10-30 为两个衍射像的强度分布曲线。如果这两个点的衍射图样分离得较开，即在其强度总和曲线（图中虚线）中可以看到，两个最大强度之间存在着最小强度，这将使我们能分辨出是两个点的衍射图像，如图 10-30(a)所示。随着两个衍射图像的靠近，总和曲线上最小值深度就愈来愈浅，最后消失，如图 10-30(c)所示，这时两个衍射像实际上已迭合，我们便无法分辨。根据瑞利的研究，两个衍射图样恰能被分辨的条件是：它们的总和曲线中间的最小强度为个别最大强度的 80%，如图 10-30(b)所示，此时恰能感觉到两个亮点间有间隔存在。两个衍射像刚能被分辨的位置，是一个像的亮圆中心恰好落在另一个像的第一暗环上。

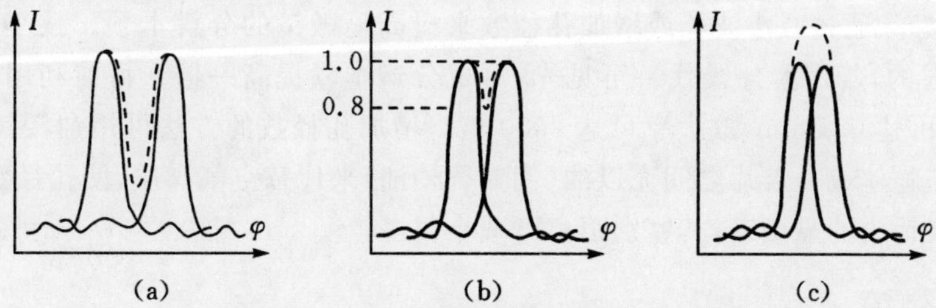

图 10-30 两个衍射图样恰能被分辨的条件

以显微镜为例，物体上的两点恰能被显微镜物镜分辨开的最短距离越短表示显微镜的分辨本领越大，也就是表示显微镜能辨别细微结构的能力越强。根据阿贝研究的结果，显微镜能分辨两点的最小距离

$$Z=\frac{0.61\lambda}{n\sin\alpha} \tag{10-17}$$

式中 n 为物体与物镜之间媒质的折射率；λ 为所用光的波长；α 为从被观察物体射到物镜边缘的光线与主光轴的夹角，如图 10-31 所示。$n\sin\alpha$ 称为物镜的数值孔径，常用 $N.A.$ 表示。数值孔径越大，显微镜能分辨的两点间的距离越短，越能看清物体上的细节，分辨本领就越高。

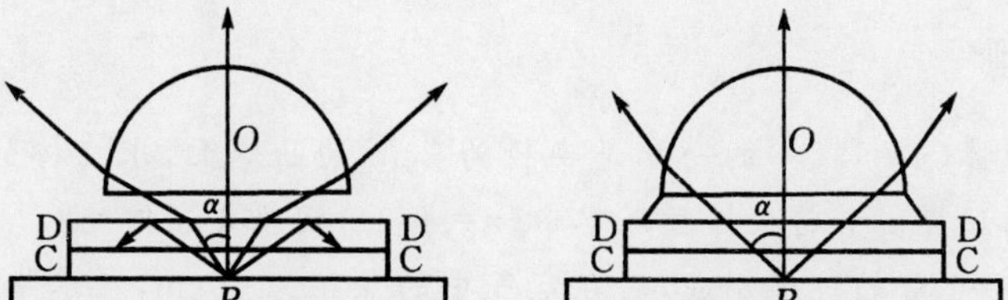

图 10-31 干物镜和油浸物镜

【例 10－8】 设人眼可分辨的最小距离为 0.1mm，欲观察 0.25μm 的细节，应选用放大倍数多少、数值孔径多大的显微镜。（设光源的波长为 600nm）

解：因为人眼可分辨的最小距离（像长）$d_1=0.1\text{mm}$，被观察物体细节（物长）其 $d_2=0.25\mu\text{m}$，

则角放大率为
$$M=\frac{d_1}{d_2}=\frac{0.1\text{mm}}{0.25\mu\text{m}}=\frac{100\mu\text{m}}{0.25\mu\text{m}}=400$$

显微镜的分辨距离至少要等于 25μm，即 $Z=0.25\mu\text{m}$，由式（10－23）

数值孔径应为
$$n\sin\alpha=\frac{0.61\times 600\text{nm}}{0.25\mu\text{m}}=\frac{0.61\times 0.6\mu\text{m}}{0.25\mu\text{m}}=1.46$$

即应选用放大倍数不小于 400，数值孔径大于 1.46 的显微镜。

显微镜的分辨本领和放大率是衡量显微镜成像质量的两个重要指标。放大率是指物体成像后放大的倍数，与物镜的线放大率和目镜的角放大率有关，而分辨本领则是分辨物体细节的能力，只决定于物镜的性能。例如用一个 40×（*N. A.* ＝0.65）的物镜配一个 20×的目镜和用一个 100×（*N. A.* ＝1.30）的物镜配一个 8×的目镜，虽然放大率都是 800 倍，但后者的分辨本领却较前者高一倍，能够看清物体更微小的细节。

显微镜的分辨本领限制了显微镜的放大率，如果物体两点间的距离小于显微镜能分辨的最短距离——鉴别距离，它们的衍射像就分不开，再放大也观察不到清晰的像。故要观察到更小的物体，就必须通过减小波长或增加孔径数来提高显微镜的分辨本领。减小波长在可见光范围内是有限的，若用紫外线代替可见光，可把分辨本领提高一倍。目前利用紫外线的显微镜，鉴别距离可达 0.10μm，放大率可达 2000 倍。增加孔径数的方法可用油浸镜头，也就是在显微镜物镜与物体或盖玻片之间充以油（例如香柏油）来代替空气媒质，使孔径数达 1.5 左右，这样利用油浸镜头的显微镜，其鉴别距离可减小很多。

四、电子显微镜

德布罗意于 1924 年提出一种提出，认为波粒二象性并不限于光辐射，运动着的粒子（如电子、质子、原子、分子等）也同样具有波粒二象性。电子显微镜就是利用电子波来代替可见光制成的显微镜，简称电镜。目前电子显微镜所用的电子波的波长小于 0.0055nm，比可见光要短得多，约为可见光波长的十万分之一。因此用电子射线作光源就能极大地提高显微镜的分辨本领。我国已经制成了最短分辨距离为 0.144nm，放大率高达百万倍的电子显微镜。

医学上用电子显微镜可观察到细胞的超微结构、病毒、遗传密码核酸分子。这将使人类在认识人体结构与功能，病因以及疾病的诊断上发生重大的变革和突破。电子显微镜是人类探索微观世界奥秘的重要工具。

目标检测

1. 圆柱形玻璃棒（$n=1.50$）的一端是半径为 2cm 的凸球面，求在棒的轴线上离棒端 8cm 处的点物所成像的位置。若将此棒放入水中（$n=4/3$），问像又在何处？

2. 某透镜用 $n=1.5$ 的玻璃制成，它在空气中的焦距为 10cm，在水中的焦距是多大？（水的折射率为 4/3）

3. 使焦距为 20cm 的凸透镜与焦距为 40cm 的凹透镜密接，求密接后的焦度。

4. 两个焦距均为+8cm 的薄透镜，放在同一轴上，相距 12cm，在一镜前 12cm 处放置一小物体，求成像的位置。

5. 在空气中有一玻璃薄双凸透镜(n=1.5)，其两折射面的曲率半径分别为 6.0×10^{-1}m 和 1.5×10^{-1}m，现将一物体置于镜前 12cm 处，求像所在的位置和虚实。

6. 一近视眼的远点在眼前 2m 处，今欲使其能看清远物，问应配什么样的眼镜？

7. 某人选配焦度为+200 度的眼镜看眼前 10cm 的近物，而看远物时，又改用焦度为-50 度的眼镜，该人的近点和远点各在何处。

8. 一显微镜的目镜由两个相同的正薄透镜组成，焦距均为 4cm，两透镜相距 2cm，问此目镜(透镜组)的焦点在何处？如果两正薄透镜是密接组合，焦点又在何处？焦距呢？

9. 人眼可分辨的最短距离为 0.1mm，欲观察 0.25μm 的细节，对显微镜有什么要求？(所用光波的波长为 600nm)

10. 人眼可分辨的最小距离为 0.1mm，欲观察 0.25μm 的细节，照射光源的波长为 550nm，问显微镜的有效放大率是多少？数值孔径是多少？

第十一章　量子物理基础

19世纪末，一些新的实验事实使经典物理遇到了致命的困难，这些新的实验事实是：迈克尔逊-莫雷实验否定了绝对参照系的存在；热辐射现象用经典物理解释出现“紫外灾难”；面对经典物理的困境，一些物理学家敢于摆脱传统观念的束缚，重新思考了经典物理的一些基本概念和思路，终于在20世纪初建立了相对论和量子理论这是近代物理学两大理论支柱。本章主要讨论光的量子性，玻尔氢原子理论以及量子力学的基本知识。

第一节　光的量子性

一、黑体辐射

1. 黑体辐射的规律

任何物体在任何温度下都会不断地向周围空间发射各种波长的电磁波(电磁辐射)。实验表明，单位时间内物体辐射能的多少及其按波长的分布与物体的温度有。例如在室温下，物体在单位时间内辐射的能量就少些，且大多分布在波长较长的部分，随温度升高，辐射的能量会迅速增加，且辐射能量中短波的比例会增大。这种由温度所决定的电磁辐射称为热辐射，也叫温度辐射。

物体在辐射电磁波的同时，也吸收投射到其表面上的电磁波。当辐射和吸收达到平衡时，物体的温度不再变化而处于热平衡状态，这时的热辐射称为平衡热辐射。理论和实验表明，物体的辐射本领越大，其吸收本领也越大，反之亦然。

为了描述物体热辐射能按波长的分布规律，引入单色辐射出射度(简称单色辐出度) $M_\lambda(T)$这一物理量，它定义为在一定温度 T 下，单位时间内从物体单位表面上发射的波长在 $\lambda\sim\lambda+\mathrm{d}\lambda$范围内的辐射能 $\mathrm{d}M_\lambda$，与波长间隔 $\mathrm{d}\lambda$ 的比值

$$M_\lambda(T)=\frac{\mathrm{d}M_\lambda}{\mathrm{d}\lambda} \tag{11-1}$$

实验指出，对于给定物体，它与温度和波长有关，还与物体的材料性质和表面情况有关。

在一定的温度下，物体单位表面积在单位时间内发出的各种波长的总辐射能，称为该物体在温度 T 的辐射出射度 $M(T)$，简称辐出度，可见

$$M(T)=\int_0^\infty M_\lambda(T)\mathrm{d}\lambda \tag{11-2}$$

单色辐出度 $M_\lambda(T)$的单位是 $\mathrm{W\cdot m^3}$，辐出度的单位是 $\mathrm{W\cdot m^{-2}}$。

投射到物体表面的电磁波，可能被物体吸收，也可能被反射和透射，如果一物体能够完全地吸收投射在它上面电磁波，称这样的物体为绝对黑体，简称黑体。黑体是一种理想的模型，

在自然界中是不存在的，然而我们可以人为地制造黑体，只需用不透明材料制作一开小孔的空腔，如图 11－1 所示，则因任何辐射通过小孔进入空腔后，在其空腔中进行多次反射和吸收，能量几乎全部被腔壁吸收，能从小孔逃逸出来的极少，所以这样一个小孔就可以近似看作是一个绝对黑体。

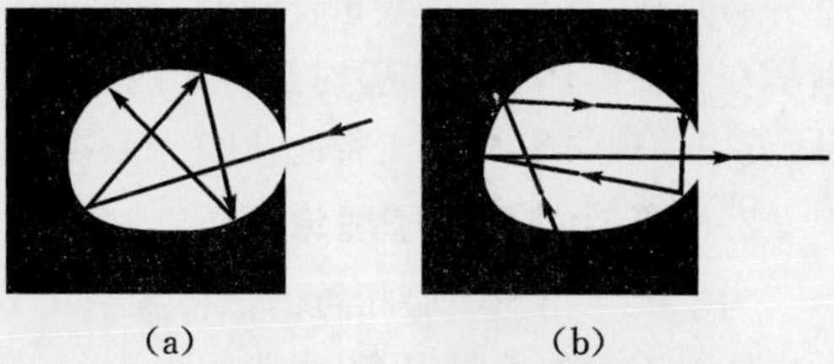

图 11－1　黑体模型

当使空腔保持某一温度 T 时，则从小孔发出的辐射可看成是温度为 T、表面积与小孔相等的绝对黑体发生的平衡热辐射由实验得出黑体单色辐出度 $M_{B\lambda}(T)$ 随波长 λ 的变化关系曲线如图 11－2 所示，可以看出，曲线下面积即为式(11－2)定义的对应温度为 T 的黑体辐出度 $M_B(T)$ 的大小，随着温度的增高，曲线下面积迅速增大，而曲线极大值对应的峰值波长 λ_m 将向波长减小的方向位移，斯特藩(Stefan)于 1879 年和玻尔兹曼(Boltzmann)于 1884 年分别从实验和理论上得出规律

$$M_B(T) = \int_0^{\infty} M_{B\lambda}(T)\mathrm{d}\lambda = \sigma T^4 \qquad (11-3)$$

称为斯特藩-玻尔兹曼定律，公式普适常量 $\sigma = 5.6705\times10^{-8}\,\mathrm{W\cdot m^{-2}\cdot k^{-4}}$ 称为斯特藩-玻尔兹曼常量维恩(Wien)于 1893 年由热力学理论推导出维恩位移定律

$$\lambda_m T = b \qquad (11-4)$$

式中普适常量 $b = 2.8978\times10^{-3}\,\mathrm{m\cdot k}$，称为维恩常量。

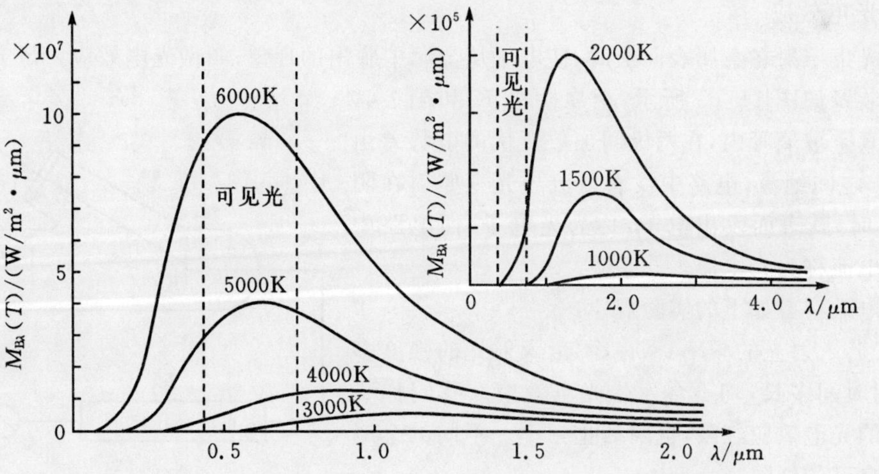

图 11－2　维恩位移定律

热辐射规律在星球表面温度的估算、高温测量、红外追踪、遥感等科学技术中有广泛的应用例如由实验测得太阳光谱其峰值波长在绿色区域 $\lambda_m = 470\mu\mathrm{m}$，由维恩定律可得太阳表面温度 $T = \dfrac{b}{\lambda_m} = 6166k$，再根据斯特藩-玻尔兹曼定律，算出太阳表面辐出度 $M_B(T) = \sigma T^4 = 8.20\times10^7\,\mathrm{W\cdot m^{-2}}$。

黑体辐射的规律由实验得出后，19 世纪末，许多物理学家都企图从经典物理学来证明能量分布规律，导出与实验相符的能量分布公式，但是所有的这些尝试都以失败而告终，经典物理学在解释黑体辐射实验时显得无能为力，甚至导出荒谬的“紫外灾难”结论。因此，1900 年 4 月，英国物理学家开尔文将此比喻为是物理学晴朗天空上一朵令人不安的乌云。

2. 普朗克的能量子理论

为了推导出与实验相符的黑体辐射公式，德国物理学家普朗克(Planck)抛弃了经典物理学中能量连续取值的概念，大胆提出了能量量子化的假设：

组成黑体空腔壁的分子或原子可视为频率为 ν 的带电线性谐振子，其能量取值只能为 $h\nu$ 的整数值，$h\nu$ 称为能量子，其中 $h=6.63\times10^{-34}\,\mathrm{J\cdot s}$ 称为普朗克常量而这些谐振子和空腔中的辐射场相互作用过程中吸收或发射的能量是量子化的。

普朗克提出经典物理学家不可思议的量子假设后，于 1900 年 12 月 14 日导出了一个全新的公式

$$M_{B\lambda}(T)=\frac{2\pi hc^2\lambda^{-5}}{e^{hc/\lambda kT}-1} \tag{11-5}$$

与黑体辐射实验结果符合得很好，称为普朗克辐射公式。式中 h 是普朗克常量，c 为真空中光速，k 是玻尔兹曼常量。

普朗克的量子假设，大胆突破了经典物理学的观点，提出了微观粒子具有分立的能量值，打开了认识微观世界的大门，在物理学发展史上具有划时代的意义。

二、光电效应

1. 光电效应

当光束照射在金属表面上时，使电子从金属中脱出的现象，叫做光电效应。研究光电效应的实验装置如图 11-3 所示，金属阴极 K 和阳极 A 密封在真空玻璃管内，在两极间加数百伏的电势差由于 A、K 之间绝缘，电路中没有电流当光束照射在阴极 K 上时，其表面发出电子，称为光电子，而电路中出现的电流称为光电流。

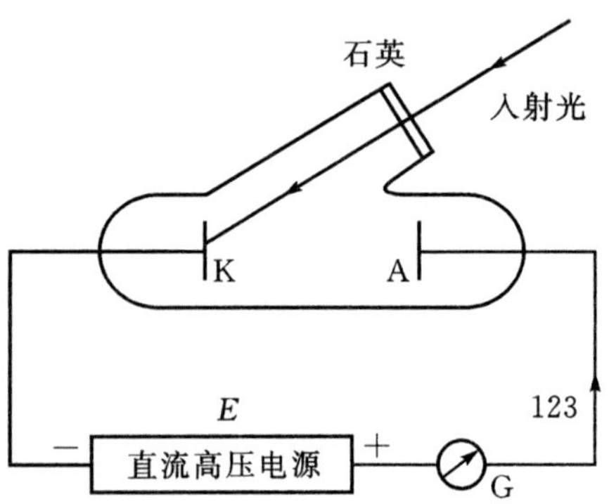

图 11-3　光电效应实验装置

光电效应有如下的实验规律：

(1)若入射光的频率 $\nu<\nu_0$，不论入射光的强度多大，照射时间多长，均不会发生光电效应。我们称 ν_0 为金属的光电效应红限，也叫截止频率。不同的金属对应有自己的红限。

(2)光电子的最大初动能随入射光的频率增大而线性增大，与入射光的强度无关。

(3)入射光频率 $\nu>\nu_0$ 时，饱和光电流与入射光强成正比。

(4)只要入射光的频率 $\nu>\nu_0$，无论光强如何，光电子逸出与光照金属表面的延迟时间不超过 1ns，几乎是同时发生。

按经典的电磁波理论，无论频率是多少的光照射，电子在电磁波的作用下，总可积累足够能量发生光电效应，不存在红限；且光电子的初动能应随着光强增大而增大，而与入射光的频率无关；另外，如果光强很小，物质中的电子应经过较长时间积累到足够能量才能逸出，因而光

电子发射不可能是即时的，等等。这一切经典理论的预言都被实验事实击得粉碎。

2. 爱因斯坦的光量子理论

1905 年爱因斯坦在普朗克量子假设的基础上，进一步提出了光量子（光子）概念。他认为光（辐射场）由光子组成，每一个光子的能量与辐射场的频率有如下关系

$$E = h\nu \tag{11-6}$$

光的频率决定光子的能量，光的强度只决定光子的数目，光子多，产生的光电子也多。

当光射到金属表面上时，能量为 $h\nu$ 的光子被电子（质量为 m）所吸收。电子把这能量的一部分用来克服金属表面对它的吸力；另一部分就是电子离开金属表面后的动能。这个能量关系可以写为

$$\frac{1}{2}mv_{\max}^2 = h\nu - A \tag{11-7}$$

上式称为光电效应的爱因斯坦方程。其中 A 是电子脱出金属表面所需要做的功，称为脱出功，满足 $A=h\nu_0$，ν_0 即为截止频率。

光电子逸出时就有一定的初动能，可以通过在 A、K 之间加上一定的反向电压进行测量。当光电流刚好降为零，这一反向电压的绝对值称为遏止电压，用 U_a 表示，由功能关系可知，逸出的光电子的最大动能

$$\frac{1}{2}mv_{\max}^2 = eU_a \tag{11-8}$$

毫无疑问，遏止电压与光强无关，而是照射光的频率成线性关系。

如果电子所吸收的光子的能量 $h\nu$ 小于 A，则电子不能脱出金属表面，没有光电子产生。可见光电效应的临界频率 ν_0 与电极材料的脱出功 A 成正比。

由爱因斯坦的光量子理论得出的结果与光电效应的实验规律十分符合，这样，经典理论所不能解释的光电效应就得到了说明。

三、康普顿效应

1. 康普顿效应

1923 年，美国物理学家康普顿（Compton）发现，单色 X 射线被物质散射时，散射线中除原有波长外，还有一种波长比入射线的长，且波长改变量与入射线波长无关，而随散射角的增大而增大，这种波长变大的散射现象称为康普顿散射，或称康普顿效应。

康普顿散射实验装置如图 11-4 所示，单色 X 射线（如 $\lambda_0 \approx 0.1\text{nm}$）入射到散射体石墨上，用摄谱仪测出不同散射角 θ 的散射线的波长及相对强度。

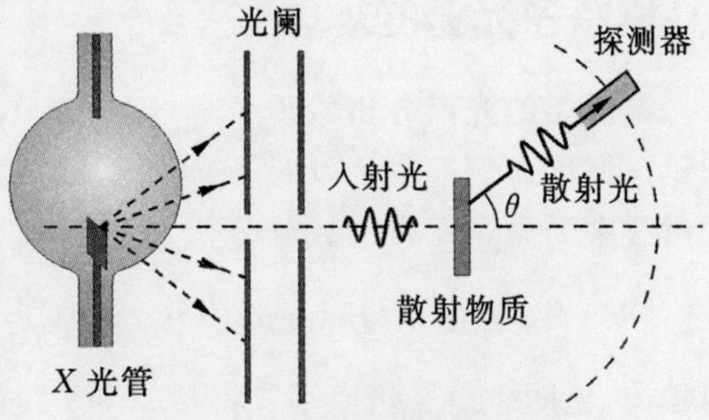

图 11-4　康普顿实验装置

实验结果如图 11-5 所示，对任一散射角 θ 都测出两种波长的散射线，除有波长和入射波 λ_0 相同波长的成分外，还有一种波长 $\lambda' > \lambda_0$ 的成分，$\Delta\lambda = \lambda' - \lambda_0$ 随 θ 角增大而增大，而与 λ_0 与散射物质无关。我国物理学家吴有训在 1925 年到 1926 年曾观察银的射线在同一散射线被一系列元素散射的情况，他以高超的实验技术为康普

顿效应的确认作出了重大贡献，对康普顿的工作给予了强有力的支持。

按照经典电磁理论，电磁波入射到自由的带电粒子上(如自由电子)，带电粒子将吸收电磁波的能量而作同频率的振动。散射线与入射波有同样的频率，波长不变；那么，应该如何解释这一波长改变的现象呢？

2. 光量子理论解释

康普顿假设入射的 X 射线是由许多能量为 $h\nu$ 的光子组成，这些光子与散射物质中的弱束缚电子作弹性碰撞。碰撞以后，反冲光子从散射物质中弹出而形成散射光。因为入射的光子在与电子碰撞时传递一些能量给电子，所以散射的光子能量必减小，因而频率减小，相应的波长就要变长了。

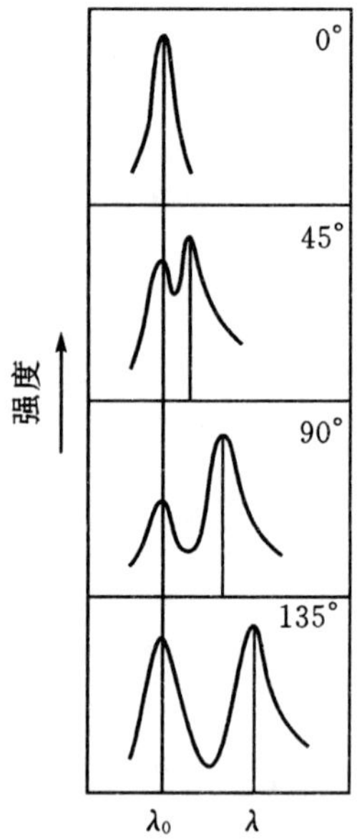

图 11-5　康普顿效应结果

康普顿根据弹性碰撞中的能量和动量守恒的原理推出的结论与实验符合得很好，散射线波长的改变与原来波长的大小无关，只与散射角 θ 有关，则

$$\Delta\lambda = \lambda' - \lambda_0 = \frac{h}{m_0 c}(1-\cos\theta) = \lambda_c(1-\cos\theta) \quad (11-9)$$

其中康普顿波长

$$\lambda_c = \frac{h}{m_0 c} = \frac{6.63\times10^{-34}}{9.1\times10^{-31}\times3\times10^{8}} = 0.0024(\mathrm{nm}) \quad (11-10)$$

而在散射线中还有一种波长不变的成分，可以用入射 X 射线光子和原子内层电子的碰撞来解释。由于内层电子被原子核紧紧束缚着，入射光子相当于与整个原子(相对光子而言质量极大)发生碰撞，因此散射光波长与入射光的相差极微小。

康普顿根据光的量子理论成功地说明了康普顿散射，充分地验证了爱因斯坦光子理论的周期性，同时也证实了，动量和能量守恒定律在微观粒子相互作用过程中也是成立的，康普顿效应一直被认为是光的微粒性的有力证据之一。

第二节　原子结构与玻尔的氢原子理论

一、氢原子光谱的规律性

最原始的光谱分析始于牛顿(17 世纪)，但直到 19 世纪中叶，人们把它应用于生产后才得到迅速发展。例如本生(Bunsen)与基尔霍夫(Kirchhoff)等人开始利用不同元素所特有的标志谱线来做微量元素的成分分析。

1885 年，巴尔末(Balmer)发现，氢原子可见光谱线的波数 $\tilde{\nu}(=\frac{1}{\lambda}=\frac{\nu}{c}$，$\lambda$ 为波长)具有下列规律，见图 11-6 氢原子光谱(Balmer 线系)。

$$\tilde{\nu} = R\left(\frac{1}{2^2}-\frac{1}{n^2}\right) \quad (n=3,4,5,\cdots) \quad (11-11)$$

其中 $R=1.0967758\times10^{-7}\mathrm{m}^{-1}$，称为里德伯常量。

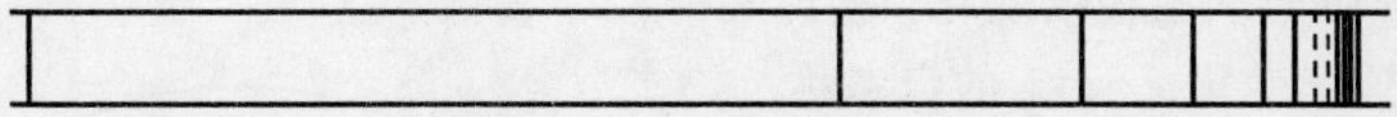

图 11-6　氢原子光谱

巴尔末公式与观测结果惊人的符合，引起了光谱学家的注意，发现每一线系的各条谱线的波数，都有与(11-11)式类似的规律。里兹(Ritz)提出的组合原则对此作了更普遍的概括按此原则，每一种原子都有它特有的一系列光谱项 $T(n)$，而原子发出的光谱线的波数 $\tilde{v}$，总可以表示成两个光谱项之差：

$$\tilde{\nu}_{mn} = T(m) - T(n) \tag{11-12}$$

其中 m、n 是某些正整数。这一组合原则使光谱成波长(数)的计算与分析大为简化。

人们自然会提出以下一系列问题：原子的线状光谱产生的机制是什么？这些谱线的波长(数)为什么有这样简单的规律？光谱线的本质又是什么……。

二、玻尔的氢原子理论

正逢原子的"有核模型"被提出，而经典物理学与原子的稳定性发生尖锐矛盾的时刻，玻尔(Bohr)提出了他的原子的量子论。这个理论虽然今天已经为量子力学代替，但在历史上曾经有过重大的推动作用。而且，这个理论的某些核心思想至今仍然是正确的，并在量子力学中被保留下来。玻尔在他的量子论中提出的两个极为重要的概念，可以认为是对大量实验事实的概括，它们是：

(1)原子只能处在一系列具有不连续能量的稳定状态，简称定态，相应于定态，核外电子在一系列不连续的稳定圆轨道上运动，但并不辐射电磁波。

(2)当原子从一个能量为 E_m 的定态跃迁到另一个能量为 E_n 的定态时，会发射或吸收一个频率为 ν_{mn} 的光子

$$\nu_{mn} = \frac{|E_m - E_n|}{h} \tag{11-13}$$

上式称辐射频率公式。

(3)电子在稳定圆轨道上运动时，其轨道角动量 $L=mvr$ 必须等于$\frac{h}{2\pi}$的整数倍，即

$$L = mvr = n\frac{h}{2\pi} \quad (n = 1,2,3,\cdots) \tag{11-14}$$

玻尔认为，电子在半径为 r 的轨道上以速率 v 绕核作圆周运动时，向心力就是库仑力，因而有

$$m\frac{v^2}{r} = \frac{1}{4\pi\varepsilon_0}\frac{e^2}{r^2} \tag{11-15}$$

由式(11-14)和式(11-15)消去 v，即可得原子处于第 n 个定态时电子轨道半径为

$$r_n = n^2\left(\frac{\varepsilon_0 h^2}{\pi m e^2}\right) = n^2 r_1 \quad (n = 1,2,3,\cdots) \tag{11-16}$$

式中 r_1 是氢原子中电子的最小轨道半径，称为玻尔半径，其值为

$$r_1 = \frac{\varepsilon_0 h^2}{\pi m e^2} = 0.529 \times 10^{-10}\,m \tag{11-17}$$

上式表明，由于角动量不能连续变化，电子轨道半径也不能连续变化。$n=1$ 的定态称为基态，$n=2,3,4\cdots$各态称为激发态，氢原子处于各定态时电子轨道如图 11-7 所示。

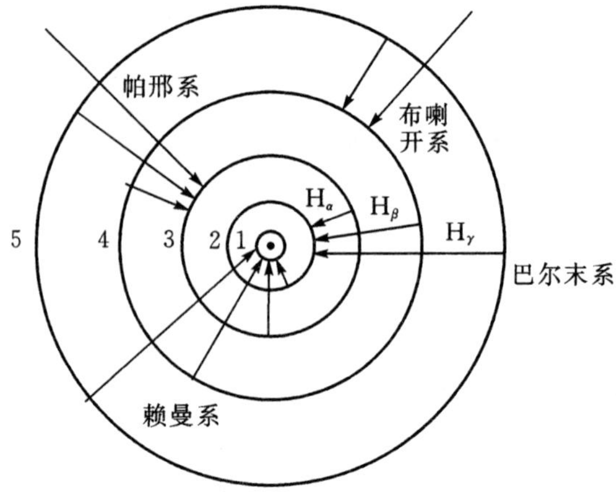

图 11-7 氢原子定态轨道及光谱中几个谱线

氢原子能量应等于电子的动能和势能之和，并应用式(11-15)，有

$$E=\frac{1}{2}mv^2-\frac{1}{4\pi\varepsilon_0}\frac{e^2}{r}=-\frac{1}{8\pi\varepsilon_0}\frac{e^2}{r}$$

处于量子数为 n 的定态时，能量为

$$E_n=-\frac{me^4}{8\varepsilon_0 n^2 h^2}\quad (n=1,2,3,\cdots) \tag{11-18}$$

由此可见，由于电子轨道角动量不能连续变化，氢原子的能量只能取一系列不连续的值，这称为能量量子化，这种量子化的能量值称为能级。令 $n=1$，即可得氢原子基态能级的能量

$$E_1=-13.6eV \tag{11-19}$$

基态能级能量最低，原子最稳定。随量子数 n 增大，能量 E_n 也增大，能量间隔减小。氢原子的能级图如图 11-8 所示。

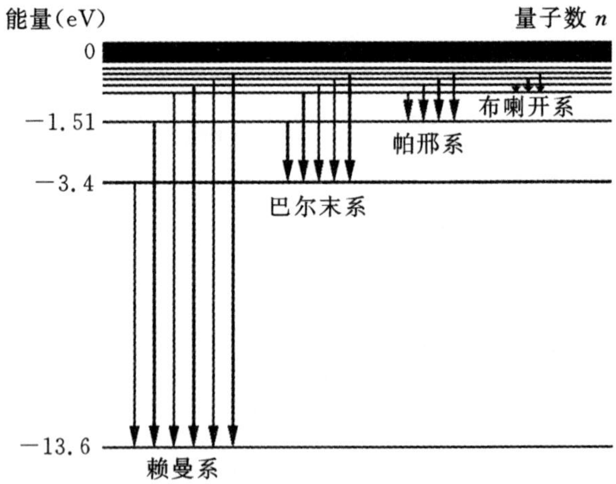

图 11-8 氢原子的能级

在进行实验时，实际观察的是大量原子，各种轨道的电子运动可以在不同的原子中分别实现，相应的各种能级在不同的原子上同时存在。各种轨道间，也就是对应的各种能级间的跃迁也可以在不同的原子中发生。这就是说，各种光谱线看起来是同时出现的。

玻尔理论虽然取得了一些成就，但也存在着很大的困难在理论上，玻尔的量子化条件这一假设，是人为加进去的，缺乏理论上的依据。这个理论应用到简单程度仅次于氢原子的氦原子时，结果就与实验不符，即使对于氢原子，这个理论也只能求出谱线的频率，而不能求出谱线的强度。

玻尔理论的这些缺陷，主要是由于把微观粒子(电子、原子等)看作是经典力学中的质点，从而把经典力学的规律用在微观粒子上。直到 1924 年德布罗意(de Broglie)揭示出微观粒子具有根本不同于宏观质点的性质——波粒二象性后，一个较完整的描述微观粒子运动规律的理论——量子力学才逐步建立起来。

第三节　微粒的波粒二象性

一、微观粒子也具有波粒二象性

1. 德布罗意关系

1924 年德布罗意在光有波粒二象性的启示下，提出微观粒子也具有波粒二象性的假设。每一个微观粒子都有一个波与它相联系，粒子的能量 E 和动量 p 与波的频率 ν 和波长 λ 之间的关系，正象光子和光波的关系一样

$$E = h\nu \qquad p = \frac{h}{\lambda} \tag{11-20}$$

这公式称为德布罗意公式，或德布罗意关系。

设自由粒子的动能为 E，粒子的速度远小于光速，则 $E=\dfrac{p^2}{2m}$，由式(11－20)可知，德布罗意波长为

$$\lambda = \frac{h}{p} = \frac{h}{\sqrt{2mE}}$$

如果电子 e 被 U 伏的电势差加速，将常数的数值代入后，可得

$$\lambda = \frac{h}{\sqrt{2meU}} \approx \frac{12.25}{\sqrt{U}} \times 10^{-10} m \tag{11-21}$$

由此可知，用 150V 的电势差所加速的电子，德布罗意波长为 0.1nm，而当 $U=10000$V 时，$\lambda=0.0122$nm，所以德布罗意波长在数量级上相当于(或略小于)晶体中的原子间距，它比宏观线度要短得多，这就是为什么电子的波动性长期未被发现的原因。

2. 电子衍射实验对德布罗意关系的证实

德布罗意假说的正确性，在 1927 年为戴维森(Davisson)和革末(Germer)所做的电子衍射实验所证实。戴维森和革末把电子束正入射到镍单晶上，观察散射电子束的强度和散射角之间的关系。戴维森和革末发现，散射电子束的强度随散射角而改变，当散射角取某些确定值时，强度有最大值。这现象与 X 射线的衍射现象相同，充分说明电子具有波动性。

此外，观察到原子、分子和中子等微观粒子的衍射现象说明，一切微观粒子都具有波粒二象性，德布罗意公式是描述微观粒子的基本公式。在现代技术中，电子衍射和中子衍射等已有了广泛的应用。电子显微镜便是一例，由于电子的波长可以很短，电子显微镜的分辨率可以达到 0.1nm。

二、概率波

在一般情况下，我们用一个函数表示描写粒子的波，并称这个函数为波函数，究竟怎样理解波函数和所描写的粒子之间的关系呢？

我们知道，衍射现象是由波的干涉而产生的，如果波真是由它所描写的粒子所组成的，则粒子流的衍射现象应当是由于组成波的这些粒子相互作用而形成的。但事实证明，在粒子流衍射实验中，照像片上所显示出来的衍射图样和入射粒子流强度无关，也就是说和单位体积中

粒子的数目无关。如果减少入射粒子流强度,同时延长实验的时间,使投射到像片上粒子的总数保持不变,则得到的衍射图样将完全相同。即使把粒子流强度减少到使得粒子一个一个地被衍射,只要经过足够长的时间,所得到的衍射图样也还是一样。这说明每一个波衍射的现象和其他粒子无关,衍射图样不是由粒子之间相互作用而产生的。

为人们普遍接受的波函数的解释,是由玻恩(Born)首先提出的。为了说明玻恩的解释,我们仍考察上述粒子衍射实验。如果入射电子流的强度很大,即单位时间内有许多电子被晶体反射,则照片上很快就出现衍射图样。如果入射电子流强度很小,电子一个一个地从晶体表面上反射,这时照片上就出现一个一个的点子,显示出电子的微粒性。这些点子在照片上的位置并不都是重合在一起的。开始时,它们看起来似乎是毫无规则地散布着;随着时间的延长,点子数目逐渐增多,它们在照片上的分布就形成了衍射图样,显示出电子的波动性。由此可见,实验所显示的电子的波动性是许多电子在同一实验中的统计结果,或者是一个电子在许多次相同实验中的统计结果。波函数正是为了描写粒子的这种行为而引进的,玻恩就是在这个基础上,提出了波函数的统计解释,他认为,物质波不以什么可观测的物理量相联系,波函数本身没有什么物理意义,而波函数在空间某点绝对值的平方和在该点邻近找到粒子的概率成正比。按照这种解释,描写粒子的波是概率波。

按照波函数的统计解释,在时刻 t,粒子出现在体积元 $\mathrm{d}x\mathrm{d}y\mathrm{d}z$ 内的概率,可用波函数绝对值(模)的平方 $|\Psi(x,y,z,t)|^2$ 与体积元 $\mathrm{d}x\mathrm{d}y\mathrm{d}z$ 的乘积求出,也就是说,$|\Psi(x,y,z,t)|^2$ 给出粒子在点(x,y,z)邻近出现的概率密度。

根据统计诠释,要求粒子在空间各点的概率的总和为 1,即要求波函数满足条件

$$\iiint_V |\Psi(r,t)|^2 \mathrm{d}V = \iiint_V \Psi(r,t)\Psi^*(r,t)\mathrm{d}V = 1 \qquad (11-22)$$

式中 V 为波函数存在的所有空间,式(11-22)称为波函数的归一化条件。

三、不确定关系

在经典力学中,质点在任何时刻都有完全确定的位置、动量、能量、角动量等与此不同,微观粒子具有明显的波动性,以致它的某些成对物理量不可能同时具有确定的量值。例如位置坐标和动量、角动量等,其中一个量确定越准确,另一个量的不确定度就越大。我们以电子的单缝衍射实验结果来说明这个问题。

如图 11-9 所示,当电子束入射到缝宽为 a 的单缝上时,就会发生衍射现象。根据单缝衍射的公式,其第一级暗纹的关系式为

$$a\sin\theta = \lambda$$

若以 x 表示电子打在屏上的位置坐标,当电子通过狭缝时,电子的位置就被限制在宽为 a 的缝里,Δx 表示决定电子位置的不确定量,则

$$\Delta x = a$$

同时,由于衍射的缘故,电子速度的方向有了变化,电子的动量也就有了变化。如果只考虑中央明纹,即两边第一级暗纹间的明纹,则电子衍射后位于图 11-9 中的 2θ 角之内。设电子的动量值为 p,经衍射后平行于 x 轴的动量分量的不确定量为

$$\Delta p_x = p\sin\theta$$

将和第一暗纹的关系式 $\sin\theta=\dfrac{\lambda}{a}$ 及德罗意关系式 $p=\dfrac{h}{\lambda}$ 代入,可得

$$\Delta p_x = \frac{h}{\lambda} \cdot \frac{\lambda}{a} = \frac{h}{a}$$

将 $\Delta x = a$ 代入，则得

$$\Delta x \Delta p_x = h$$

考虑到还有中央明纹以外区域的情况，应有

$$\Delta x \Delta p_x \geqslant h \tag{11-23}$$

这就是著名的海森伯（Heisenberg）位置和动量的不确定关系（曾称为测不准关系式）。

不确定关系式（11－23）表明，微观粒子的位置坐标和同一方向的动量不可能同时具有确定值。减少 Δx，将使 Δp_x 增大，即位置确定越准确，动量确定就越不准确，这和实验结果是一致的。如作单缝衍射实验时，缝越窄，电子在底片上分有的范围就越宽。因此，对于具有波粒二象性的微观粒子，不可能用某一时刻的位置和动量描述其运动状态，轨道的概念已失去意义，经典力学规律也不再适用。

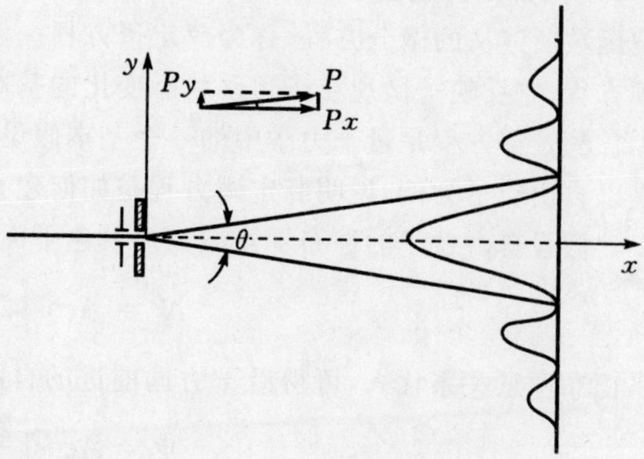

图 11－9　电子衍射的不确定度

不确定关系是微观客体具有波粒二象性及其统计关系的必然结果，并非仪器对粒子的干扰，也不是仪器有误差的缘故，是物理学中一个重要的基本规律，在微观世界的各个领域中有很广泛的应用。不确定关系不仅存在于坐标和动量之间，也存在于能量和时间之间，如果微观粒子处于某一状态的时间为 Δt，则其能量必有一个不确定量 ΔE，由量子力学可推出二者之间关系为

$$\Delta E \Delta t \geqslant h \tag{11-24}$$

式（11－24）称为能量和时间的不确定关系。显然，除基态外，原子的激发态平均寿命越长，能级宽度就越小，反之亦然。这与原子由激发态跃迁到基态的光谱线有一定宽度的实验事实是相符的。

【例 11－1】　取原子的线度约 10^{-10} m，试求原子中电子速度的不确定量。

解：原子中电子的位置不确定 $\Delta x = 10^{-10}$ m，由不确定关系得

$$\Delta v_x \geqslant \frac{h}{m\Delta x} = \frac{1.05 \times 10^{-34}}{9.11 \times 10^{-31} \times 10^{-10}} = 1.16 \times 10^{6} \text{m} \cdot \text{s}^{-1}$$

由玻尔理论可估算出氢原子中电子的轨道运动速度约为 $10^6 \text{m} \cdot \text{s}^{-1}$，可见速度的不确定量与速度大小的数量级基本相同。因此，原子中电子在任一时刻没有完全确定的位置和速度，也没有确定的轨道，不能看成经典粒子，波动性十分显著，电子的运动必须用电子在各处的概率分布来描述。

第四节　薛定谔方程

一、定态薛定谔方程

经典力学中，质点的运动情况是由位置随时间的变化关系来描写的，函数 $r(t)$ 可由牛顿定律 $F = m\frac{d^2 r}{dt^2}$ 确定。只要知道初始条件，解上述微分方程，就可知道任何时刻的运动情况。

1926 年，薛定谔建立了在势场中运动的非自由粒子波函数所遵从的微分方程，即一般情况下波函数所遵从的微分方程，称为薛定谔方程。量子力学中的薛定谔方程相当于经典力学的牛顿方程，它反映了微观粒子运动状态变化的基本规律。

薛定谔方程是量子力学中的一个基本假设，不可能从其他更基本的理论导出来，下面我们是以自由粒子为例，说明薛定谔方程是如何建立的，而不是导出薛定谔方程。

假设自由粒子的德布罗意波为一单色平面波，参照一维简谐波表达式

$$\Psi = A\cos\left[2\pi\left(\frac{t}{T}-\frac{x}{\lambda}\right)\right]$$

将德布罗意关系代入，可得沿 x 方向前进的自由粒子的波函数为

$$\Psi = A\cos\left[\frac{2\pi}{h}(Et-xp)\right] \tag{11-25}$$

该波函数是时间 t 和空间位置 x 的函数。由于篇幅的限制，我们只介绍粒子处于稳定运动状态（简称定态）的方程。当粒子处于定态时，其能量和粒子分布的概率不随时间变化，波函数只是位置坐标 x 的函数。将(11-25)式关于 x 求二阶导

由于
$$\frac{d^2\Psi}{dx^2}=-\frac{4\pi^2}{h^2}p^2A\cos\left[\frac{2\pi}{h}(Et-xp)\right]=-\frac{4\pi^2}{h^2}p^2\Psi$$

可得
$$\frac{d^2\Psi}{dx^2}+\frac{4\pi^2}{h^2}p^2\Psi=0 \tag{11-26}$$

不考虑粒子运动引起的质量相对论效应，粒子的动能可以表示为

$$E_k=\frac{1}{2}mv^2=\frac{1}{2}\frac{(mv)^2}{m}=\frac{1}{2}\frac{p^2}{m}$$

代入(11-26)式，可得

$$\frac{d^2\Psi}{dx^2}+\frac{8\pi^2 mE_k}{h^2}\Psi=0 \tag{11-27}$$

这是描述粒子在不受外力作用下运动的波动方程。如果粒子在势场中运动（如电子在原子核产生的电场中运动），则粒子的动能 E_k 应等于总能量 E 与势能 U 之差即 $E_k=E-U$ 代入上式

$$\frac{d^2\Psi}{dx^2}+\frac{8\pi^2 m}{h^2}(E-U)\Psi=0 \tag{11-28}$$

这就是一维定态薛定谔方程。在三维的情况下，应写成偏微分的形式，即

$$\frac{d^2\Psi}{dx^2}+\frac{d^2\Psi}{dy^2}+\frac{d^2\Psi}{dz^2}+\frac{8\pi^2 m}{h^2}(E-U)\Psi=0 \tag{11-29}$$

只要能给出粒子在系统中的势能函数 $U(x,y,z)$ 的具体形式，按照波函数的单值连续及有限性的要求，定态波函数就可以求出，粒子的行为就可以根据 $|\Psi|^2$ 来描述。

二、一维定态问题

现在，我们用定态薛定谔方程来处理一些一维问题，量子体系的许多特征都可以在这些比较简单的问题中体现出来。

1. 一维无限深方势阱中的粒子

如前所述，通常把在无限远处为零的波函数所描写的状态，称为束缚态。为了分析处于束缚态的粒子的共同特点，我们先从一个最简单的理想化模型入手。例如，金属中的自由电子，原子核中的质子和中子等，它们的运动都被限制在一个很小的空间范围，作为近似和简化，我

们抽象出一维无限深势阱的模型，在这类问题中，粒子的势能函数为

$$U(x)=\begin{cases}0, & 0<x<a\\ \infty, & x\leqslant 0,\geqslant a\end{cases} \tag{11-30}$$

其曲线形如深井，故称一维无限深势阱，如图 11－10 所示。

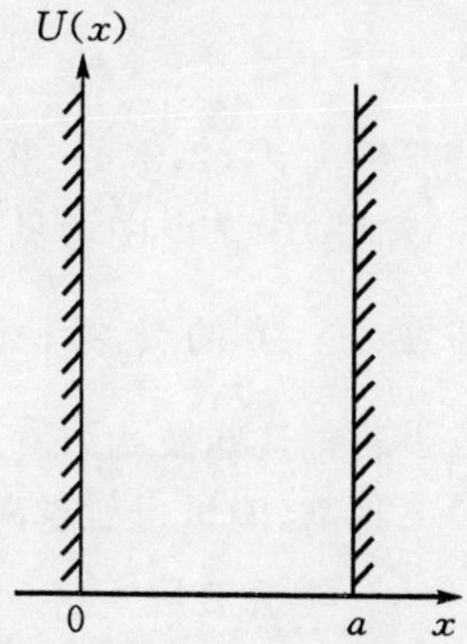

图 11－10 无限深方势阱

在 x 不同的区间，$U(x)$ 不同，我们分“势阱内”和“势阱外”两类区域来讨论。在势阱(potential well)内，即当 $0<x<a$ 时，定态薛定谔方程为

$$\frac{\mathrm{d}^2}{\mathrm{d}x^2}\Psi(x)+\frac{2mE}{h^2}\Psi(x)=0 \tag{11-31}$$

令

$$k=\frac{\sqrt{2mE}}{h} \tag{11-32}$$

则方程(11－31)的解可表示为

$$\Psi(x)=A\sin kx+B\cos kx \tag{11-33}$$

其中 A 和 B 是待定常量。

因为势阱的壁无限高，从物理上考虑，粒子不可能穿透无限高的势阱壁。按照波函数的统计诠释，要求在势阱壁上及势阱外波函数为零。因此，式(11－33)所给出的势阱内粒子的波函数，必须满足如下的边界条件

$$\Psi(0)=0,\quad \Psi(a)=0 \tag{11-34}$$

按照边界条件 $\Psi(0)=0$，可得 $B=0$；按照边界条件 $\Psi(a)=0$，要求 $A\sin ka=0$，即

$$ka=n\pi\quad (n=1,2,\cdots) \tag{11-35}$$

我们舍去了 $n=0$ 的情况，因为若 $n=0$，必有 $\Psi(x)=0$，没有物理意义。

由式(11－32)可得 $E=\frac{h^2k^2}{2m}$，将式(11－35)中所确定的 k 值代入，立即得到

$$E=E_n=n^2\frac{h^2\pi^2}{2ma^2}\quad (n=1,2,\cdots) \tag{11-36}$$

n 称为量子数(quantum number)。这说明，只有当能量取式(11－36)所给出的那些离散值 E_n 时，相应的波函数 $\Psi_n(x)$ 才能满足边界条件，由此可见，当粒子被束缚在势阱中时，体系的能量是量子化的，即所构成的能谱是离散的。而且，粒子的最低能量 $E_1\neq 0$，即粒子具有零点能(zero point energy)，这也是与经典概念下的粒子完全不同的。对应在 $0<x<a$ 范围内的波函数为

$$\Psi(x)=A\sin\left(\frac{n\pi x}{a}\right)\quad (n=1,2,\cdots) \tag{11-37}$$

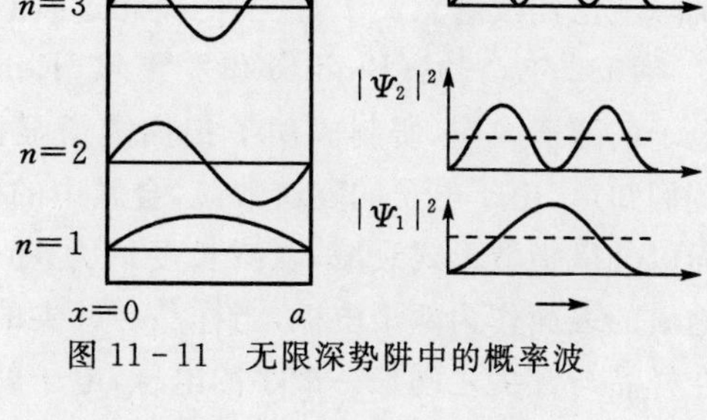

图 11－11 无限深势阱中的概率波

利用归一化条件 $\int_0^a|\Psi_n(x)|^2ax=1$，可以求

出 $A=\sqrt{\frac{2}{a}}$，则归一化波函数可以表示为

$$\Psi_n(x)=\begin{cases}\sqrt{\frac{2}{a}}\sin\left(\frac{n\pi x}{a}\right), & 0<x<a\\ 0, & x\leqslant 0, x\geqslant a\end{cases}\tag{11-38}$$

与能级 $n=1,2,3,4\cdots$ 相对应的波函数 $\Psi_n(x)$ 以及概率密度 $|\Psi_n(x)|^2$，分别表示于图 11-11(a)和(b)中。由图可见，除端点 $x=0$ 和 $x=a$ 之外，基态($n=1$，能量最低态)波函数无节点，即 $\Psi(x)=0$ 的点；第一激发态($n=2$)有一个节点在 $x=\frac{a}{2}$ 处，第 k 激发态($k=n-1$)有 k 个节点。若把这些波函数看成直线上的驻波，则很容易理解这一结果。节点越多，说明波长越短，频率越高，能量也就越高。

2. 隧道效应

这是一个粒子被势垒(potential barrier)散射的问题。如图 11-12 所示，能量为 E 的粒子沿 x 轴正方向射向方势垒

$$U(x)=\begin{cases}U_0, & 0<x\leqslant a\\ 0, & x<0, x>a\end{cases}\tag{11-39}$$

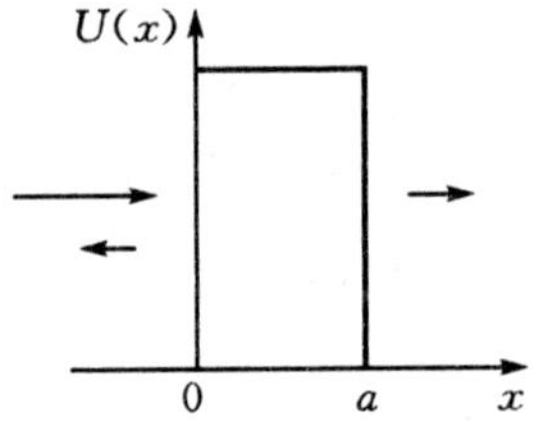

图 11-12　方势垒

在经典力学，只有能量 $E>U_0$ 的粒子才能越过势垒运动到势垒的右边去；而能量 $E<U_0$ 的粒子运动到势垒左边缘 $x=0$ 处就会被反射回去，不能穿过势垒。但对微观粒子而言，求解势垒的薛定谔方程，结果发现：即使 $E<U_0$，粒子仍有一定的概率穿透势垒，其结果是有一部分波透过，一部分波被反射。粒子能穿透比动能更高的势垒的现象，称为隧道效应，这在经典概念下是无法理解的，也是微观粒子具有波动性的表现，图 11-13 给出了势垒穿透的波动图象。

我们称通过势垒的粒子数与入射总粒子数之比为透射系数，用 D 表示。

$$D=e^{-\frac{4\pi a}{h}\sqrt{2m(U_0-E)}}\tag{11-40}$$

可以看出，势垒高度与粒子能量差越小，势垒宽度越小，粒子穿过势垒的概率就越大，隧道效应才较显著。例如，当 $U-E=1MeV$ 时，一个 α 粒子穿过一个宽度为 $a\sim 10^{-14}m$ 的势垒，其透射系数为 $D\sim 10^{-4}$；但若 $a\sim 10^{-13}m$，则 $D\sim 10^{-38}$。由此可见，对于宏观物体，隧道效应在实际上已经没有意义了，量子的概念过渡到了经典概念。

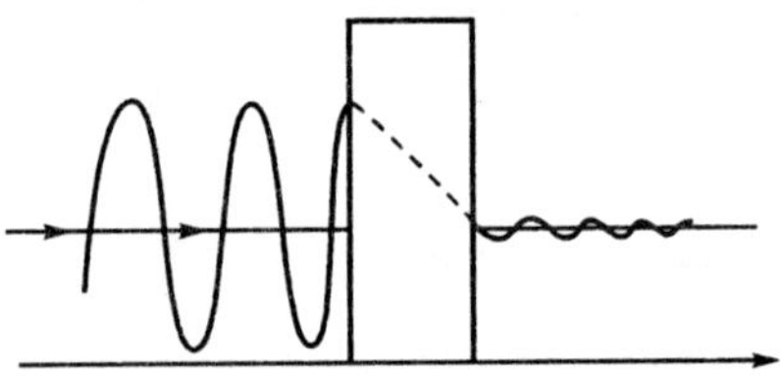
图 11-13　隧道效应

1982 年，宾尼(Binnig)和罗雷尔(Rohrer)等人利用电子的隧道效应，研制成功了扫描隧道显微镜(scanning tunneling microscope，简称 STM)。我们知道，由于电子的隧道效应，金属中的电子并不完全局限于表面边界之内，电子密度在表面以外呈指数形式衰减，衰减长度约为 1nm。因此，只要将原子线度的极细探针以及被研究物质的表面作为两个电极，当样品与针尖的距离很小时，它们的表面"电子云"就可能重叠。若在样品与针尖之间加一微小的电压，电子就会穿过两个电极之间的势垒，流向另一个电极，形成隧道电流(tunnel current)。这种隧道电流的大小是电子波函数重叠程度的量度，与针尖和样品之间的距离以及样品表面平均势垒的高度有关。隧道电流对针尖与样品之间的距离非常

敏感，因此，利用电子反馈线路来控制隧道电流的恒定，利用压电陶瓷材料来控制针尖在样品表面上的扫描，则探针在垂直于样品方向上的高低变化，就反映了样品表面的起伏。对于表面起伏不大的样品，可以控制针尖高度保持不变来扫描，通过记录隧道电流的变化来得到表面状态的密度分布。利用STM可以分辨表面上离散的原子，显示出表面上原子的台阶，平台和原子阵列。STM的出现，使人类第一次能够实际地观测单个原子在物质表面上的排列状态以及与表面电子行为有关的性质，在表面科学、材料科学和生命科学等领域的研究中有着重大的意义和广阔的应用前景。在近代，许多用于表面结构分析的仪器先后问世，例如扫描电子显微镜(SEM)，场电子微显镜(FEM)，场离子显微镜等等，应用这些仪器的技术，与STM一起，在表面科学各个领域中起重要的作用。

三、四个量子数

对氢原子，只有一个电子和一个质子，相互作用的库仑力非常简单，对应的势能函数为

$$U=-\frac{e^2}{4\pi\varepsilon_0 r}$$

即使这样，求解薛定谔方程的依然比较繁杂，我们就不讨论其数学过程了。下面只介绍决定电子在原子中运动状态的四个量子数。另外，对原子核外有两个以上的多电子原子，每个电子都在核的库仑引力和其他电子的库仑斥力的联合作用下运动。多电子系统的薛定谔方程不能精确求解。但原子中每一个电子的状态可由下列四个量子数来确定：

(1)主量子数 n：在量子力学中求解薛定谔方程的必然结果是电子的能量不是任意的，只能取一些分立的值，即能量量子化，这些能量值表达式是

$$E_n=-\frac{me^4}{8\varepsilon_0^2h^2}\frac{1}{n^2}\quad(n=1,2,3\cdots)\tag{11-41}$$

式中 n 为主量子数，可以大体上决定原子中电子的能量，n 越大，能量越高。主量子数 n 相同的电子属于同一壳层，$n=1,2,3\cdots$ 的壳层分别称为 $K,L,M\cdots$ 壳层。

(2)角量子数 l：在量子力学中，为了使薛定谔方程有解，原子钟电子的运动轨道角动量只能取下列分立的值，即角动量量子化

$$L=\sqrt{l(l+1)}\frac{h}{2\pi}\quad(l=0,1,2,\cdots n-1)\tag{11-42}$$

角量子数 l，又称为副量子数，它决定电子在运动时的轨道角动量。在每一个壳层里角量子数 l 相同的电子组成支壳层，$l=0,1,2,\cdots$ 的支壳层分别称为 $s,p,d,f\cdots$ 电子云。一般来说，处于同一主量子数 n 而不同角量子数 l 的状态的电子，其能量稍有不同。

(3)磁量子数 m：电子绕核运动的轨道在空间的方位只能是一些特定的方向，磁量子数决定了轨道平面的空间取向，此即角动量的空间量子化。当原子处于外磁场中，电子轨道角动量在外磁场方向的分量

$$L_m=m\frac{h}{2\pi}\quad(m=0,\pm1,\pm2,\cdots\pm l)\tag{11-43}$$

磁量子数 m 不同，轨道角动量在空间的取向不同，电子的运动状态也不同。对 $3d$ 电子云，$n=3$，$l=2$，可取 $m=0,\pm1,\pm2$ 共5个可能的方向。

主量子数 n 限制角量子数 l 可能值，磁量子数 m 的可能值受到角量子数 l 的限制。例如 $n=2$ 时，取 $l=0$，对应 $2s$ 电子云有1个可能方位，即各向一致的球对称分布；还可取 $l=1$，对应

$2p$ 电子云有 3 个可能方位;但不会出现 d 电子云。需要说明的是,玻尔轨道在量子力学中相当于发现电子云中出现电子概率极大的位置。图 11－14 中每一分布曲线的下方示意地画出了电子云对应的轨道取向。

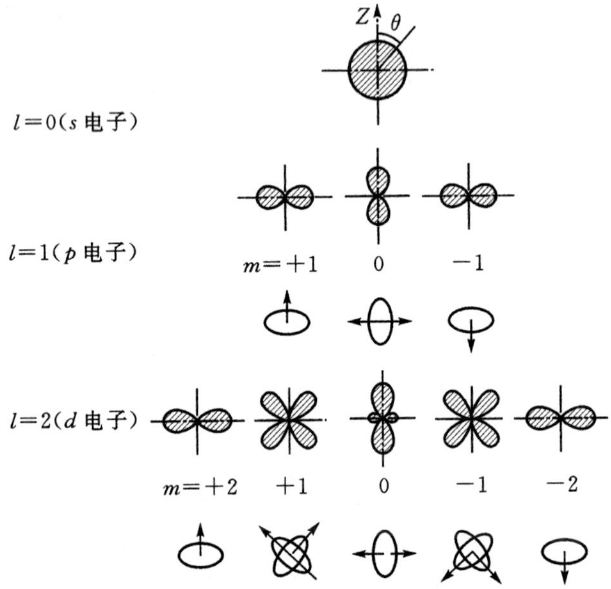

图 11－14　s、p、d 态电子的角分布

(4) 自旋磁量子数 m_s:$m_s=\pm\frac{h}{2}$,自旋磁量子数 m_s 可以决定电子自旋角动量在外磁场方向上的分量,在空间任意方向上的投影只能取两个数值:平行或反平行于磁场。即在一个原子中不可能有两个或两个以上的电子具有完全相同的状态,这就是泡利不相容原理。

$$L_s = m_s \frac{h}{2\pi} \tag{11-44}$$

一般来说,当 n 给定时,l 的可能值为 0,1,2,…$(n-1)$,共有 n 个值,当 l 给定时,m 的取值为 0,±1,±2,…±l,共有$(2l+1)$个可有值;当 n,l,m 都给定时,m_s 取$\pm\frac{1}{2}$两个可能值,因此由泡利不相容原理可知,能级 n 上允许容纳的电子数最多为

$$N = \sum_{i=0}^{n=1} 2(2l+1) = 2n^2$$

由此可见,每一壳层最多可容纳 $2n^2$ 个电子,每一支壳层最多能容纳 $2(2l+1)$个电子。

按量子力学得出的多电子原子的电子壳层结构和排列次序,已在各元素的物理性质和化学性质的周期性中得到完全的证实。

目标检测

1. 估测星球表面温度的方法之一是将星球看成黑体,如果测得太阳和北极星的辐射峰值波长 λ_m 分别为 0.55μm 和 0.35μm,试计算它们的表面温度。

2. 在加热黑体过程中，若其单色辐射度的峰值波长由 0.8μm 变化到 0.4μm，则总辐射度增加到多少倍？

3. 用关于波长求极大值的方法，由普朗克黑体辐射公式导出维恩位移定律。

4. 设某金属的脱出功为 2.2eV，现在以 450nm 的蓝光照射，问能否产生光电效应？钨的脱出功为 4.5eV，恰能使它放出光电子的照射光的最大波长是多少？

5. 某金属光电效应的临界波长为 273nm，现用波长为 180nm 的紫外线照射，求放出光子的最大动能。

6. 计算巴尔末系中波长最短的谱线的波长及相应光子的质量和动量。

7. 根据玻尔理论计算：①氢原子中电子在 $n=2$ 的轨道上运动的线速度；②电子在该轨道上每秒绕核旋转的周数；③电子的动能。

8. 在康普顿实验中，入射 X 射线的波长 λ_0 等于 0.02nm，当散射角为 90°时，求：散射 X 射线的波长；反冲电子的动能。

9. 在电子衍射实验中，电子波的频率为 2×10^{17} Hz，求电子的速度和加速它的电势差。

10. 人的红细胞质量约为 10^{-13} g，设测量红细胞位置的不确定为 0.1μm，求其速率的不确定量。

11. 氦氖激光器发射的红光波长为 632.8nm，设其氖原子激发红光的亚稳态能级的寿命为 0.1s，求该激光的频率宽度的相对变化。

12. 在宽度为 a 的无限深势阱中，粒子处于基态，其波函数为 $\sqrt{\frac{2}{a}}\sin\frac{\pi}{a}x$。①求粒子在 $\frac{a}{4}$ 处出现的概率密度。②在何处粒子出现的概率最大？其概率密度是多少？

13. 在线度为 1.0×10^{-5} m 的细胞中有许多质量为 $m=1.0\times10^{-17}$ kg 的生物粒子，若将生物粒子作为微观粒子处理，试估算该粒子的 $n=100$ 和 $n=101$ 的能级以及能级差各是多少？

14. 氢原子的电子处在 $n=4, l=3$ 的状态，问：①该电子角动量值为多少？②角动量 L 在磁场方向上的分量有哪些可能的值？

15. 在描述原子内电子状态的量子数 n、l、m_l 中，①当 $n=5$ 时，l 的可能值是哪几个？②当 $l=5$ 时，m_l 的可能值是哪几个？③当 $l=4$ 时，n 的最小可能值是多少？④当 $n=3$ 时，电子可能状态数为多少？

第十二章　X 射线与激光

1895 年，德国物理学家伦琴(W. K. Röntger)在用真空放电管研究稀薄气体放电时，发现一种肉眼看不见、但可使荧光物质发出荧光、穿透能力很强的射线；伦琴将它称为 X 射线，即未知射线的意思。科学界为了纪念伦琴把它命名为伦琴射线。1912 年，劳厄(M. von Laue)用晶体衍射实验，证明 X 射线类似于光波，是一种波长比紫外线更短的电磁波。X 射线的发现，对物质微观结构理论的深入研究和技术上的应用，特别是对医学科学领域的不断创新和突破都有十分重大的意义。X 射线被发现后不久就成功地应用于放射治疗，现在已经是医学诊断和治疗疾病的主要手段之一，也早已成为现代医学不可缺少的工具。

激光是 20 世纪 60 年代出现的重大科技成果之一，它的出现标志着人类对光的掌握和利用进入到了一个新的阶段，并由此带动了通信技术、信息储存与显示技术的巨大进步。目前，激光技术已广泛渗透到国防建设、工农业生产、信息通讯、生物工程、医药等各个领域。

本章将主要介绍 X 射线的产生、X 射线的性质、X 射线的吸收、X 射线的医学应用等知识，以及激光的基本原理、激光的特性和生物效应以及激光在医学领域的一些应用。

第一节　X 射线的产生及基本性质

一、X 射线的产生

1. X 射线的产生装置

X 射线的发生装置(X 光机)主要包括 X 射线管、低压电源和高压电源三个部分，图 12－1 是较为典型的全波整流 X 射线产生装置原理示意图。其中 X 射线管是装置的核心部件，是由硬质玻璃管内部抽成高度真空，封装阴极和阳极两个电极。高真空度的空间，以保证高速电子流免受空气分子的阻挡而降低能量，同时又可保证灯丝不至因氧化而被烧毁。

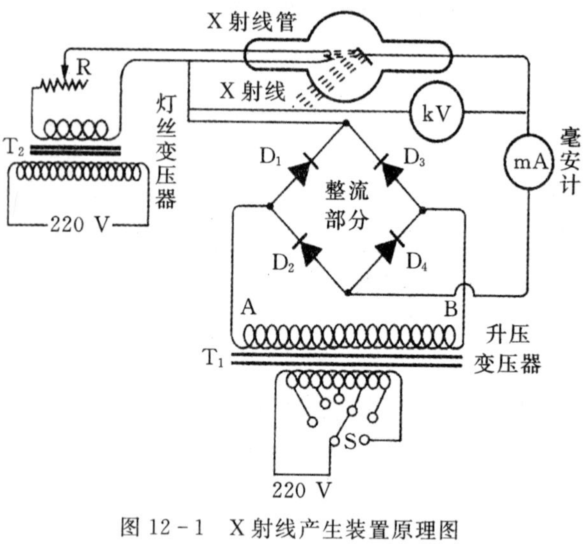

图 12－1　X 射线产生装置原理图

阴极(灯丝、电子源)由卷绕的钨丝做成，单独由低压电源(一般为 2～18V)供电，能通过 2～10A 的可调电流，使灯丝灼热而发射电子。灯丝电流越大，温度越高，单位时间内所发射的热电子数就越多。

阳极(阳靶)正对着阴极,通常是铜制成的圆柱体,在柱端斜面上嵌有一小块钨板,作为高速电子冲击的目标,称其为阳靶。阴、阳两极间所加的几十千伏到几百千伏的直流电压称为管电压,阴极所发射的热电子在强大的电场作用下高速奔向阳极,形成管电流。这些高速电子流突然被阳极靶阻止时,就有X射线辐射出来。

2. X射线的产生条件

医学上是利用高速电子流轰击靶物质而产生X射线的。因此,X射线的产生必须具备两个条件:①有高速运动的电子流;②有接受高速运行的电子流轰击的障碍物(阳靶),使其所具有的能量转变成X射线(X光子)的能量。

X射线管工作时,仅有不足1%的电子动能转变为X射线,其余99%以上的电子动能都转变成热能,从而使阳极靶面温度急剧升高。为了避免阳极靶面因高温而熔化,通常采用熔点高达3370℃的钨板作为电子直接轰击的阳极靶面,并将其嵌在导热性能好的铜制圆柱体中,便于散热。在大功率的X射线管中,阳极都设计制作成可旋转式,使高速电子流的轰击部位不断改变,将产生的热量分散在较大的面积上,不至因温度急剧上升损毁阳极。尽管如此,阳极仍不能连续工作时间太久,工作一段时间后都要关机待冷却后方可再次使用。

实际上,X射线的实际利用率也是很低的。从X射线窗口射出供使用的X射线,仅占阳极靶面产生X射线总量的不足10%,其余的90%都被阳极靶、管壳、管壁等吸收了。

二、X射线衍射与X射线谱

1. X射线衍射

晶体是原子有规则排列起来的结构,晶体中两个相邻微粒(原子、分子、离子)的距离约在0.1nm的数量级。普通X射线的波长范围约为0.001～10nm,晶体中相邻微粒间距的数量级与此相仿,所以晶体微粒有规则排列起来的结构可以用作X射线很合适的三维衍射光栅。1912年劳厄等人根据理论预见,首次观察到X射线的衍射现象,科学界称其为"劳厄图样"。劳厄设想的证实一举解决了X射线的本性问题,并初步揭示了晶体的微观结构,成为X射线衍射学科的第一个里程碑。由于发现X射线在晶体中的衍射现象,劳厄获得了1914年的诺贝尔物理学奖。

布拉格父子(W. H. Bragg 和 W. L. Bragg)于1913年对X射线衍射进行了定量研究。图12-2是X射线衍射原理示意图,图中黑点表示原子,通过各黑点的直线表示由一系列平行原子层组成的晶格平面,d是相邻两晶格平面之间的距离,称为晶格常数(lattice constant)。当X射线沿掠射角 φ(与晶格平面的夹角)照射到晶体上,由于晶体表面和体内的原子都成为子波中心向各方向发射X射线,散射的X射线彼此相干在空中形成干涉现象。由图12-2可知,相邻两晶格平面的X射线 B_1B_2 和 A_1A_2 的光程差为

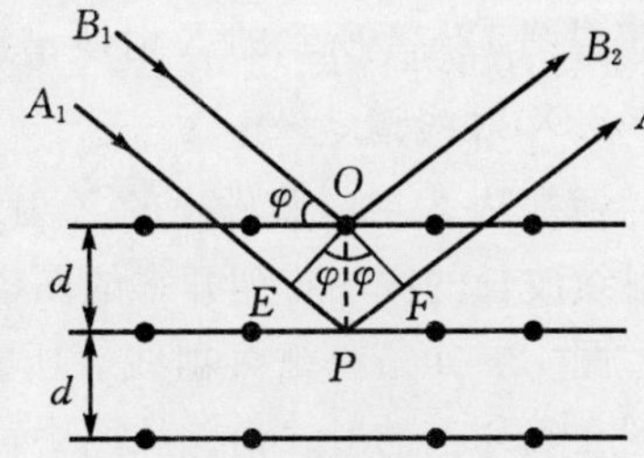

图12-2　X射线的衍射

$$EP + PF = 2OP \cdot \sin\varphi = 2d\sin\varphi$$

由此可得X射线反射光的加强条件是

$$2d\sin\varphi = k\lambda \quad (k = 1,2,3,\cdots) \qquad (12-1)$$

式(12－1)称为布拉格定律。式中 φ 为相应某一束入射 X 射线的衍射角，d 是晶面中微粒层间的距离，k 则称衍射级数。这是晶体学中最基本的方程之一，也称为布拉格方程(Bragg's equation)。布拉格父子共同获得了 1915 年的诺贝尔物理学奖。

由布拉格方程可知，若已知晶格常数和掠射角就可以计算出入射 X 射线的波长 λ，这就是 X 射线光谱分析法和 X 射线摄谱仪的基本原理。如果已知 X 射线波长和掠射角，就可以测出晶格点阵原子的位置和间隔，分析晶体的结构，它已发展为独立的 X 射线结构分析学。

X 射线衍射在物理学、化学、生物学、医学、药学以及材料研究等领域已得到越来越广泛的应用，成为分析物质结构的重要手段之一。1952 年，生物学家沃森和物理学家克里克用 X 射线衍射实验图样及数据，最终发现了 DNA 的双螺旋结构，打开了生物学研究从细胞水平进入分子水平的大门，使人们对微观世界的认识深入到更深层次。为此，沃森和克里克在 1962 年获得诺贝尔生理学医学奖。

【例 12－1】 X 射线投射在 KCl 晶体上，二级布拉格反射角 φ 为 30°，若 X 射线的波长为 157nm，KCl 晶体晶面间距是多少？

解：由式(12－1)知，KCl 晶体晶面间距为

$$d = \frac{k\lambda}{2\sin\varphi} = \frac{2\times 0.157}{2\sin 30^\circ} = 0.314(\text{nm})$$

利用 X 射线衍射的基本原理，布拉格父子设计了既能观察 X 射线衍射，又可摄取 X 射线谱的实验装置——X 射线摄谱仪。如图 12－3 所示，X 射线束先后通过两个铅屏上的狭缝射到晶体光栅上，当入射 X 射线的方向相对于晶体为某一角度时，入射 X 射线中某一波长刚好满足式(12－1)的关系，就将有一束反射 X 射线从晶体射到放置在其附近的圆弧形胶片上。波长愈短的射线，掠射角 φ 愈小。转动晶体，改变 φ 角，就可以使不同波长的 X 射线在不同的方向上得到加强并射向胶片。当晶体往复转动时，反射 X 射线束就在胶片上从一端到另一端反复感光，取下胶片冲洗后就可获得图 12－4 所示的 X 射线谱。利用摄谱仪还可获得单色 X 射线。

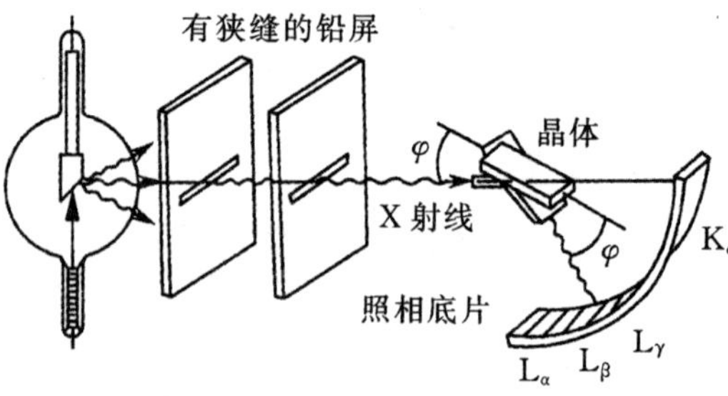

图 12－3 X 射线摄谱仪原理图

2. X **射线谱**

通常从 X 射线管发出的 X 射线不是单色的，它包含许多不同的波长成分，将其强度按照 X 射线波长的次序排列开来的图谱，叫做 X 射线谱。

图 12－4 是钨靶 X 射线管所发射的 X 射线谱，上图是谱线强度与波长关系的曲线，下图是照在底片上的射线谱。从图中可以看出，X 射线谱包含两部分：①曲线下划斜线的部分对应于照片上的背景，它包含各种不同波长的射线，叫做连续 X 射线。②曲线上凸出的尖端，具有较大的强度，对应于照片上明显谱线，这相当于可见光中的明线光谱，叫做标识 X 射线。产生连续谱和标识谱的机制是不同的。

(1)连续 X 射线谱　实验表明，当 X 射线管管电压较低时，它只发射连续 X 射线谱。连续 X 射线谱的发生机制是轫致辐射过程。当高速电子流撞击阳极靶时，电子在原子核电场的作

用下，其速度发生急剧变化，导致电子动能损失，其中一部分动能 ΔE 转化为光子的能量 $h\nu$ 并以电磁辐射的形式发射出去。由于每个电子与靶原子作用时的相对位置不同，且每个电子与靶原子作用前具有的能量也不同，所损失的动能 ΔE 有不同的数值，因此发射的X光子的频率各不相同，这样就形成了在一定范围内频率(或波长)连续分布的X射线谱。

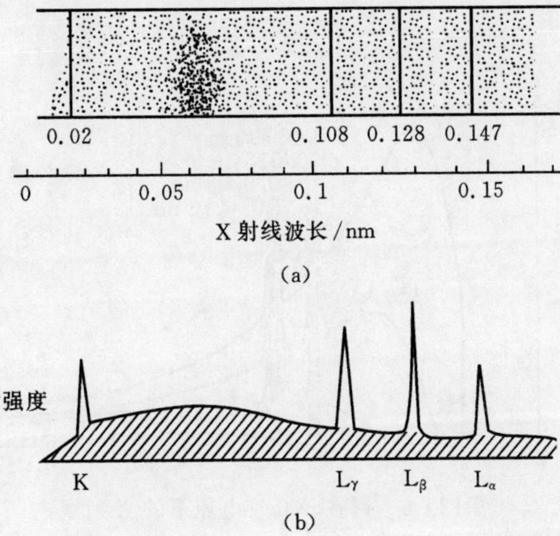

图 12-4　X射线谱示意图

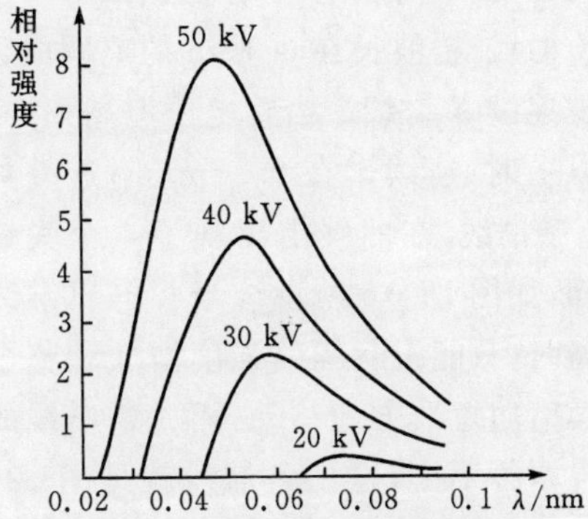

图 12-5　钨的连续X射线谱

图 12-5 绘出了钨靶X射线管在四种较低的管电压下的X射线谱。由图可见，在不同管电压作用下连续X射线谱的位置并不一样，谱线的强度随波长的变化而连续变化，具有以下特点：①每条曲线都有一个相对强度的最大值；有一个最短的波长 λ_{min}，叫做短波极限。②随着管电压增大，各波长对应的相对强度都增大，而且相对强度最大值和短波极限都向短波方向移动。③短波极限 λ_{min} 与阳靶材料无关，仅由管电压决定。

设管电压为 U，电子电量为 e，则电子在管电压加速下获得的动能为 eU，并将其动能全部转变为 X 光子的能量 $h\nu_{max}$，ν_{max} 是与短波极限波长 λ_{min} 对应的最高频率，由此得到

$$E_{max} = eU = h\nu_{max} = \frac{hc}{\lambda_{min}}$$

则

$$\lambda_{min} = \frac{hc}{e} \cdot \frac{1}{U} \tag{12-2}$$

式(12-2)表明，连续 X 射线谱的短波极限与管电压成反比，管电压愈高，则最短波长愈短。这个结论与图 12-5 的实验结果完全一致。把常数 h、c、e 的值代入(12-2)式中，并取 kV 为电压单位，nm 为波长单位，可得

$$\lambda_{min} = \frac{1.242}{U(\mathrm{kV})}(\mathrm{nm}) \tag{12-3}$$

连续 X 射线谱的强度同时受到靶原子序数、管电流及管电压影响。在管电流、管电压一定的情况下，靶原子序数愈高，连续 X 射线谱强度愈大，这是因为每一种靶原子核的核电荷数等于它的原子序数，原子序数大的原子核电场对电子作用强，电子损失能量多，辐射出来的光子能量大，X 射线的强度就大。

【例 12-2】　如果要得到连续谱中最短波长为 0.05nm 的X射线，加于X射线管的电压

为多少？电子到达阳极时的动能为多少？

解：(1)由式(12－3)知，加于X射线管的电压为

$$U(\text{kV})=\frac{1.242}{\lambda_{\min}}=\frac{1.242}{0.05}=24.9(\text{kV})$$

(2)电子到达阳极时的动能为

$$E_k=eU=1.60\times10^{-19}\times2.49\times10^{4}=3.98\times10^{-15}(\text{J})$$

(2)标识X射线谱　图12－6绘出的钨靶X射线管管电压在65kV以下X射线谱，波长在0.1nm的范围内只出现连续X射线。当管电压增高到65kV以上时，连续谱在0.02nm附近叠加了4条谱线，在曲线上出现了4个尖锐高峰，如图12－6所示。当管电压继续增高时，只能引起辐射强度增加和整个连续谱向短波方向移动，而4条谱线的位置始终不变，这四条谱线就是图12－4中钨的K系标识线。

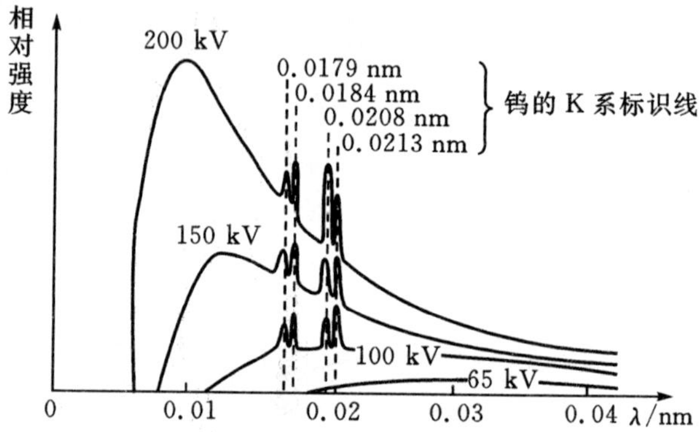

图12－6　钨在较高管电压下的X射线谱

标识X射线的产生是内层电子受激跃迁的结果。当高速电子进人阳极靶物质后，与某个原子的内层电子发生强烈相互作用，并把一部分动能传递给这个电子，使内层电子获得能量而从原子中脱出，出现一个空位。此时较外层的电子就会跃迁到这一层来填补空位，并在跃迁过程中损失能量而辐射出光子，就形成标识X射线。

如果脱出的是K层电子，则空出来的位置就会被L、M或更外层电子填补，并在跃迁过程中发出一个光子，这就是K线系，通常以符号K_α、K_β、K_γ，…表示。如果空位出现在L层(这个空位可能是由于高速电子直接使L层电子电离留下的空位，也可能是由于L层电子跃迁到了K层留下的空位)，那么这个空位就可能由M、N、O层的电子来补充，它们在跃迁过程中发出能量不同的光子而形成L线系。由于距离原子核越远的电子，能级差越小，所以L系各谱线的波长比K系长些。同理，M系的波长又更长些。图12－7画出了这种跃迁的示意图，当然这些跃迁并不是同时在同一个原子中发生的。

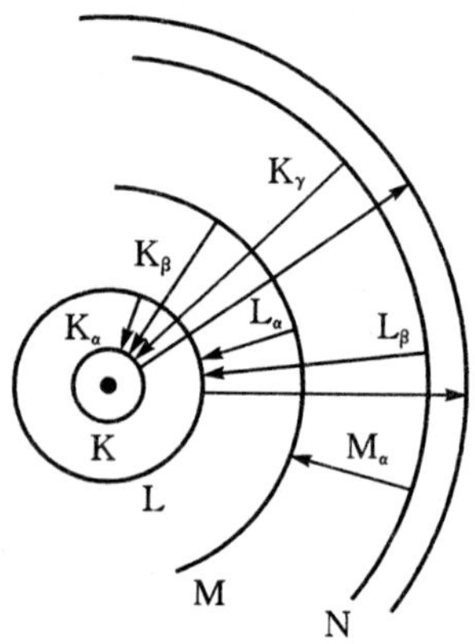

图12－7　标识X射线发生原理示意图

标识谱线仅决定于阳极靶原子两个电子层能级的能量差，而与管电压的大小无关。因此，不同原子序数的阳极靶材料，具有不同的特征X射线系，就像人的“指纹”一样，可用来标识这些元素，这就是“标识X射线谱”或“特征X射线谱”名称的由来。需要指出，X射线管需要加几千伏的电压才能激发出某些标识X射线系。

医用X射线管中发出的X射线，主要是连续X射线，而标识X射线在全部X射线中所占的分量很少。但是，标识X射线的研究，对于认识原子的壳层结构是很有帮助的，对于化学元

素的分析也是非常有用的。近年来发展的微区分析技术就是用很细的电子束打在样品上，根据样品发出的标识 X 射线，可以鉴定各个微区中元素成分。这种技术已开始在医学研究中得到应用。

三、X 射线的基本性质

X 射线是一种波长很短、能量较高的电磁波，其波长范围约为 $10^{-9}\sim10^{-7}$ m，介于紫外线和 γ 射线之间，肉眼看不见。除具有电磁波的一系列性质外，还具有如下特性：

(1)穿透本领　X 射线波长短能量较大且不带电，与物质的相互作用小，具有很强的穿透能力，并在穿透过程中会受到一定程度的吸收。同一 X 射线，原子序数低、密度小的物质，如空气、水、纤维、肌肉等，对 X 射线的吸收小，贯穿本领较强，原子序数高、密度大的物质，如铅、铜、铝、骨骼等，对 X 射线的吸收多，贯穿本领较弱。

人体不同组织的原子序数和密度有差别，因而 X 射线的穿透性不同；X 射线对人体组织穿透性的差别是 X 射线透视、摄影和 X-CT 检查的基础。X 射线对不同物质穿透性的差别也是选择屏蔽材料和过滤板材料的依据。

(2)荧光效应　X 射线能使被照射物质的原子和分子处于激发态，当它们回到基态时发出荧光。有些激发态是亚稳态，在停止照射后，能在一段时间内继续发出荧光，如磷、硫化锌、钨酸钡等荧光物质。X 射线的荧光效应与 X 射线强度有关，当透过人体不同组织的 X 射线照射荧光屏，可在荧光屏上形成明暗不同的影像，这就是 X 射线透视的基本原理。

(3)光化学作用　与可见光一样，X 射线能引起许多物质发生光化学反应，如能使照相胶片感光，用以记录 X 射线照射情况。这一特性被广泛应用于人体的 X 射线摄影检查。

(4)电离作用　X 射线能使一些物质的原子或分子电离，因此在 X 射线照射下气体能被电离而导电。因为空气的电离程度，即其所产生的正负离子量同空气所吸收的 X 射线量成正比，所以可以根据空气中电离电荷的多少，来间接测定 X 射线的照射量。X 射线的电离作用可以在有机体上诱发各种生物效应，这也是 X 射线损伤和治疗的理论基础。

(5)生物效应　X 射线通过生物体，在体液和细胞内部引起一系列的化学变化，使机体和细胞产生生理和病理方面的改变。当然，微量或少量的 X 射线对机体产生的影响不明显；而过量的 X 射线则导致严重的不可恢复的损害，能使生物细胞，特别是增殖性强的细胞，受损而产生抑制生长、损伤甚至坏死等生物效应。X 射线的生物效应是放射治疗的理论基础，某些恶性淋巴瘤和白血病等对 X 射线高度敏感，X 射线放射治疗对这类疾病具有较好的疗效。同时需要指出的是，X 射线对正常组织也有损害，或者说存在致癌风险，因此放射工作者应注意辐射防护。

四、X 射线的强度和硬度

X 射线应用于医疗实践时，为适应诊断和治疗的不同要求，就要选用不同剂量、不同波长的 X 射线。为此，引入 X 射线的强度和硬度这两个物理量就十分必要。

1. X 射线的强度

X 射线的强度是指单位时间内通过与射线方向垂直的单位面积的 X 射线的辐射能量，单位为 W·m^{-2}。这是对 X 射线的量的度量。若用 I 表示 X 射线的强度，则有

$$I = N_1 h\nu_1 + N_2 h\nu_2 + \cdots + N_n h\nu_n \tag{12-4}$$

式(12－4)中 N_1、N_2、…N_n 分别表示单位时间内通过垂直于射线方向的单位横截面积的能量为 $h\nu_1$、$h\nu_2$、…、$h\nu_n$ 的光子数目。可见，改变 X 射线的强度有两种方法：一是改变管电流，使单位时间内轰击阳极靶的高速电子数目改变，从而改变所产生的 X 射线的光子数目 N_i；二是改变管电压，使单个光子的能量 $h\nu_i$ 发生改变。

在一定的管电压下，X 射线管灯丝电流越大，灯丝温度越高，单位时间内发射的热电子数就越多，管电流就越大，则高速电子轰击阳极靶而产生 X 射线束的光子数也就越多。由于光子数不易测出，故通常采用管电流的毫安数(mA)间接表示 X 射线的强度大小，称为毫安率；并通过调节管电流，以达到控制 X 射线强度的目的。

而通过任意一个截面积的 X 射线总辐射量不仅与管电流成正比，还与照射时间成正比。因此常用 X 射线管的管电流的毫安数(mA)与照射时间(s)的乘积表示 X 射线的总辐射量，单位为毫安·秒(mA·s)。

2. X 射线的硬度

X 射线的硬度是指 X 射线光子的能量，它表示 X 射线的穿透本领，是对 X 射线的质的度量。X 射线管的管电压越高，则轰击阳极靶面时的电子动能就越大，由此产生的 X 射线光子的能量也就越大、波长越短，越不易被物质吸收，穿透力越强，X 射线的质就越硬。因此，X 射线的硬度由 X 光子的能量(取决于管电压)决定，管电压愈高则 X 射线愈硬。在医学上通常用管电压的千伏数(kV)来表示 X 射线的硬度，称为千伏率，并通过调节管电压来控制 X 射线的硬度。

此外，X 射线的硬度还与过滤物质的厚度有关。过滤物质越厚，低能 X 射线被吸收的越多，高能 X 射线所占的比例越大，X 射线的硬度越高。

在医学上常根据用途把 X 射线按线质的软硬分为四类。表 12－1 列出了按 X 射线硬度的分类，以及相应的管电压、最短波长和主要用途。

表 12－1　X 射线按硬度的分类

名称	管电压(kV)	最短波长(10^{-10} m)	主要用途
极软 X 射线	5～20	2.5～0.62	软组织摄影、表皮治疗
软 X 射线	20～100	0.62～0.12	透视和摄影
硬 X 射线	100～250	0.12～0.05	较深组织治疗
极硬 X 射线	250 以上	0.05 以下	深组织治疗

五、物质对 X 射线的吸收规律

当 X 射线通过物质时，X 光子与物质中的原子发生多种相互作用。在相互作用过程中，一部分光子被吸收并转化为其他形式的能量，一部分光子被物质的原子散射而偏离原方向，这样在 X 射线进行方向上的强度随着 X 射线深入物质而减弱，也就是说物质对 X 射线有吸收作用。但由于因散射而引起的衰减远小于因吸收而引起的衰减，故通常忽略散射的部分。

1. 线性吸收系数

理论和实验均证明，一束单色平行的 X 射线通过密度均匀的物质时，其强度 I 是随着深入物质的厚度 x 而按指数规律衰减的，即

$$I = I_0 e^{-\mu x} \tag{12-5}$$

式(12-5)中 I_0 是入射 X 射线的强度，I 是通过厚度为 x 的物质层后的 X 射线的强度，μ 为该物质的线性吸收系数。如果厚度的单位为 cm，则 μ 的单位为 cm^{-1}。显然，μ 越大则 X 射线在物质中衰减越快、吸收本领越强。

2. 质量吸收系数

对于同一种物质，线性吸收系数 μ 与其密度 ρ 成正比。因为同一种吸收体的密度越大，单位体积内可能与 X 光子发生相互作用的原子数就越多，光子在通过单位路程时，被吸收或散射的可能性增大，X 射线被吸收得也就越多。定义线性吸收系数 μ 与物质密度 ρ 的比值，称为物质的质量吸收系数，记作 μ_m，即

$$\mu_m = \frac{\mu}{\rho} \tag{12-6}$$

质量吸收系数 μ_m 与物质的密度无关，它是物质固有的特性，对于一定波长的入射 X 射线，每种物质都具有一定的值。在理想情况下，一种物质，不论是液态、气态还是固态，虽然它的密度相差很大，但 μ_m 值都是相同的。式(12-6)可改写为

$$I = I_0 e^{-\mu_m x_m} \tag{12-7}$$

其中 $x_m = x\rho$ 称为物质的质量厚度，x_m 的常用单位为 $g \cdot cm^{-2}$，μ_m 的相应单位为 $cm^2 \cdot g^{-1}$。

3. 半价层

X 射线穿过物质时，强度被衰减一半所对应的厚度(或质量厚度)，称为该物质的半价层。根据式(12-6)和式(12-7)，可得到半价层与吸收系数之间的关系为

$$x_{1/2} = \frac{1n2}{\mu} = \frac{0.693}{\mu} \tag{12-8}$$

$$x_{m1/2} = \frac{1n2}{\mu_m} = \frac{0.693}{\mu_m} \tag{12-9}$$

若采用半价层来表示物质对 X 射线的吸收规律。只要将式(12-8)和式(12-9)分别代入式(12-5)和式(12-7)就可得到

$$I = I_0 \left(\frac{1}{2}\right)^{\frac{x}{x_{1/2}}} \tag{12-10}$$

$$I = I_0 \left(\frac{1}{2}\right)^{\frac{x_m}{x_{m1/2}}} \tag{12-11}$$

各种物质的吸收系数都与 X 射线的波长有关，因此，以上各式仅适用于单色 X 射线束。而 X 射线束主要为连续谱，在实际问题中，可以近似地应用指数衰减规律，但公式中的吸收系数应当用各种波长的吸收系数的平均值来代替。

对于医学上常用的低能 X 射线，其光子能量在几十到几百 keV 之间，各种元素的质量吸收系数有如下经验公式

$$\mu_m = kZ^{\alpha}\lambda^3 \tag{12-12}$$

式(12-12)中 k 近似为常数，Z 是吸收物质的原子序数，λ 是 X 射线的波长，常数 α 通常约在 3 与 4 之间，与吸收物质和射线波长有关。若吸收物质为水、空气、人体组织时，对于医学上常用的 X 射线，α 可取 3.5。吸收物质中含多种元素时，它的质量吸收系数按照物质含量的加权平均值。我们可以得出下面两个有实际意义的结论：

(1)当波长一定时,原子序数越大的物质,其吸收本领越大。人体肌肉组织的主要成分为C、H、O等,对X射线的吸收和水(H_2O)相近;而骨的主要成分是$Ca_3(PO_4)_2$,其中钙和磷的原子序数比肌肉组织中的主要成分的原子序数都高,因此骨骼的质量吸收系数比肌肉组织的质量吸收系数大得多,两者的吸收系数之比为:

$$\frac{\mu_{骨骼}}{\mu_{肌肉}} = \frac{3\times 20^{3.5} + 2\times 15^{3.5} + 8\times 8^{3.5}}{2\times 1^{3.5} + 8^{3.5}} = 100$$

当X射线穿过人体时,因为骨的吸收本领远大于肌肉的吸收本领,所以用荧光屏或照相底片摄影时,就可以显示出明显的阴影。在胃肠透视时服食钡盐也是因为钡的原子序数较高(Z=56),吸收本领较大,可以显示出胃肠的阴影。铅的原子序数很高(Z=82),因此铅板和铅制品被广泛地用来做防护材料。

(2)当吸收物质一定时,物质的质量吸收系数与波长的3次方成正比。波长越长的X射线越易被吸收,而波长越短,则贯穿本领越大,即硬度越大。因此,在用X射线作浅部组织治疗时,应采用较低的管电压,获得长波成分较多的X射线,以利于浅部组织吸收;在深部照射时,则宜采用较高的管电压,以增加短波成分。

当X射线管发出的含有各种波长成分的X射线进入吸收体后,因为长波成分比短波成分的衰减快得多,所以短波成分所占的比例愈来愈大,而平均吸收系数则愈来愈小。也就是说X射线进入物体后愈来愈硬了,称之为X射线硬化。因此,在深部组织治疗过程中,为了防止波长较长的X射线损害浅部健康组织,常用厚度不同的铜、铝或铅薄片制成滤线板,置于X射线管的出线窗口,滤除X射线管发出的长波X射线。

第二节 X射线的医学应用

X射线在医学上的应用可分为诊断和治疗两个方面。X射线诊断和治疗已成为医学中不可缺少的重要技术,X射线机也已成为现代医院中不可缺少的重要医用仪器设备之一。特别是在诊断方面,应用X射线来获取医学影像已成为一个十分有效的手段。

一、X射线诊断

X射线在医学上的应用主要分为诊断和治疗两个方面。X射线诊断又分为:①普通X射线成像,如X射线透视、摄影和造影是X射线检查中最早和最基本的应用;②数字X射线成像,如X射线计算机断层摄影成像以及近几年出现的数字减影技术等,是医学影像诊断中使用最普遍的检查手段。

1. X射线透视

X射线透视检查的基本原理是,当一束强度均匀的X射线穿过人体时,由于体内不同组织或器官对X射线的吸收本领不同,投射到荧光屏上,就可以显示出肉眼可见的明暗不同的荧光影像。观察和分析这种影像,就能诊断人体组织器官的正常和异常。

传统的X射线透视,医生和受检者都在暗室近台操作,致使工作人员和受检者都受到过多的X射线照射。采用影像增强器后,可把荧光亮度增强数千倍,用闭路电视在明室观察,视觉灵敏度高,提高了透视的准确性;同时,透射的X射线强度大幅度降低,受检者被X射线照射的量大大减少,医生隔室操作,基本不受X射线的照射。

X 射线透视不仅可以观察器官的形态，如果延长 X 射线透视时间，还可以观察脏器的活动情况，因此 X 射线透视是胃肠道造影检查、骨折复位手术、断定体内异物、导管和介入性放射学等采用的基本方法。其缺点是：由于人体器官透视影像产生重叠、组织密度或厚度差别小等原因，形成的影像存在分辨率不高，不能记录等局限性。

2. **X 射线摄影**

X 射线摄影是 X 射线检查的另一种基本方法。其原理是，让透过人体的带有解剖结构信息的 X 射线投射到照相胶片上，使胶片感光，经显影、定影等处理过程，在 X 射线照片上形成人体组织和脏器的影像。

在 X 射线摄影时，由于 X 射线的贯穿本领大，致使胶片上乳胶吸收的 X 射线量不足。如果在胶片前后各放置一个紧贴着的荧光屏，就可以使摄影胶片上的感光量增加许多倍，这个屏称为增感屏。使用增感屏进行 X 射线摄影，可以降低摄影时 X 射线的强度或缩短摄影时间，从而减少患者所接受的照射量。测试表明，一次拍片的照射量不到荧光透视的八分之一。

X 射线胶片的分辨率比透视荧光屏的分辨率高。因此，X 射线摄影比透视能发现更多有诊断价值的影像，而且可以长期保存，便于会诊和复查对比。需要注意的是，由于成像原理不同，X 线透视影像与胶片 X 线摄影图像的黑白显示恰好相反。例如，骨骼对 X 线吸收系数较大，它在透视荧屏上显示为较黑的阴影，而在 X 线胶片上则为透明的或白色图像。

3. **造影检查**

人体某些脏器或病灶对 X 射线的衰减本领与周围组织差别很小，在荧光屏或照片上不易显示出来。通常采用给这些脏器或组织注入吸收系数较大或较小的物质，来增加它与周围组织的对比度，这些物质称为对比剂，即造影剂。这种利用引入造影剂进行 X 射线检查的方法，称为 X 射线造影检查。造影检查扩大了 X 射线的检查范围，但需精心操作，以获得满意的检查结果，并保证患者的安全。

全身有空腔和管道的部位都可以作造影检查。例如，在检查消化道时，让受检者吞服吸收系数很大的“钡餐”（医用硫酸钡），使其陆续通过食管和胃肠，进行 X 射线透视或摄影，就可以把这些脏器显示出来。而在作关节检查时可以在关节腔内注入密度很小、对 X 射线吸收很弱的空气，然后进行 X 射线透视或摄影，从而显示出关节周围的结构。

4. **数字减影技术**

虽然使用造影剂，能使要观察的器官或病灶的影像与周围其他组织的影像区分开，但有的时候得到的影像仍是重叠的。若将使用造影剂前后的两幅图像相减，去掉没有造影剂部分的图像，剩下有造影剂部分的图像，这就是减影。利用计算机进行这种图像的减影处理，就是数字减影。

数字减影技术在临床上常用于血管造影，即数字减影血管造影（DSA）。其基本过程是，将未造影的图像和造影图像，分别经过影像增强、摄影机扫描、数字化转换，然后通过图像处理器将这两幅数字化图像相减，得到 DSA 图像（图 12－8）。其结果是使含造影剂的血管保留下来，而骨髓等无关组织的影像被消除，最后将减影处理后的数字图像转变为视频输出，获得实时血管图像。DSA 是一种理想的非损伤性的血管造影检查技术，它取代了危险性较大的动脉造影检查。DSA 不仅用于血管疾病的检查诊断，如观察血管梗阻、狭窄、畸形及血管瘤等，而且还可以为血管内插管进行导向，从而施行一些“手术”和简易治疗，如吸液、引流、活检和化疗

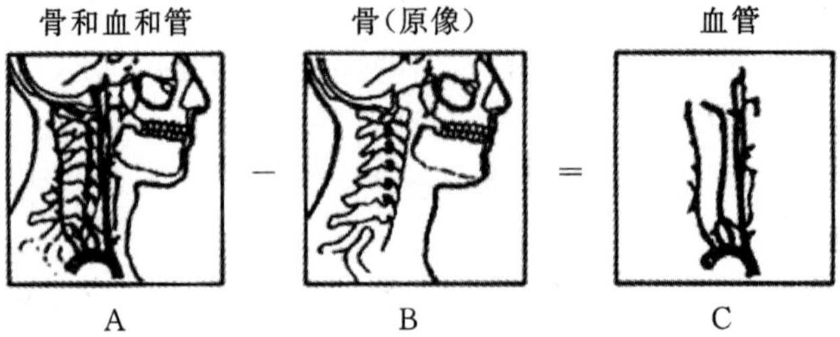

图 12-8　DSA 减影图像的形成

及阻断肿瘤的血供等。

5. X 射线计算机体层摄影

1972 年，英国工程师豪斯费尔德发明了 X 射线计算机体层摄影(X-CT)，简称 CT。CT 的发明，在放射医学领域引起了一场深刻的技术革命，使医学成像技术出现了一个崭新面貌，是 X 射线在医学领域应用以来，在医学放射诊断学上最重大的成就之一。与普通 X 射线透视和摄影相比，CT 能获得更清晰的人体解剖图像。CT 成像技术，无论从成像原理、成像装置和图像重建，还是从图像处理和图像的诊断上，都与传统的 X 射线成像有很大不同。下面简要介绍一下 CT 成像的主要工作过程和成像的物理机制。

(1)X-CT 装置　一般 CT 成像装置主要由 X 射线管、准直器、检测器、扫描机构、测量电路、计算机、监视器等部分组成，如图 12-9 为 CT 机的系统结构与工作流程示意图。

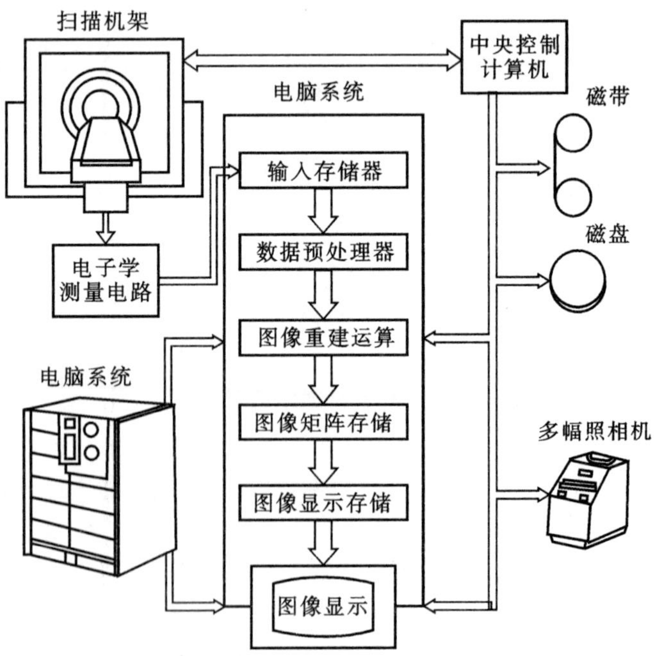

图 12-9　CT 的系统结构与工作流程

X 射线首先经过准直器，形成一束准直线的很细的射线束，以穿透人体被检测的体层平面。X 射线束经人体薄层内的器官和组织衰减后，射出到达检测器，检测器将含有该组织和器官的图像信息的 X 射线转变为相应的电信号。测量电路将电信号放大，再由 A/D 转换器转换为数字信号，送给计算机处理系统。计算机系统按照预先设计好的图像重建方法，对这些数字信号进行一系列的计算、处理、存储等，最后在屏幕上依据不同器官或组织的密度表示出不同的灰度，即显示人体这一体层平面上的器官或组织的图像。这就是 CT 成像的主要工作过程。

CT 成像与传统的 X 射线摄影相比，具有以下特点：

1)X 射线利用率高。传统的 X 射线摄影，X 射线束的照射面积大，有较多的散射线作用于胶片，使影像变得模糊；CT成像由于采用窄X射线束，散射线成分少，并且在检测器前用栅网进一步滤除窄X射线束内的散射线，从而大大提高了X射线的检测能力和利用率。

2)能显示人体某一体层平面上的器官或组织的结构。由于CT成像中消除了人体内器官或组织结构间的影像的相互重叠，故能准确地反映体层平面上的器官和组织的解剖结构。

3)能分辨人体内器官或组织密度的细小变化。CT在获取图像信息时，克服了影像重叠和散射线干扰两大难题，又采用了高精度的图像重建技术，从而提高了图像的分辨率，使传统的X射线摄影难以区分的低对比度的软组织的结构清晰可见，能分辨出器官或组织内密度分布上的细小差异，提高和扩大了对病灶的识别和诊断能力。

(2)X-CT成像的物理基础　当X射线束通过人体时，因各种吸收和散射原因而衰减。设一定波长的单色X射线束通过密度均匀的介质之后，透射的X射线的强度 I 与介质层的厚度 x 的关系为

$$I = I_0 e^{-\mu x} \tag{12-13}$$

式(12-13)中 I_0 为入射线强度，μ 为该介质的吸收系数。经数学变换后 μ 值为

$$\mu = \frac{1}{x} \ln \frac{I_0}{I} \tag{12-14}$$

当X射线束通过人体时，因人体组织的密度和组成是不均匀的，为研究方便，可将目标分割为许多厚度为 l 的小块，每一小块(称为体积元)可视为均匀介质，体积元中的 μ 值相同。该体积元称为体素，如图12-10所示。

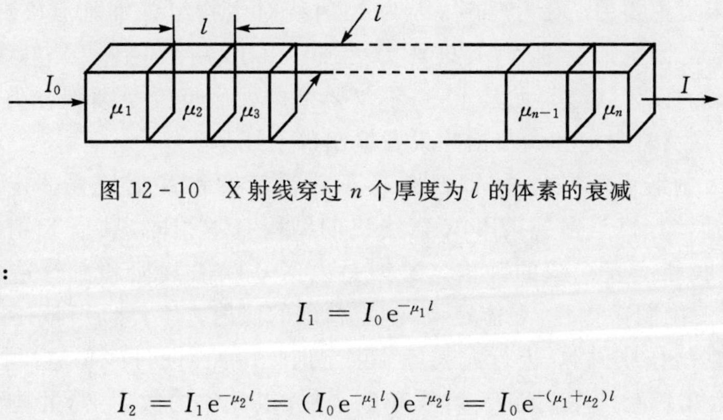

图12-10　X射线穿过 n 个厚度为 l 的体素的衰减

对第一个体素有：

$$I_1 = I_0 e^{-\mu_1 l}$$

对第二个体素有

$$I_2 = I_1 e^{-\mu_2 l} = (I_0 e^{-\mu_1 l}) e^{-\mu_2 l} = I_0 e^{-(\mu_1+\mu_2) l}$$

对第 n 个体素：

$$I_n = I_{n-1} e^{-\mu_n l} = I_0 e^{-(\mu_1+\mu_2+\cdots\mu_n) l}$$

类似于式(12-14)可求出吸收系数之和为

$$\mu_1 + \mu_2 + \cdots + \mu_n = \frac{1}{l} \ln \frac{I_0}{I} \tag{12-15}$$

上式是以 n 个吸收系数为变量的线性方程。若要求出有 $n \times n$ 个体素构成的某一断层组织各个体素的吸收系数，需要X射线沿不同方向入射这一断层获取相应方向的投影值，每个体素至少被扫描一次。若采集的投影值可以建立多于或等于 $n \times n$ 个独立方程线性方程，则从数学上可以求出 $n \times n$ 个 μ 值，用这些值显示的图像称为图像重建。

显然，此方程组不可能靠人工求解，用高速计算机可迅速求解，并且把所求得的各体素的吸收系数值按照一定的图像重建方法，转换成不同灰度等级的像素，在荧光屏上显示出该断层

相应的影像。划分的体素越多，影像越清晰。体素的多少根据实际需要和计算机的计算能力等选取，一般头部CT图像采用160×160或256×256个像素即可满足要求；全身CT图像可选用256×256或320×320个像素；如需要显示脊椎骨等结构的细节，则可选用512×512或640×640个像素(图12－11)。

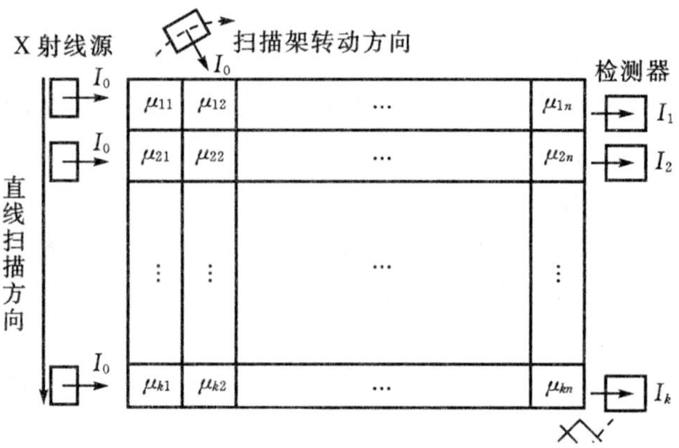

图12－11 CT工作原理图

X-CT从根本上解决了常规摄影、透视及体层摄影中存在的影像重叠问题，医生可看到人体各种器官和骨骼的断层影像及形态，并能分辨出密度相差很小的组织，从而判断病变的部位、形态和性质。为了使病变和正常组织的密度吸收区别更明显，可使用造影剂(碘类化合物)进行增强扫描。目前使用多排螺旋X-CT机几乎能诊断人体各个部位的疾病，尤其对识别良性或恶性肿瘤，具有较高的诊断价值。X-CT是临床诊断的重要设备之一。

二、X射线治疗

X射线在临床上主要用于治疗癌症，因为X射线对生物组织细胞有破坏作用，对分裂活动旺盛或正在分裂的细胞如癌细胞，其破坏力更强。由于各种细胞对X射线的敏感性不同，因此放射治疗方案的设计就显得尤其重要，不仅要根据肿瘤位置及细胞种类计算出给予患者肿瘤的照射量，还要及时测定和调节治疗设备输出的射线量。

用于治疗的X射线设备有两种，即普通X射线治疗机和X射线立体定向放射治疗系统(又称X刀)。普通治疗机与常规摄影X射线机的结构基本相同，只是X射线管采用了大焦点，常用来治疗皮肤和浅表组织的肿瘤。X刀是以X-CT、磁共振和血管造影图像为诊断依据，用计算机进行三维图像重建、立体定位，制定精确的照射方案，然后利用医用电子直线加速器产生的高能X射线作放射源，进行大剂量窄束定向集中照射的技术。它利用“直线加速器”输出的高能电子轰击钨靶产生高能X射线和电子线，以此作为放射源，并围绕靶区的等中心点作270°～360°旋转，依其垂直旋转与操作台180°范围内的水平旋转，在靶区形成多个非共面的聚焦照射弧，使照射线集中于肿瘤区的某中心点(图12－12)上以获得最大的辐射量。X刀不用手术开颅就能对颅内肿瘤或病灶进行准确无误的定向照射治疗，并能最大限度地减少正常组织的损伤，是一种高效、精确、无创无血无痛的非手术治疗方法。

介入性放射治疗是近十多年发展起来的一门新技术，它把X射线诊断与治疗相结合，是在X射线电视、X-CT等导向下，将穿刺针或导管插入人体某部位进行X射线诊断，同时还能采集病理学、细胞学、细菌学、生物化学等检查诊断资料，也可施行简易治疗。

三、X射线的防护

X射线对机体具有生物作用，当照射剂量在允许范围以内时，不致对人体造成损伤。但过量的照射或个别机体的敏感性，都会产生积累性反应，导致器官组织的损伤及生物功能的障碍。

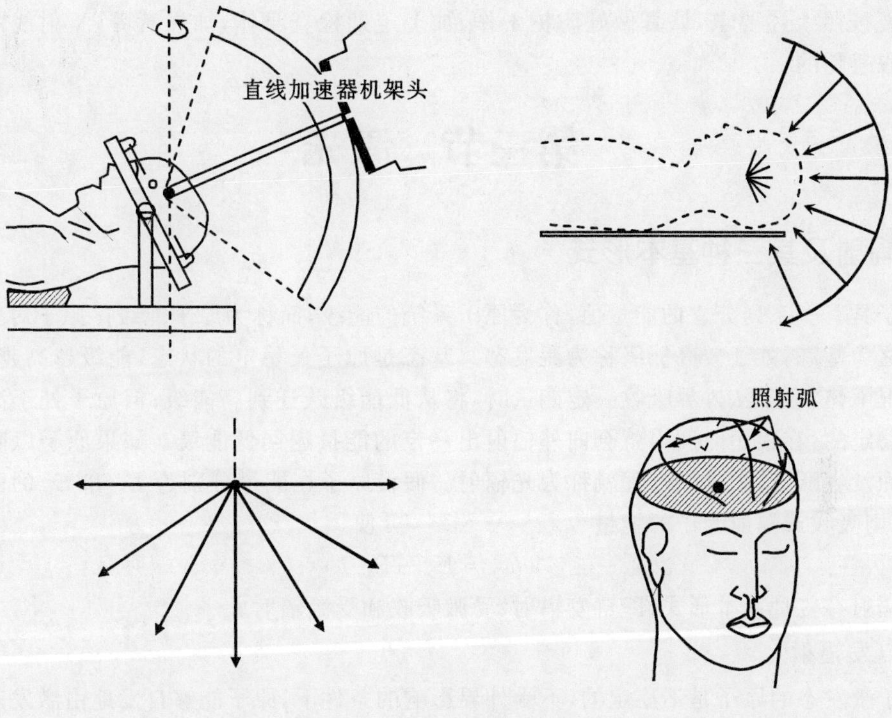

图 12-12　多弧旋转照射

可能出现的损害有：皮肤斑点状色素沉着，头痛，健忘，白细胞减少，毛发脱落等。因此在利用 X 射线进行诊断或治疗时，都必须注意加强防护。

通常来说，铅的原子序数较高，对 X 射线有较大的吸收作用，且加工容易，造价低廉，故 X 线管套遮线器、荧光屏上的铅玻璃、铅手套、铅眼镜、铅围裙等都用不同厚度的铅或含有一定成分的铅橡皮、铅玻璃等来作防护。混凝土作为 X 射线室四周墙壁的建筑材料，在一定厚度下，完全可以达到对室外的防护目的。拌有钡剂的混凝土，其防护效能会大大提高。

1. 透视中的防护

虽然 X 射线到达荧光屏上的铅玻璃及周围的铅橡皮后几乎全被吸收但由于透视工作的特点是断续工作时间较长，特别是胃肠造影检查，所以要注意利用遮线器尽量缩小视野。在能看清病变达到诊断目的时，管电压和管电流越小越好，X 线管与患者间的距离不少于 40cm，荧光屏应尽量靠近患者，这样才能使有用射线完全局限于荧光屏上铅玻璃吸收范围内。透视时需要戴铅制手套和铅围裙，脚不要太往前伸，以减少小腿部对 X 射线的吸收。每一个患者连续透视时间不应过长，要利用脚闸（或手闸）来控制，尽量使 X 射线断续发生。

2. 摄影时的防护

这时使用的管电压，管电流值较高而实际照射时间很短，但在照射单位时间内 X 射线量很多，而且 X 射线管的位置经常变化，散乱线分布的区域也较广，所以要注意，不要让 X 线管窗口与控制台、邻室或走廊直对，以避免射线的直接照射；最好医生在照射时避于屏风之后，通过铅玻璃观察患者。X 线管窗口应有 1～3mm 铅过滤板，以便吸收穿透力不强、不能透过患者组织、对感光效应不起作用、却能损害患者和产生散乱线的软 X 射线。要利用遮线筒使照射视野局限于被摄的病灶部分，否则视野过大，散乱线将增多。

只要按照上述要求，认真做好防护工作，加上定期检查身体，加强营养，X 射线的损害是完全可以避免的。

第三节　激光

一、光辐射及其三种基本形式

原子具有一系列分立的能量值，称为原子系统的能级，简称为原子能级。原子对应的最低能级称之为基态，处于较高能级称为激发态。基态是原子最稳定的状态，能级越高越不稳定。一般情况下，当原子从外界吸收一定能量时，将从低能级跃迁到高能级；但原子处于高能级状态极不稳定的，在很短时间内就会向外辐射出一定的能量返回低能级。如果原子以吸收或辐射光子而发生跃迁，则这个过程就称为光辐射。假设原子在能量分别为 E_2 和 E_1 的两个能级间跃迁，则吸收或辐射光子的能量

$$h\nu = E_2 - E_1 \tag{12-16}$$

光辐射有三种基本形式，即自发辐射、受激吸收和受激辐射。

1. 自发辐射

处于激发态的原子是不稳定的，不受外界影响的条件下，原子能够自发地由激发态向低能态跃迁，同时将多余的能量以光的形式释放出去，这种辐射就称为自发辐射，如图 12-13 所示。自发辐射中产生的光子频率符合式(12-1)的形式，即

$$\nu = \frac{E_2 - E_1}{h} \tag{12-17}$$

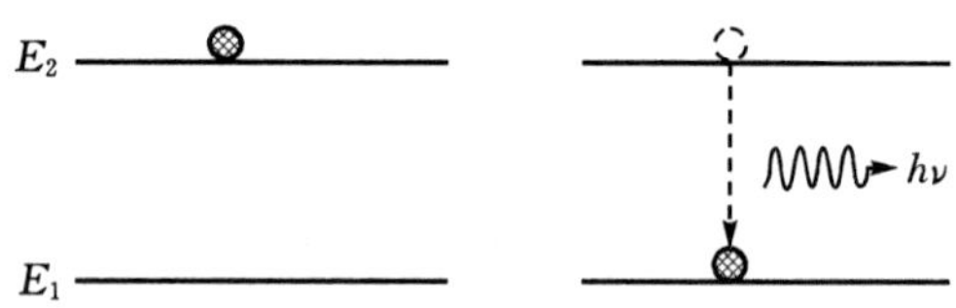

图 12-13　自发辐射示意图

由于光源中各原子的跃迁是彼此独立、互不相干的，因此不同原子所发出的光波波列的振动方向、传播方向、相位等也是彼此独立、互不相干的；而且在不同能级间发生的跃迁所发光的频率也不相同，所以普通光源自发辐射产生的光是自然光。

2. 受激吸收

当光通过物质时，原子就有可能吸收光子的能量。如果光子的能量恰好为 $h\nu=E_2-E_1$，原子吸收光子后就由低能级 E_1 跃迁到高能级 E_2，这个过程称为受激吸收，如图 12-14 所示。

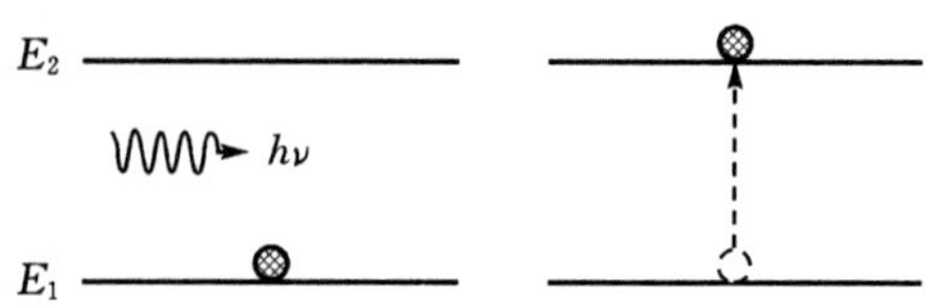

图 12-14　受激吸收示意图

受激吸收是在外来光子的“激励”下发生的，外来光子的能量应恰好等于原子跃迁前后两个能级间的能量差，就可以发生受激吸收，对激励光子的振动方向、传播方向及相位没有任何限制。

3. 受激辐射

处于高能级 E_2 的原子在自发辐射前，受到一个能量为 $h\nu=E_2-E_1$ 的外来光子的“诱发”而跃迁到低能级 E_1，同时释放出一个与诱发光子特征完全相同的光子，这种辐射称为受激辐射。如图 12-15 所示。

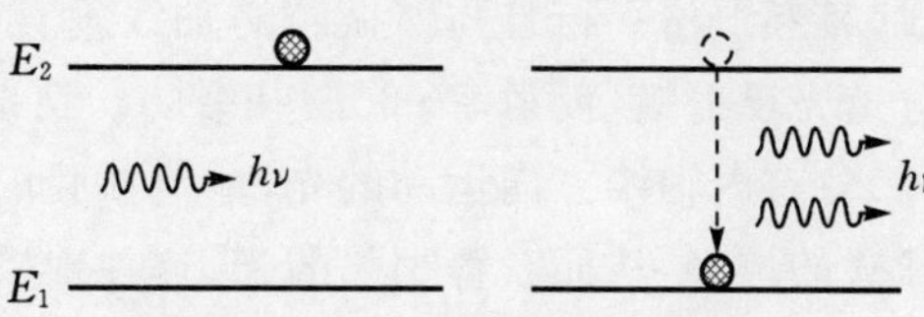

图 12-15　受激辐射示意图

受激辐射的特点是：第一，受激辐射对诱发光子的能量或频率有严格的要求，即光子的能量必须恰好等于原子跃迁前后两个能级间的能量差，才会发生受激辐射；第二，辐射出的光子与诱发光子的特征完全相同，即受激原子所发出的光波波列的振动方向、传播方向、频率、相位等与诱发光子完全相同；第三，受激辐射中的被激原子并不吸收诱发光子，在受激辐射发生后，一个光子变成了特征完全相同的两个光子。光子继续在物质中传播时，如果发光物质中有足够多的原子处于高能级 E_2，就会诱发更多的原子发生同样的跃迁而产生大量特征完全相同的光子，即光被放大了。由此可见，受激辐射可得到放大的相干光。这种由于受激辐射而得到放大的光就称为激光。

二、激光的产生原理

大量原子组成的物质，达到热平衡时，各个能级上分布的原子数遵从玻尔兹曼分布，即处于低能级上的原子数总是比处于高能级上的原子数多。受激辐射光放大并不能自然发生，必须人为地创造一定的条件才能得到激光。

(一)激光产生的条件

1. 粒子数反转

当光通过物质时，受激辐射与受激吸收总是同时存在的，受激辐射使光子数增加，可实现光放大；而受激吸收则使光子数减少，光减弱。因此，要实现光放大，必须使处于高能级的原子数目远大于处于低能级的原子数目，使受激辐射占绝对的优势。这种情况与原子数按能级的正态分布相反，称之为粒子数反转。

2. 工作物质

处于高能态的原子是不稳定的。对于一般物质而言，原子在高能态上存在的时间很短，约在 10^{-8} s 左右；被激励到此能态的原子在没有受到诱发之前就会自发地跃迁到低能态，无法实现粒子数反转。而某些物质存在着一个比较特殊的能级，其稳定性仅次于基态，称之为亚稳态；原子在此能级上可停留 10^{-3}～1s 而不发生自发辐射，有可能实现粒子数反转。能实现粒子数反转产生激光的物质称为工作物质（或激励介质）。

3. 光学谐振腔

实现了粒子的反转分布，可以产生光放大，但还不能输出稳定的激光。因为最初诱发工作物质发生受激辐射的光子源于自发辐射，在随机产生的光子激励下的受激辐射产生的光，相位、偏振状态及传播方向并不相同。要产生具有实用价值的激光，还必须有一个能实现光的选择和放大的光学谐振腔。

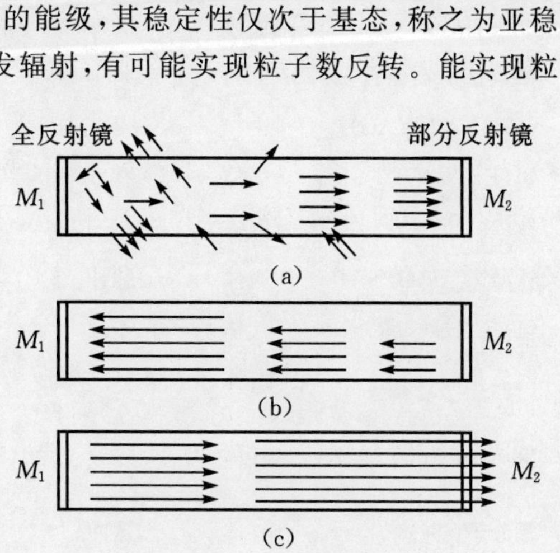

图 12-16　光学谐振腔

图 12-16 是光学谐振腔的结构示意图。它是由两个放置在工作物质两端的平面反射镜组

成，相互严格平行且与谐振腔的轴线垂直，其中一个是全反射镜（反射率 100%），另一个是部分透光反射镜（反射率 90%～99%）。在谐振腔内，偏离谐振腔轴线方向运动的光子将逸出腔外；只有沿轴线方向运动的光，才能在腔内工作物质中来回反射，并参与光放大，使光子数滚雪球式的增多，从而获得很强的光，这种现象称为光振荡。腔内的光增大到一定的程度，就可以从部分反射镜的窗口射出一束稳定的、有足够强度的激光。

（二）激光器

能产生激光的装置称为激光器。激光器主要有激励装置、工作物质和光学谐振腔组成，如图 12－17 所示。

激励装置的作用是给工作物质提供能量，以实现粒子数的反转。这种过程称泵浦或激励。常用的泵浦方式有：电子注入、光泵浦、气体放电泵浦、粒子束泵浦和化学泵浦等。

工作物质的作用是从外界吸收能量，产生受激辐射。

光学谐振腔的主要作用是产生和维持光放大，并使产生的激光沿一定的方向射出。

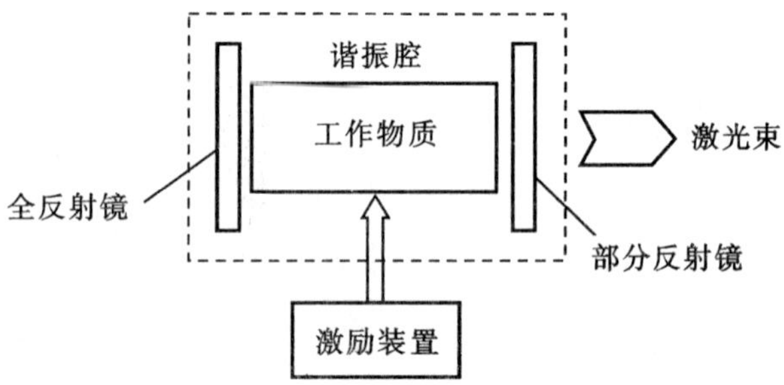

图 12－17 激光器的结构方框图

自从 1960 年世界上第一台激光器诞生以来，发展非常迅速，目前激光器的种类已达数百种。一般按照激光器工作物质的形态（固体、液体、气体、半导体等）、发光粒子（原子、分子、离子、准分子等）、输出方式（连续、脉冲）等进行分类。表 12－2 列出了医学上常用的激光器和一些技术指标。

表 12－2 医学上常用的激光器

工作物质	物质状态	输出方式	波长(nm)	主要应用
红宝石(Ruby)	固体	脉冲	694.3	眼科、皮肤科、基础研究
掺钕钇铝石榴石(KTP/Nd:YAG)	固体	脉冲、连续	532	眼科、皮肤科、内镜手术显微外科、微光束技术
铒(Er:YAG)	固体	脉冲	2080;2940	耳科、眼科、口腔科、皮肤科
钕(Nd:YAG)	固体	脉冲、连续	1064	各科手术、内镜手术
钬(Ho:YAG)	固体	脉冲	2120	耳科、眼科、口腔科、胸外科、基础研究
氦-氖(He－Ne)	气体	连续	632.8	各科弱激光治疗、PDT、全息照相
二氧化碳(CO_2)	气体	脉冲、连续	10600	体表与前标腔各科手术、理疗
氩离子(Ar^+)	气体	连续	488;514.5	眼科、皮肤科、内镜手术、针灸、微光束技术、扫描聚焦显微镜、全息照相
氮分子(N_2)	气体	脉冲	337.1	肿瘤、理疗、基础研究
氦-镉(He－Cd)	气体	连续	441.6	肿瘤荧光诊断、针灸、理疗

续表 12-2

工作物质	物质状态	输出方式	波长(nm)	主要应用
氪-氟(Ar—F)	气体	脉冲	193	眼科 PRK
氙-氯(Xe—Cl)	气体	脉冲	308	血管造形术
铜(Cu)	气体	脉冲	510.5;578	皮肤科、PDT
有机液体(Dye)	液体	脉冲、连续	300～1300	皮肤科、PDT、眼科、内镜手术、细胞融合术
半导体	半导体	脉冲、连续	330～3400	各科手术、内镜手术、弱激光治疗、基础研究

三、激光的特性

激光从本质上说和普遍光并没有什么区别,但由于激光的产生形式不同于普通光源的发光过程,因而它具备普通光源所没有的优异特性。

1. 方向性好

激光是非常理想的平行光源,发散角非常小,一般在 10^{-4}～10^{-2}rad,可用于目标照射、准直、定位、通讯、导航、测距等。将激光束发射到 38 万多千米的月球上,光斑的直径也不过两千多米。利用激光进行测距,从地球到月球之间的误差不超过 1.5m。

利用透镜还可以对激光束高度聚焦,得到直径约 1μm 的光斑,可方便地对组织、细胞及微小病灶施行切割、焊接等手术。

2. 亮度高、强度大

激光器由于其输出光束发散角很小,故有很高的亮度,尤其是超短脉冲激光,其亮度可比普通光源的亮度高 10^{12}～10^{19}倍。一台较大功率的红宝石激光器,输出激光束的亮度可比太阳表面光亮度高 100 亿倍。

目前,激光的功率可达 10^{13}W,能被聚焦到 10^{-3}～10^{-2}mm 之内,强度达 10^{17}W·cm^2。这一特性,可用于制造激光武器以及工业上的打孔、切割、焊接等,利用高强脉冲激光加热氘和氚的混合物可使其温度达到 0.5～2 亿度,有望用于受控热核聚变。医学上,利用激光能在极短时间内使组织凝结、碳化、汽化等,可用作手术刀及用于体内碎石。

3. 单色性好

通常所说的单色光并非是单一波长的光,而是有一定的波长范围,谱线宽度越窄,颜色越纯,单色性越好。从普通光源获得的单色光,谱线宽度是 10^{-2}nm;单色性最好的氪灯,谱线宽度是 4.7×10^{-3}nm;氦-氖激光器发射波长为 632.8nm 的激光,谱线宽度只有 10^{-9}nm。激光是目前世界上最好的单色光源。

激光的高单色性使其在精密测量、全息技术、激光通讯等方面得到了广泛的应用,在医学上业已成为基础医学研究、临床诊断和治疗的重要手段。

4. 相干性好

激光是频率、偏振状态及传播方向都相同的光,具有良好的相干性,是目前最好的相干光源。这一特性为医学、生物学提供了新的诊断技术和图像识别技术。

5. 偏振性好

受激辐射的特点表明激光束中各个光子的偏振状态相同,利用谐振腔输出端的布鲁斯特窗在临界角时只允许与入射面平行的光振动通过，可输出偏振光并可对其调整。因此，激光具有良好的偏振性。

四、激光的生物效应

激光与生物组织相互作用，使得生物机体的活动及其生理、理化过程发生改变的现象，称为激光的生物效应。激光生物效应的微观机制比较复杂，至今还没有形成较为完整、系统的理论。目前，比较普遍的看法主要有以下几种：

1. **热效应**

当激光照射生物组织时，被组织吸收后转化为内能，使组织的温度升高的现象，称为激光的热效应。研究发现，在一定条件下作用于生物组织的激光，在短时间内，就可以使组织的温度迅速升高，从而造成生物酶失活、蛋白质变性，引起细胞或组织损伤甚至坏死。例如，使用一定类型和功率的激光照射生物组织时，在几毫秒内可产生 200～1000 ℃以上的高温，或者使温度维持在 45～50 ℃的状态持续一分钟左右。若后一种情况出现，将造成蛋白质变性；前一种情况出现，则生物组织表面会发生收缩、脱水，组织内部因水分急剧蒸发而受到破坏和断裂，造成组织凝固坏死，或者使受照部位碳化或汽化。

从现象上看，随着温度的升高，在皮肤与组织中将由热致温热(38～42 ℃)开始，相继出现红斑、水疱、凝固、沸腾、碳化、燃烧甚至极高温度下的热致汽化等反应。在临床上，热致温热和红斑被用于理疗；沸腾、碳化、燃烧等被用于手术治疗；热致汽化被用于直接破坏肿瘤细胞与微量元素的检测等。

2. **光化效应**

生物组织受到激光照射后产生受激原子、分子和自由基，并引起组织内一系列化学反应的现象，称为激光的光化效应。光化效应可导致酶、氨基酸、蛋白质和核酸变性失活、分子的高级结构也会有不同程度的变化等。根据光化反应的过程不同，光化效应可分为光致分解、光致氧化、光致聚合、光致敏化及光致异构等。

研究发现，特定的光化反应要有特定波长的激光来激发，生物医学上通常采用波长范围在 350～700nm 的激光。此外，组织的着色程度或称感光体(色素)的类型也起着重要的作用，互补色或近互补色的作用效果最明显。不同颜色的皮肤、脏器或组织结构对激光的吸收可有显著差异。在医疗和基础研究中，为增强激光对组织的光效应，可采用局部染色法，并充分利用互补色作用最佳这一特点。另一方面，也可利用此法限制和减少组织对激光的吸收。

3. **压强效应**

当一束光辐射到某一物体时，在物体上产生辐射压力。激光比普通光的辐射压力强的多，用 10^7 W 巨脉冲红宝石激光照射人体或动物的皮肤标本时，产生的压力实际测定可达 $175\text{kg}\cdot\text{cm}^{-2}$。激光束照射生物组织时，组织表面的压力将传入组织内部，即组织上辐射的部分激光的能量变为机械压缩波。如果激光束压力大到能使照射的组织表面粒子蒸发的程度，则喷出组织碎片，并导致同喷出的碎片运动方向相反的机械脉冲波(反冲击)，这种冲击波可使活组织逐层喷出不同数量的碎片，最后形成圆锥形“火山口”状的空陷。

在医学上，压强效应适合进行一些精细手术，如激光冠状动脉成形术、激光角膜成形术、激光虹膜打孔术、激光碎石等。

4. **电磁场效应**

在一般强度的激光作用下，电磁场效应并不明显；只有当激光强度极大时，才会产生比较明显的电磁场效应。将激光聚焦后，焦点上的光能量密度可达到 $10^6\,W\cdot cm^{-2}$，相当于 $10^5\,V\cdot cm^{-2}$ 的电场强度。电磁场效应可引起或改变生物组织分子及原子的量子化运动，可使组织内的原子、分子、分子集团等产生激励、振荡、热效应、电离，对生化反应有催化作用，生成自由基，破坏细胞，改变组织的电化学特性等。

5. **弱激光的刺激效应**

弱激光是指其辐照量不引起生物组织产生最小可检测的急性损伤而又有刺激或抑制作用的激光。大量的基础医学研究和临床医学实践表明，弱激光的照射具有明显的生物刺激和调节作用，能增强机体的细胞和体液的免疫机能；影响内分泌的功能，进而调节整个机体的代谢过程、改善全身状况等。

研究发现，弱激光多次照射过程中有累积效应，才能呈现激光照射的疗效。另外，激光多次照射的生物学作用和治疗作用具有抛物线特性，即在照射剂量不变的条件下，机体的反应从第 3～4 天起逐渐增强，至第 10～17 天达到最大的限度，此后作用效果逐渐减弱。

第四节　激光的医学应用

一、激光生物技术

1. **激光微光束技术**

激光束经过透镜聚焦后可以形成功率密度高而光斑直径仅为微米量级的微光束，利用激光微光束可以对细胞进行俘获、打孔、融合、切断、转移和移植等操作，在细胞生物学的研究中形成了激光光镊术、激光显微照射术、激光细胞融合术以及激光细胞打孔术等激光微光束技术。

激光微光束技术的另一个重要应用是激光微探针分析术，即标本的微区在激光微光束照射下被汽化，用摄谱仪或质谱仪进行微量或痕量元素的定性或定量分析。

2. **激光光谱分析技术**

激光的出现使原有的光谱技术在灵敏度和分辨率方面得到很大的改善。由于已能获得强度极高、脉冲宽度极窄的激光，对多光子过程、非线性光化学过程以及分子被激发后的弛豫过程的观察成为可能，并分别发展成为新的光谱技术。

这里介绍几种常用的激光光谱分析技术。

(1)激光原子吸收光谱技术　原子吸收光谱分析法最早由澳大利亚学者瓦尔许提出，其基本原理是：对元素以一定频率的光照射，处于基态的原子吸收照射光的能量将向高能态跃迁，测出被吸收的光强，进而计算出样品中的原子数或样品中该元素的含量。此外，由于激光与基质作用后产生的热效应或电离效应也较易检测到，以此为基础发展而成的光声光谱分析技术和激光诱导荧光光谱分析技术已获得应用。利用激光诱导荧光、光致电离和分子束光谱技术的配合，已能有选择地检测出单个原子的存在。

(2)激光荧光光谱分析技术　基本方法是用一定的方法将荧光染料分子加到某种微结构或有机化合物中，然后用合适波长的激光去激发它，进而观察活细胞所发生的生化变化及其过程。以激光为光源的荧光光谱分析是一种新的微量分析方法，它的灵敏度非常高，视不同物质，其检测下限已达到 $0.1 \sim 0.001 \mu g \cdot mL^{-1}$。

(3)激光拉曼光谱技术　拉曼散射是印度物理学家拉曼于1928年首次发现，并于1930年获得诺贝尔物理学奖。根据非线性光学理论，当单色光作用于试样时，散射光频率与激发光频率之差(称为拉曼位移)只取决于物质分子的振动和转动能级，与入射光波长无关。由于不同的物质具有不同的振动和转动能级，因此拉曼位移是表征物质分子振动、转动状态的一个特征量，适宜于对物质的分子结构分析和鉴定。激光的高强度、高单色性以及谱线范围宽广的特性，可以极大地提高包含双光子过程的拉曼光谱的灵敏度、分辨率和实用性，尤其是共振拉曼光谱法和相关反斯托克斯拉曼光谱法的应用，使灵敏度得到更大的提高。目前，此项技术已在核酸与蛋白质的高级结构、生物膜的结构和功能、药理学(特别是抗癌药物与癌细胞的作用机制)等的研究中得到应用。

(4)激光微区发射光谱技术　其基本原理是用聚焦物镜将激光光束会聚在数百以至数十微米的微区内使被分析物质汽化蒸发，配以火花放电使汽化的物质电离而发光，并对此发射光进行分析。这种分析方法具有如下特点：一是可以对被分析物质的极微细的特定部位进行几乎无损的局部分析而不会引起被检测部位周围的基体效应；二是对导体和非导体均可分析，特别是对生物制品可以直接进行分析而无须对被测物质进行其他预先处理；三是可在空气中直接进行分析，操作方便。因此对微区、微量、微小颗粒以及薄层剖面的分析特别有意义。目前在材料科学、生物试样、刑事犯罪学、考古等领域均有极广泛的应用。

3. 激光多普勒技术

激光多普勒技术是利用激光照射运动物体所发生的多普勒效应进行速度检测的一项技术，测速范围可以实现 $10^{-4} \sim 10^{3} m \cdot s^{-1}$。

激光多普勒血流计可用于对人体甲皱、口唇、舌尖微循环与视网膜微血管等的血流速度进行检测；利用激光多普勒效应与电泳技术结合形成的激光多普勒电泳分析技术，可以自动快速准确地测量生物细胞及大分子的电泳迁移率、表面电荷、扩散系数等重要参量。此外，激光多普勒技术还被应用于对巨细胞质流、精子活力、眼球运动、耳听力等的测定。由于此项技术具有极高空间分辨率、快速、灵敏、连续、非侵入等特点，被广泛应用于微循环、血液流变学、病理生理学、免疫学等方面的研究。

二、激光诊断方法

激光诊断技术的应用，为诊断学向非侵入性、微量化、自动化及实时快速的方向发展开辟了新的途径，是一种很有前途的诊断方法。下面简单介绍几种较新型的诊断设备。

1. 癫痫病灶区的检查定位

癫痫病灶区的位置通常是很难精确确定的。最近，日本研制成功世界上第一台可以探测大脑癫痫病灶区的激光仪器，采用很弱的近红外光照射患者头部，形成大脑皮层的二维图像；由于癫痫病期大脑血流增加，导致血红蛋白对光的吸收发生变化。通过分析图像和血流量的变化，判断癫痫病病期大脑的活动类型和病灶区的位置。

2. 婴儿脑组织氧含量监视仪

近红外光可以通过婴儿(包括早熟婴儿)的大脑组织传播。由于在脑组织中，对光的吸收和氧的浓度有关,因此可以用光在脑中的吸收特性来标记氧含量。该设备不适合成年人,因为成人大脑周围有一层膜,使得光只能沿脑膜传播。

3. **光学层析干涉仪**(OCT)

OCT是近年来发展起来的一种新型光学成像技术。它利用弱相干光干涉仪的基本原理,检测生物组织不同深度层面对入射弱相干光的背向散射信号,通过扫描,得到生物组织的二维或三维结构图像。它是一种非接触、无损伤成像技术,具有较高的分辨率,可达1～15μm,比传统的超声波探测高1到2个数量级,成像速率达1幅/秒,在高散射生物组织中成像深度可达3mm。在应用方面,OCT对眼底结构观察的清晰程度远大于其他检查方法,可用于定量探测诸如青光眼、糖尿病水肿等引起的视网膜变化,及观察眼球前部的病变;在牙科可以对口腔的健康状况做定性与定量的分析。内窥OCT可用于执行对生物组织(如心脏、脑)的活检、监测人体器官的功能状态、引导手术或其他治疗、监测术后恢复过程等;在消化系统中,可用于诊断浅表组织层中早期的胃肠道癌等。

4. **光致荧光内窥镜系统**(LIFE)

LIFE是自体荧光光谱诊断技术与内窥镜结合的产物,采用20mW、442nm的氦-镉激光器,与支气管内窥镜结合,可获取正常组织与非正常组织之间的荧光差别,实时显示图像或输出数字式静止图像,用于肺癌的早期诊断。临床实践表明,在肺癌的探测和定位方面,LIFE系统准确效率比普通的内窥镜系统提高171%。

三、激光治疗方法

激光治疗就是使用激光治疗仪所产生的激光对各种疾病进行治疗的方法。概括起来,基本治疗方法主要有以下四大类。

1. **激光手术**

激光手术是用一束细而准直的大能量激光束,经聚焦后,利用焦点处的高能、高温、高压的电磁场作用和烧灼作用,对病变组织进行分离、切割、凝固、粘合、气化、打孔、截骨等,以祛除病灶及吻合组织、血管、淋巴、神经等。与传统的手术方法比较,激光手术具有手术时间短、精确度高、可选择性程度高、减少感染、防止肿瘤转移以及患者出血少或不出血、术后反应轻、不良作用小等优点。

2. **弱激光治疗**

弱激光治疗即以小功率激光直接照射病患部位的疗法,可分为以下几种。

(1)激光理疗　以弱激光为物理因子,使用原光束或扩光束对人体组织进行照射的疗法,具有镇痛、止痒、消肿、促进创面愈合等作用;对关节炎、软组织扭伤、皮炎、疖肿、湿疹等有较好的疗效。

(2)激光针灸　低功率激光可以代替传统的针具和灸具,通过刺激穴位可缓解疼痛和治疗疾病。由于激光是非接触式的,所以不会损坏患者的神经和血管,更为安全可靠。经过研究发现,激光针灸可以解除关节、肌肉和神经疼痛,对高血压、中风、偏瘫都有一定疗效。

(3)血管内照射　以弱激光光针插入静脉血管照射循环血液的疗法,具有抗缺氧、抗脂质过氧化、改善血液流变学性质和微循环障碍,增强免疫等功能。

3. **激光光动力学治疗**

激光光动力学治疗(PDT)指在光敏剂(加快光化反应进程的物质)血卟啉衍生物的参与

下，激光照射到病变组织处（如肿瘤），病毒、霉菌感染等处，使病变组织发生破坏、坏死，而正常组织则不受影响的一种治疗技术。有体表、组织间、体腔内照射及综合治疗四种方式。这种疗法已应用于治疗皮肤癌（基底细胞癌、鳞状上皮癌等）和配合内窥镜进行腔内肿瘤（肺癌、食道癌、胃癌、直肠癌、膀胱癌等）的治疗，其有效率可达 85％。国内外的医学实践结果表明，光动力学疗法是一种极有前途的恶性肿瘤治疗方法。

4. 激光介入治疗

该疗法是激光技术与先进辅助检查设备相结合的一项高新医疗技术，目前常用于下列治疗。

（1）内窥镜激光治疗　在内窥镜直视下，把激光束通过柔软细小的光纤传输，经内窥镜钳孔引入体腔内，对腔内相应器官进行激光治疗。如激光配合消化内窥镜治疗食道癌、胃癌、胃出血、胃肠息肉等消化道疾病；激光配合支气管镜治疗中心型肺癌、气道阻塞；激光配合膀胱镜治疗膀胱癌、前列腺增生；激光配合腹腔镜进行胆囊、阑尾切除，妇科手术等。

（2）穿刺下激光介入性治疗　在 B 超或 CT 的引导下，通过体表穿刺，把激光束引入相应的内脏器官，进行治疗。如肝癌在 B 超引导下经皮穿刺，把激光束引到病灶区进行热凝固（固化）治疗。

（3）导管介入性激光治疗　在 X 光血管造影术的引导下，通过血管导管术，把激光束经光纤引到病变血管内进行治疗。目前开展的有激光冠状动脉形成术治疗心肌梗塞；激光外周血管形成术治疗体循环大血管栓塞。近年来，由于激光镜和冠脉血管镜的问世，使心血管激光介入性治疗的发展和应用进入了一个新阶段。

四、激光的其他应用

1. 基础医学研究

用激光作刺激源，可在分子水平上调节蛋白质和核酸的合成与活性，影响 DNA 的复制、各种酶的活性与功能等；利用激光的生物效应，对细胞的增殖、分化、遗传、发育、代谢及死亡等过程进行研究，对组织的损伤与修复进行研究；利用激光微光束技术对细胞进行俘获、转移、穿孔、移植、融合及切断等操作；利用激光微探针分析技术，使标本的微区在激光束的照射下汽化，用摄谱仪或质谱仪进行记录，实现对生物组织中的各种生理离子、痕量元素及有毒痕量元素进行定性、定量分析；利用激光多普勒技术，可对人的口唇、舌尖等微循环与视网膜微血管的血流速度进行检测，可用于血液流变学、病理学、免疫学等方面的研究；激光全息显微术可用于对细胞的观测分析；激光扫描共聚焦显微镜可用于形态学、分子与细胞生物学、遗传学、药理学、神经科学等领域的研究。

2. 激光采血划痕器

早在 20 世纪 90 年代初，俄罗斯研制出激光验血划痕器。激光切口和金属划痕器切口基本一样，但造成的水肿小，伤口愈合快。用激光采血是非接触式的，能避免患者紧张、疼痛，特别适合小患者使用；更重要的是可避免由于接触引起的交叉感染。

3. 激光光钳技术

激光光钳是一种利用高斯激光光束的梯度压力将微粒移到激光束焦点附近的装置。微粒处于按高斯分布的激光束中时，由于光场强度的空间变化，光束对微粒产生一种梯度压力，驱使其移向光束中心，并稳定在那里，如同“钳子”抓住微粒。激光光钳可以无损地操纵如细胞、细菌、病毒、小的原生动物等生物粒子。德国生物学家用激光在卵子细胞周围的保护层(蛋白质和碳水化合物)上打孔,利用光钳将精子抓住并送入卵细胞,帮助无法游动的精子与母卵细胞结合,提高了体外受精的成功率。为了减小对微粒的影响,多采用近红外激光。

4. 激光加速对 DNA 的研究

基因是生物遗传、突变的基本单位。人类基因组共有 3×10^9 个碱基对(DNA),利用人工方法识别这些碱基对需要 1000 年时间。但由于引入了光子学技术,大大促进了 DNA 的研究进程。美国加州大学采用激光毛细管列阵电泳法,在 7 分钟内读出 200 个碱基对,精度达 97%,比通常的板凝胶技术快得多。加利福尼亚的 Affymetrix 公司已开发了基因芯片技术,它将照相平板印刷术和化学合成技术相结合,在不到 $1.28cm^2$ 的面积上产生高密度的 DNA 探头阵列,利用激光共聚焦扫描显微技术识别 DNA。

5. 细胞快速分析识别

美国 Sandia 国家实验室成功地研制出一种含有细胞的生物微腔半导体激光器。以透明的细胞作为波导材料来改变激光横模结构,从而使激光光谱发生变化。由于每一种细胞都能使激光输出带有可识别的信号,可以根据光谱识别细胞而不需要成像,因此识别速度很高。每秒能识别 2 万个细胞。

6. 激光美容

利用激光照射皮肤后的选择性光热作用,即靶组织(病灶)和正常组织对光的吸收率的差别,使激光在损伤靶组织的同时避免正常组织的损伤这一原则,达到去皱、去文身、去毛和治疗各种皮肤病的目的。利用不同波长和不同功率的光刀也可以进行皮肤肿瘤等切除性外科手术。

总之,由于激光的优异特性,使得激光得到了极为广泛的应用。目前,激光医学已成为一个专门的学科,对生物医学的发展必将产生更为深刻的影响。

五、激光的安全性

激光技术的发展为临床诊治疾病提供了新的手段,同时也带来了潜在的危害。了解激光可能产生的危害,并采取必要的防护措施,是安全、有效使用激光的首要任务。

激光辐射可能造成的危害,主要有以下几种情况:

(1)直接危害　直接危害主要是指激光诊治时的辐照量超过安全阈值,对疾病患者的组织或器官造成损伤;以及直接的或反射的激光,可能会对患者或激光从业人员的眼睛或皮肤等非治疗区域造成损伤。在激光的伤害中,尤以对眼睛的伤害最为严重。激光的波长不同对眼球作用的程度不同,其后果也不同。远红外激光对眼睛的损害主要以角膜为主,可引起角膜炎和结膜炎,眼球充血,视力下降等;紫外激光对眼的损伤主要是角膜和晶状体,可致晶状体及角膜混浊;波长在可见光和近红外光的激光,透射率高,经眼屈光系统后汇聚于视网膜上,致视网膜的感光细胞层温度迅速升高,凝固变性坏死而失去感光的作用。

(2)间接危害　间接危害主要是指激光汽化产生的含碳汽、组织分解产生的烟雾以及大功率激光引起的组织碎片的迸射,被吸入人体肺部。据分析,病原微生物,包括人乳头瘤病毒(HPV)、人免疫缺陷病毒(HIV)和乙型肝炎 DNA,都曾经在烟雾中分离出来,同时也能分离出活的细菌;产生的组织碎片中含有完整的、有活力的、有感染力的细胞等。次外,烟雾中的颗粒会引起实验动物出现肺炎、支气管炎、肺气肿,对人类也可能具有相同的危害。

(3)周围环境　激光可引起麻醉剂的起火和爆炸，也可引起易燃物品像干纱布、酒精、患者的私人物品如香水、指甲油、发胶等着火；激光机的高压电源，可能造成电击；许多激光器的工作物质是具有毒性的有机染料，外泄导致人员中毒等。

1960 年诞生激光器以后，1963 年就有人根据测得的视网膜和皮肤的损伤阈值，提出了激光器最大允许照射量，随后世界上多个国家都制定了相应的安全标准。我国从 1987 年开始，先后发布了四个标准，分别对激光设备的电气安全、实验室和作业场所的激光辐射安全，做出了具体的要求和规定。

(1)一般防护措施　激光使用单位要根据实际情况制定严格的安全工作制度，落实激光安全防护措施，必要时设置安全监视系统；工作人员要经过激光安全教育和必要的培训，在激光器的面板、激光室内或门口等醒目位置设立警示标志；激光器运转场所应具有高度的照明度，采用白色或浅色粗糙墙壁，减少镜面反射；室内通风良好，禁放易燃易爆物品，配备必要的报警设备；使用高流量的烟雾吸引器并及时更换吸引器的过滤器及吸管；诊治疾病时，使用能达到目的的最低辐射水平；术区应用湿纱布隔离保护，避免烧伤周围组织等。

(2)个人防护措施　工作人员均应佩戴与激光输出波长相匹配的防护眼镜；穿戴工作服和手套，尽量减少身体的裸露部位；避免直接或间接的激光照射；严禁直视激光束；激光手术时需戴能过滤 0.3μm 颗粒的口罩等。

目标检测

1. X 射线是怎样产生的？它有哪些基本性质？

2. 在 X 射线衍射实验中，一波长为 0.084nm 的单色 X 射线，以 30°的掠射角射到某晶体上，出现第三级反射极大，求该晶体的晶格常数。

3. 若 X 射线管管电压为 50kV，①求连续 X 射线谱最短波长 λ_{min} 为多少？②从阴极发射的电子(初速度为 0)到达阳极靶时的速度为多大？

4. 设某 X 射线连续谱的短波极限为 0.1nm，求加于 X 射线管的管电压。

5. 设密度为 3g·cm^{-3}的物质对某 X 射线的质量吸收系数为 0.03cm^{2}·g^{-1}，求放射线束穿过厚度为 1cm、10cm、100cm 的吸收层后的强度为原入射强度的百分数。

6. 对波长为 0.154nm 的 X 射线，铝的吸收系数为 132cm^{-1}，铅的吸收系数为 2610cm^{-1}，要得到与 1mm 厚的铅层相同的防护效果，铝板的厚度应为多大？

7. 要把氦离子从 $n=1$ 态激发到 $n=2$ 态需要约 41eV 的能量，但把氦原子的一个电子从 $n=1$态激发到 $n=2$ 态却只要 21eV 的能量，试解释其原因。

8. 什么是激光？产生激光应满足什么条件？

9. 激光有哪些主要特性和生物效应？激光在医学上有哪些主要应用？

10. 某一原子具有如下的能态：−13.2eV(基态)，−11.1eV，−10.6eV，−9.8eV，其中只有−11.1eV 能态有激光作用，−10.6eV 能态主要是向−11.1eV 态跃迁，−9.8eV 主要向基态跃迁，如果以这种原子作激光器的工作物质，问应该用多大波长的光激励这一激光器才合适？发射的激光波长是多少？

第十三章　原子核与放射性

放射性物质应用于医学领域，不仅对帮助人类认识生命现象的本质、弄清疾病的病因和药物作用的机理起着巨大的推进作用，也为基础医学的研究提供了灵敏、特异的研究手段，为临床医学的检查、诊断与治疗开辟了新的途径。核医学及其发展成果是医学现代化的重要标志之一。本章主要介绍原子核的组成及基本性质、核衰变类型和衰变规律，并在此基础上简要讨论与放射性物质及放射线相关的各种医学问题。

第一节　原子核的基本性质

原子核是原子的一个组成部分，它体积很小，半径约为 $10^{-15}\sim10^{-14}$ m，但却集中了整个原子的绝大部分质量和全部的正电荷。1919 年英国物理学家卢瑟福发现质子，1932 年英国物理学家查德威克从原子核中发现了中子。同年，由俄国物理学家伊凡宁柯和德国物理学家海森伯创立了原子核的质子-中子结构学说，使人们对原子核有了更深一步的认识。

一、原子核的组成

1. 原子核的组成

原子核由质子和中子组成，质子和中子统称为核子。质子常用符号 p 表示，带一个基本单位的正电荷(即带电量为 $+e$)，质量 $m_p=1.6724\times10^{-27}$ kg，约为电子质量的 1836 倍；中子是不带电的中性粒子，常用符号 n 表示，质量 $m_n=1.6748\times10^{-27}$ kg，比质子的质量略大。自由中子在自然界不能长期存在，它是在核变化时从原子核内释放出来的，会很快衰变成质子和其他粒子。

2. 原子核的质量数和电荷数

国际上选用原子质量单位来量度质子、中子及其他微观粒子的质量。规定以自然界普遍存在的 $^{12}_{6}$C 原子质量的 $\frac{1}{12}$ 作为一个原子质量单位，记为 u，根据计算

$$1\text{u}=1.660566\times10^{-27}\text{ kg}$$

表 13-1 列出了一些粒子和核素的质量值。从表中可以看出，用原子质量单位表示的质子、中子及原子的质量，其数值都很接近于某一整数，这个整数称为原子核的质量数，用字母 A 表示。质量数实际上就是该原子核内核子的总数，即核内质子数与中子数的总和。

通常把原子核近似地看做球体，核的半径可由核对 α 粒子、质子、电子等的散射实验测定。根据实验资料，可得原子核半径 R 的经验公式为

$$R=r_0A^{\frac{1}{3}} \tag{13-1}$$

式中 A 是原子核的质量数；r_0 是比例常数，其值约等于 1.20×10^{-15} m。原子核的半径只有原

表 13-1 几种粒子和核素的质量

名称	符号	质量		质量数
		$(\times10^{-27})$kg	u	
电子	e	9.108×10^{-4}	0.000549	0
质子	p	1.6724	1.007276	1
中子	n	1.6748	1.008665	1
氢原子	${}^{1}_{1}$H	1.6736	1.007825	1
氦原子	${}^{4}_{2}$He	6.6466	4.002603	4
碳原子	${}^{12}_{6}$C	19.927	12.000000	12
氧原子	${}^{16}_{8}$O	26.561	15.994915	16

子半径的万分之一，但它集中了99%以上的原子质量。

$$\rho=\frac{M}{V}=\frac{M}{(4/3)\pi R^3}=\frac{3M}{4\pi r_0^3 A}$$

式中 M 为原子核质量，设每个核子的质量近似为1u，则 $M=A$u，所以

$$\rho=\frac{3M}{4\pi r_0^3 A}=\frac{3\mathrm{u}}{4\pi r_0^3} \tag{13-2}$$

由式(13-2)可知，各种原子核的密度是相同的，大约为 $2.3\times10^{17}\,\mathrm{kg\cdot m^{-3}}$。原子核的密度是铁的 10^{13} 倍，可见原子核是物质紧密集中之处。原子核的密度如此之大，是什么力使质子、中子紧密地结合在一起呢？研究表明，在核子之间有一种强作用力，称为核力，它是一种短程力，只在 10^{-15} m 的范围内才起作用。

原子核带正电，其所带的正电荷量是基本单位电荷量的整数倍，我们把这个整数称为原子核的电荷数，通常用字母 Z 表示。显然，电荷数实际上是原子核内的质子数目，它等于元素的原子序数。若用 N 表示核内的中子数，则有

$$A=Z+N$$

原子核是一个带电系统，集中了原子的全部正电荷，而且是旋转的，有角动量，也有磁矩。原子核可以处在不同的能量状态，称为核能级。和原子一样，核能级也是量子化的，在一定的条件下，也可以发生核能级的跃迁。

3. **核素与同位素**

在物理学中，把含有一定数量的质子和中子的原子核称为核素，用 ${}^{A}_{Z}$X 表示。其中 X 表示该元素的化学符号，A 表示核内的质量数，Z 表示核内的电荷数（或质子数、原子序数）。如 ${}^{1}_{1}$H 表示氢原子核或质子，${}^{0}_{-1}$e 表示电子，${}^{1}_{0}$n 表示中子等。对于某种确定的核素来说，质子数是已知的，核素可以简记为 ^{A}X，如 ${}^{238}_{92}$U 可记为 ^{238}U 等。

目前已知的元素有百余种，而核素却有两千余种之多，因为一种元素往往包含多种核素。我们把具有相同质子数，而中子数不同的一组核素称为该种元素的同位素。自然界存在的元素往往是由几种同位素所组成，例如氢有 ${}^{1}_{1}$H、${}^{2}_{1}$H、${}^{3}_{1}$H 三种同位素，氧有 ${}^{16}_{8}$O、${}^{17}_{8}$O 两种同位素等。同位素在化学元素周期表中占据同一位置，化学性质相同而物理性质不同。

质子数和中子数相同但处于不同能量状态的核素称为同质异能素，^{A}X 的同质异能素记为

${}^{Am}X$，如${}^{99m}_{43}Tc$就是${}^{99}_{43}Tc$的同质异能素。质量数相同而质子数不同的核素称为同量异位素，如${}^{40}_{18}Ar$和${}^{40}_{20}Ca$互为同量异位素；${}^{14}_{6}C$、${}^{14}_{7}N$、${}^{14}_{8}O$互为同量异位素等。

二、原子核的结合能

1. 质量亏损与结合能

原子核是由若干个核子紧密结合在一起组成的。但精确的计算和测量表明，原子核的质量总是比构成原子核的核子质量之和要小，二者的差值称为原子核的质量亏损。若用m_x、m_p和m_n分别表示原子核${}^{A}_{Z}X$、质子和中子的质量，则质量亏损Δm可表示为

$$\Delta m = (Zm_p - Nm_n) - m_x \tag{13-3}$$

根据爱因斯坦相对论的质能关系可知，核子结合成原子核时发生了Δm的质量亏损，相应地有$\Delta E=\Delta m \cdot c^2$的能量释放出来。核子结合成原子核的过程中释放出的能量称为原子核的结合能。结合能愈大，核子结合成原子核时释放的能量就愈多。

2. 原子核的稳定性

在原子物理学中常用平均结合能来表示原子核的稳定性。原子核的结合能ΔE与核子总数A的比值$\bar{\varepsilon}$称为核子的平均结合能。即

$$\bar{\varepsilon} = \frac{\Delta E}{A} \tag{13-4}$$

平均结合能又称为比结合能。比结合能越大，原子核分解为单个核子所需要的能量越大，原子核就越稳定。图13-1是不同原子核的比结合能与核子数的关系曲线，从中可以看出：中等质量的核，比结合能较轻核和重核的比结合能大，所以最为稳定；轻核的比结合能与核子数间有一定的周期性关系，且核子数为4的倍数时与邻近核相比有较大的比结合能。当比结合能较小的原子核变为比结合能较大的原子核时，有结合能释放出来。轻核聚变和重核裂变时释放出原子能，就是这一原因。

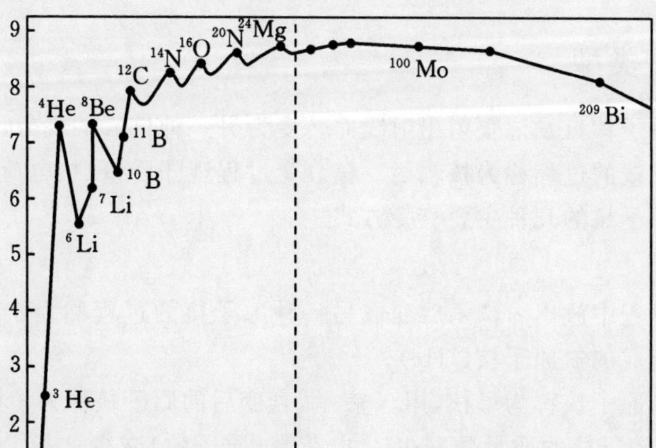

图13-1　比结合能与核子数的关系

重核（$A>209$）的不稳定性主要是由于核内质子数增多，静电斥力增大而造成核子间的结

合比较松散。所以一些天然放射性核素都是原子序数较大的重核，它们能够自发地放出射线直至最终衰变为较稳定的原子核。

【例 13－1】 试计算氦原子核的质量亏损和比结合能

解：已知 ^4_2He 的 $A=4, Z=2, m_{\text{He}}=4.002603\text{u}, m_p=1.007276\text{u}, m_n=1.008665\text{u}$。

则质量亏损 $\Delta m=Zm_p+Nm_n-m_{\text{He}}=2m_p+2m_n-m_{\text{He}}=0.030377\text{u}$

结合能 $\Delta E=\Delta m\cdot c^2=0.030377\text{u}\cdot c^2=28.30\text{MeV}$

比结合能 $\bar{\varepsilon}=\dfrac{\Delta E}{A}=\dfrac{28.30}{4}=4.75\text{MeV}$

第二节 原子核的衰变

人们对原子核的研究是从研究放射性现象开始的。1896 年法国物理学家贝克勒尔在研究铀盐的性质时，发现这些含铀的矿物能够不断地自发放射出一些看不见的射线，这些射线的穿透力很强，还能使分子或原子电离。1898 年居里夫妇又发现镭和钋也能放射出类似的射线。像这种物质在没有外界能量供给时，能自发地辐射出射线的现象称为天然放射现象，物质具有的这种性质称为放射性。研究发现原子序数在 83 以上的所有重元素都具有放射性，具有放射性的元素称为放射性元素。

放射性元素辐射出的射线通常有三种：一种射线是由氦（^4_2He）原子核组成的粒子流，称为 α 射线。α 粒子带正电，具有很强的电离作用，但其穿透能力却很差，在空气中只能穿透几厘米的距离。另一种射线是由高速的电子流组成，称为 β 射线。β 粒子带负电，运动速度接近光速，有很强的穿透本领，也具有电离作用但弱于 α 粒子。第三种射线是一种中性的光子流，称为 γ 射线。γ 射线是波长比 X 射线更短的电磁波，贯穿本领最强，可穿透几厘米厚的铅板，但其电离作用却很弱。无论哪种射线都可使荧光物质发光，还可对生物组织细胞产生作用，产生一定的生物效应。

一、原子核的衰变类型

放射性核素的原子核自发地辐射出射线而转变为另一种核素的现象，称为原子核的衰变，原子核衰变并放出射线的过程称为核辐射。核衰变过程遵守质量数、电荷数及动量、能量的守恒定律。下面讨论原子核的几种主要衰变方式。

1. α 衰变

原子核在衰变过程中放出 α 粒子后变成另一种原子核的过程称为 α 衰变。α 粒子是由 2 个质子和 2 个中子组成的氦原子核（^4_2He）。

通常把衰变前的原子核称为母核，用 X 表示，衰变后的原子核称为子核，用 Y 表示。发生 α 衰变后形成的子核较母核的质量数减少 4，电荷数（质子数）减少 2，所以在元素周期表中的位置较母核移前两位，这种规律称为 α 衰变的位移定则。这一衰变过程可以用下式加以表示

$$^A_Z\text{X}\rightarrow {}^{A-4}_{Z-2}\text{Y}+{}^4_2\text{He}+Q \tag{13-5}$$

式中，Q 是衰变过程中释放出的能量，称为衰变能，主要表现为子核和 α 粒子的动能。原子序数大于 82 的天然核素绝大部分都作 α 衰变。

例如，镭经 α 衰变后转变为氡，则可表示为

$$^{226}_{88}Ra \rightarrow ^{224}_{86}Rn + ^{4}_{2}He + 4.784MeV$$

通常情况下，由于子核的质量远大于 α 粒子的质量，所以衰变能的绝大部分实际为 α 粒子所有。当 α 粒子以很高的速度从母核中飞出时，受物质作用而失去动能，最终在俘获两个电子后变为一个中性的氦原子。

实验表明，在发生 α 衰变的核素中，只有少数几种核素放射出单能的 α 粒子，大多数核素可以放射出几种不同能量的 α 粒子并伴随 γ 射线。这是由于 α 衰变后的子核可以处于基态，也可以处于激发态，处于激发态的子核自发地向基态跃迁而放射出 γ 粒子。所以，α 射线的能谱是分立的线状谱，且常伴有 γ 射线。图 13－2是镭核($^{226}_{88}Ra$)的 α 衰变图。

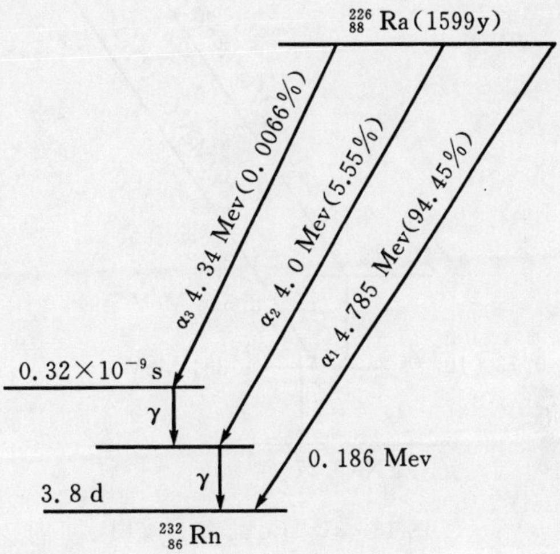

图 13－2　$^{226}_{88}Ra$ 的 α 衰变图

2. **β 衰变**

β 衰变包括 β^- 衰变和 β^+ 衰变以及电子俘获三种类型。

(1)β^- 衰变　原子核放出一个 β^- 粒子而转变为另一种原子核的过程，称为 β^- 衰变。β^- 粒子实际是高速运动的电子。其衰变规律为：子核的电荷数比母核增加 1，而质量数相同，子核在元素周期表中的位置比母核后移一位，这一规律称为 β^- 衰变的位移定则。衰变过程可表示为

$$^{A}_{Z}X \rightarrow ^{A}_{Z+1}Y + ^{0}_{-1}e + ^{0}_{0}\bar{\nu} + Q \qquad (13-6)$$

式中，$^{0}_{0}\bar{\nu}$ 称为反中微子，它是一种不带电的中性粒子，质量比电子质量小得多，静止质量几乎为零，它与其他粒子的相互作用极其微弱，如沿地球直径穿过能量几乎没有损失。β^- 衰变的子核与母核是相邻的同量异位素。如

$$^{32}_{15}P \rightarrow ^{32}_{16}S + ^{0}_{-1}e + ^{0}_{0}\bar{\nu} + 1.71MeV$$

β^- 衰变的原因是母核中的中子数过多，通过 β^- 衰变使母核中的一个中子转变为一个质子，同时放出一个电子和一个反中微子。β^- 衰变在医学上有重要的应用价值，一般所说的 β 放射性核素就是指 β^- 放射性核素。医学上常用的这类核素有 ^{32}P、^{3}H、^{14}C 等。

发生 β^- 衰变的核素，有些只放射出 β^- 粒子，有些在放射出 β^- 粒子的同时还伴随 γ 粒子，有些会放射出两种或多种能量的 β^- 粒子。图 13－3 是 ^{60}Co 的 β^- 衰变图。

(2)β^+ 衰变　原子核放出一个 β^+ 粒子而转变为另一种原子核的过程，称为 β^+ 衰变。β^+ 粒子就是正电子，它是电子的反粒子，质量与电子的质量相等，带一个单位的正电荷，用 $^{0}_{1}e$ 表示。β^+ 衰变的规律是：子核的电荷数比母核减少 1，质量数相同，子核在元素周期表中的位置比母核向前移动一位，这一规律称为 β^+ 衰变的位移定则。其衰变过程可表示为

$$^{A}_{Z}X \rightarrow ^{A}_{Z-1}Y + ^{0}_{1}e + ^{0}_{0}\nu + Q \qquad (13-7)$$

$^{0}_{0}\nu$ 叫做中微子，子核与母核也是相邻的同量异位素。如

$$^{13}_{7}N \rightarrow ^{13}_{6}C + ^{0}_{1}e + ^{0}_{0}\nu + 1.24MeV$$

β^+ 衰变的原因是由于母核中的一个质子转变为一个中子，同时放出一个中微子。通常中子数过少的原子核会发生这种衰变。

β^+ 衰变只有在少数人工放射性核素中发现，在天然放射性核素中尚未发现。医学上常用的这类核素有 ^{11}C、^{13}N、^{15}O、^{18}F、^{52}Fe 等。图 13－4 是 $^{52}_{26}Fe$ 的 β^+ 衰变图。

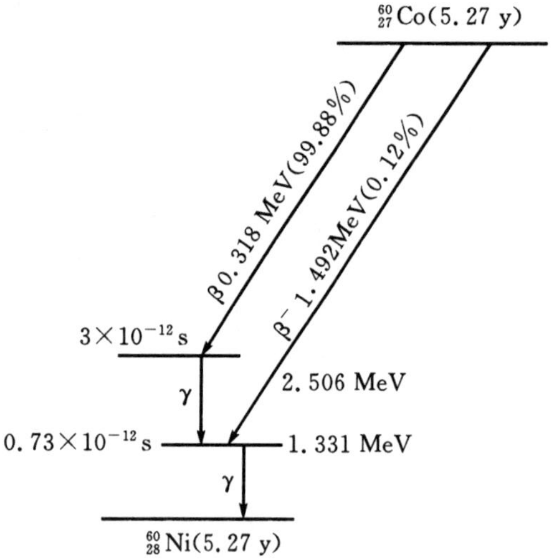

图 13－3 ^{60}Co 的 β^- 衰变图

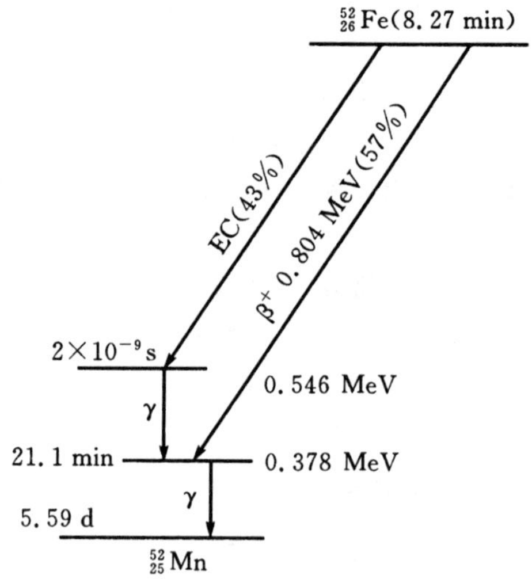

图 13－4 $^{52}_{26}Fe$ 的 β^+ 衰变图

β^+ 粒子是不稳定的，只能存在短暂的时间，当它被物质阻碍失去动能后，可与电子结合而转化为一对沿相反方向飞行的 γ 光子，这一过程称为湮没辐射。核医学诊断所用的正电子 ECT 影像设备（简称 PET）就是根据这一原理而成像的。

（3）电子俘获　原子核俘获一个核外电子，使核内的一个质子转变为中子，同时放出一个中微子的过程，称为电子俘获（简记为 EC）。其衰变的规律是：子核的电荷数比母核减少 1，质量数相同，子核在元素周期表中的位置比母核前移一个位置，这一规律称为电子俘获的位移定则。其衰变过程可表示为

$$^{0}_{-1}e + ^{A}_{Z}X \rightarrow ^{A}_{Z-1}Y + ^{0}_{0}\nu + Q \qquad (13-8)$$

子核与母核也是相邻的同量异位素。例如

$$^{0}_{-1}e + ^{55}_{26}Fe \rightarrow ^{55}_{25}Mn + ^{0}_{0}\nu + Q$$

电子俘获也是发生在中子数过少的核素中。电子俘获后，核外缺少一个内层电子，当外层电子填补这个空位时，便会发出子核的标识 X 射线。

β 衰变所发出的能量主要由 β 粒子和中微子共有，但能量在它们之间的分配并不固定。因此，同一种核素放出的 β 粒子的动能不是单值的，而是包括从零到最大值 $E_m = Q$ 的所有数值，形成一个连续的能谱，如图 13－5 所示。一般来说，各种核素放出的 β 射线能谱的 E_m 并不相同，但能谱的形状大致相同，其中能量接近 $E_m/3$ 的 β 粒子最多。一般图表中给出的 β 射线的能量是指最大值 E_m。

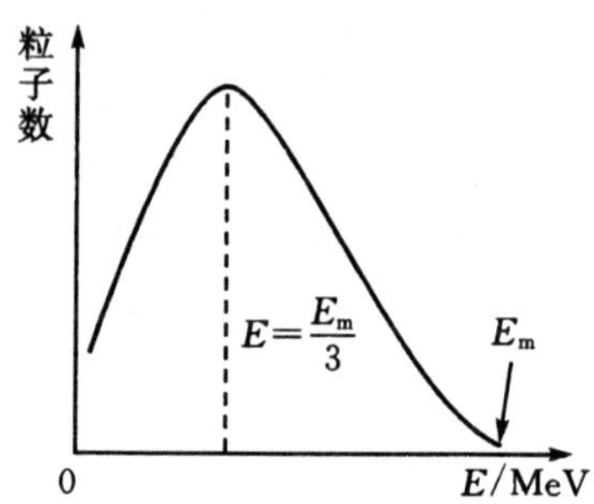

图 13－5　β 射线的能谱

3. γ 衰变和内转换

处于激发态的原子核可以通过发射 γ 光子跃迁到低激

发态或基态，这种现象称为 γ 衰变或 γ 跃迁。γ 射线是由处于激发态的原子核跃迁到低激发态或基态时发出的光子流，它往往是伴随着 α 或 β 衰变而产生的。在这种衰变过程中，原子核的质量数和电荷数都没有改变，只是原子核的能量状态发生了变化，故属于同质异能跃迁，其衰变过程可表示为

$$^{Am}_{Z}X \rightarrow {}^{A}_{Z}X + \gamma + Q \tag{13-9}$$

其中衰变能 Q 几乎全部被 γ 光子所携带。

在有些情况下，原子核从高能态向低能态跃迁时，不是通过放出 γ 光子的方式，而是将能量通过电磁作用直接传递给核外的某个电子，使其脱离原子核的束缚成为自由电子飞出，这一过程称为内转换，发射的电子称为内转换电子。因此，γ 光子和内转换电子是激发态子核跃迁至较低激发态或基态时释放能量的两种基本方式。

参与内转换的主要是 K 层电子，偶尔也有 L 层或其他层电子。内转换发生后，在原子的 K 层或 L 层留下空位，因此还会有标识 X 射线或俄歇电子出现。

二、原子核的衰变规律

放射性核素衰变时，所有的原子核并不是同时衰变成另一种原子核，而且不同种类的放射性核素衰变的快慢也存在着很大的差异。就某一个原子核来说，发生衰变是随机的，我们无法预知它将在什么时候衰变，但对于由大量放射性原子核组成的整体而言，其衰变情况在数量上服从统计规律。下面就主要从这一角度来研究原子核的衰变规律。

一定量的某种放射性原子核，在 t 时刻的原子核数目为 N，经 $\mathrm{d}t$ 时间后，有 $\mathrm{d}N$ 个核发生了衰变。理论和实验表明，放射性核素的衰变率与现有的原子核的数目成正比，即

$$-\frac{\mathrm{d}N}{\mathrm{d}t} = \lambda N \tag{13-10}$$

上式中负号表示母核的数目随时间的增加而减少。比例系数 λ 称为衰变常数，其物理意义是放射性核素在单位时间内发生衰变的概率。衰变常数是表示放射性核素发生衰变快慢的物理量，单位是 s^{-1}，其值越大，核素随时间增加而减少越快。它的数值大小取决于原子核的种类及发生衰变的类型，与原子核的数量无关。

设 $t=0$ 时刻原子核的数目为 N_0，将式(13-10)积分，可得

$$N = N_0 \mathrm{e}^{-\lambda t} \tag{13-11}$$

可见，放射性原子核的数目是随时间按指数规律减少的。

如果一种核素同时发生 n 种类型的核衰变，且它们的衰变常数分别为 λ_1、λ_2、…、λ_n，则总的衰变常数 λ 等于各衰变常数之和，即

$$\lambda = \lambda_1 + \lambda_2 + \cdots + \lambda_n \tag{13-12}$$

习惯上，人们也常用与衰变常数 λ 有关的两个物理量——半衰期和平均寿命来表示放射性核素衰变的快慢。

1. 半衰期

所谓半衰期就是指放射性核素有半数原子核发生衰变所需要的时间，常用符号 T 表示。半衰期越长，衰变越慢，半衰期越短则衰变越快。

由于 $t=T$ 时，$N=\frac{1}{2}N_0$，代入式(13-11)，可得

$$T = \frac{\ln 2}{\lambda} = \frac{0.693}{\lambda} \tag{13-13}$$

可见，T 与 λ 成反比。显然，衰变常数 λ 越大，则半衰期 T 越短，衰变就越快。将式(13-13)代入式(13-11)，得到用半衰期表示的衰变规律

$$N = N_0\left(\frac{1}{2}\right)^{\frac{t}{T}} \tag{13-14}$$

各种放射性核素的半衰期长短不一，最短的仅有 10^{-10} s，最长的可达 10^{10} y。表13-2列出的是医学上常用的几种放射性核素的主要衰变类型和半衰期。

表13-2　几种放射性核素的主要衰变类型和半衰期

核素	符号	衰变类型	半衰期	核素	符号	衰变类型	半衰期
碳-11	$^{11}_{6}C$	β^+	20.4min	碘-131	$^{131}_{53}I$	β^+、γ	8.04d
碳-14	$^{14}_{6}C$	β^+	5730y	汞-203	$^{203}_{80}Hg$	γ	46.8d
氟-18	$^{18}_{9}F$	β^+	15h	铋-210	$^{210}_{83}Bi$	β^-、γ	5d
钠-24	$^{24}_{11}Na$	β^-、γ	15h	钋-212	$^{212}_{84}Po$	α、γ	3×10^{-7}s
磷-32	$^{32}_{15}P$	β^-	14.3d	氡-222	$^{222}_{86}Rn$	α、γ	3.8d
钴-60	$^{60}_{27}Co$	β^-、γ	5.27y	镭-226	$^{226}_{88}Ra$	α、γ	1600y
碘-125	$^{125}_{53}I$	γ	60d	铀-238	$^{238}_{92}U$	α、γ	4.5×10^{9}y

2. **有效半衰期**

当放射性核素引入人体时，其原子核的数量一方面按自身的衰变规律递减，另一方面还要通过人体的代谢排泄而递减。假设人体的代谢排泄作用而使放射性核素也按指数规律衰减，与之对应的生物衰变常数为 λ_b，则体内放射性核素的有效衰变常数 λ_e 应等于其物理衰变常数 λ 与生物衰变常数 λ_b 之和，即

$$\lambda_e = \lambda + \lambda_b \tag{13-15}$$

由式(13-13)得

$$\lambda_e = \frac{\ln 2}{T_e},\quad \lambda = \frac{\ln 2}{T},\quad \lambda_b = \frac{\ln 2}{T_b}$$

代入(13-15)，可得

$$\frac{1}{T_e} = \frac{1}{T} + \frac{1}{T_b} \tag{13-16}$$

其中，T_e、T、T_b 分别为有效半衰期、物理半衰期、生物半衰期。可以看出，有效半衰期比物理半衰期和生物半衰期都要短。表13-3是几种医用放射性核素的三种半衰期。

3. **平均寿命**

放射性原子核在衰变前平均存在的时间，称为放射性核素的平均寿命，用符号 τ 表示。可以证明，平均寿命、半衰期和衰变常数三者间有如下关系

$$\tau = \frac{1}{\lambda} = \frac{T}{0.693} \tag{13-17}$$

从上式可以看出，表示衰变快慢的三个物理量 λ、T 和 τ 并不是相互独立的，它们中的任何一个都可以作为放射性核素的特征量。实验表明，原子核的放射性是原子核自身性质的反应，

其特征量以及所遵从的规律不受外界条件(如温度、压强、磁场等)的影响,也不会由于核是处于单质中还是处于化合物中而有所改变。

表 13-3　几种医用放射性核素的三种半衰期

核素	T(d)	T_b(全身)(d)	T_e(d)
^{32}P	24.3	257	13.5
^{51}Cr	27.7	616	26.5
^{64}Cu	0.529	80	0.526
^{99}Mo	2.75	5	1.8
^{99m}Tc	0.25	1	0.2
^{195}Au	2.7	120	2.64
^{203}Hg	46.76	10	8.4

三、放射性活度

放射源在单位时间内衰变的原子核数称为放射源的放射性活度,简称活度。显然,放射性活度是表示放射源放出射线强弱的物理量,活度大,单位时间内衰变的原子核数多,放出的射线就越强。用符号 A 表示放射性活度,则有

$$A=-\frac{\mathrm{d}N}{\mathrm{d}t}=\lambda N=\lambda N_0\mathrm{e}^{-\lambda t}=A_0\mathrm{e}^{-\lambda t} \tag{13-18}$$

放射性活度也是随时间按指数规律衰减的,$A_0=\lambda N_0$ 是放射源 $t=0$ 时的放射性活度。在放射性活度一定的情况下,核素的寿命越短,所需的数量越少。这就是临床上大都选用短寿命核素的原因。如果用半衰期表示,则

$$A=A_0\left(\frac{1}{2}\right)^{\frac{t}{T}} \tag{13-19}$$

放射性活度的 SI 制单位是贝克(勒尔),符号为 Bq,1Bq=1 次核衰变 · s^{-1}。曾经用过的单位名称为居里(Ci)。1Ci=3.7×10^{10} Bq。

【例 13-2】 设一台 $^{60}Co\gamma$ 刀初装时的总活度为 6040Ci,使用 5 年后,钴源活度还剩相当于多少 Bq? 其平均寿命为多少年?

解:已知 ^{60}Co 的半衰期 $T=5.27$ 年,$A_0=6040\text{Ci}\approx2.24\times10^{14}$ Bq,$t=5$ 年

代入式(13-12)得

$$A=A_0\left(\frac{1}{2}\right)^{\frac{t}{T}}=224\times\left(\frac{1}{2}\right)^{\frac{5}{5.27}}=1.16\times10^{14}\,\text{Bq}$$

平均寿命由式(13-10)得

$$\tau=\frac{T}{0.693}\approx7.6\text{ 年}$$

四、放射平衡

放射性核素衰变后生成的子核,如果仍具放射性,则子核在产生之后立即按自己的衰变方式和衰变规律进行衰变。这一现象可以一直延续下去,直到最后生成稳定的核素为止。这种

衰变过程称为递次衰变。

在递次衰变中，母核和各代子核是共存的，各代子核的衰变过程也具有一定的规律性。为了说明这种规律，我们考查一个三代衰变，即 $A \to B \to C$ 的简单情况。对于母核 A，其数量随时间减少的快慢仅取决于其自身的衰变常数，与其后代的存在及数量的多少无关。对于子核 B，则同时存在着两个过程：子核 B 按照自身的规律衰变变成 C 核和母核 A 衰变生成子核 B。这样子核 B 在数量上的变化不仅与它自己的衰变常数有关，还与母核 A 的衰变常数有关。假设母核的半衰期远大于子核的半衰期，则随着母核的衰变而使子核 B 的数量逐渐增加的同时，子核 B 每秒钟衰变的个数也不断增多。经过一段时间之后，子核每秒钟衰变的个数与母核每秒钟衰变的个数相同，此时子核的数量不再变化（与时间无关），子核的放射性活度等于母核的放射性活度，这一现象称为放射平衡。不难想象，当达到放射平衡时，在远小于母核半衰期的时间内，子核的放射性活度可看作是保持不变的。如果此时把子核分离出来，那么经过一定时间之后，母核与子核将重新达到放射平衡。

放射平衡在放射性核素的应用中具有重要意义。短半衰期的核素在医学上应用很广泛，但在供应上有很多困难。根据递次衰变的规律，当母核与子核达到或接近放射平衡时，子核的放射性活度等于或接近母核的放射性活度。如果用物理或化学的方法把子核从母核中分离出来，经过一定时间后，子核与母核又会达到或接近放射平衡，可以再次把子核分离出来。这样就可以由长寿命的核素不断地获得短寿命的核素。用来生产短寿命核素的装置称为同位素发生器（俗称母牛）。

第三节　射线与物质的相互作用

原子核在衰变过程中发出的各种射线，在通过物质时，将与物质发生一系列的相互作用。射线与物质相互作用的规律是射线探测、射线防护、射线诊断和治疗的基础，因而具有十分重要的意义。

一、带电粒子与物质的相互作用

1. 电离和电离比值

α 射线与 β 射线都是由高速运动的带电粒子组成的。当它们通过物质时，由于静电力的作用，会使轨道电子获得足够的能量，甚至脱离原子或分子束缚，成为自由电子和正离子，这个过程称为直接电离。这样电离出来的自由电子通常具有较高的动能，又可引起其他的原子或分子电离，称为间接电离。电离出来的电子损失动能后，最后附着在原子或分子上，使之成为负离子。这样，在带电粒子通过的路径周围就会留下很多正负离子对。

电离比值是指带电粒子通过的每厘米路径中产生的离子对的数目。电离比值大，离子对物质的电离作用强；反之，则电离作用弱。电离比值的大小决定于带电粒子的电量、速度和被照射物质的密度。带电粒子所带的电量较多、速度较小、被照射物质的密度较大，则电离作用较强。例如，能量为 1MeV 的 α 粒子在空气中的电离比值为 4×10^4 离子对/厘米，而能量为 1MeV 的 β 粒子的电离比值约为 50 离子对/厘米，产生这种差别的主要原因是速度的不同。1MeV 的 β 粒子速度是光速的 94%，而 1MeV 的 α 粒子的速度远小于光速；其次是 α 粒子的带电量为 β 粒子的二倍。两种粒子的电离比值不同，其生物效应也有明显差别。

2. **激发、散射和轫致辐射**

带电粒子通过物质时,高速带电粒子可以使原子或分子处于激发状态,这些受激原子或分子又将发射光子或将激发能转变为热运动的能量,这种现象称为激发。当带电粒子通过物质时,会受到原子核的静电力作用而改变运动方向,这种现象称为散射,若作用过程没有能量损失,则称为弹性散射。β 粒子质量比 α 粒子小得多,更容易受原子核的散射而改变运动方向,此外,带电粒子受到原子核电场的作用而突然减速,它的一部分能量以光子的形式发射出去,这种现象称为轫致辐射,与电离作用相比,粒子在激发、散射和轫致辐射中所损失的能量要小得多。

3. **吸收**

带电粒子在通过物质时,由于电离、激发、散射和轫致辐射,其能量不断减小,最后停止在物质层内,即穿出物质的粒子数减少了,这种现象称为粒子吸收。能量耗尽后的 α 粒子将俘获两个自由电子,变成中性的氦原子;β 粒子则成为一般的电子;而 β^+ 粒子则与自由电子结合,转化为两个能量各为 0.511MeV 的光子。粒子在被吸收前所通过的距离称为射程。电离比值越大,粒子的能量损失越快,射程就越短。β 粒子的电离比值比 α 粒子小得多,所以 β 粒子的射程远比 α 粒子大得多。例如,α 粒子在空气中的射程为 2～10cm,在生物体内的射程也有几毫米到几十毫米。因此在外照射的情况下,α 粒子的危险性不大,也易于保护,而 β 粒子的危害就大得多。至于内照射,则由于 α 粒子的电离比值大,伤害很集中,应特别注意防护。

二、光子与物质的相互作用

光子与物质的相互作用主要有光电效应、康普顿效应和电子对生成三种形式。

1. **光电效应**

如图 13-6(a)所示,能量为 $h\nu$ 的 X(γ)光子与原子的轨道电子发生相互作用时,将其全部能量传递给原子中的一个电子,使电子脱离原子,而光子本身消失,这种作用称为光电效应,脱离出来的电子称为光电子。当光子的能量等于或略高于电子的脱出功时,发生光电效应的概率最大,按照光子的能量不同,可见光和紫外光的光电效应主要发生在价电子或外壳层电子,而 X 射线的光电效应则主要发生在内壳层电子。发生光电效应后,放出光电子的原子便处于激发状态,它将通过发射标识 X 射线或俄歇电子的形式很快回到基态。

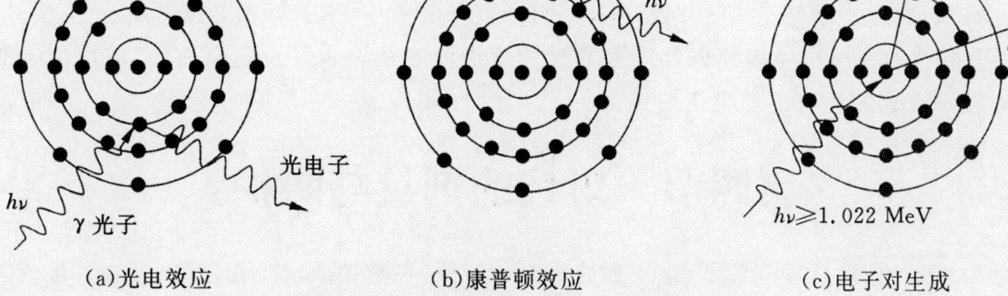

(a)光电效应　(b)康普顿效应　(c)电子对生成

图 13-6　光子与物质的作用

2. 康普顿效应

当能量较高的光子与自由电子或原子中的外层电子碰撞时，光子损失一部分能量，并改变运动方向，电子获得能量脱离原子而成为反冲电子，这种作用称为康普顿效应，又称为康普顿散射，如图 13－6(b)所示，发生康普顿效应的概率大约与原子中电子数目成正比。对于一束射线来说，由于这种散射作用，在原传播方向上的射线强度将会减弱。

3. 电子对生成

当入射光线的能量大于 1.022MeV 时，光子在原子核电场的作用下会转化为一个电子和一个正电子，这种现象称为电子对生成，如图 13－6(c)所示。这时光子的能量除了转化为两个电子的静止质量外，其余的转化为这两个电子的动能。正电子在物质中的射程很短，它与物质的原子碰撞而很快失去动能，并与一个电子结合而转变为两个光子，此过程为电子对湮没。一般诊断和治疗用的 X 射线，由于光子能量低，出现电子对生成的概率很小。

三、中子与物质的相互作用

中子是不带电的粒子，由加速器产生的中子一般是单能中子，而由反应堆和放射性中子源产生的中子则具有连续能谱。根据中子的能量，又可将中子分为：高能中子($E>10$MeV)、快中子(10keV～10MeV)、中能中子(100eV～10KeV)、慢中子(0.03eV～100eV)、超热中子($E<0.03$eV)等。

中子通过物质时，不像带电粒子那样直接产生电离作用而损失能量，因此，它可以在物质中穿行很长的距离，中子与物质的作用形式有如下几种：

(1)弹性散射　由于中子不带电，低能中子容易与质量小的原子核发生弹性碰撞。在弹性碰撞中，中子只是在运动方向上发生改变，该作用过程满足能量守恒定律和动量守恒定律。

(2)非弹性碰撞　中子与原子核发生非弹性碰撞时，中子除运动方向有所改变外，还把一部分能量传递给原子核，引起核能级的激发，随后由于原子核的退激或返回基态而发出 γ 射线。

(3)核反应　由于中子和物质原子核间没有库仑力的作用，所以它比带电粒子更容易接近原子核，如果中子被物质的原子核所俘获，就会引起各种核反应。进入机体内的慢中子与组织的氢、氮、钠、磷等作用发生的核反应为

$$ {}_{1}^{1}\mathrm{H} + {}_{0}^{1}\mathrm{n} \rightarrow {}_{1}^{2}\mathrm{H} + \gamma \qquad {}_{7}^{14}\mathrm{N} + {}_{0}^{1}\mathrm{n} \rightarrow {}_{6}^{14}\mathrm{C} + {}_{1}^{1}\mathrm{H} $$

$$ {}_{11}^{23}\mathrm{Na} + {}_{0}^{1}\mathrm{n} \rightarrow {}_{11}^{24}\mathrm{Na} + \gamma \qquad {}_{15}^{31}\mathrm{P} + {}_{0}^{1}\mathrm{n} \rightarrow {}_{15}^{32}\mathrm{P} + \gamma $$

在核反应中，中子能量大于 20MeV，则原子核可能被中子击碎，放出若干粒子或核碎片。此外核反应产生的 α、β、γ 射线以及质子和反冲核都可能是物质发生电离作用，故用中子照射肿瘤时特别注意防止对正常组织的伤害。

第四节　射线的剂量与防护

放射性射线(包括带电粒子、中子射线和光子射线)在与物质发生作用时，都会直接或间接地产生电离作用，称为电离辐射。电离辐射会使人体发生相应的物理、化学和生物变化，导致生物组织的损伤，称为放射性生物效应。其效应的强弱与照射量和生物体吸收的剂量多少有

关。下面从应用的角度出发，介绍反映各种电离辐射大小的物理量以及所引起的生物效应所面临的防护问题。

一、照射量

照射量只适用于X射线和γ射线，由它们对空气的电离能力来定义。射线辐射使空气电离所产生的正离子或负离子的总电量dQ与被照射空气质量dm之比，称为该处的照射量，用E表示，则

$$E = \frac{\mathrm{d}Q}{\mathrm{d}m} \tag{13-20}$$

在国际单位制中，照射量的单位是库/千克，代号$\mathrm{C \cdot kg^{-1}}$。曾经用过的单位是伦琴(R)，它们之间的换算关系是$1R = 2.58 \times 10^{-4}\,\mathrm{C \cdot kg^{-1}}$。

单位时间内的照射量称为照射率，国际单位是$\mathrm{C \cdot kg^{-1} \cdot s^{-1}}$。

二、吸收剂量

被照射物质吸收的辐射能dE与该物质的质量dm之比，称为该物质的吸收剂量，用D表示，即

$$D = \frac{\mathrm{d}E}{\mathrm{d}m} \tag{13-21}$$

在国际单位制中，吸收剂量的单位是戈瑞，代号是Gy，$1\mathrm{Gy} = 1\mathrm{J \cdot kg^{-1}}$。

吸收剂量适用于任何类型和任何能量的电离辐射以及受照射的任何物质。由于在同样照射条件下，不同物质吸收辐射能量的本领有差异，所以在谈及吸收剂量时，应该说明辐射类型、是什么物质和照射位置。

单位时间内的吸收剂量称为吸收剂量率，单位是$\mathrm{Gy \cdot s^{-1}}$。

三、剂量当量

吸收剂量是用来说明生物体受照射而产生的生物效应的重要物理量。人体受到照射时，常常是多个器官同时受到照射，器官不同产生的效应也不同。除此之外，辐射类型也能影响生物效应。对不同类型的辐射即使具有相同的吸收剂量，产生的生物效应也不同，即辐射对生物体的伤害程度与能量的分布及电离程度有关。例如能量在20MeV以下的1mGy快中子射线对人体造成的伤害是1mGy的γ(或β)射线的10倍，1mGy的α射线对人体造成的伤害是1mGy的γ射线的20倍。故在此引入一个描述不同类型辐射所引起的同类生物效应强弱的物理量，称为品质因数，用QF表示。这是一个无量纲的修正因子，用它可以表示在吸收剂量相同的情况下，各种射线对生物体的伤害程度，QF越大，该种射线被生物体吸收的单位辐射能量所产生的生物效应越强，伤害也越大。表13-4列出了一些射线的品质因数。

在辐射防护中，常用生物组织受射线伤害的程度来修正单纯的吸收剂量，这就是剂量当量，用符号H表示。剂量当量等于吸收剂量与放射性射线的品质因数的乘积，即

$$H = D \times QF \tag{13-22}$$

在国际单位制中，剂量当量的单位是希沃特，符号是Sv。

表 13-4 一些放射性射线的品质因数

射线种类及能量范围	QF 近似值	射线种类及能量范围	QF 近似值
X(γ)射线	1	中子,能量<10eV	5
β^-(β^+)射线	1	100eV～2MeV	20
质子,能量>2MeV	5	2MeV～20MeV	10
α 射线,重核	20	>20MeV	5

【例 13-3】 有甲、乙两人,甲的肺部组织受 α 射线照射,吸收剂量为 2mGy;乙的肺部同时受 X 射线和 β 射线照射,吸收剂量各为 1mGy。试比较这两人所受射线影响的大小。

解:仅靠吸收剂量是无法对此作出判断的。参照表 13-4 的数据:

甲肺部受到的剂量当量是

$$H_{甲} = D_\alpha \times QF_\alpha = 2 \times 10^{-3} \times 20 = 40 \times 10^{-3}\,\text{Sv}$$

乙肺部受到的剂量当量是

$$H_{乙} = D_X \times QF_X + D_\beta \times QF_\beta = 1 \times 10^{-3} \times 1 + 1 \times 10^{-3} \times 1 = 2 \times 10^{-3}\,\text{Sv}$$

显然,甲受到的辐射影响明显要比乙大。

四、辐射的防护

放射性射线对人体可产生一系列不良效应,如皮肤红斑、毛发脱落、肺纤维变性、白细胞减少等,它还可以诱发生殖细胞突变,引起遗传性变异及引发肿瘤等。随着放射性核素在包括医学等领域的广泛应用,使接触射线的人也日益增多,为了安全有效地使用放射性核素,必须采用一定的防护措施。

1. 辐射防护标准

人在自然条件下会受到各种射线的照射,如来自宇宙空间的各种宇宙射线、地球上存在的各种天然放射线以及来自人体自身的天然放射性物质(主要是 ^{40}K)产生的射线等,这些统称为自然辐射或本底辐射。一般情况下,人体受到一定剂量的射线照射并不会影响健康,但超出一定剂量的辐射必然会对机体产生明显的损害。国际上规定:经过长期积累或一次性照射后,对机体既无损害又不发生遗传危害的最大容许剂量,称为最大允许剂量。不同组织、器官和部位的最大允许剂量是不同的,各国规定的最大允许剂量也不尽相同。我国现行规定的最大允许剂量如表 13-5 所示。

表 13-5 我国现行规定最大允许剂量(年)

受照射部位	放射工作者(Sv)	放射工作场所附近居民(Sv)	一般居民(Sv)
全身、性腺、红骨髓、眼晶体	0.05	0.005	0.0005
皮肤、骨、甲状腺	0.30	0.03	0.01
手、前臂、足踝	0.75	0.075	0.025
其他器官	0.15	0.015	0.015

上述数据不包括自然辐射,医疗辐射不受此限制。

2. 外照射防护

外照射防护有距离防护、时间防护和屏蔽防护三个基本原则，即在不影响工作的前提下，工作人员采用具有不同功用的长柄器械或机械手进行远距离操作，保持控制室、操作台与放射源有足够的距离；熟练技术，尽快完成操作，尽量减少在放射源旁停留的时间；放射源与工作人员之间加入适当材料和厚度的屏蔽层，减少射线的强度。

射线的性质、类型、输出量大小不同，采用的屏蔽方法也不相同。对 γ 射线和 X 射线，因穿透能力强，主要采用密度大、原子序数高的物质，如铅、混凝土等作屏蔽材料；对 β 射线，因其穿透能力较强，采用双层屏蔽：内层采用中等原子序数的物质(如铅和有机玻璃)作屏蔽材料，外层采用高原子序数的物质来吸收由韧致辐射所产生的 X 射线；对 α 射线，由于其穿透本领弱，很容易被防护，工作时只需戴上手套即可；对于中子的屏蔽原则是先使中子减速，然后再用铁、铅等材料和含硼或锂的材料吸收这些中子，以达到防护的目的。

外照射防护除了以上基本措施外，还应做好工作人员的防护培训，进行工作环境和个人剂量的监测，及时屏蔽或移走暂时无用或多余的放射性物质等。

3. 内照射防护

放射性核素进入人体后，会对机体造成一定的伤害，α 射线在体内具有高电离比值，造成的伤害比 β、γ 射线更要严重。因此，除了介入疗法等治疗和诊断的需要，必需向体内引入放射性核素外，要尽量防止放射性物质由呼吸道、食道及外伤部位进入人体。一旦进入人体，应采取措施，加速核素的排出。

内照射防护的基本原则是采取各种措施，尽可能地隔断放射性物质进入人体内的各种途径、减少放射性核素进入人体的一切机会，在“可以合理做到”的限度内，使摄入量减少到尽可能低的水平。这就要求使用放射性核素的单位要有严格的规章制度，对接触人员的一切行为进行严格规范，以达到安全使用放射性核素的目的。

第五节　放射性核素在医学上的应用

放射性核素及其放射出的射线，在生物医学的研究和临床医学的检查、诊断和治疗等方面有许多重要的应用，而且应用技术也在不断地发展着。放射性核素在医学上的应用，大体上可以分为诊断和放射治疗两个方面。

一、示踪原理

我们知道，一种元素的各种同位素都具有相同的化学性质，它们在机体内的分布、吸收、代谢和转移过程都是相同的。如果要研究某一种元素在机体内的情况，只要在这种元素中混入少量该元素的放射性同位素，这些放射性核素在参与机体内的各种变化时就会不断地放射出有贯穿能力的射线，借组于这些具有贯穿能力的射线，我们很容易在体外用放射性探测仪器探测出它们的踪迹。这种方法称为示踪原子法，被引入的放射性同位素称为示踪原子或标记原子。

放射性核素作为示踪原子，广泛应用于基础医学的研究中。将放射性核素特异地标记在核酸分子的链节上，通过超微量分析方法，可以进行结构分析。应用这种技术，已阐明了几十种不同来源的转运核糖核酸的排列，弄清了某些核糖核蛋白体的结构。在肿瘤病因的研究中，应用放射性核素技术研究病变与正常核酸结构上表现的差异，从分子生物学角度探讨肿瘤细胞的起因的工作也取得了成果。用原子示踪法探讨中医理论、研究针刺麻醉的镇痛机理以及研究中草药的作用机理、筛选中草药和寻找新药等等，都产生了十分重要的作用。

二、放射诊断

以放射性核素放出的射线为标志，可以起到“指示踪迹”的作用，可用于追踪体内代谢物质变化、体内微量物质测定、组织功能测定及脏器扫描显像等，为临床医学的快速、准确诊断提供了十分重要的方法和手段。例如，用^{131}I标记的马尿酸作为示踪剂，静脉注射后通过肾图仪描记出肾区的放射性活度随时间的变化，可以反映肾动脉血流、肾小管分泌功能和尿路的排泄情况等。甲状腺功能亢进患者在吞服放射性碘剂后，可在甲状腺处测出 30%～80%的碘含量，据此可诊断甲状腺功能亢进疾病。由于磷比较容易集中在增殖迅速的组织上，在有肿瘤的部位，放射线强度要较附近正常组织为高，可用它来寻找某些肿瘤的位置。

(1)体外标本测量　将放射性药物引入体内，然后取其血、尿、粪或活体组织等样品，测量其放射性活度。例如口服维生素 B_{12}作为示踪剂后，通过测量排出尿液的放射性活度，可以间接测得胃肠道对维生素 B_{12}的吸收情况。

(2)放射自显影　放射性核素放出的射线能使胶片感光，利用胶片来探测和记录放射性的方法称为放射自显影，它是追踪标记药物或代谢物在体内去向的一种有效方法。如把细胞培养在含有放射性脱氧核糖核酸(DNA)的水中，就可以把细胞内的染色体标记上放射性核素，通过放射自显影，可观察到染色体分裂过程中 DNA 的变化细节。

(3)放射性核素显像　这是一种利用放射性核素示踪方法显示人体内部结构的医学影像技术。由于人体内部不同组织和脏器对某些化合物具有选择性吸收的特点，故选用不同的放射性核素制成的标记化合物注入体内后，可以使体内各部位按吸收程度进行放射性核素的分布。再根据核素放出射线的特性，在体外用探测器追踪，以获得反映放射性核素在体内的浓度分布及其随时间变化的图像。借助这种影像技术可以了解各组织和脏器的形态、结构和功能变化以及各组织和脏器对药物的选择性吸收、正常组织与病变组织的吸收差异、血液循环情况及对药物吸收的影响等，如消化道出血定位、骨显像、淋巴显像、脑血流灌注显像、心功能测定、肾功能测定等。核素成像仪早期有闪烁扫描仪和 γ 照相机，目前临床上大多使用的是发射型计算机断层成像(ECT)。

三、放射治疗

放射性核素发出的射线在机体组织中能够产生一系列的生物效应，导致细胞增殖能力被抑制、活性降低、代谢紊乱失调，细胞衰老或死亡等，可以用来治疗某一些疾病。由于正常细胞和病变细胞群体对射线的敏感性不同，一般来说，细胞分裂活性越大对射线越敏感，浓聚放射性核素的能力也越强，因而对病变组织和细胞具有较强的抑制和破坏作用。选用适当的放射性核素可以在治疗的同时对正常的组织不产生或仅产生轻微的损伤。

常用的治疗方法主要有以下几种：

(1)体外照射治疗　将放射源置于人体外一定距离处集中照射某一病变部位，主要用于深部肿瘤，如颅脑内、纵隔及鼻咽部肿瘤的治疗。例如利用^{60}Co 产生的 γ 射线对深部肿瘤及恶性肿瘤部位进行照射，可以杀死癌细胞或抑制其生长。^{60}Co 治疗的特点是放射性活度大，所辐

射的 γ 射线能量高，射线单纯，设备简单等。

(2)内照射治疗　将放射源直接引入人体需治疗的组织内器官腔内进行照射。如将^{131}I引入体内，随代谢过程，^{131}I会很快聚集在甲状腺中，它放出的 β 射线将杀伤部分甲状腺组织，对甲状腺功能亢进和部分甲状腺癌有一定的疗效。用^{32}P治疗骨、肝、脾及淋巴的病变和肿瘤组织，可以破坏和抑制病变组织的生长。

(3)中子治疗　中子治癌技术已使用半个世纪之久，以往主要是用快中子治疗唾液腺癌、前列腺癌等恶性肿瘤，适用范围有限，近几年出现了中子刀和硼中子俘获治癌技术。中子刀是一种后装治疗机，利用遥控后装技术将中子源送入肿瘤内部，借助中子射线近距杀死癌细胞。中子射线的生物作用比直线加速器和^{60}Co机产生的射线强 2～8 倍，适用于敏感性较差的肿瘤或复发性肿瘤；硼中子俘获疗法的原理是把含硼元素的肿瘤亲和药物注入人体，该种药物能迅速浓聚于病灶部位，此时用超热中子射线照射，可以在靶区引起核反应，所释放的高能射线只杀死肿瘤细胞而对周围组织几乎没有损伤。该疗法被认为是目前治疗脑胶质瘤的最好方法。

(4)敷贴治疗　一些能产生 β 射线的核素，如^{32}P、^{90}Sr等可制成敷贴剂，敷贴于患部，对治疗眼部和皮肤病变有一定的作用。将放射性核素制成的胶体注入体腔，放射性胶体敷于体腔表面，对该处局部组织肿瘤进行照射而达到控制肿瘤的目的。

(6)γ 刀治疗用高能　γ 射线代替传统意义上的手术刀，简称 γ 刀。主要是利用高精度的立体定向装置对病灶进行三维定位，然后用高能量的 γ 射线一次多方向地聚集于病灶，使组织发生坏死，而病灶外的组织因放射线剂量的迅速减少不受损伤，其效果类似于外科手术。目前，γ 刀不仅可以治疗像脑部、肺部、纵隔、盆腔等部位的肿瘤，还可以治疗颅内血管畸形、癫痫、帕金森病等良性疾病。

第六节　磁共振成像

核磁共振(NMR)现象是美国物理学家布洛赫和珀塞尔在 1946 年发现的。自然界存在某些具有自旋特性的原子核，把含有这种核素的纯物质样品置于均匀磁场之中，用适当频率的电磁波(下称射频)在垂直于磁场方向对核素进行激励，可以观察到其进动状态的变化。当射频脉冲关断，原子核就会恢复到激励前的正常状态，并且发射出与射频波同频率的电磁信号，这种现象称为核磁共振。随后布洛赫和珀塞尔分别对纯水和石蜡进行 NMR 试验，初步建立了 NMR 理论基础。然而，从核磁共振现象的发现到人体成像的实现，却经历了二十年的漫长时间。这个过程伴随着 NMR 理论上的完善，并且借助电子学和计算机技术的高度发展，使研究范围从化学样品分析扩展到生物活体试验，最后获得人体断层的 NMR 图像。

一、核磁共振的基本概念

1. 核的磁性质

和电子相似，核内每个核子既有自旋运动，也有轨道运动所有核子的自旋角动量和轨道角动量的矢量和，称为原子核的自旋角动量。根据量子力学的计算，核自旋角动量的大小

$$\mu = g_N \sqrt{I(I+1)}\ \mu_N \tag{13-23}$$

核磁矩在 Z 轴方向上的投影值

$$\mu_Z = g_N\mu_N = \gamma Ih \tag{13-24}$$

式中，I 为自旋量子数，对于核子数为奇数的核来说，I 为半整数；g_N 为核朗德因子，其值因原子核的不同而不同，且可正、可负，绝对值约在 0.1～6 之间，对于质子而言，$g_N=5.58536$；μ_N 为核磁子，其值为 $5.05079\times10^{-27}\ \mathrm{A\cdot m^2}$，仅为玻尔磁子的 1/1837；$\gamma=g_N\mu_N/h$ 称为磁旋比，原子核不同，其磁旋比也不相同对于氢核来说，$\gamma_P=2.67498\times108\mathrm{T^{-1}\cdot s^{-1}}$。

2. 核磁共振

将一个自旋量子数不为零的核自旋系统置于磁感应强度为 B 的外磁场中时，系统除了自旋外，还将围绕 B 作旋转，就像陀螺的运动一样这样的运动称为旋进(曾用名进动)。

旋进是核磁共振理论中的一个重要概念旋进的角速度(即角频率)ω 与外磁场 B 成正比，其比例系数就是前面提到过的磁旋比 γ，即

$$\omega = \gamma B$$

旋进频率 ω 又叫拉摩频率。

如果以一定频率的电磁波照射上述核自旋系统，根据量子理论可知，当照射频率满足条件

$$\Delta E = h\nu \tag{13-25}$$

时便会出现能级跃迁，使处于低能态的核跃迁到高能态，与之相对应的频率

$$\nu = \frac{\Delta E}{h} = \frac{\gamma hB}{h} = \frac{\gamma B}{2\pi} \tag{13-26}$$

即

$$\omega = 2\pi\nu = \gamma B \tag{13-27}$$

式中，ω 就是前面提到过的拉摩频率。式(13-27)说明，当照射核的电磁波频率 ω 等于核的拉摩频率 ω 时，核自旋系统的能级将会发生跃迁，与经典物理中“外来频率等于固有频率时将会发生共振”相似，我们将这一现象称为核磁共振。

二、核磁共振的应用依据

从热学的学习中，我们知道，微观粒子的热运动是混乱的。因此，当无外磁场时，核自旋的方向便杂乱无章，使得自旋系统的宏观磁矩为零但是，若给核自旋系统加一外磁场 B，则情况就不同了。这时，各个自旋磁矩都将沿着外场方向取向，使系统的宏观磁矩不为零于是我们就说系统被磁化了，其程度用磁化强度 M 来表示，其定义为单位体积的磁矩矢量和，即

$$M = \frac{\sum P_i}{\Delta V}$$

式中，P_i 表示体积元中的磁矩。

对于核自旋系统来说，当温度和外磁场 B 给定后，其核子(核磁矩)便会处于平衡状态，它们在能级上的分布遵守玻尔兹曼定律。

如果系统受到了外界的作用，例如，给核自旋系统再加上一个射频场 B，这时，系统的磁矩将会离开平衡态；当外界作用停止后，才又开始慢慢地恢复到平衡态。系统由非平衡向平衡态恢复的过程称为弛豫过程，所用的时间称为弛豫时间。

1. 纵向弛豫过程

纵向弛豫过程是指系统磁化矢量 M 的纵向分量 M_z 逐渐增长，恢复到初始值或最大值(M_0)的过程。90°脉冲后，M_z 随时间的变化规律可用下式表示

$$M_z = M_0(1 - e^{-\frac{t}{T_1}}) \tag{13-28}$$

T_1 是描述纵向弛豫过程进行快慢的时间常数，以称为自旋一纵格弛豫时间。即 90°脉冲后纵向磁化分量 M_z 从 0 恢复到 $0.63M_0$ 所用的时间。整个纵向弛豫过程所需要的时间约为 $4\sim5T_1$。T_1 之所以称为自旋-晶格弛豫时间，是由于处在激发态的自旋核(^1H)通过热运动方式将先前吸收的射频能量传递给氢核周围的其他种类的原子核。这里晶格是指其他原子有序排列而成的物质结构，即氢核所处的化学环境。因为不同组织具有不同的氢核密度与化学环境，所以它们的弛豫时间 T_1 各不相同。此外，T_1 值还决定于外磁场的强度。

2. 横向弛豫过程

横向弛豫过程是指系统磁化矢量 M 在 xy 平面上的分量 M_{xy} 从 90°脉冲关断时的最大值 M_{xym} 减小到零的过程，这种衰减是通过各个小磁矩 μ_i 在 xy 平面上的相位分散而实现的，M_{xy} 的大小随时间的变化规律可用下式表示：

$$M_{xy} = M_{xym} \cdot e^{-\frac{t}{T_2}} \tag{13-29}$$

T_2 是描述横向弛豫过程快慢的时间常数，称为自旋驰豫时间，即横向磁化分 M_{xy} 在 90°脉冲后从最大值衰减到它的 37%时所用的时间。

由于人体组织中含有大量的水和碳水化合物，氢原子核的密度最大，由它得到的 NMR 信号最强，灵敏度最高，便于检测。此外，人体内各种组织的含水量不同，它们的氢核密度 ρ 不同，导致核磁共振信号的强弱有差异。例如脑组织和心、肾等脏器的氢核密度较大，磁共振信号较强，而肺和骨骼的氢核密度较小，磁共振信号较弱。利用这种差异，可把不同组织区分开来。所以目前在磁共振成像中主要是利用人体不同组织之间、正常组织与病变组织之间的氢核密度 ρ、纵向弛豫时间 T_1、横向弛豫时间 T_2 三个参数的差异进行成像。

三、医用核磁共振成像简述

磁共振成像(MRI)是以核磁共振现象和波谱技术为基础的一种新的医学影像技术。把具有自旋性质的原子核(如氢核)置于均匀的磁场 B_0 中，从外部施加一定频率的射频脉冲对自旋核进行激励，便发生核磁共振现象。该过程首先是自旋核吸收外来电磁辐射的能量，核系统的磁化矢量 M 通过旋进而偏离磁场 B_0 方向。当射频脉冲关断，处于受激共振状态的原子核通过弛豫过程释放能量和恢复原来状态，并且向外发射电磁波，即 NMR 信号(又称回波)。用探测线圈将 NMR 信号收集起来送到电脑系统作数据处理，使用特定的图像重建算法，最后获得人体断层的 NMR 图像。图 13－7 为对患者进行核磁共振成像诊断示意图。

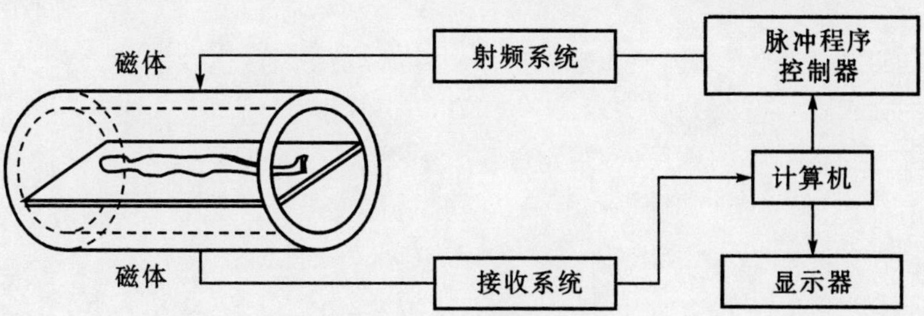

图 13－7　核磁共振

20 世纪 80 年代发展起来的核磁共振医学成像技术，不仅能获得人体器官和组织的解剖图像，而且还能显示它们的功能图像，从而提供了与生理、病理变化有关的信息。由于核磁共振成像诊断具有安全、准确等优点，因而在医学中已得到了较为广泛的应用。磁共振成像技术的开拓者劳德伯和曼斯菲尔德因在该领域的突破性研究而获得 2003 年诺贝尔医学和生理学奖。

目标检测

1. 已知 ${}^{32}_{15}P$ 的半衰期是 14.3d，求：①它的衰变常数和平均寿命。②1.0μg ${}^{32}_{15}P$ 的放射性活度是多少？

2. 某医院有一台 ${}^{60}Co$ 治疗机。装有活度为 1200Ci 的 ${}^{60}Co$ 源，预定在活度衰减到 300Ci 时更换 ${}^{60}Co$ 源，问这个 ${}^{60}Co$ 源可使用多少年？（${}^{60}Co$ 的半衰期为 5.27y）

3. 甲、乙两人肝区做放射性内照射。甲为 α 射线照射，吸收剂量为 1.5mGy，乙为 γ 射线照射，吸收剂量为 15mGy，问哪一位所受辐射的伤害大？大几倍？

4. 有 1.0g 的 ${}^{226}_{88}Ra$，其放射性活度为 0.98Ci，求 ${}^{226}_{88}Ra$ 的半衰期。

5. 利用 ${}^{131}I$ 的溶液作甲状腺扫描，在溶液出厂时只需注射 1.0mL 就够了，若出厂后存放了 4 天，则作同样扫描需要注射的溶液为多少毫升？（${}^{131}I$ 的半衰期取 8 天）

6. 在肾图检查中可静脉注射 ${}^{18}F$，它的物理半衰期为 110min，有效半衰期为 108.8min，其生物半衰期是多少？

7. 将少量含有放射性钠溶液注入病人血管，当时全身每分钟的核衰变个数平均为 12 000，30h 后抽出 1mL 血液，测得的每分钟核衰变个数平均为 0.5，设钠的半衰期为 15h，估算病人全身的血量（不考虑代谢的影响）。

8. 为什么临床上愿意使用短寿命的放射性核素？

9. 两种放射性核素的半衰期分别为 8 天和 6h，设这两种放射性药品的放射性活度相同，求两者原子核个数之比。

10. 什么是剂量当量？为什么要引入剂量当量的概念？

11. 为什么要进行辐射防护？如何进行辐射防护？

附录Ⅰ　矢量运算简介

在物理学中,矢量是常见的物理量,具有大小和方向这两个特征。矢量的加减都和标量的不同,运算遵从平行四边形法则或三角形法则。在大学物理里,我们还将经常遇到矢量的乘积,一般有两种形式,一种是标积(又叫点积或点乘),另一种是矢积(又叫叉积或叉乘)。例如:功是力与位移的标积,而力矩是位矢与力的矢积。

一、矢量的表示

矢量的大小称为矢量的模,矢量 $\boldsymbol{A}$ 的模常用符号 $|\boldsymbol{A}|$ 或 A 表示。

如果矢量 $\boldsymbol{e}_A$ 的模等于 1,且方向与矢量 $\boldsymbol{A}$ 相同,则 $\boldsymbol{e}_A$ 称为矢量 $\boldsymbol{A}$ 方向的单位矢量。引进了单位矢量之后,矢量 $\boldsymbol{A}$ 可以表示为

$$A = A\boldsymbol{e}_A \qquad (\text{Ⅰ}-1)$$

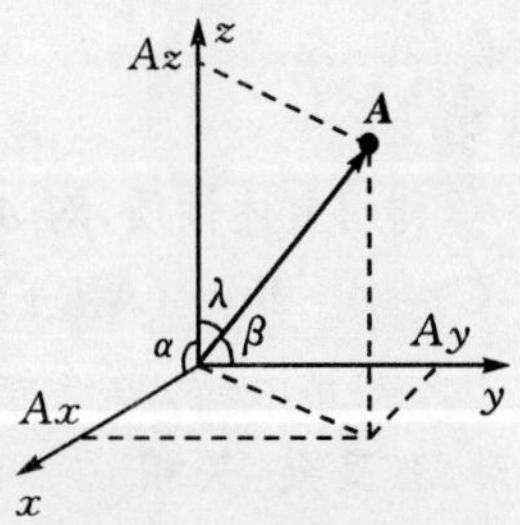

图附录Ⅰ-1　矢量及其三维坐标投影

这种表示方法实际上是把矢量 $\boldsymbol{A}$ 的大小和方向这两个特征分别地表示出来。只有大小相等、方向相同的两个矢量才相等。如果另有一矢量与矢量 $\boldsymbol{A}$ 大小相等而方向相反,可以用 $-\boldsymbol{A}$ 来表示。

对于空间直角坐标系($oxyz$)来说,通常用 i、j、k 分别表示沿这三个坐标轴正方向的单位矢量,矢量 $\boldsymbol{A}$ 看作是它在这三个方向的分量的合成,可表示为

$$\boldsymbol{A} = A_x\boldsymbol{i} + A_y\boldsymbol{j} + A_z\boldsymbol{k} \qquad (\text{Ⅰ}-2)$$

矢量的模为

$$A = \sqrt{A_x^2 + A_y^2 + A_z^2} \qquad (\text{Ⅰ}-3\text{a})$$

方向可由三个方向余弦来确定

$$\cos\alpha = \frac{x}{|r|},\quad \cos\beta = \frac{y}{|r|},\quad \cos\gamma = \frac{z}{|r|} \qquad (\text{Ⅰ}-3\text{b})$$

其中,α、β、γ 分别为矢量 $\boldsymbol{A}$ 与 x、y、z 轴的夹角。

类似地,矢量的合成与分解(或增量)可以用加、减运算来表示,在直角坐标系中即有

$$\boldsymbol{C} = \boldsymbol{A} \pm \boldsymbol{B} = (A_x \pm B_x)\boldsymbol{i} + (A_y \pm B_y)\boldsymbol{j} + (A_z \pm B_z)\boldsymbol{k} \qquad (\text{Ⅰ}-4)$$

二、矢量的乘积

两矢量相乘有两种结果:两矢量相乘得到一个标量的叫做标识(或称点积);两矢量相乘得到一个矢量的叫做矢积(或称叉积)。

1. 点乘:标积

设任意两个矢量 $\boldsymbol{A}$ 与 $\boldsymbol{B}$ 之间的夹角为 θ($<180°$),则它们的标积通常用 $\boldsymbol{A}\cdot\boldsymbol{B}$ 来表示,定义为

$$C = \boldsymbol{A}\cdot\boldsymbol{B} = AB\cos\theta \qquad (\text{Ⅰ}-5)$$

上式说明:标积 $\boldsymbol{A}\cdot\boldsymbol{B}$ 等于矢量 $\boldsymbol{A}$ 在 $\boldsymbol{B}$ 矢量方向上的投影 $A\cos\theta$ 与矢量 $\boldsymbol{B}$ 的模的乘积[图附录Ⅰ-2(a)],也等于矢量 $\boldsymbol{B}$ 在 $\boldsymbol{A}$ 矢量方向上的投影 $B\cos\theta$ 与矢量 $\boldsymbol{A}$ 的模的乘积[图附录Ⅰ-2(b)]

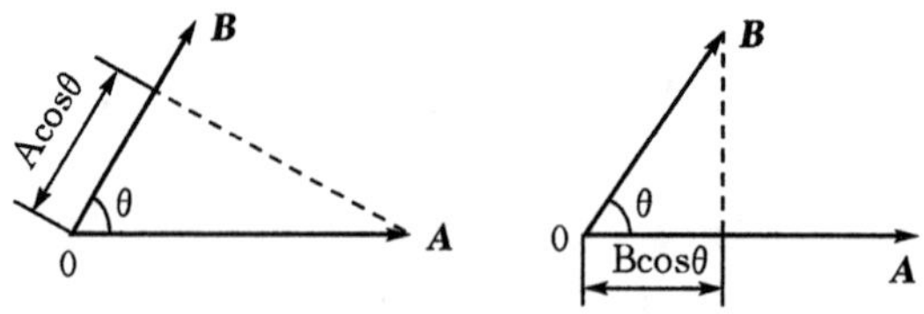

图附录Ⅰ-2　矢量的点乘

根据标积的定义，可以得出下列结论：

(1)当 $\theta=0$，即 $\boldsymbol{A}$ 与 $\boldsymbol{B}$ 两矢量平行时，$\cos\theta=1$，所以 $\boldsymbol{A}\cdot\boldsymbol{B}=AB$，$\boldsymbol{A}\cdot\boldsymbol{A}=A^2$；

(2)当 $\theta=\frac{\pi}{2}$，即 $\boldsymbol{A}$ 与 $\boldsymbol{B}$ 两矢量垂直时，$\cos\theta=0$，所以 $\boldsymbol{A}\cdot\boldsymbol{B}=0$；

(3)根据以上两点结论可知，直角坐标系的单位矢量 i、j、k 具有正交性，即

$$\boldsymbol{i}\cdot\boldsymbol{i}=\boldsymbol{j}\cdot\boldsymbol{j}=\boldsymbol{k}\cdot\boldsymbol{k}=1$$
$$\boldsymbol{i}\cdot\boldsymbol{j}=\boldsymbol{j}\cdot\boldsymbol{k}=\boldsymbol{k}\cdot\boldsymbol{i}=0 \tag{Ⅰ-6}$$

利用上述性质，对 $\boldsymbol{A}\cdot\boldsymbol{B}$ 两矢量求标积有

$$C=\boldsymbol{A}\cdot\boldsymbol{B}=(A_x\boldsymbol{i}+A_y\boldsymbol{j}+A_z\boldsymbol{k})\cdot(B_x\boldsymbol{i}+B_y\boldsymbol{j}+B_z\boldsymbol{k})=A_xB_x+A_yB_y+A_zB_z=\boldsymbol{B}\cdot\boldsymbol{A} \tag{Ⅰ-7}$$

3. 叉乘：矢积

矢量 $\boldsymbol{A}$ 与 $\boldsymbol{B}$ 的矢积 $\boldsymbol{C}=\boldsymbol{A}\times\boldsymbol{B}$ 其定义如下：

矢量 $\boldsymbol{C}$ 的大小为

$$C=AB\sin\theta \tag{Ⅰ-8}$$

其中 θ 为 $\boldsymbol{A}$、$\boldsymbol{B}$ 两矢量间的夹角。$\boldsymbol{C}$ 矢量的方向则垂直于 $\boldsymbol{A}$ 与 $\boldsymbol{B}$ 两矢量所组成的平面，指向由右手法则，即从 $\boldsymbol{A}$ 经由小于 180°的角转向 $\boldsymbol{B}$ 时大拇指伸直时所指的方向决定(图附录Ⅰ-3)。

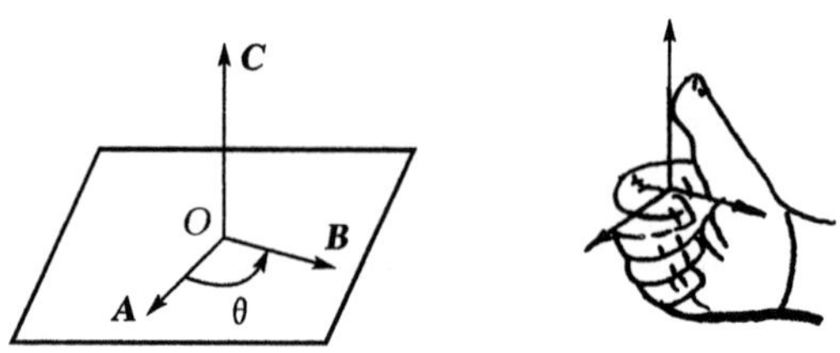

图附录Ⅰ-3　矢量的叉乘

根据矢量矢积的定义，可以得出下列结论：

(1)当 $\theta=0$，即 $\boldsymbol{A}$ 与 $\boldsymbol{B}$ 两矢量平行时，$\sin\theta=0$，所以 $\boldsymbol{A}\times\boldsymbol{B}=0$。

(2)当 $\theta=\frac{\pi}{2}$，即 $\boldsymbol{A}$ 与 $\boldsymbol{B}$ 两矢量垂直时，$\sin\theta=1$，矢积 $\boldsymbol{A}\times\boldsymbol{B}$ 具有最大值，它的大小为 $C=AB$。

(3)矢积 $\boldsymbol{A}\times\boldsymbol{B}$ 的方向与 $\boldsymbol{A}$、$\boldsymbol{B}$ 两矢量的次序有关，$\boldsymbol{A}\times\boldsymbol{B}$ 与 $\boldsymbol{B}\times\boldsymbol{A}$ 所表示的两矢量的方向正好相反，即

$$\boldsymbol{A}\times\boldsymbol{B}=-\boldsymbol{B}\times\boldsymbol{A}$$

(4)在直角坐标系中，单位矢量之间的矢积为

$$\boldsymbol{i}\times\boldsymbol{i}=0,\boldsymbol{j}\times\boldsymbol{j}=0,\boldsymbol{k}\times\boldsymbol{k}=0$$
$$\boldsymbol{i}\times\boldsymbol{j}=\boldsymbol{k},\boldsymbol{j}\times\boldsymbol{k}=\boldsymbol{i},\boldsymbol{k}\times\boldsymbol{i}=\boldsymbol{j} \tag{Ⅰ-9}$$

利用上述性质，对 $\boldsymbol{A}$、$\boldsymbol{B}$ 两矢量求矢积有

$$\begin{aligned}\boldsymbol{C}=\boldsymbol{A}\times\boldsymbol{B}&=(A_x\boldsymbol{i}+A_y\boldsymbol{j}+A_z\boldsymbol{k})\times(B_x\boldsymbol{i}+B_y\boldsymbol{j}+B_z\boldsymbol{k})\\&=(A_yB_z-A_zB_y)\boldsymbol{i}+(A_zB_x-A_xB_z)\boldsymbol{j}+(A_xB_y-A_yB_x)\boldsymbol{k}\end{aligned} \tag{Ⅰ-10}$$

三、矢量函数的求导与积分

已知矢量：

$$\boldsymbol{A}(t)=A_x\boldsymbol{i}+A_y\boldsymbol{j}+A_z\boldsymbol{k},\boldsymbol{B}(t)=B_x\boldsymbol{i}+B_y\boldsymbol{j}+B_z\boldsymbol{k}$$

(1)对时间求导运算：

$$\frac{\mathrm{d}\boldsymbol{A}}{\mathrm{d}t}=\frac{\mathrm{d}A_x}{\mathrm{d}t}\boldsymbol{i}+\frac{\mathrm{d}A_y}{\mathrm{d}t}\boldsymbol{j}+\frac{\mathrm{d}A_z}{\mathrm{d}t}\boldsymbol{k} \quad (\text{Ⅰ}-11)$$

$$\frac{\mathrm{d}(\boldsymbol{A}\cdot\boldsymbol{B})}{\mathrm{d}t}=\frac{\mathrm{d}\boldsymbol{A}}{\mathrm{d}t}\cdot\boldsymbol{B}+\boldsymbol{A}\cdot\frac{\mathrm{d}\boldsymbol{B}}{\mathrm{d}t} \quad (\text{Ⅰ}-12)$$

$$\frac{\mathrm{d}(\boldsymbol{A}\times\boldsymbol{B})}{\mathrm{d}t}=\frac{\mathrm{d}\boldsymbol{A}}{\mathrm{d}t}\times\boldsymbol{B}+\boldsymbol{A}\times\frac{\mathrm{d}\boldsymbol{B}}{\mathrm{d}t} \quad (\text{Ⅰ}-13)$$

(2)积分：在物理问题中，由于问题有特定的具体条件限制，积分通常为定积分，根据定积分的定义实际上可以看作是求和运算。因此常见的两种积分有

①关于时间积分

$$\int\boldsymbol{A}(t)\mathrm{d}t=\int(A_x\boldsymbol{i}+A_y\boldsymbol{j}+A_z\boldsymbol{k})\mathrm{d}t=\boldsymbol{i}\int A_x\mathrm{d}t+\boldsymbol{j}\int A_y\mathrm{d}t+\boldsymbol{k}\int A_z\mathrm{d}t \quad (\text{Ⅰ}-14)$$

②关于路径积分

$$\int\boldsymbol{A}(t)\cdot\mathrm{d}\boldsymbol{l}=\int(A_x\boldsymbol{i}+A_y\boldsymbol{j}+A_z\boldsymbol{k})\cdot(\mathrm{d}x\boldsymbol{i}+\mathrm{d}y\boldsymbol{j}+\mathrm{d}z\boldsymbol{k})=\int(A_x\mathrm{d}x+A_y\mathrm{d}y+A_z\mathrm{d}z) \quad (\text{Ⅰ}-15)$$

附录Ⅱ 国际单位制

表 1 国际单位制(SI)基本单位

量的名称	单位名称		单位符号	定 义
	全称	简称		
长度	米	米	m	米等于光在真空中 1/299792458 秒的时间间隔内行程的长度
质量	千克(公斤)	千克(公斤)	kg	千克是质量单位,等于国际千克原器的质量
时间	秒	秒	s	秒是 Cs－133 原子基态的两个超精细能级之间跃迁所对应的辐射的 9192631770 个周期的持续时间
电流	安培	安	A	安培是一恒定电流,若保持在处于真空中相距 1 米的两无限长而圆截面可忽略的平行直导线内,则此两导线之间产生的力在每米长度上等于 2×10^{-7} 牛顿
热力学温度	开尔文	开	K	热力学温度单位开尔文,是水的三相点热力学温度的 1/273.16
物质的质	摩尔	摩	mol	(1)摩尔是一系统的物质的量,该系统中所包含的基本单元数与 0.012 千克碳－12 的原子数目相等; (2)在使用摩尔时,基本单位应予指明,可以是原子、分子、电子及其他粒子,或是这些粒子的特定组合
发光强度	坎德拉	坎	cd	坎德拉是一光源在给定方向上的发光强度,该光源发出频率为 540×10^{12} 赫兹的单色辐射,且在此方向上的辐射强度为 1/683 瓦特每球面度

表 2 国际单位制辅助单位

量的名称	单位名称	单位符号	定 义
平面角	弧度	rad	弧度是一个圆内两条半径之间的平面角,这两条半径在圆周上截取的弧长与半径相等
立体角	球面度	sr	球面度是一立体角,其顶点位于球心,而它在球面上所截取的面积等于球半径为边长的正方形面积

表 3 国际单位制的词头

所表示的因数	词头名称	词头符号	所表示的因数	词头名称	词头符号
10^{18}	艾	E	10^{-1}	分	d
10^{15}	拍	P	10^{-2}	厘	c
10^{12}	太	T	10^{-3}	毫	m
10^{9}	吉	G	10^{-6}	微	μ
10^{6}	兆	M	10^{-9}	纳	n
10^{3}	千	k	10^{-12}	皮	p
10^{2}	百	h	10^{-15}	飞	f
10^{1}	十	da	10^{-18}	阿	a

附录Ⅲ　基本物理常量

表 1　基本物理常量 1986 年的推荐值

物理量	符号	数值
真空中光速	c	$299\ 792\ 458\ \mathrm{m \cdot s^{-1}}$
真空磁导率	μ_0	$12.566\ 370\ 614 \times 10^{-7}\ \mathrm{N \cdot A^{-2}}$
真空电容率	ε_0	$8.854\ 187\ 817 \times 10^{-12}\ \mathrm{F \cdot m^{-1}}$
万有引力常量	G	$6.662\ 59 \times 10^{-11}\ \mathrm{m^3 \cdot {}^{-1} \cdot s^{-2}}$
普朗克常量	h	$6.626\ 075\ 5 \times 10^{-34}\ \mathrm{J \cdot s}$
元电荷	e	$6.602\ 177\ 33 \times 10^{-19}\ \mathrm{C}$
磁通量子	Φ_0	$2.067\ 834\ 61 \times 10^{-15}\ \mathrm{Wb}$
玻尔磁子	μ_B	$9.274\ 015\ 4 \times 10^{-24}\ \mathrm{J \cdot T^{-1}}$
核磁子	μ_N	$5.050\ 786\ 6 \times 10^{-27}\ \mathrm{J \cdot T^{-1}}$
里德伯常量	R_∞	$10\ 973\ 731.534\ \mathrm{m^{-1}}$
玻尔半径	a_0	$0.529\ 177\ 249 \times 10^{-10}\ \mathrm{m}$
电子质量	m_e	$9.109\ 389\ 7 \times 10^{-31}\ \mathrm{kg}$
电子磁矩	μ_e	$9.284\ 770\ 1 \times 10^{-24}\ \mathrm{J \cdot T^{-1}}$
质子质量	m_p	$1.672\ 623\ 1 \times 10^{-27}\ \mathrm{kg}$
质子磁矩	μ_p	$1.410\ 607\ 61 \times 10^{-26}\ \mathrm{J \cdot T^{-1}}$
中子质量	m_n	$1.674\ 928\ 6 \times 10^{-27}\ \mathrm{kg}$
中子磁矩	μ_n	$0.966\ 237\ 07 \times 10^{-26}\ \mathrm{J \cdot T^{-1}}$
阿伏伽德罗常量	N_A	$6.022\ 136\ 7 \times 10^{23}\ \mathrm{mol^{-1}}$
摩尔气体常量	R	$8.314\ 50\ \mathrm{J \cdot mol^{-1} \cdot K^{-1}}$
玻尔兹曼常量	K	$1.380\ 658 \times 10^{-23}\ \mathrm{J \cdot K^{-1}}$
斯特藩常量	σ	$5.670\ 51 \times 10^{-8}\ \mathrm{W \cdot m^{-2} \cdot K^{-4}}$

表 2　保留单位和标准值

物理量	符号	数值
电子伏特	eV	$1.602\ 177\ 33 \times 10^{-19}\ \mathrm{J}$
原子质量单位	u	$1.660\ 540\ 2 \times 10^{-27}\ \mathrm{kg}$
标准大气压	atm	$101\ 325\ \mathrm{Pa}$
标准重力加速度	$\mathrm{g_n}$	$9.806\ 65\ \mathrm{m \cdot s^{-2}}$